刺鍼事故

処置と予防

劉　玉書【編】／淺野　周【訳】

三和書籍

Copyright ©1988 by 刘玉书
All rights reserved. Original Chinese edition published by publishing House of Ancient Chinese Medical Books.
Japanese translation /rights arranged with publishing House of Ancient Chinese Medical and Beijing International Rights Agency Co., Ltd., Beijing, China.Books through Japan UNI Agency, Inc., Tokyo.

目 次

第1章 神経系

神経系の解剖部位と腧穴の関係についての概念 …… 2

第1節 中枢神経 …………………………………………6
1、誤刺の事例 ………………………………………6
1. 風府を取って延髄を損傷させ、死亡した事例 ……………………6
2. 風府穴を取って右小脳半球を損傷させ、死亡した事例 …………8
3. 風府を取ってくも膜下出血となった Ⅰ ……………………………9
4. 風府を取ってくも膜下出血となった Ⅱ ……………………………9
5. 風府と瘂門を取って、延髄を損傷して死亡した事例 ……………10
6. 安眠穴を取って脳幹出血を起こした事例 ………………………11
7. 安眠$_2$を取ってくも膜下出血となった事例 ……………………13
8. 風池と安眠$_2$を取って、延髄を損傷して死亡させた事例 ……14
9. 風岩を取って、延髄を損傷して死亡した事例 …………………14
10. 風府と大椎を取って片麻痺した事例 ……………………………15
11. 大椎に電気鍼をして脊髄を損傷し、死亡させた事例 …………16
12. 瘂門で死亡した事例 ………………………………………………17
13. 瘂門を取って、くも膜下出血を起こした事例 Ⅰ ………………19
14. 瘂門を取って、くも膜下出血を起こした事例 Ⅱ ………………19
15. 瘂門を取って、くも膜下出血を起こした事例 Ⅲ ………………20
16. 瘂門を取って、くも膜下出血を起こした事例 Ⅳ ………………21
17. 瘂門を取って、くも膜下出血を起こした事例 Ⅴ ………………21
18. 瘂門と風池を取って、脊髄を損傷させ片麻痺した事例 ………22
19. 風池と瘂門に電気鍼して死亡させた事例 ………………………23
20. 風池を取って、くも膜下出血を起こした事例 Ⅰ ………………23
21. 風池を取って、くも膜下出血を起こした事例 Ⅱ ………………24
22. 風池を取って、くも膜下出血を起こした事例 Ⅲ ………………25
23. 風池を取って、くも膜下出血を起こした事例 Ⅳ ………………26
24. 風池を取って、くも膜下出血を起こした事例 Ⅴ ………………26
25. 風池を取って、くも膜下出血を起こした事例 Ⅵ ………………27
26. 風池を取って、くも膜下出血を起こした事例 Ⅶ ………………27
27. 風池を取って、くも膜下出血を起こした事例 Ⅷ ………………29
28. 風池を取って、くも膜下出血を起こした事例 Ⅸ ………………29
29. 翳明を取って、くも膜下出血を起こした事例 …………………30
30. 後頚部の穴を取って、くも膜下出血を起こした事例 …………31
31. 背部の穴を取って、くも膜下出血を起こした事例 ……………32

i

2、臨床経験 …… 33
  1. 風府を主に刺鍼し、仮性球麻痺を治療する …… 33
  2. 安眠と風池などの穴位へ刺鍼して不眠を治療する …… 34
  3. 大椎へ刺鍼して癲癇を治療する …… 35
  4. 大椎などへ刺鍼して機能性筋痙攣を治療 …… 37
  5. 瘂門に刺鍼して統合失調症を治癒させる …… 37
  6. 瘂門へ刺鍼して、突然しゃべれなくなった患者を治癒させる …… 38
  7. 瘂門の鍼は、聾唖を主治する …… 39
  8. 風池に穴位注射して不眠を治療する …… 40
  9. 当帰注射液を風池に注入して神経性頭痛を治療する …… 40
  10. 風池への穴位注射で血管神経性頭痛を治療する …… 41
  11. 風池の刺鍼を主として、難治性の血管性頭痛を治療する …… 41
  12. 風池と大椎を主に刺鍼して神経皮膚炎を治療する …… 42
  13. 翳明に刺鍼して弱視を治療する …… 43

3、まとめ …… 43
  1. 論評 …… 43
  2. 救急治療の方法 …… 45
  3. 予防措置 …… 47

第2節 末梢神経 …… 50
1、誤刺の事例 …… 50
  1. 内関を取り、手を握れなくなった事例 …… 50
  2. 内関と列缺を取って、橈骨神経を損傷した事例 …… 50
  3. 内関を取って正中神経を損傷した事例 …… 51
  4. 曲池に穴位注射して橈骨神経を損傷した事例 …… 52
  5. 足三里を取って、腓骨神経を損傷した事例 …… 53
  6. 足三里に穴位注射して深腓骨神経を損傷した事例 …… 54
  7. 足三里に穴位注射して総腓骨神経を損傷した事例 …… 54
  8. 薬物の穴位注射によって末梢神経を損傷させた10例 …… 55
  9. 薬物の穴位注射により末梢神経を損傷した7例 …… 57

2、臨床経験 …… 59
  1. 内関へ刺鍼して36例の不整脈を治療する …… 59
  2. 内関穴へ刺鍼して48例の急性下痢を治療する …… 59
  3. 内関へ刺鍼して発作性頻脈を治療する …… 60
  4. 足三里の刺鍼は、アレルギー性鼻炎を主治する …… 61
  5. 環跳に刺鍼して、外踝の疼痛を治療する …… 61
  6. 環跳へ穴位注射して、梨状筋症候群を治療する …… 62

3、まとめ …… 63
  1. 講評 …… 63
  2. 救急治療の方法 …… 64
  3. 予防措置 …… 65
  付編：古書からの抜粋 …… 65

第 2 章　呼吸系

第 1 節　胸部における肺の範囲 ……………………………………………… 71
1、誤刺の事例 ……………………………………………………………… 71
1. 神封などを取って右側の気胸を起こした事例 ……………………… 71
2. 神蔵穴を取って左側気胸を起こした事例 …………………………… 72
3. 神蔵などを取って左側気胸を起こした事例 ………………………… 73
4. 兪府を取って、右側の水気胸を起こした事例 ……………………… 74
5. 輒筋を取って左側の水気胸を起こした事例 ………………………… 75
6. 大包を取って左側の膿気胸を起こした事例 ………………………… 77
7. 庫房を取って両側の気胸と頚部の気腫を起こして死亡した事例 …… 77
8. 胸部の穴を取って、左側の気胸を起こした事例 …………………… 79
9. 胸部の穴を取って、左側気胸と皮下気腫を起こした事例 ………… 80
10. 胸部と背部の穴位を取って右側の気胸を起こした事例 ……………80
2、臨床経験 …………………………………………………………………81
1. 乳根などの穴に刺鍼して、産後の乳腺炎（外吹乳癰）を治療する …… 81
2. 患側乳房の囲刺法で乳腺増殖を治療する …………………………… 82
3. 乳根などの穴に刺鍼して急性乳腺炎を治療する …………………… 83
4. 乳根、胃兪、脾兪、膈兪などへ刺鍼して乏乳症を治療した ……… 84
5. 乳根と膻中などに刺鍼して、産後の乏乳症を治療する …………… 84
3、まとめ ……………………………………………………………………85
1. 講評 ……………………………………………………………………… 85
2. 救急治療の方法 ………………………………………………………… 86
3. 予防措置 ………………………………………………………………… 87

第 2 節　背部における肺の範囲 ……………………………………………… 88
1、誤刺の事例 ……………………………………………………………… 88
1. 肺兪で気胸を起こし、死亡させた事例 ……………………………… 88
2. 肺兪を取って両側の血胸を起こし、死亡した事例 ………………… 89
3. 肺兪に刺鍼して吸玉を加え、左側気胸を起こした事例 …………… 89
4. 風門を取って、左側の気胸を起こした事例 ………………………… 90
5. 肺兪を取って気胸を起こし、死亡した事例 ………………………… 91
6. 肺兪などを取って左側の気胸を起こした事例 ……………………… 91
7. 風門から肺兪に透刺し、左側の気胸を起こして死亡した事例 …… 92
8. 1〜5 の夾脊穴、そして風門と肺兪を取って左側の気胸を起こした事例 …… 92
9. 風門と肺兪などを取って、左側気胸を起こした事例 ……………… 94
10. 肺兪と心兪を取って、右側の気胸を起こした事例 ………………… 94
11. 心兪などを取って右側の水気胸を起こした事例 …………………… 95
12. 定喘と肺兪を取って右側気胸を起こし、死亡させた事例 ………… 96
13. 定喘を取って左側気胸を起こした事例 ……………………………… 96
14. 定喘を取って、右側の気胸を起こした事例 ………………………… 97
15. 膏肓を取って左側の気胸を起こし死亡させた事例 …………………97

iii

    16. 膏肓を取って左側の気胸を起こした事例 ················· 98
    17. 肺兪と膏肓などを取って、右側の気胸を起こして死亡させた事例 ········· 99
    18. 肺兪付近の穴を取って、左側の気胸を起こした事例 ············· 101
    19. 膈兪などを取って、右側の気胸と気腫を起こした事例 ············ 102
    20. 膈兪と膈関を取って左側の気胸を起こした事例 ··············· 103
    21. 背部の穴を取って左側の気胸を起こした事例 ················ 104
    22. 背部穴を取って右側血胸を起こした事例 ··················· 105
    23. 背部の穴を取って血胸を起こした２つの事例 ················ 107
    24. 背部と肩部の腧穴を取って、気胸を起こした事例 ············· 108
    25. 背部の腧穴を取って気胸を起こし、死亡させた事例 ············ 109
  2、臨床経験 ·· 109
    1. 肺兪などに刺鍼して喀血を治療する ······················· 109
    2. 背部の心兪、脾兪、腎兪、肺兪などに刺鍼してウイルス性心筋炎を治療··· 110
    3. 心兪などに刺鍼して心房細動を治療する ··················· 110
    4. 心兪などに刺鍼して、アダムス・ストークス症候群を治療する ······ 112
    5. 膈兪と肝兪に刺鍼して、乳癰（乳腺炎）を治療する ············ 112
    6. 定喘などの穴に刺鍼して喘咳の病を治す ··················· 113
    7. 膈兪穴にブロック注射して冠動脈による狭心症発作を治療する ······ 113
    8. 肺兪などの穴に刺鍼して頚肩腕症候群を治療する ············· 114
    9. 膈兪と胃兪へ刺鍼して、難治性のシャックリを治療する ········· 115
    10. 風門、肺兪、厥陰兪などに刺鍼して喘息を治療する ············ 115
  3、まとめ ··· 116
    1. 講評 ·· 116
    2. 救急治療の方法 ·· 116
    3. 予防措置 ·· 118

第３節 頚部や肩部における肺の範囲 ·························· 119
  1、誤刺の事例 ·· 119
    1. 天突を取って、右側の気胸を起こした事例 ················· 119
    2. 天突と肩井を取って右側の気胸を起こし、死亡した事例 ········· 120
    3. 天突と気戸を取って、両側の気胸と全身の気腫を起こした事例 ····· 122
    4. 気戸付近の穴位を取って気胸を起こし、死亡させた事例 ········· 123
    5. 新扶突を取って右側の気胸を起こした２事例 ················ 124
    6. 肩井を取って右側の気胸を起こした事例 ··················· 125
    7. 肩井を取って左側の血胸を起こした事例　Ｉ ················· 126
    8. 肩井を取って左側の血胸を起こした事例　ＩＩ ················ 126
    9. 肩井などを取って、左側気胸を起こした事例 ··············· 127
    10. 肩井を取って気胸を起こした事例 ························· 128
    11. 肩井などを取って左側の血胸を起こした事例 ················ 128
    12. 肩井を取って左側気胸を起こした事例 ···················· 129
    13. 肩貞などを取って左側の水気胸を起こした事例 ·············· 129
    14. 肩貞などを取って、左側の気胸を起こした事例 ·············· 130
    15. 肩峰中点を取って両側の気胸を起こし死亡させた事例 ········· 131
    16. 肩前下方穴を取って左側の血気胸を起こした事例 ············ 132
    17. 頚部や肩部の穴を取って、左側の血気胸を起こした事例 ········ 132
    18. 肩部と背部の穴を取って、右側の気胸を起こした事例 ········· 133

iv

- 19. 肩部の穴を取って、気胸を起こして死亡させた事例 ……………………… 134
- 20. 刺鍼して気胸となった7例 ………………………………………………… 134
- 21. 刺鍼による気胸6例 ………………………………………………………… 136
- 22. 刺鍼による気胸7例 ………………………………………………………… 137
- 23. 刺鍼による気胸5例 ………………………………………………………… 138
- 24. 肩井を深刺して多量の血胸を起こした事例 ……………………………… 139

2、臨床経験 …………………………………………………………………………… 140
- 1. 肩井などへ刺鍼して頚椎症を治療する ……………………………………… 140
- 2. 肩井と肩外兪などに刺鍼して頚肩腕症候群を治療する …………………… 141
- 3. 天突などへ刺鍼して、喘息を治療する ……………………………………… 141

3、まとめ ……………………………………………………………………………… 142
- 1. 講評 ……………………………………………………………………………… 142
- 2. 救急治療の方法 ………………………………………………………………… 142
- 3. 前の二節を参照する …………………………………………………………… 143
- 付編：古書からの抜粋 …………………………………………………………… 143

第3章　循環系

心、脾、血管の解剖位置と腧穴の関係 …………………………………… 146

第1節　心臓疾患 ………………………………………………………… 149
1、誤刺の事例 ………………………………………………………………… 149
- 1. 鳩尾を取って心臓に刺鍼し、死亡させた事例　Ⅰ ………………………… 149
- 2. 鳩尾を取って心臓へ刺鍼し、死亡させた事例　Ⅱ ………………………… 152
- 3. 左胸部の穴位へ刺鍼して心臓を刺傷し、死亡させた3例 ………………… 153

2、臨床経験 …………………………………………………………………… 154
- 1. 鳩尾の皮下へ置鍼し、神経性嘔吐を治療したカルテ ……………………… 154
- 2. 鳩尾と三脘（上脘、中脘、下脘）に刺鍼して、胃軸捻を治療した例 …… 154

3、まとめ ……………………………………………………………………… 155
- 1. 講評 ……………………………………………………………………………… 155
- 2. 救急治療の方法 ………………………………………………………………… 155
- 3. 予防措置 ………………………………………………………………………… 156

第2節　脾臓疾患 ………………………………………………………… 157
1、誤刺の事例 ………………………………………………………………… 157
- 1. 梁門などを取って脾臓を刺傷し、内出血を起こした事例 ………………… 157
- 2. 左上腹部の穴位を取り、脾臓破裂が起きて内出血した事例 ……………… 159
- 3. 胸腔穿刺により脾臓を損傷し、内出血した事例 …………………………… 161

2、臨床経験 …………………………………………………………………… 163
- 1. 章門や期門へ鍼灸して、急性膵炎を治療したカルテ ……………………… 163
- 2. 章門や期門などへ刺鍼して、胆嚢炎や胆石症を治療したカルテ ………… 163

v

- 3、まとめ ……………………………………………………………… 164
  - 1. 講評 …………………………………………………………… 164
  - 2. 救急治療の方法 ……………………………………………… 164
  - 3. 予防措置 ……………………………………………………… 164

第3節 血管の疾患 ………………………………………………… 166
- 1、誤刺の事例 ……………………………………………………… 166
  - 1. 頚部の穴位を取り、上甲状腺動脈を刺傷して出血した事例 …… 166
  - 2. 頚部の穴位を取り、頚動脈瘤が起きた事例 ……………… 169
  - 3. 血瘻（頚部の血管腫）に刺鍼して出血し、死亡させた2事例 …… 169
  - 4. 乳房が赤く腫れたところを取り、動脈を刺し破って出血した事例 …… 170
  - 5. 章門を取って肋間動脈が破裂し、出血した事例 ……………… 171
  - 6. 中脘に刺鍼して吸玉を加え、腹部の血腫が起きた事例 ……… 173
  - 7. 腎嚢ブロック注射により腹膜後血腫を起こした事例 ………… 173
  - 8. 曲沢を点刺し、出血が多すぎて反応が起きた2例 …………… 174
  - 9. 手のひらに挫刺して、動静脈瘤となった事例 ………………… 175
  - 10. クロルプロマジンを神門へ注入し、指が壊死した事例 …… 176
  - 11. クロルプロマジンを橈骨動脈に注入して反応が起きた事例 …… 178
  - 12. 秩辺と環跳を取り、上臀動脈が破裂して出血した事例 …… 179
  - 13. クロロマイセチンを穴位注射して、四肢末端が壊死した3事例 …… 181
  - 14. クロルプロマジンを前脛骨動脈に注入して脈管炎を起こした事例 …… 182
  - 15. 穿刺針による埋線療法は、慎重に行う ……………………… 183
- 2、臨床経験 ………………………………………………………… 184
  - 1. 人迎などの穴位に刺鍼して甲状腺機能亢進症を治療したカルテ …… 184
  - 2. 頚部の穴位を取って、急性咽頭炎を治療したカルテ ……… 184
  - 3. 乳根などに刺鍼して、乳腺房増殖を治療したカルテ ……… 185
  - 4. 期門などへ穴位注射して慢性肝炎を治療したカルテ ……… 185
  - 5. 章門と天枢などを取って、慢性結腸炎を治療したカルテ … 186
  - 6. 中脘などへ刺鍼して急性胃炎を治療したカルテ …………… 186
  - 7. 曲沢を点刺して腸感冒を治療したカルテ …………………… 187
  - 8. 曲沢を点刺して気管支喘息を治療したカルテ ……………… 188
  - 9. 列缺と後谿へ刺鍼して、後頚部の痛みを治療したカルテ … 188
  - 10. 神門などの穴へ薬物注射して、ナルコプレシーを治療したカルテ …… 189
  - 11. 環跳と秩辺などへ刺鍼して坐骨神経痛を治療したカルテ … 189
  - 12. 足三里の穴位注射で、慢性洞胃炎を治療したカルテ ……… 190
- 3、まとめ …………………………………………………………… 191
  - 1. 講評 …………………………………………………………… 191
  - 2. 救急治療の方法 ……………………………………………… 191
  - 3. 予防措置 ……………………………………………………… 192
  - 付記：古典からの抜粋 …………………………………………… 192

第4章 消化器系

胃、腸、肝、胆の解剖部位と腧穴の関係 ……………196

第1節 胃疾患 …………………………… 202
1、誤刺の事例 …………………………… 202
1. 中脘を取って胃穿孔し、腹膜炎を起こした事例 …………… 202
2. 上腹部の穴を取り、胃穿孔と腹膜炎を起こした事例 ……… 203
3. 腹部を取って、幽門梗塞腹膜炎を起こした事例 …………… 204

2、臨床経験 …………………………… 205
1. 中脘穴に刺鍼して胃痙攣を治療したカルテ ……………… 205
2. 中脘穴へ刺鍼して急性胃炎を治療したカルテ …………… 205
3. 関元と天枢へ刺鍼して、癌の化学療法による胃腸反応を治療したカルテ … 206
4. 中脘や期門などの穴位を取り、急性胃炎を治療する ……… 206
5. 局部穴と遠道穴を組み合わせて、胃および十二指腸潰瘍を治療したカルテ … 207
6. 腹部の長鍼透鍼法で胃下垂640例を治療する …………… 208

3、まとめ …………………………… 209
1. 講評 …………………………… 209
2. 救急治療の方法 …………………………… 209
3. 予防措置 …………………………… 211

第2節 腸道疾患 …………………………… 212
1、誤刺の事例 …………………………… 212
1. 天枢と神闕を取って腸を穿孔し、腹膜炎を起こした事例 … 212
2. 関元と天枢へ火鍼して腸穿孔が起きた事例 ……………… 214
3. 天枢と下脘へ火鍼して腸穿孔した事例 …………………… 214
4. 腹部の穴位を取って、小腸に穿孔した事例 ……………… 215
5. 腹部の複数カ所に刺鍼し、腸穿孔による腹膜炎が起きた事例 … 216
6. 腹部の穴位を取って、腸穿孔を起こした事例 …………… 217
7. 腹部を取穴して腸管を損傷した事例 ……………………… 217
8. 腹部の穴位を取って回腸に穿孔し、腹膜炎を起こした事例 … 218
9. 腹部の穴位を取って腸壁を損傷した事例 ………………… 219
10. 腹部の阿是穴を取って、腸穿孔による腹膜炎を起こした事例 … 220
11. 下腹部の穴位を取り、虫垂による化膿性腹膜炎を起こした事例 … 221
12. 刺鍼により腸を穿孔した4例 …………………………… 221

2、臨床経験 …………………………… 222
1. 天枢と神闕を取って、慢性結腸炎を治療した症例 ……… 222
2. 天枢と神闕に刺鍼して、急性腹痛を治療した症例 ……… 223
3. 腹部の穴位を取って、40例の習慣性便秘を治療する …… 223
4. 中脘と天枢などを取って腹下しの治療をする …………… 224
5. 天枢や腹結などを取り、腸閉塞を治療する ……………… 224

6. 腹部の穴位を取って腸重積を治療する……………………………225
　3、まとめ ……………………………………………………………225
　　　1. 講評……………………………………………………………225
　　　2. 救急治療の方法………………………………………………226
　　　3. 予防措置………………………………………………………226

第3節　肝臓疾患 ………………………………………………228
　1、誤刺の事例………………………………………………………228
　　　1. 鳩尾などを取って肝臓を刺傷し、内出血となった事例…………228
　　　2. 梁門を取って肝臓を刺傷し、死亡させた事例………………229
　　　3. 上脘を取って肝臓を刺傷し、死亡した事例　Ⅰ………………230
　　　4. 上脘を取って肝臓を刺傷し、死亡した事例　Ⅱ………………231
　2、臨床経験 …………………………………………………………231
　　　1. 急性黄疸性肝炎206例を刺鍼治療する……………………231
　　　2. 急性A型肝炎63例を治療した症例………………………233
　3、まとめ ……………………………………………………………234
　　　1. 講評……………………………………………………………234
　　　2. 救急治療の方法………………………………………………235
　　　3. 予防措置………………………………………………………236

第4節　胆道疾患 ………………………………………………237
　1、誤刺の事例………………………………………………………237
　　　1. 期門、日月、不容を取って、胆嚢穿孔を起こした事例…………237
　　　2. 期門と日月を取って、胆嚢穿孔させた事例…………………239
　　　3. 梁門などを取って胆嚢穿孔した事例…………………………240
　　　4. 右上腹部の穴位を取って、胆嚢を貫通した事例……………241
　2、臨床経験 …………………………………………………………242
　　　1. 腹部を取穴して胆嚢炎と胆石症を治療する…………………242
　　　2. 腹部の穴位を取って、胆道蛔虫症を治療した症例…………243
　3、まとめ ……………………………………………………………244
　　　1. 講評……………………………………………………………244
　　　2. 救急治療の方法………………………………………………244
　　　3. 予防措置………………………………………………………244
　　　付記：古典からの抜粋……………………………………………245

第5章　泌尿、生殖器系

泌尿器と生殖器の解剖位置および腧穴の関係 ………248

viii

第1節　腎臓疾患 ·· 251
1、誤刺の事例 ·· 251
1. 腰部の穴を取って腎周囲炎を起こした事例 ······················· 251
2. 腰部にノボカインブロックをして、血尿を起こした事例 ······· 252
3. 腰部をノボカインブロックして腎炎を起こした事例 ············ 253
2、臨床経験 ··· 255
1. 三焦兪、腎兪、膀胱兪に刺鍼して、虚淋を治療する ············ 255
2. 胃兪穴に穴位注射して、急性胃炎を治療する ····················· 255
3. 腎兪と腰眼穴に穴位注射して腰痛を治療する ····················· 256
4. 腎兪穴に穴位注射して生理痛を治療する ··························· 257
3、まとめ ·· 257
1. 講評 ·· 257
2. 救急治療の方法 ·· 258
3. 予防措置 ·· 258

第2節　卵巣と子宮の疾患 ··· 259
1、誤刺の事例 ·· 259
1. 腹部の穴位を取って、卵巣嚢腫破裂を起こした事例 ············ 259
2. 妊婦に人工気腹をおこない、空気栓塞が起きて死亡した事例 ··· 260
2、臨床経験 ··· 260
1. 関元と子宮穴に刺鍼して、癥瘕（腹部のシコリ）を治療する ··· 260
2. 会陰と関元に刺鍼して、陽萎（インポテンツ）を治療した症例 ··· 261
3. 関元、中極、水道穴へ刺鍼して淋証（尿の疾患）を治療する ··· 262
3、まとめ ·· 263
1. 講評 ·· 263
2. 救急治療の方法 ·· 264
3. 予防措置 ·· 264
付記：古典からの抜粋 ·· 264

第6章　視聴覚器

眼や耳と腧穴の関係 ··· 268

第1節　眼部疾患 ··· 270
1、誤刺の事例 ·· 270
1. 睛明などを取って、眼部の血腫を起こした事例 ·················· 270
2. 睛明を取って、左眼の内眼角が感染した事例 ····················· 270
3. 睛明と球後を取って、眼球後部が出血した事例 ·················· 271
4. 承泣を取って、眼後部が出血した事例 ······························· 272
5. 球後と承泣を取って、眼球後部が出血した事例 ·················· 274
6. 球後を取って、局部の血腫が起きた事例 ··························· 274

ix

  2、臨床経験 ……………………………………………… 276
   1. 睛明などの穴を取って、急性結膜炎を治療する ……… 276
   2. 睛明の刺鍼を主にして、2例の夜盲症を治癒させる …… 276
   3. 球後を主穴として2例の視神経萎縮を治療する ……… 277
   4. 睛明と球後に刺鍼して近視を治療する ………………… 278
   5. 睛明と承泣へ刺鍼して、迎風流涙が治癒する ………… 278
  3、まとめ …………………………………………………… 279
   1. 講評 ……………………………………………………… 279
   2. 救急治療の方法 ………………………………………… 279
   3. 予防措置 ………………………………………………… 279

 第2節　耳部の疾患 ……………………………………… 280
  1、誤刺の事例 ……………………………………………… 280
   1. 耳鍼により、耳介の化膿性軟骨膜炎を起こした9例 …… 280
  2、臨床経験 ………………………………………………… 282
   1. 両耳の腎穴に刺鍼して、5例の慢性腎炎を治療する …… 282
   2. 耳鍼で寝違い39例を治療する ………………………… 282
   3. 耳鍼で生理痛40例を治療する ………………………… 282
   4. 耳鍼で2例の無月経症を治癒する ……………………… 283
   5. 耳鍼で86例の乳汁分泌不足を治療する ……………… 283
   6. 2例の重症筋無力症を耳鍼で治療する ………………… 283
   7. 耳穴刺血療法で急性結膜炎を治療する ………………… 284
   8. 耳鍼で14例の尋常性疣贅を治療する ………………… 284
  3、まとめ …………………………………………………… 285
   1. 講評 ……………………………………………………… 285
   2. 救急治療の方法 ………………………………………… 285
   3. 予防措置 ………………………………………………… 285
   付記：古典からの抜粋 ……………………………………… 286

第7章　皮膚感染と瘢痕拘縮

皮膚組織と腧穴の関係 ……………………………… 290

 第1節　皮膚感染 ………………………………………… 292
  1、誤刺の事例 ……………………………………………… 292
   1. 肩部の穴位を取って、化膿性関節炎を起こした事例 …… 292
   2. 小海を取って、尺骨神経炎を起こした事例 …………… 292
   3. 手関節の穴位を取って、骨膜炎を起こした事例 ……… 293
   4. 四縫を取って、中指に障害が残った事例 ……………… 294
   5. アトロピンで足三里をブロックし、ガス壊疽を起こした事例 … 295
   6. 次髎を取って、膿瘍が起きた事例 ……………………… 296

    7. 腹部の穴位を取って、包虫が転移した事例……………………………… 297
    8. 刺鍼により硬膜膿瘍を起こした事例…………………………………… 297
    9. ウイルス性肝炎…………………………………………………………… 297
    10. 骨髄炎……………………………………………………………………… 298
    11. 敗血症……………………………………………………………………… 299
    12. 感染性肉芽腫……………………………………………………………… 299
  2、臨床経験……………………………………………………………………… 300
    1. 肩局部を取穴して 50 例の肩関節周囲炎を治療する…………………… 300
    2. 尺骨神経麻痺の鍼灸治験………………………………………………… 300
    3. 手首の「阿是穴」へ刺鍼して、手首のガンクリオンが治癒する…… 300
    4. 四縫穴の臨床治験 2 例…………………………………………………… 301
    5. 「足三里」へ穴位注射した 5 例の治験………………………………… 302
    6. 次髎、秩辺、小腸兪に刺鍼し、6 例の腰仙部痛を治療する………… 304
  3、まとめ………………………………………………………………………… 304
    1. 講評………………………………………………………………………… 304
    2. 救急治療の方法…………………………………………………………… 304
    3. 予防措置…………………………………………………………………… 305

第 2 節　瘢痕拘縮 …………………………………………………………… 306
  1、誤刺の事例…………………………………………………………………… 306
    1. 合谷を取って、手の小筋が拘縮した事例……………………………… 306
    2. 合谷に穴位注射して、手の小筋が拘縮した事例　Ⅰ………………… 307
    3. 合谷に穴位注射して、手の小筋が拘縮した事例　Ⅱ………………… 308
    4. 合谷への刺鍼と穴位注射により、母指内転筋が拘縮した事例……… 308
    5. 承山を取って、長母趾屈筋と長趾屈筋が拘縮した事例……………… 309
    6. 合谷に穴位注射して、手が変形した事例……………………………… 310
    7. 合谷穴へ穴位注射して、手の内転が瘢痕拘縮した事例……………… 313
    8. 合谷穴の穴位注射で、手の内転が拘縮して変形した事例…………… 313
    9. 穴位に薬物注射して、重大な併発症を起こした 6 例………………… 314
  2、臨床経験……………………………………………………………………… 315
    1. 合谷を取穴して 55 例の難産を治療する………………………………… 315
    2. 合谷を主に穴位注射し、212 例の歯痛を治療する…………………… 315
    3. 迎香と合谷穴へ穴位注射して鼻炎を治療する………………………… 316
    4. 承山から条口へ透刺して、頚項部の不快感 12 例を治療する……… 316
    5. 合谷穴へ刺鍼して重度の流涎を治療したカルテ……………………… 317
  3、まとめ………………………………………………………………………… 318
    1. 講評………………………………………………………………………… 318
    2. 救急治療の方法…………………………………………………………… 318
    3. 予防措置…………………………………………………………………… 318
    付記：古典からの抜粋……………………………………………………… 318

第8章　異常反応

刺鍼による異常反応の概述 …… 322

第1節　病気で衰弱しているため突然死した …… 323
1、誤刺の事例 …… 323
1. 長年の虚証で、怒り出したあと刺鍼して急死した事例 …… 323
2. 刺鍼したあとで脳溢血を起こして死亡した事例　Ⅰ …… 324
3. 刺鍼したあとで脳溢血を起こして死亡した事例　Ⅱ …… 325
4. 天突を取って窒息し、急死した事例 …… 326

2、臨床経験 …… 327
1. 高血圧症203例を鍼灸治療した臨床観察 …… 327
2. 脳血栓形成による後遺症の電気鍼治療カルテ …… 327
3. 中風（脳卒中）1例の刺鍼治療 …… 328

3、まとめ …… 328
1. 講評 …… 328
2. 救急治療の方法 …… 328
3. 予防措置 …… 329

第2節　思わぬ事故を招く …… 330
1、誤刺の事例 …… 330
1. 陽陵泉を軽刺して、皮下出血した事例 …… 330
2. 太陽に電気鍼して、大腿骨頚部を骨折した事例 …… 331
3. 刺鍼の電気刺激が不適切だったため、腕関節が不完全脱臼した事例 …… 332
4. 内関を取って、急に声が出なくなった事例　Ⅰ …… 333
5. 内関を取って、急に声が出なくなった事例　Ⅱ …… 333
6. 人中を取って、狂ったように笑うようになった事例 …… 334
7. 妊娠期に合谷などを取って、流産した事例 …… 335
8. 腎兪や三陰交を取って、過多月経を引き起こした3つ …… 336
9. 三陰交などを取って、生理不順を起こした事例 …… 338

2、臨床経験 …… 339
1. 鍼灸と漢方薬を併用して、15例の脊椎空洞症を治療する …… 339
2. 統合失調症の電気鍼治療 …… 339
3. 人中などへ刺鍼して、1000例のギックリ腰を治療する …… 340
4. 合谷、風池、大椎へ刺鍼した臨床治験 …… 341
5. 生理痛2例の鍼灸治療 …… 342
6. 強迫行為6例の鍼灸治療 …… 343

3、まとめ …… 343
1. 講評 …… 343
2. 救急治療の方法 …… 344

第3節　刺鍼後の知覚障害 … 345
1、誤刺の事例 … 345
1. 刺鍼により左下半側の肢体が痛覚喪失した事例 … 345
2. 内関の穴位注射により、両手の手袋麻痺が起きた事例 … 346
3. 内関穴へ穴位注射して、右手が痺れて腫れた事例 … 347
4. 背部の穴位を取り、胸痛を起こした2事例 … 348
5. 天枢などを取って、腹部の仙痛を起こした3事例 … 348
6. 合谷を刺激して、大面積の痛覚麻痺を引き起こした事例 … 349

2、臨床経験 … 351
1. 頭鍼を使った脳卒中および後遺症の治療 … 351
2. 内関穴へ鍼灸や穴位注射して、シャックリや嘔吐、洞頻脈を治療したカルテ … 351
3. 天突穴へ刺鍼して、梅核気を治す … 352
4. 天突穴へ刺鍼して、妊娠嘔吐を治療する … 353
5. 天枢などの穴位へ刺鍼して、192例の急性細菌性赤痢を治療す … 353

3、まとめ … 354
1. 講評 … 354
2. 救急治療の方法 … 354
3. 予防措置 … 355

第4節　折鍼（付記：折鍼を取る） … 356
1、誤刺の事例 … 356
1. 肩髃を取って、不意に上肢を動かしたため起きた折鍼例 … 356
2. 肩髃を取って暈鍼し、折鍼した事例 … 357
3. 環跳を取って、折鍼した事例 … 358
4. 環跳などを取って、折鍼した事例 … 358
5. 内膝眼を取って折鍼した事例 … 359
6. 内外膝眼を取って弯鍼した事例 … 360
7. 足三里を取って折鍼した事例 … 360

2、臨床経験 … 361
1. 肩髃から極泉へ透刺して、肩関節周囲炎40例を治療する … 361
2. 環跳の刺鍼を主に、1例の痿証を治癒する … 361
3. 膝眼と足三里へ刺鍼して、1例の痺証が治癒する … 362

3、まとめ … 363
1. 講評 … 363
2. 救急治療の方法 … 363
3. 予防措置 … 363
付記：折鍼した鍼を取り出す方法 … 363
1. 腹部で折鍼した鍼を、肛門から取り出した症例 … 363
2. 推按法で折鍼した鍼を取り出した2例 … 364
付記：古典からの抜粋 … 365

付録

1、本書で刺鍼事故を起こした穴位の要旨 ……………………………… 367
2、暈鍼、滞鍼、折鍼 ……………………………………………………… 369
　　1. 暈鍼 ………………………………………………………………… 369
　　2. 滞鍼（渋り鍼） …………………………………………………… 371
　　3. 折鍼 ………………………………………………………………… 372
3、古代における刺鍼事故例 ……………………………………………… 373
4、『鍼灸大成』の禁鍼穴歌 ……………………………………………… 375
5、『内経』の刺傷に関する論述の摘要 ………………………………… 376
　　1. 原則に違反した ……………………………………………………… 376
　　2. 要害を刺す ………………………………………………………… 383
　　3. 誤診による害 ……………………………………………………… 388
6、歴史上における刺鍼治療の興亡と刺鍼事故の関係 ………………… 393
　　1. 刺鍼事故に対する認識 …………………………………………… 394
　　2. 刺鍼治療には何度も盛衰の歴史がある ………………………… 395

訳者あとがき ……………………………………………………………… 400

xiv

第1章

神経系

神経系の解剖部位と腧穴の関係についての概念

　神経系とは、脳や脊髄などの中枢神経、また一端が中枢神経と繋がり、別の一端が各種の末梢装置で身体の各器官や系を連絡する末梢神経を含んでいる。人体内の五臓六腑および四肢百骸は、神経系によって調節、制御されて、影響、制約、協調し合って統一された生理機能を形作っている。つまり神経系は、人体を完全な対立物の統一体としている。そして中枢神経であろうと末梢神経であろうと傷害を受ければ、その神経支配区域の知覚や運動に障害が発生し、さまざまな症状が起きてくる。
　中枢神経は脳と脊髄から構成され、脳は頭蓋腔内にあり、脊髄は脊柱管内にある。脳と脊髄は、外側を三層の膜で覆われている。最外層の膜は強靭で、脳を包む部分を脳硬膜、脊髄を包んでいる部分を脊髄硬膜と呼ぶ。最内層の膜は柔らかく、脳や脊髄に付着して血管が豊富にある。脳に密着している膜を脳軟膜と呼び、脊髄に密着している膜を脊髄軟膜と呼ぶ。硬膜と軟膜の間にある透明な薄膜をくも膜と呼ぶ。
　脳は頭蓋腔内にあり、大脳、間脳、小脳、中脳、橋、延髄など6つの部分から構成され、後の3つの部分を一緒にして脳幹と呼んでいる。脳の表面はデコボコしているが、それが頭蓋骨の起伏と一致して、両者は貼り付いており、ほとんど隙間がなく、伸展性もない。それで脳脊髄液の循環障害や頭蓋内出血などにより頭蓋の内容物が増加すると、脳実質が圧迫されて激しい症状が起こり、命に関わることもある。脳の下端は後頭骨大孔が境目となり、下に向かって脊髄に移行する。
　脊髄は脊柱管内にあり、外を被膜で覆われて、脊柱の湾曲と一致している。脊髄の上端は後頭骨大孔と水平で、それは延髄とつながり、下端は第1腰椎の下縁と水平であり、下に向かって細長い終糸となって尾骨背面の骨膜に止まっている。

頭蓋骨と脊柱管に守られているので、普通の刺鍼療法では脳や脊髄を損傷することは有り得ないが、危険性のある穴位で取穴方法が間違えば脳や脊髄を損傷することもある。例えば風府や風池などで間違えば、後頭骨大孔を通って頭蓋腔へ入り、延髄や橋を損傷するかも知れない。小児の大泉門で間違えば、大脳を損傷するかもしれない。大椎や陶道などで間違えば、脊髄を損傷するかもしれない。損傷するとただちに激しく反応が起こり、命に関わることになるかもしれない。本書に収録した事例を見ると、風府、風池、瘂門、安眠、風岩などで、刺入が深過ぎたり刺激が強烈なため、延髄や橋部分を破壊している。また瘂門、大椎、翳明や阿是穴などで、鍼尖が脊柱管内に入って脊髄を損傷し、くも膜下出血を起こした例もある。

　末梢神経には、脳神経（脳につながる部分）と脊髄神経（脊髄につながる部

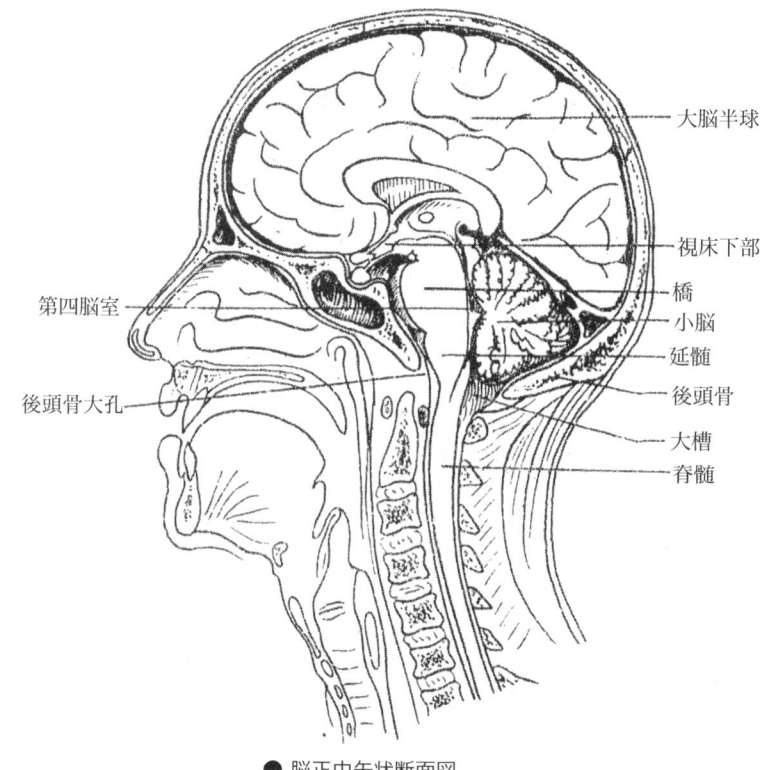

● 脳正中矢状断面図

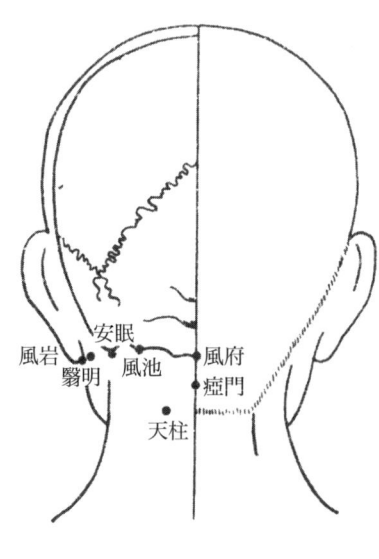

● 後頭部危険穴図

分）がある。それを分布する対象によって分けると、体性神経（体表や骨格筋に分布する）と内臓神経（内臓や血管、腺体に分布する）に分けられるが、そのうちの内臓運動神経を自律神経とも呼ぶ。脳神経には12対あって、頭蓋腔内から頭蓋骨の孔や裂、管から出る。それが嗅神経、視神経、動眼神経、滑車神経、三叉神経、外転神経、顔面神経、内耳神経、舌咽神経、迷走神経、副神経、舌下神経である。脳神経の構成は脊髄神経に較べると複雑で、体幹と内臓の知覚線維、および骨格筋と平滑筋を支配する運動線維だけでなく、五官など特殊な感覚器官と連絡する知覚線維も含んでいる。脊髄神経は31対あり、頚神経8対、胸神経12対、腰神経5対、仙骨神経5対、尾骨神経1対から構成されている。それぞれ1対の脊髄神経は、前根と後根が椎間孔の部分で一緒になっている。前根神経線維の機能は運動性で、後根神経線維の機能は知覚性だから、前根と後根が一緒になった脊髄神経は混合神経である。正しい刺鍼方法は経絡を疎通させ、気血を調整し、疾病を治癒させるが、刺鍼が間違えば末梢神経を損傷して一連の病変を引き起こす。

　本章に収録した刺入の間違いによって末梢神経を傷付けた事例には、内関に刺鍼して正中神経を損傷したもの、内関と列缺に刺鍼して橈骨神経を損傷したもの、曲池穴に穴位注射して橈骨神経を損傷したもの、足三里に穴位注射して深腓骨神経と総腓骨神経を損傷したものなど、多くの報告は薬物の穴位注射によって起きた末梢神経の損傷である。

　まとめれば穴位によっては刺入方法を間違うと、脳や脊髄、末梢神経を損傷する可能性がある。風府と瘂門では、鍼尖を少し上に向けると、後頭骨の大孔へ入って延髄を損傷する。経外奇穴では、中接（風府と外後頭隆起の間）、明堂（瘂

門と風府の間)、陽穴(後頚部後正中線の髪際を入ること1.7寸から左に開くこと5分。つまり風府の直上7分から左に5分)、陰穴(後頚部後正中線の髪際を入ること1.7寸から右に開くこと5分。つまり風府の直上7分から右に5分)などがあり、施術者に知識がなく、刺入できる範囲を知らなければ、後頭骨の大孔へ刺入して延髄を損傷しやすい。また陶道、身柱、霊台、至陽、筋縮、中枢、脊中、そして経外奇穴の岻血(瘂門の下5分)、崇骨(第6頚椎と第7頚椎の間)、背部の五柱、九連環、陽斑、陽枢など、いずれも正しく刺入しないと脊髄を損傷する恐れがある。神経は網のように密に張り巡らされ、身体中に分布しているので、末梢神経を損傷しやすい腧穴となると、さらに多くなる。神経幹によっては刺鍼後に異常な感覚が現れたり、ひどければ機能障害を起こして筋肉が萎縮したり、肢体が動かなくなったりする。ある種の薬物を穴位注射したことによる損傷は、さらにはっきりしており、例えば前腕と手の経穴である尺沢、そして経外奇穴の肘兪、陰池、高骨などは、橈骨神経を損傷して指の伸展障害が起きやすく、特に母指の外転が障害される。曲沢や経外奇穴の中橈、臂間、金門、剣巨などは、正中神経を損傷して指の屈曲、母指の屈曲や伸展が障害される。少沢、後谿、腕骨、神門、そして経外奇穴の沢田などは、尺骨神経を損傷してワシ手になりやすい。下腿や足部の経穴では、三陰交、商丘、地機、そして経外奇穴の上渓、地健などは脛骨神経を損傷しやすい。下巨虚、豊隆、そして経外奇穴の理中、大丘などは、腓骨神経を損傷しやすく、下腿部の痺れやだるい痛み、足の下垂や内反などが出現する。

　神経系は全身に張り巡らされているが、その分布には規則性があり、いったん損傷されると、その対応部分の構造が変化したり機能が障害されたりする。だから術者は解剖知識を熟知し、刺鍼操作の技能に熟達して、責任ある態度で治療しなければ、神経を刺傷するかも知れない。

第1節 中枢神経

1、誤刺の事例

1．風府を取って延髄を損傷させ、死亡した事例

　患者、男性、19歳。精神病となって数年。近年は刺鍼治療を受けるようになり、6回目の刺鍼で風府を刺した2日目、患者は、頭痛や発熱がして水を吐き、横になって起きられず、食事もしなくなった。5日目に言語障害と嚥下困難、四肢の麻痺、尿貯溜などが出現した。翌日の検査では、意識がはっきりし、発音は鼻音を帯び、喉中から痰鳴がし、瞳孔が縮小していた。血圧は 13.3/7.9kPa（99.8/59.3mmHg。kPa × 7.5 ≒ mmHg）、脈拍 40 回 / 分、呼吸 10 回 / 分で、四肢は麻痺しており、深部反射消失、病理反射なしだった。延髄損傷による麻痺と診断した。刺鍼して8日目は昏睡し、口から白い泡を吐いて瞳孔が散大し、呼吸困難を起こして脈拍は 160 回 / 分。救急治療したが効果がなく、死亡した。

　死体解剖：脳軟膜が充血し、延髄の外観は太くて丸くなっており、錐体とオリーブ核の境界がなくなっていた。切断面：延髄の上端から下端までに長さ4cmの出血部分があり、オリーブ核下の上部切断面には錐体とオリーブ核下に出血が見られ、左側はやや大きな直径 0.6cm の出血部、右側はやや小さく約 0.2cm の出血部であった。オリーブ核下の下部切断面には4カ所に出血があり……延髄中部の断面では、出血部が最大 1.2cm × 1cm で腹側オリーブ核に接近している。延髄の下部切断面は、出血部が 0.2cm × 0.3cm と徐々に小さくなっていた。病理解剖の結果：①延髄出血部（刺鍼によるもの）が生命中枢を損傷し……。②……

――黄克維『中医雑誌』1957;（7）:353

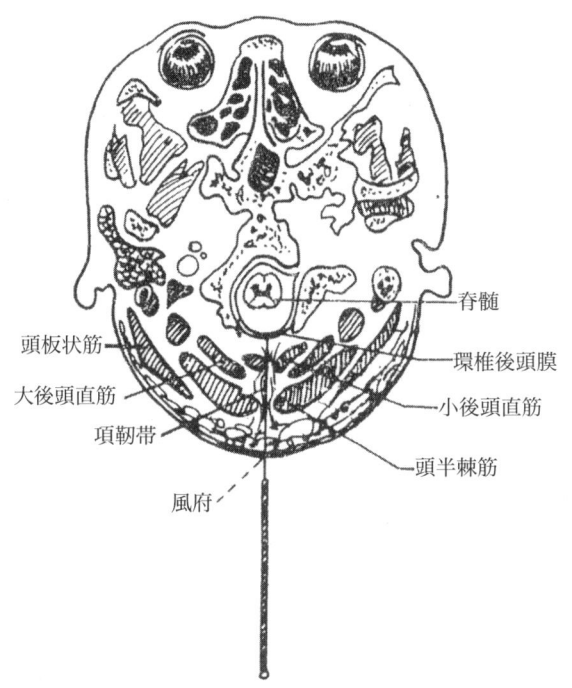

● 風府穴刺入水平断面図

風府は督脈の穴で、足太陽膀胱経と督脈、陽維脈の交会穴である。風府は後頚部の上方に位置し、髪際を1寸入った大筋内のくぼみ中にある。局部解剖では、後頭骨と第1頚椎の間にあり、左右の僧帽筋の中央にある。後頭動脈の分枝があり、第3後頭神経と大後頭神経が分布して、深部の脊柱管内には延髄がある。

鍼法と主治：椅子に腰掛けさせ、後頚部の正中線上部で髪際を入ったところ。指先で押し上げると後頭骨で止まるが、その指先が止まったところが風府である。直刺または下に向けた斜刺で0.5〜1寸刺入する。癲癇、狂証、頭痛や後頚部のこわばり、脳卒中による片麻痺、舌緩不語などを治療できる。

中国医学では、難病や慢性病を風府穴で治療した症例が数多くあるが、深刺すれば重大な結果を引き起こすことも指摘しておかなければならない。『鍼灸大全・席弘賦』に「風府の刺鍼が最も難しい。時間をかけて深さを測る」とある。延髄の下限は後頭骨大孔と水平であり、風府穴の刺入が深すぎれば大後頭孔を通って

延髄を刺傷する。黄氏の報告は、風府へ刺鍼して大後頭孔を通過して、延髄を刺傷したため死亡した。

風府穴には深刺できないだけで、刺入できないのではない。万玉碧氏などの報告によると、X線撮影で120例の健康人と37例の死体で刺鍼し、風府の安全度を観察した結果、1寸が安全深度で、1.5寸は危険性があり、2寸は危険深度であった［『中医雑誌』1961；（1）：30］。

2．風府穴を取って右小脳半球を損傷させ、死亡した事例

患者、男性、16歳。統合失調症になって2年。いろいろ治療したが治らないので、刺鍼治療を試した。入院して毎日1回の刺鍼をした。あるとき風府穴を取り、深く刺入して強く瀉法したところ、患者の呼吸がすぐに止まった。カフェインを注射し、人工呼吸器を挿管し、数分後に呼吸が回復したが、まだ意識が戻らず、脱水の治療をした。午後になると呼吸不全となった。立会い診察のあと、緊急に開頭して調べると、脳圧が異常に高く、硬膜下の右小脳表面に5mlの血腫があって暗赤色となり、かすかに局部に刺鍼の痕が見られた。右小脳半球は、ひどい充血と水腫がある。水腫を吸い出すと自発性呼吸が回復したが、術中に急性の脳ヘルニアを併発したため、右小脳半球外側の脳組織を切除し、減圧して閉じた。続いて脱水と呼吸興奮薬を使ったが効果なく、翌朝死亡した。

―――― 劉信基『神経精神病雑誌』1981；7（5）：317

風府穴の刺入が深すぎれば、後頭骨大孔を通過して小脳を刺傷し、ひどい結果を招くので、この穴位は安易に使ってはならず、連日に渡って刺鍼するものではないことを表している。この患者はまだ青少年だったので、毎日風府に1回刺鍼し、強い瀉法を施したので、ひどく損傷してしまった。ましてや慢性病であるが、たとえ健康人だったにせよ耐え切れないと思われる。この腧穴を取るとき、ある程度の鍼灸理論と人体解剖の知識がなければ「いい加減な仕事」になってしまう。この医者は風府穴に対する知識がなく、試用していることから初心者の練習段階であると判る。中国では「生まれ立ての子牛は、虎を恐れない」というが、その穴位が恐いことを知らず、少しも恐れなかった。「毎日1回刺鍼する」だけでなく「深刺して強い瀉法した」のだから、医療事故が起きて当然である。

3．風府を取ってくも膜下出血となった　I

　患者、女性、35歳。長期にわたる神経衰弱により、某診療所にて刺鍼治療を受けた。長い毫鍼を後頚部の風府穴へ刺入した。最初の刺入で、すぐに左肩から左上肢に向けて電気ショックのような感覚が走り、それに伴って四肢が軟弱になって力が入らず、目の前が真っ暗になり、悪心嘔吐するとともに排便感があり、頭痛がどんどんひどくなった。刺鍼して2時間後、救急でわが院に入院して治療した。

　身体検査：意識ははっきりしており、苦痛な表情で、後頚部が硬直しているが脳神経は正常。右側上肢の筋力が弱く、深部反射は低下しているが、知覚検査は正常。腰椎穿刺：圧力は正常、血の混じった脳脊髄液（血性髄液）で、赤血球5万/μL、髄液蛋白90mg/dLだった。刺鍼によるくも膜下出血と診断した。

　治療：鎮静、鎮痛、止血、神経を回復させる薬などを投与して、ベッドで安静にさせると症状がなくなった。

————劉宗恵ら『人民軍医』1984;（12）:51

　劉氏の報告した例は、長期にわたる神経衰弱に対し、長い毫鍼を風府へ刺入している。『霊枢・官鍼』に「病が小さいのに大きな鍼を使えば、気が出過ぎて病が必ず悪くなる」と「病に合わせた鍼を使う」ように警告している。刺入したあと、とりわけ風府穴へ刺入したあとで触電感が現れたら、すでに鍼尖が髄膜に達しているということなので、ただちに鍼を後退させるか抜鍼しないと、局部に重大な損傷を与えてしまう。こうした患者は、延髄部の血管を刺傷してくも膜下出血が起きたのだから、このように進行も速い。幸いに手当が早かったので回復した。

　『鍼灸甲乙経』は中府を「禁不可灸」と書いており、『聖済総録』は「鍼は1寸以下、過ぎれば人を唖にする」という。いずれも警告の文であり、この穴は普通と違う。

4．風府を取ってくも膜下出血となった　II

　患者、男性、36歳。頭がクラクラしたり頭痛のため刺鍼治療を受けた。後頭骨の下で、上頚部に毫鍼を刺入し、捻鍼してると患者が突然「頭がガーンとした」と言ったかと思うと、激しい頭痛が始まって、その痛みが背骨に沿って下行した。

このときすぐに抜鍼したが、頭痛は引き続きひどくなった。モルヒネ1本を注射したが頭痛は治まらず、その晩は悪心嘔吐して、翌日はわが院で診察した。外来で腰椎穿刺すると血性髄液だったので、くも膜下出血で入院した。

身体検査：意識ははっきりしており、血圧は17.9/12.0kPa（キロパスカル）、後頚部が硬直して、ケルニッヒ徴候は陽性、ほかには異常なし。

治療：ベッドで安静に横たわり、鎮静鎮痛、止血、定期的な頭蓋内圧降下などの処理をすると、自覚症状と徴候が徐々に軽くなり、消失して、数日後に退院した。

―――陸彬如『河南赤脚医生雑誌』1980;（12）:17

陸氏の報告によると、この例では後頭骨の下で上頚椎部から刺入し、刺入したあと捻転手法を使って局部を強く刺激したため、患者は「頭がガーン」とし、激しく痛み出した。モルヒネを使ってみたが痛みは止まらず、かなり危険な状態だったが、幸いに手当が早かったため病気の進行を抑えられ、数日後に退院できた。

『素問・刺禁論』に「頭中の脳戸に刺し、脳に入れば直ちに死ぬ」とある。後世では『素問』の「脳戸」を、実は風府穴であるとする人がいるが、それは風府なら脳内に到達するからだ。『類経図翼』は「一に髪際上2寸」という。麦林生氏は1963年の第3期『中医雑誌』に「脳戸は外後頭隆起の下方にあり、ここに深刺して延髄を損傷することも可能だ」と発表している。この例では後頭骨の下で上頚椎部を取っているが、これは風府あるいはその上下であり、くも膜下出血を引き起こす。

5．風府と瘂門を取って、延髄を損傷して死亡した事例

患者、女性、22歳。神経病により某衛生所で鍼灸治療を受けた。風府と瘂門に刺入したとき、頭を垂らした座位から患者が急に強直性の痙攣を起こして立ち上がり、続いて意識を失って呼吸困難となり、20分後にわが院へ救急で来院した。

救急室の検査：呼吸と心臓は、すでに停止していた。すぐに人工呼吸と気管内挿管、体外からの心臓マッサージをおこなったが、救急治療して2時間後に死亡した。死亡後の腰椎穿刺：血性髄液で、赤血球が20/μL含まれていた。

原注：この例は、長鍼を後頚部の風府と瘂門へ刺入したが、鍼孔の位置からすると少し上であり、患者は頭を垂れて腰掛けたとき、頭の位置が安定せず、刺入

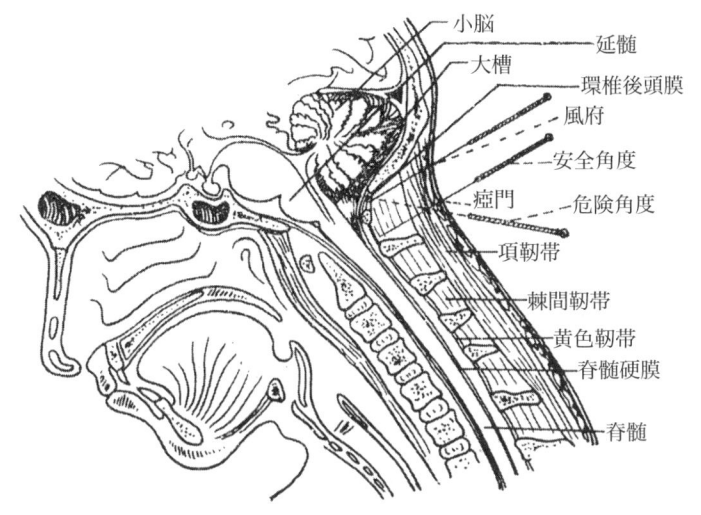

● 風府、瘂門穴刺入矢状断面図

が深すぎて頭蓋内に入り、延髄や重要な血管を傷付けた。特に深部へ刺入したあと、患者が強直性の痙攣を起こして立ち上がったため、頭蓋内の延髄を損傷して死亡した。

―――劉宗恵ら『人民軍医』1984;（12）:51

　報告の中で「長鍼を後頚部の風府と瘂門へ刺入したが、鍼孔の位置からすると少し上」に加えて「頭の位置が安定せず、刺入が深すぎて」というので、明らかに取穴と刺法が間違っている。風府への刺入が深すぎれば必ず延髄を損傷するので、この患者は強直性痙攣を起こして立ち上がり、すぐに死亡した。

　風府穴に長鍼を使うのは間違っている。文献の記載によると、この穴は3〜5分だけ刺入できる。古人が「九鍼を制定」したのも辨証施治のためであり、それによって鍼を選ぶ。柯韵伯は「医者に眼がなければ、病人は命がない」と言っているが本当である。

6．安眠穴を取って脳幹出血を起こした事例

　患者、男性、曾某、21歳。不眠症で入院した。衛生員が安眠穴へ刺鍼したが、刺入が深すぎたうえに捻転を加えたため、刺鍼後に頭痛がして何度も嘔吐し、精

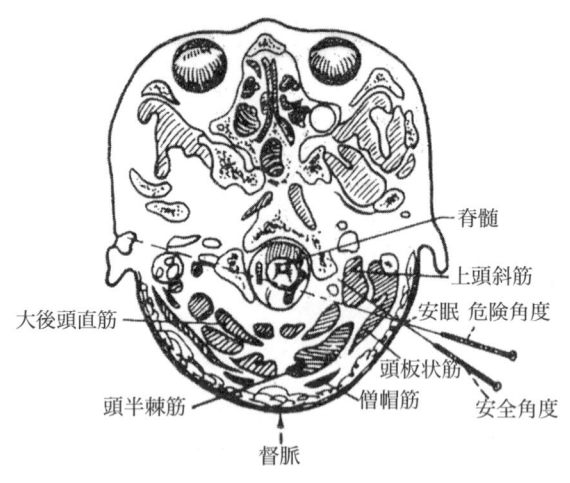

● 安眠穴刺入水平断面図

神異常が現れた。検査すると後頚部が強直し、一側の筋力が弱くて運動制限があり、もう一側は時々ピクピクしている。立会い診察によって頭蓋内血腫と診断された。ただちに開頭手術すると、脳幹出血を発見し、延髄下にナツメ大の陳旧性血腫があって圧迫していた。病巣をきれいにして一命は取り留めたが、後遺症(不安定歩行など)が残った。

—— 施永康『人民軍医』1979;(7):78

安眠穴は経外奇穴だから、古書の記載はない。近年の各地の報告によると、臨床で発見された「同名異穴」の安眠は4個を下らない。その位置は、いずれも後頚部の両側にあり、ほぼ風池や翳風、翳明などと隣り合っている。施氏の報告した曾姓の事例では、安眠穴の正確な位置について詳しく述べられていないが、開頭手術によって脳幹と延髄下に血腫が発見された。恐らく取穴と刺法が間違っていて、鍼尖が大後頭孔へ入り、血管を刺傷して事故につながった。思い切って開頭し、すぐに病巣をきれいにしたため患者は一命を取り留めた。

文献を見たところ、安眠と命名された穴位は四つある。一つめは元衛生部（厚生省に当たる）中医研究院が作った『針灸学簡編』で、安眠穴は後頚上部にあり、翳風穴と風池穴を繋いだ線の中点。鍼は0.5～1寸。主治は不眠、頭痛、目まいなど。二つめと三つめは『常用新医療法手冊』に記載された「安眠$_1$」と「安眠$_2$」

である。安眠₁は、側頭部で胸鎖乳突筋の停止部にあり、乳様突起下にある陥凹の前0.5寸のところで、これも翳風と翳明の間にある。鍼は1.5〜2寸。主治は不眠、片頭痛、統合失調症など。安眠₂は、側頭部で後頚部にある筋肉隆起外縁の陥凹と、胸鎖乳突筋停止部にある乳様突起下の陥凹を繋いだ線の中点で、これも風池穴と翳明穴を繋いだ中点にある。鍼は0.5〜1寸。主治は不眠や心悸などである。四つめは『鍼灸経外奇穴図譜・続集』が中国人民解放軍第60野戦病院の紹介を引用したもので、安眠₃の穴位は、翳明の下1寸。鍼法は、頚椎方向へ向けて2.5〜3寸刺入する。作用は「安眠」。この四つの安眠穴は、その位置から考えて刺入方向や深度を間違えば、延髄や脊髄を損傷する可能性があるが、本事例の事故で十分理解して戴けると思う。

　安眠穴への直刺は2寸以内で、鍼尖は水平が正しく、少し上に向けると延髄を損傷しかねない。刺入は深いほどよいと考えている人もあるが、それは現実と違っている。『霊枢・官鍼』にも「病巣が浅いのに刺入が深ければ、良肉を傷付けて皮膚が潰瘍になる。病巣が深いのに刺入が浅ければ、病気が瀉されずに膿ができる」とある。根拠がないと刺鍼しても事故を起こしてしまう。

7．安眠₂を取ってくも膜下出血となった事例

　患者、男性、32歳。不眠と頭痛のため4回目の刺鍼治療をおこなった（4寸の毫鍼を安眠₂へ刺入）。深部に刺入したとき、急に全身が痺れて「電気ショックのような感じ」と後頭部痛があった。続いて嘔吐が始まり、頭痛がひどくなって後頚部が激しく痛みだした。過去に似たような発作歴はない。検査：血圧17.3/12.0kPa。意識ははっきりしている。白血球は11000/mm³、好中球84%。入院して5日目から微熱（37.3〜37.8℃）が始まり、頚に抵抗がある。ケルニッヒ徴候は陽性。腰椎穿刺すると髄液の初圧は7845Paでオレンジ色、白血球12/mm³、赤血球1400/μL（多くは古いもの）だった。ベッドに横たわって安静にし、鎮静、鎮痛、止血および頭蓋内圧降下などの処理をし、20日近くして徴候や症状がなくなり、退院した。

———王尊禹、陳遠恵『神経精神病雑誌』1979;（6）:319

　安眠₂は、後頚部で風池と翳明を繋いだ線の中点で、一般に0.5〜1寸の刺入

なら危険はない。この例では、刺鍼したあと患者は全身が痺れて触電感があったので、すでに鍼尖が神経幹あるいは脳、脊髄部に至っていることを物語っている。このとき術者はただちに鍼を後退させるべきで、提挿捻転などしてはならない。この例は刺入深度や手法に触れてないが、発生した症状からすると、すでに適切な刺入範囲を超えており、くも膜下出血を起こした。

8．風池と安眠₂を取って、延髄を損傷して死亡させた事例

患者、男性、16歳。頭痛、めまい、不眠のため、風池と安眠₂に刺鍼した。刺鍼後に患者は頭痛がひどくなり、嘔吐して意識がはっきりしなくなった。約3時間後に無呼吸となり、しばらくすると回復した。わが院に救急で来院し、後頭蓋窩血腫が疑われ、ただちに後頭蓋窩開頭手術した。術中に延髄右側にソラ豆大の血塊があり、それが圧迫していたので血塊をきれいに除いて減圧した。術後も呼吸は回復せず、救急医療のかいもなく死亡した。

———丁育基『赤脚医生雑誌』1980;（1）:10

風池は、脳空の下で髪際の陥中にある。解剖位置は後頭骨の下際で、胸鎖乳突筋と僧帽筋が停止する間の陥凹である。この穴と翳明を繋いだ線の中点が、安眠₂である。両穴とも刺鍼を間違えば大後頭孔へ入り、延髄を損傷する。

この例は、風池と安眠₂を取り、深度に触れてないが、開頭した所見の「延髄右側にソラ豆大の血塊があり、それが圧迫していた」から、両穴とも1.5寸以上、あるいはさらに深く刺入されていたことが判る。延髄は人の生命中枢であり、刺傷による出血で圧迫されたことが一つめ。刺傷による強烈な反応が、延髄麻痺を発生させたことが二つめ。したがって延髄を損傷して死亡した原因は、刺鍼であることに疑いの余地はない。だから頚部へ刺鍼するときは、あまり深すぎないように、強すぎる刺激をしないように考慮すべきである。

9．風岩を取って、延髄を損傷して死亡した事例

患者、男性、27歳。精神異常で、某病院にて統合失調症と診断された。看護師が風岩と合谷を取って鍼灸治療をおこなうと、すぐに患者は頭痛、倦怠感、不快感を訴え、呼吸不全となり、意識が朦朧とした。すぐに深い昏睡状態となって、

呼吸が一時的に止まったりした。すぐに救急治療をしたが、効果なく死亡した。

死後の穿刺では、陳旧性の血性髄液だった。死体解剖の所見では、延髄橋部に4cm×3cm×3cmの血腫があり、鍼が通過した部分に沿って陳旧性の血痕があり、それが血腫まで到達していたので、死因は刺鍼によるものと実証された。

————施永康『人民軍医』1979;（7）:78

この例では風岩に合谷を配穴したとあるが、刺法や刺入深度については触れられていない。だが刺鍼後に発生した一連の不良反応から合谷に関係がないと判る。主な原因は風岩穴で、鍼尖をやや内上方に向けたため後頭骨大孔に入り、延髄と橋の血管を損傷したものである。それが腰椎穿刺と死体解剖によって証明された。

風岩は経外奇穴で側頚三角部に位置し、胸鎖乳突筋の後縁で、耳垂と後髪際正中点を繋いだ線の中点より少し前 0.5 寸である。鍼は 0.2〜0.6 寸。得気すると縮んで腫れぼったくなった感覚が肩に達する。毎回一側に刺鍼して、左右を交互に取る。精神病を主治する。施氏の報告からみて、安全か否かは腧穴の位置だけでなく、同じ穴位でも刺鍼が正しいか間違っているかによって異なった結果に至るということを認識すべきである。

10. 風府と大椎を取って片麻痺させた事例

患者、男性、26 歳。精神異常となって 4 カ月。青年期統合失調症と診断され、刺鍼治療を受けた。6 回目の刺鍼で風府と大椎へ強刺激したあと、患者の四肢に弛緩性麻痺が現れて無力となり、右上肢の深部反射が減弱し、他の三肢は深部反射が亢進して、両足クローヌスが明らかになり、腹壁反射と精巣挙筋反射が消失して、第 1 胸椎から下の深部や浅部知覚（温覚や触覚）が鈍くなり、午後になると尿貯溜となった。観察を続けて、なにも特別な処置はしなかった。病状は徐々に好転し、20 日後には松葉杖を頼りに歩けるようになり、56 日後に正常に回復した。

————陳鐘舜『中医雑誌』1956;（12）:649

この例では風府と大椎に刺鍼し、刺入深度には言及してないが強刺激によって損傷したと述べている。風府穴に刺入して麻痺にさせた事例は述べたので、大椎について述べる。

大椎は第7頸椎と第1胸椎棘突起間に位置し、深部の脊柱管内には脊髄がある。大椎は督脈経穴であるが、手足の三陽経と督脈の交会穴でもあり、重点穴の一つである。穴位の深部に脊髄があるのだから、深すぎる刺入は危険で、柔らかい手法を使う。刺鍼が深すぎれば鍼尖は脊髄に達し、すぐに患者に電気ショックのような感覚が四肢末端へ放射する。このときただちに鍼を後退させ、強く刺激しなければ事故は避けられる。報告によれば、大椎に刺鍼し、適切な手当をしないと、脊髄血管を刺傷して出血や血腫による圧迫症状が現れる。そしてくも膜下出血が起きれば、患者に麻痺や尿貯溜など重大な症状が発生する。ほとんどの患者は短期間で回復するが、なかには治りにくい片麻痺や跛行が残ったりする患者もある。

大椎を刺鍼して起きた、くも膜下出血では、出血状況や臨床症状によって鎮痛や止血し、尿貯溜があれば導尿などの対症療法をする。

大椎穴の正しい刺法は、正坐位にして頭を真っすぐにするか少し前に傾けさせる。術者は第7頸椎下方、すなわち第1胸椎上方の陥凹部を正確に触知する。そして直刺なら0.5寸刺入し、軽く運鍼する。頭痛や発熱悪寒なら、鍼尖を少し上に向けて0.7寸ほど刺入する。腰痛や足のだるさには鍼尖を少し下に向けて0.7寸ほど刺入する。この穴位は敏感なため鍼感が上下に感伝することが多いが、これは異常反応ではないので、運鍼を止める必要はない。

11. 大椎に電気鍼をして脊髄を損傷し、死亡させた事例

患者、女性、30歳。精神病となって7年、入院治療している。7回目の大椎への電気鍼をし（他の1極は、部位が不明）、0〜3mAで、3〜4分ほど通電したが反応がないため、しばらく中止した。そのあと電流を6〜7mAに増やし、リズミカルに4〜5回刺激しながら、再び3〜4分ほど通電した。すると急に患者の四肢が弛緩性麻痺となり、チアノーゼを起こしたので、すぐに抜鍼した。直ちに救急治療したが、効果なく死亡した。

死体解剖：脳脊髄の背面正中に小さな鍼孔を発見したが出血はなく、局部の脊髄の外観にも、他に異常は見られなかった。

――――劉信基『神経精神病雑誌』1981;5 (5) :317

大椎への刺入が深過たり、手法が強すぎれば、患者に頭痛、悪心嘔吐、麻痺、

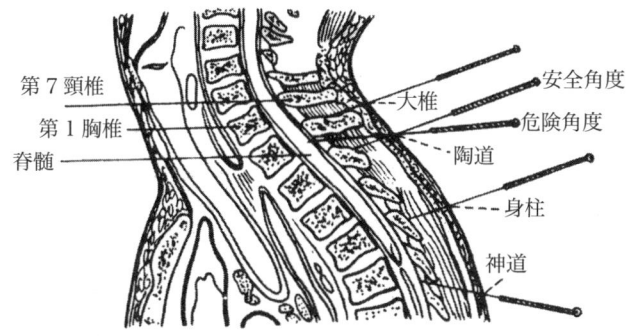

● 大椎、陶道、身柱、神道4穴刺入の矢状断面図

尿貯溜など重大な反応が現れることは言うまでもない。この例では大椎を取り、1回目の通電では静かで異常反応はなかった。これは刺激量が許容範囲だったことを示している。しかし2回目の通電では電流量を上げ、リズミカルに4～5回刺激した。そうした強烈な刺激が、患者の許容レベルを超え、脊髄組織を破壊して正常な生理機能に及び、延髄麻痺を起こして死亡した。

この例では、風府と瘂門の刺鍼を間違えば延髄を損傷するというだけでなく、他の督脈穴でも刺激が強すぎてはならず、とりわけ頭部や頚部に近い諸穴では慎重にしなければならないことを物語っている。督脈に属さない風池や安眠などでも、間違った刺鍼をすると重大な事故につながる。刺鍼するときは安全を考慮し、事故の発生を断つ。

12. 瘂門で死亡した事例

患者、男性、40歳。両耳が難聴となり、神経性難聴と診断された。某病院で刺鍼治療を受け、4回目に瘂門穴を取ったとき、すぐに不快感を覚え、続いて頭痛が始まったが、まだ耐えられた。続いて患者は麦を収穫したり鉄を鍛えたりなど、2日は仕事をしていたが、3日目に頭痛がひどくなった。嘔吐を伴って顔面蒼白となり、すぐに来診したが、そのときは普通の処置をしただけだった。翌日の早朝に急診し、脳出血の救急治療をしたが効果なく、死亡した。

―― 施永康『人民軍医』1979;(7):78

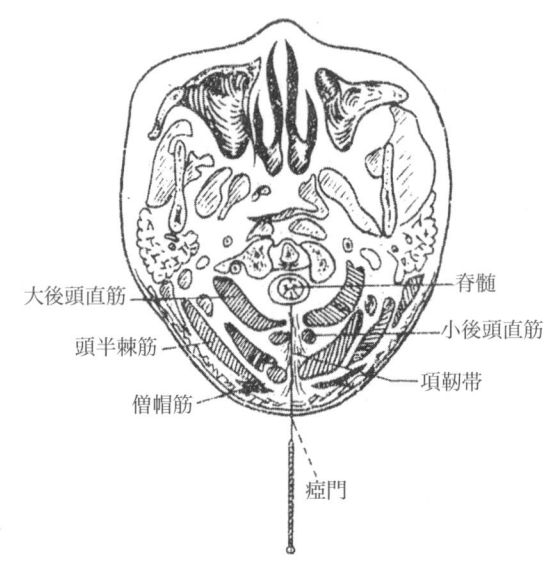

● 瘂門穴刺入水平断面図

　瘂門は、舌根、舌厭、舌横、瘖門など別名があり、後頚部で髪際を0.5寸入った凹みの中にある。第1頚椎と第2頚椎の間で、両僧帽筋の中央にあり、後頭動脈の分枝があって、第3後頭神経が分布しており、深部の脊柱管内には脊髄がある。この穴位の鍼感は局部の腫れぼったいだるさだが、深く刺入して脊柱管内の脊髄に当たると触電感が四肢に放散する。この穴には深く刺入しないほうがよく、特に鍼尖を上に向けて深刺すれば、延髄を刺傷して事故につながる。鍼を刺入して運鍼するときは注意し、提挿や捻転したり、鍼でつついたりしない。もし電気に触れたような感じがしたときは、すぐに鍼を後退させるか抜鍼する。刺鍼したあと患者が頭痛やめまい、悪心などを訴えたら、ベッドに横にしてしばらく休ませる。

　この例では、最初は脳や脊髄に刺鍼したが、ひどい損傷ではなかった。だが患者を休ませずに、逆に2日もきつい労働させたために傷口が広がり、出血が多くなって重要な部位を圧迫したため死亡した。

13. 瘂門を取って、くも膜下出血を起こした事例　I

　患者、女性、35歳。ヒステリー発作。瘂門穴に刺鍼したあと、すぐに患者は頚部に腫れぼったさを感じ、約1時間後に強烈な頭痛が始まって何度も嘔吐したので、わが院に来た。

　検査：意識ははっきりしており、血圧は18.5/13.3kPa、脈拍72回/分、呼吸28回/分。腰椎穿刺では血性髄液で、髄液の圧力は2353.68Pa。外傷性のくも膜下出血と診断した。

　患者はベッドに横たわり、12日間の対症治療を受け、腰椎穿刺して髄液が薄黄の透明になり、圧力も1274.9Paとなった。16日で退院した。

――丁育基『赤脚医生雑誌』1980;（1）:10

　中国医学では瘂門に深刺するべからずとある。『鍼灸甲乙経』は0.4寸、『鍼灸銅人腧穴図経』は鍼0.3寸、斜刺なら0.8寸としているが、現代の鍼灸文献の多くには0.3～0.5寸と記載されている。最近では「瘂門の禁区に勇敢にぶちあたり」、1～2寸に深刺すると主張する人もあるが、瘂門による事故も時々発生しているので、やはり瘂門穴を取るときは十分に注意し、軽い気持ちで深刺してはならない。ヒステリーなどの一般の疾患では、こうした穴位は、あまり使わないほうがよい。

14. 瘂門を取って、くも膜下出血を起こした事例　II

　患者、男性、24歳。聾唖のため某病院で刺鍼治療を受け、瘂門穴を刺したあと頭痛がして不快感があった。1時間もすると明らかに頭痛がひどくなり、悪心や嘔吐もあったので病院に引き返して再診した。ストレプトマイシン治療したあと、家に帰って安静にするように言いつけられた。2日後に病状がひどくなり、食事もできなくなったので入院した。

　検査：聾唖だが、意識ははっきりしており、苦悶の表情を浮かべて後頚部がこわばっている。体温37.2℃、血圧16.0/10.7kPa、ケルニッヒ徴候は陽性。腰椎穿刺では、脳脊髄液の圧力は22255.6Paで、血性髄液。くも膜下出血と診断した。

　治療：ベッドで安静にし、鎮静、止痛、頭蓋内圧降下、抗感染などの処理し、

症状が徐々に消えて、治癒して退院した。

———— 陸彬如『河南赤脚医生雑誌』1980;（12）:17

　瘂門穴に刺鍼したあと反応が現れたら、まず脳脊髄の損傷を考えねばならない。この例では刺鍼したあと頭痛がして不快になり、だんだんひどくなったが、医者はストレプトマイシンを与えて「家に帰って休め」と言っただけだった。これは間違いである。

15. 瘂門を取って、くも膜下出血を起こした事例　Ⅲ

　患者、女性、15歳。聾唖により治療を求めてきた。医者は3寸の長鍼を瘂門穴へ刺して、強刺激したので、鍼感は反応が大きかった。その日の午後、患者はめまいや頭痛がし、日を追ってひどくなって、ついには悪心や嘔吐するようになって入院した。

　検査：体温37.4℃、脈拍80回/分、血圧14.7/10.7kPa。意識は、はっきりしていて、検査にも協力した。頚に抵抗があり、アキレス腱反射は亢進しており、腹壁反射は比較的鋭敏、ケルニッヒ徴候は陽性で、ほかには病理反射がなかった。腰椎穿刺では、髄液がピンク色で、圧力は1451Pa。血液像：白血球1万/mm^3、好中球85%、リンパ球12%、単球3%。くも膜下出血と診断。

　治療：ベッドで安静にし、サルチル酸カルバゾクロム、ビタミンK、ペニシリン、ストレプトマイシンなどを注射し、18日後に症状はすべて消えて退院した。

———— 史正修『人民軍医』1981;（8）:60

　中国医学の『内経』には九鍼が記載され、穴位や病気によって異なる鍼を使っていた。この原則を守らなかったことが、事故発生の原因の一つである。ふつう長鍼は環跳などのように筋肉の厚い穴に使う。この例のように3寸の長鍼を瘂門に使うのは無謀である。『素問・刺要論』に「脈を刺すときは筋を傷付けず」「筋を刺すときは骨を傷付けず」「骨を刺すときは髄を傷付けず。髄が傷付けば、髄が日を追って弱り、脛や身体だるくなって動きたくなくなる」とある。これは刺鍼の深度には頃合いがあり、深く刺入するところで浅刺すれば病気が治らず、浅く刺入するところで深刺すれば邪を助けて進行させ、正気を損なって人を害する。術者は、それを心に刻みつけておかねばならない。

16. 瘂門を取って、くも膜下出血を起こした事例　Ⅳ

患者、女性、11歳。完全に耳が聞こえなくなり、入院して刺鍼治療を受けた。3回目に瘂門へ刺鍼したあと、患者は煩躁して落ち着かず、耐え難い頭痛がして顔面蒼白となり、冷や汗をダラダラかいて胸悶し、続いて嘔吐した。その晩に項背部が強直し、ケルニッヒ徴候とブルジンスキー徴候は陽性。腰椎穿刺の所見：血性髄液で、圧力は2157.5Pa。パンディ反応は（3+）。赤血球24万/μL。外傷性くも膜下出血と診断した。止血、鎮静、抗感染などの治療をし、症状は徐々に好転して1週間で退院した。

―――蘇淵ら『上海鍼灸雑誌』1985; (3) :32

瘂門に刺鍼する聾唖の治療では、術者は一人一人の患者の状態に基づいて、刺鍼により現れた反応を慎重に考えねばならない。患者は11歳であり、聾唖なので物事がよく分からず、刺鍼を恐れて堅くなり、刺鍼しても感応を言えず、刺激されている程度をどのように表現してよいのか分からないため、医者は刺鍼の反応が弱いと思い込み、前の2回の刺鍼でも不良反応が起きなかったので大胆にも深刺した。患者が明らかに煩躁して落ち着かなくなり、顔面蒼白となって冷や汗をかき、悪心嘔吐し始めたとき、やっと刺鍼が誤っていることに思い至ったが、そのときはすでに遅かった。

瘂門を取るときは必ず注意し、児童や老人、慢性疾患や虚弱体質ならば浅刺し、軽くて緩い手法で運鍼し、提插捻転はせず、通電しなければ危険な事故は起きない。

17. 瘂門を取って、くも膜下出血を起こした事例　Ⅴ

患者、男性、27歳。飲酒した後はっきり喋れなくなり、嚥下困難となったので、某病院で治療した。瘂門を取って刺鍼したあと、患者は頸部に不快感があり、頭痛や悪心がして吐き気がしたので、すぐに抜鍼して本院に来た。

検査：血圧20.0/10.7kPa、体温36℃。意識ははっきりしているが、発音がはっきりしない。水を飲むとむせ、後頸部がこわばっている。ケルニッヒ徴候は陰性。腰椎穿刺：血性髄液で、圧力は1765Pa。臨床診断：(1)くも膜下出血。(2)ランドリー・ギラン・バレー症候群。安静にし、止血とホルモン療法で治療し、

20日後に全快して退院した。

—— 礼平ら『吉林医学』1983;（3）:45

　この事例では飲酒のあとで言葉がはっきりしなくなったので、まずメチルアルコールによる急性アルコール中毒ではないかと疑わねばならない。瘂門を取るときは正確な刺鍼方向と深度を把握しなければならないが、この例は明らかに刺入が深すぎて起きたものである。このなかから医者は教訓を学び取るべきである。

18．瘂門と風池を取って、脊髄を損傷させ片麻痺した事例

　患者、男性、60歳。左顔面部の難治性チックにより、某衛生所で鍼治療を受けた。始めてから2回は、毫鍼で問題の反応は起きなかったが、3回目にワイヤーで自作した太い鍼で後頚部の瘂門や風池に刺鍼した。患者に頭部を前へ垂らした坐位にさせ、深部に刺入したところ、急に患者は全身に電気ショックが走ったような痺れるような痛みと、四肢の軟弱無力を感じ、続いて頭痛、悪心、嘔吐が始まって徐々にひどくなり、意識がはっきりしていたのが傾眠するようになった。刺鍼して5時間後にわが院へ入院した。

　検査：患者は傾眠し、後頚部は強直し、四肢は弛緩性麻痺、生命徴候は安定しているが深部反射はいずれも低下しており、病理反射はない。腰椎穿刺では、初圧が1177Pa、髄液は真っ赤で、赤血球195万/μL、蛋白51.15mg/dLを含む。5日後の2回目腰椎穿刺：髄液はピンク色で、赤血球5万/μL、蛋白29.76mg/dLを含む。2週間後の腰椎穿刺：髄液は無色透明で、赤血球はなく、蛋白6mg/dL。

　治療：ルーチンな治療20日で意識は回復し、頭痛は消え、肢体の機能も改善して全快したため退院した。

—— 劉宗恵ら『人民軍医』1984;（12）:51

　瘂門と風池は深刺して強刺激してはならない。それは近くに延髄と脊髄があるからだ。劉氏の報告した例では、患者が2回の治療を受けても不快感がなかった。そこで術者は刺入が浅くて手法が弱いからだと錯覚し、自家製の太い鍼を作って刺激を強めたところ、脳脊髄を傷付けた。刺入するときは患者に感覚を尋ねるべきで、もし触電感があれば、それは鍼尖が脳や髄膜、あるいは大きな神経幹に達

していることを示しているので、すぐに鍼を後退させないと鍼下の組織をひどく損傷してしまう。

19. 風池と瘂門に電気鍼して死亡させた事例

　患者、女性、23歳。躁型統合失調症のため電気鍼治療を受けた。1回目は風池と瘂門などを取って、効果がよかった。一日置いて左風池と瘂門に電気鍼したが、躁症状は治まらなかった。家族が再度の刺鍼を求めるので約十数分後に、再び風池と瘂門へ刺鍼し、通電したところ患者は顔面蒼白となり、呼吸が停止した。すぐに救急措置をし、5分後に呼吸は回復したが意識は戻らなかった。5日目に病状が悪化して、死亡したあと腰椎穿刺すると血性髄液だった。

――――施永康『人民軍医』1979; (7) :78

　風池や瘂門の刺鍼では、やはり深く刺入し過ぎないよう、また強すぎる刺激を避けて事故を起こさないよう考えることが必要である。この例では風池と瘂門の要穴を取り、さらに通電して強刺激しているが、普通の患者なら耐えられない。この医者は刺鍼の治療法は知っているものの、鍼が人を傷付ける可能性があることは知らず、治療原則にも背いて患者の家族のいうことに迎合したため、わずか十数分後に二度目の刺鍼をし、患者に強刺激を与えて脳脊髄を破壊したため死亡した。

20. 風池を取って、くも膜下出血を起こした事例　Ⅰ

　患者、男性、22歳。頭痛のため刺鍼治療した。風池穴を取り、深部へ刺入したところ、患者は急に後頭痛を訴え、それが頭全体および後頸痛へと広がり、背骨を引っ張られるような放散感と嘔吐を伴う。頭痛が徐々にひどくなって、頭部を動かそうとしなくなり、3日後に入院した。

　検査：意識ははっきりしており、頸部の強直とケルニッヒ徴候が陽性以外、異常はない。腰椎穿刺した髄液圧は1029.7～1422.0Pa、白血球7～10/mm^3、赤血球2.56～1.8万/μLだった。鎮静、鎮痛、止血および頭蓋内圧降下などで処理し、2カ月後に正常に回復した。

――――史正修『人民軍医』1979; (6) :319

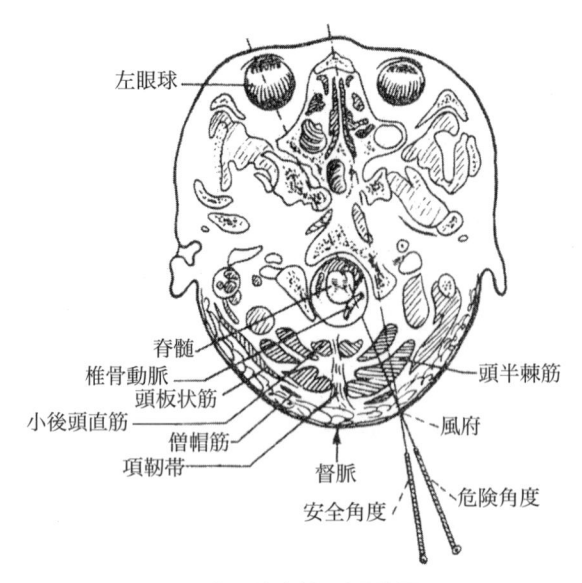

●風池穴刺入水平断面図

　風池は足少陽胆経の穴だが、手足の少陽と陽維脈の交会穴でもある。穴位は脳空下の髪際陥中にある。局部解剖は、後頭骨下際で、胸鎖乳突筋と僧帽筋が停止する間の陥凹にあり、これは後頭三角の頂点である。後頭動脈と後頭静脈、小後頭神経と大後頭神経が分布する。

　鍼法と主治：脳空穴直下を指で圧し、後頭骨の下にある陥凹が風池である。ちょうど後頚筋の外側陥中に当たる。鍼は0.5～0.8寸。頭痛や片頭痛、頚項部の強直、目尻が赤くなって痛む、羞明して涙が出る、鼻血、急に耳が塞がったようになる、腰、背、肩の痛み、脳卒中で喋れない、熱病で汗が出ないものを主治する。

　この例も風池の刺入が深過ぎ、患者は急に後頭痛となり、続いて一連の反応が現れたが、これは脳脊髄を損傷したことを意味している。

21. 風池を取って、くも膜下出血を起こした事例　II

　患者、女性、19歳。両目の視力が悪くなったため診察にきた。両側の風池穴へ刺鍼して1時間後、激しい頭痛、悪心、嘔吐などを起こして入院治療した。

　急性症状の容貌で、呼吸は26回/分。後頚部が強直し、ケルニッヒ徴候は陽性。

白血球13600/mm³、好中球87％、リンパ球13％。尿蛋白（＋）、尿糖（2+）。腰椎穿刺：血性髄液、圧力2569.4kPa、赤血球2.69万/μL。外傷性くも膜下出血と診断した。止血薬、抗生物質、鎮静剤などで治療し、徐々に好転して20日で退院した。

―――――劉生祥『山西医薬雑誌』1980；(6) :53

この例では両側の風池に刺鍼したが、刺入方向と深度が間違っているため鍼尖が大後頭孔から入り、延髄の小血管を傷付けてクモ膜下腔が少し出血したものである。それで1時間後に一連の脳膜刺激徴候が出現した。正確な診断と迅速な治療によって病状は治まり、健康になった。

風池穴を取るときは、2つの問題を考慮しなければならない。一つは位置の問題だが、古来から統一見解がない。『鍼灸甲乙経』は「コメカミの後ろで、髪際の陥中」と言い、『明堂』は「風府と相対するところである。その外側それぞれ2寸」と書き、『折衷』は「督脈瘂門の口の傍ら、髪際」という。日本の山崎宇治は「乳様突起の後方」と言い、山本氏は「乳様突起の先端と後頚部正中の中間」という。穴位の位置が統一されていないので、事故が起きるのは推して知るべしだ。本書では「脳空の下で、髪際陥中」としている。次に刺入方向と深度の問題である。承淡安は、風池は対側の眼窩に向けて刺入すると主張し、『鍼灸学』は対側の耳垂へ向けて刺入するという。正確には鍼尖を鼻尖に向けるべきで、0.5～0.8寸だけ刺入できる。

22. 風池を取って、くも膜下出血を起こした事例　Ⅲ

患者、男性、17歳。患者はめまいと頭痛が10日以上続き、この村の衛生室で刺鍼治療をした。するとすぐにめまいがして倒れ、後頚部が痛みだし、嘔吐した。家で数日治療したが、頭痛と噴出嘔吐が止まらないため、県の病院へ送られて診察治療した。腰椎穿刺で血性髄液だったため、わが院に転院した。患者は毎年夏になると、めまいと頭痛が始まる。身体検査：意識ははっきりしており、血圧は16.0/9.3kPa、後頚部は強直し、ケルニッヒ徴候は陽性。ほかに異常はない。入院してベッドで安静になり、鎮静鎮痛、止血、頭蓋内圧降下などの治療し、ほとんど症状が消えたので、薬を持って帰って治療した。

―――― 陸彬如『河南赤脚医生雑誌』1980;（12）:17

　めまいと頭痛が10日以上続いているが、これは軽くて浅い症なので、太陽、頭維、合谷などを取って普通の治療をすべきである。医者は風池だけを取り、刺入が深すぎて刺激も強すぎたため、すぐに「失神」した。これは「軽い病に重い治療をする」典型的な誤治である。

23. 風池を取って、くも膜下出血を起こした事例　Ⅳ

　患者、男性、23歳。頭痛が20日以上続き、軽くなったり重くなったりし、薬を飲んでも注射をしても良くならないので、衛生室で両側の風池へ刺鍼治療した。刺鍼後に後頚部の痛みを感じ、頭を回せなくなって、しばらく意識を失い、続いて悪心嘔吐した。某病院で5日ほど治療したが、頭痛や嘔吐が止まらず発熱もあるため、わが院に転院した。入院してみると患者が回復しつつあることが判り、検査すると後頚部がこわばり、ケルニッヒ徴候は陽性、ほかには異常がなかった。数日後の腰椎穿刺では、髄液が淡黄色で、白血球11/mm^3、赤血球は数えず、ほかに異常はなかった。入院して微熱が4日続いたが、その後は体温が徐々に下がって正常になった。ベッドで安静にし、鎮静、鎮痛、抗感染などの治療をおこない、症状は徐々に消えて、入院14日目で退院した。

―――― 陸彬如『河南赤脚医生雑誌』1980;（12）:17

　刺鍼後の徴候や検査から刺鍼によるものと判るが、それほどひどい損傷ではなかったので、適切な治療して回復した。

24. 風池を取って、くも膜下出血を起こした事例　Ⅴ

　患者、男性、20歳。神経性頭痛のため風池穴へ刺鍼したところ、急に頭痛がひどくなって入院した。

　検査：意識ははっきりしており、体温は36.3℃、脈拍60回/分、血圧17.3/10.7kPa、眼底は正常。脳神経の知覚、運動、反射は正常で、病理反射はなかった。ケルニッヒ徴候は陽性、頚部に抵抗あり。腰椎穿刺：髄液はピンク色で、圧力1765Pa。診断：クモ膜下出血。

　入院したあとベッドで安静にし、サルチル酸カルバゾクロム、ビタミンK、索

密痛（アミノピリン 0.15g、フェナセチン 0.15g、フェノバルビタール 0.015g、カフェイン 0.05g）などの薬物治療をおこない、頭痛は徐々に好転し、頚のこわばりも軽減したが、両側のケルニッヒ徴候は陽性。7日後に腰椎穿刺したところ髄液は薄黄色な透明で、圧力 1275Pa。13日後に脳膜刺激症状は消え、治癒して退院した。

——史正修『人民軍医』1981;（8）:60

軽度の損傷で、対症療法によって満足できる効果が得られた。

25. 風池を取って、くも膜下出血を起こした事例　Ⅵ

患者、女性、30歳。神経性頭痛により風池穴へ刺鍼した。すぐに激しい頭痛と、悪心や嘔吐が起きて入院した。腰椎穿刺では、髄液がピンク色で、圧力 1471Pa。

入院検査：意識ははっきりしており、体温は 36.4℃、脈拍 60回/分、血圧 14.7/8.0kPa。頚がわずかに強直しており、ケルニッヒ徴候は陽性。脳神経の知覚や運動反射には異常がなく、病理反射はない。診断：くも膜下出血。

ベッドで横になって安静にし、対症療法をおこなう。7日後に腰椎穿刺すると、髄液は淡黄色の透明で、圧力は 1275kpa。21日後に治癒して退院した。

——史正修『人民軍医』1981;（8）:60

この事例では、風池の取穴法が間違っていたか刺入が深過ぎたため、くも膜下出血が起きて頭痛がひどくなった。対症治療と適切な看護をすれば、ふつうは回復する。

26. 風池を取って、くも膜下出血を起こした事例　Ⅶ

患者、男性、30歳。7年の統合失調症で、長いこと治療しているが治らない。某工場の診療所で刺鍼治療を受けた。両側の風池を取って、後正中線に向けて斜刺で刺入し、置鍼していたところ、患者が右側の鍼を深部に刺入していたが気付かなかった。30分後に右風池の鍼を抜こうとしたとき、患者は叫び声を上げ、右目が光ったと訴えた。1時間ほど頻繁に嘔吐し、シャックリする。その夜に昏睡状態となり、わが院に転院して緊急手術した。頚部の正中を切開して、環

椎椎弓板を減圧し、硬膜を切開すると小脳延髄槽くも膜の右上方に小さな孔が見つかり、そこから血性髄液が外に溢れていた。くも膜を切開してみると、内側に 2 mL の血腫があり、色はきれいだったが凝固していて、延髄を圧迫しており、小脳も水腫となっている。血腫をきれいにし、硬膜にゴム排液管を置いて閉じた。600 mL 輸血した。手術後は抗生物質、脱水剤、ホルモン、止血剤などで治療した。数日後に精神症状が好転し、しばらく治療を続けて退院した。

———劉信基『神経精神病雑誌』1981;7 (5) :317

　術者の経験が乏しければ、風池を取ることを少なくするか、取らずに他の穴位を使うようにしたほうが賢明である。それは風池穴の内側上方には延髄があるため、刺入方向を把握してないと、鍼尖が大後頭孔から入って延髄を刺傷するかもしれない（鍼尖を少し下へ向けて刺入するとよい）。
　風池穴を取るときの注意点を以下に挙げる。

　A．深度：風池穴の深度は、古来から定説がない。『明堂』には鍼 0.3 寸、『素問・気府』には鍼 0.4 寸、『銅人』には鍼 0.7 寸、『甲乙経』には鍼 0.3 寸と記載され、近代の著作には 0.5～0.8 寸と記載されたものが多い。私は深くとも 1 寸を超えないほうがよいと考えている。

　B．取穴と刺法：『鍼灸大成』は「耳の後ろでコメカミの後。脳空の下で髪際の陥中。これを圧すると耳中を引っ張る」とある。現代の著名な鍼灸学家である承淡安は、1955 年版の『中国鍼灸学』のなかに「左風池は、対側前面の右眼窩へ向けて刺入する。右風池は、対側の左眼窩に向ける」と書いている。南京中医学院主編の 1979 年版『鍼灸学』には「わずかに鍼を下へ向け、鼻尖へ向けて斜刺で 0.8～1.2 寸。あるいは平刺（横刺）で風府穴へ向けて透刺する」と書き、さらに「深部の中央は延髄なので、必ず刺入の角度と深度を把握せねばならない」と続けているが、この取穴ならば妥当である。楼百層は『遼寧中医雑誌』1985;1 で「鍼尖は交差させ、顴骨へ向けて徐々に刺入する。つまり患者の左側の風池穴へ刺鍼すれば、鍼尖は右側の顴骨へ向ける。1.2～1.5 寸ほど刺入する」と述べている。上海中医学院鍼灸教研組編の『経絡腧穴教程・腧穴分冊』では「風

池穴……刺鍼の深さと方向を把握することに注意する。最近では鼻尖に向けて 0.5 〜 1.5 寸ほど刺入すると主張する人がある。対側の眼窩へ深刺してはならない。それをやると椎骨動脈と延髄を刺傷する」と警告している。楊元徳は『遼寧中医雑誌』1985;4 に「同側の頬骨か眼窩へ向ける。つまり左の風池を刺すときは、左の頬骨か左眼窩に向ける。くれぐれも対側に向けてはならない」と書いている。

　風池穴の正確な位置と取穴法は、まず脳空を捜し、それを基にして指で下に推し、後頭骨下の陥凹に達したところがその穴である。ちょうど風府と水平の位置にある。だから刺入するときは鍼尖を少し下へ向けなければならず、鍼尖を上に向けたり、操作するとき鍼尖を対側の眼窩や顴骨に向けてはならない。もっとも安全なのは鼻尖へ向け、0.8 〜 1 寸刺入する方法である。

27. 風池を取って、くも膜下出血を起こした事例　Ⅷ

　患者、女性、30 歳。患者は眼瞼痙攣で鍼治療する。風池を取って 1.6 寸刺入したとき、患者は耐え難い痛みを訴え、続いて嘔吐が始まったので、すぐに抜鍼して本院へ送った。

　検査：血圧 16.0/10.7kPa、体温 37.4℃。意識ははっきりしており、後頸部がこわばって、ケルニッヒ徴候は陽性。刺鍼して 4 時間後に腰椎穿刺すると、血性髄液で、圧力は 2550Pa だった。臨床診断：クモ膜下出血。鎮静、鎮痛、止血の治療し、14 日で治癒した。

　　　　　　　　　　　　　　　　　　　―――― 包礼平ら『吉林医学』1983;（3）:45

　眼瞼の痙攣は、もともと大した病気ではない。普通は患部局部の腧穴か、合谷を取れば効果がある。しかし、この事例では風池へ深刺している。これは小に大を以って当たるという治療原則違反である。風池穴は、ふつう 0.5 〜 0.8 寸ほど刺入するが、この例では 1.6 寸刺入している。結果は「疾は浅いが、鍼は深いので、良肉を内傷した」というひどい事故となった。

28. 風池を取って、くも膜下出血を起こした事例　Ⅸ

　患者、女性、40 歳。頭痛のため 2 日前に衛生所へ行った。風池を取って鍼を

刺入すると、激しい頭痛と頻繁な嘔吐が始まり、入院治療した。

検査：血圧18.7/10.7kPa、体温36.4℃。意識ははっきりしており、後頚部は強直し、ケルニッヒ徴候は±。腰椎穿刺：血性髄液、圧力は2059Pa。臨床診断：クモ膜下出血。安静にして止血、鎮痛の治療し、19日で治癒した。

―― 包礼平ら『吉林医学』1983; (3) :45

普通の頭痛では、風池のような要穴は取らないほうがよい。頭痛には頭維、上星、太陽、合谷などから1～2穴を選べばよく、風池や瘂門のような要穴には刺鍼しないようにする。この例では刺入深度に触れてないが、起こった結果から判るように、刺入が深すぎて起きたものだ。

29. 翳明を取って、くも膜下出血を起こした事例

患者、男性、25歳。不眠や頭痛のため、右側翳明穴に刺鍼した。深部に刺入したとき、全身が痺れて「電気ショック感」や「脳が発熱」、頭がぼんやりしたり頭痛し、全身が怠くなって、悪心や嘔吐がし、後頭痛が徐々にひどくなって嘔吐が止まらなくなった。過去に似たような発作は起きたことがない。検査：意識ははっきりしており、苦痛の表情である。血圧17.3/10.7kPa。臨床検査：白血球13800/mm³、好中球83％。腰椎穿刺：髄液の圧力計が1765Paのとき計測を止めた。白血球12/mm³、赤血球23500/μL。ベッドで安静にさせ、鎮静、鎮痛、止血および頭蓋内圧降下の処置をし、2週間後に症状が消失して退院した。

―― 王尊禹ら『神経精神病雑誌』1979; (6) :319

この例では右側の翳明穴を取っただけであり、深さには触れてない。しかし患者の反応を分析すると、少なくとも同身寸で3寸は入っている。なぜなら翳明は側頭部に位置し、刺鍼したとき鍼尖が頚椎外側の棘突起間から脊柱管に入って脊髄を損傷しているからだ。

郝金凱の『鍼灸経外奇穴図譜』に、翳明は「側頭部に位置し、胸鎖乳突筋の停止部で、乳様突起下の陥中」とある。取穴は、頭を低くうなだれ、ふつう両側を取る。耳垂後ろで盛り上がった骨の下方で、耳垂と水平となり、押すと怠い痛みがある。天牖穴から約1寸離れている」とある。そして鍼は0.7～1.5寸、捻鍼法で耳の後ろへ向けて斜刺で刺入する。0.5～0.6寸ほど刺入したとき、患者

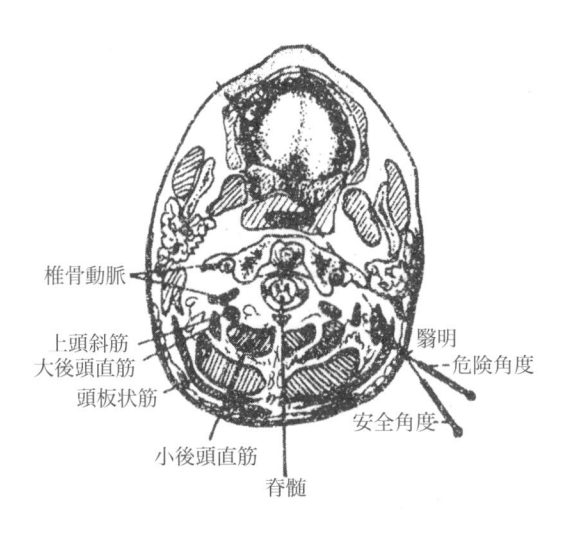

図中ラベル:
- 椎骨動脈
- 上頭斜筋
- 大後頭直筋
- 頭板状筋
- 小後頭直筋
- 脊髄
- 翳明
- 危険角度
- 安全角度

● 翳明穴刺入水平断面図

に痺れ感があるか尋ねる。もしあれば、それと同時に、目が明るくなったと感じ、物がはっきり見える。30分置鍼して抜鍼する。もし感覚がなければ、さらに0.2〜0.3寸ほど捻鍼で刺入する。やはり効果がなければ、中強刺激法に改め、緩い雀啄術をおこなったあと、鍼を0.3〜0.4寸ほど引き上げ、再び捻鍼で刺入する。これを2〜3回繰り返す。それでも効果がなければ、鍼を皮下まで後退させ、皮下でわずかに方向を変えて捻鍼する。強刺激してはならないとも主張している。

30. 後頸部の穴を取って、くも膜下出血を起こした事例

患者、男性、57歳。右側の顔面痙攣を2年患い、外来で刺鍼治療を受ける。2回目に後頸部の穴位を取った。坐位で深刺したとき、電気ショックのような感じが一瞬で患者の頭部から右脚に伝わった。4〜5分ほど置鍼して抜鍼すると、患者はめまいや悪心を感じ、1時間後に症状が悪化して激しい頭痛が始まり、続いて2度ほど嘔吐した。3時間後に頭痛が堪え切れなくなり、救急で血圧を測ったところ25.3/14.7kPa、心拍数60回/分だった。高血圧と頭痛と診断され、検査を待った。午後にも2回ほど嘔吐した。翌日は頭痛と後頸部のこわばりが明らかにひどくなり、頸部も回せなくなった。3日目に入院した。検査：体温37.3℃、

後頸部強直、ケルニッヒ徴候は陽性、ブルジンスキー徴候も陽性、膝蓋腱反射は減弱。臨床検査：白血球14000/mm³、好中球90％。腰椎穿刺：血性髄液で、圧力は2942Pa以上。刺鍼によるくも膜下出血と診断した。マンニトール、高張ブドウ糖液、抗生物質、そして漢方薬の安宮牛黄丸などを使って治療した。入院して5日で症状は軽減し、3週間で頭痛が完全になくなって退院した。

———— 陳玉珍ら『山西中医』1985；(1)：47

　項背部の腧穴で、深刺して患者に電気ショックのような感じがあれば、鍼尖が脊髄に達しているので、すぐに鍼を後退させなければならない。5分も置鍼しているのだから、あきらかに局部の損傷を増大させ、頭痛や嘔吐などの症状が現れた。さまざまな検査の結果、くも膜下出血が証明された。現代医学と漢方薬を併用して治療し、治癒して退院した。これは後頸部の腧穴、特に後正中線に近い腧穴では、刺入の方向と深度に注意しなければならないという教訓である。鍼尖を絶対に椎骨棘突起の間隙に向けてはならず、また深すぎてもいけない。鍼尖を頭蓋腔や脊柱管に接触させてはならない。

31．背部の穴を取って、くも膜下出血を起こした事例

　患者、男性、15歳。慢性気管支炎で、上背部の脊椎間隙へ刺鍼し、抜鍼したあと穴位に5分ほど火罐（吸玉）したが、患者は背部に不快感があった。その夜、両脚が痺れて運動制限があり、後背部と後頸部が痛みだし（頭痛はない）、その日の深夜に救急で入院した。

　検査：両下肢の不完全麻痺で、深部感覚が減退し、膝蓋腱反射は正常。病理反射：ホッフマン徴候が陰性、バビンスキー徴候が陽性、後頸部の強直が陽性。腰椎穿刺では血性髄液、圧力2696.93Pa。くも膜下出血と診断。

　3日の治療で、ほぼ患者は回復したが、頸のこわばりは残っており、頸を曲げると少し痛い。一人で歩け、大小便も正常。1カ月後に治癒し、後遺症もない。

———— 楊元徳ら『遼寧中医雑誌』1985；(8)：37

　15歳の少年で、身体も痩せており、刺鍼で注意していれば脊髄を損傷することもなかった。この例では、明らかに鍼尖が髄膜に達しており、抜鍼したあとで同じ部位に火罐したので、刺したり吸わせたことにより突き破った傷痕を広げ、

くも膜下出血を起こした。古人は「背部は餅のように薄い」と、くれぐれも深刺しないように諌めている。

　背部の腧穴に刺鍼するときは、次の2点に注意しなければならない。一つは脊柱管へ刺入して脊髄を損傷させ、くも膜下出血などを起こすこと。もう一つは胸腔へ刺入して肺を傷付け、気胸を起こすこと。腰部では刺鍼が間違っていると腎臓を損傷したり、他の腹腔内臓器（肝臓や脾臓、腸など）を傷付けることである。つまり深刺すれば効果が上がるというわけでなく、メリットとデメリットを知り、正確に取穴して適切な手法を使わないと、理想的な効果を上げられない。

2、臨床経験

1. 風府を主に刺鍼し、仮性球麻痺を治療する

　患者、男性、73歳。1996年7月24日初診。突然10日前に発病し、嚥下困難で食事ができず、水を飲むとむせて咳が出る。某病院でCT検査の結果「橋梗塞」と診断され、現代医学の治療を受けて少し好転したが、やはり嚥下困難があって食べられない。そのときの診断：痩せていて、意識ははっきりしており、喋れる。鼻腔栄養。生理反射はあり、病理反射はなし。橋梗塞による仮性球麻痺と診断された。風府を主とし、大椎、廉泉、内関、通里、足三里などを配穴して刺鍼し、平補平瀉法したあと30分置鍼した。6回の刺鍼によって嚥下困難は好転し、おかゆが食べられるようになった。続いて6回の鍼で、嚥下困難はなくなり、水を飲んでもむせて咳がでることはなくなって、ふつうに食べられるようになった。さらに治療効果を安定させるため6回の治療し、半年の追跡調査では治療効果が続いている。

　風府は督脈穴で、深部に延髄があるため危険穴と認められ、刺鍼事故も数多く起きている。瘂門と同じく、古代では禁穴とされていた。

『霊枢・海論』に「脳は髄の海である。その腧穴……（中略）……下は風府である」とある。臨床によると脳に関係した疾患に効果があり、風府へ刺鍼すると理想的な効果が得られる。この例では病状が重かったが、風府を主穴とし、合理的に他穴を配穴して、適切な刺入深度と運鍼手法により、18回で治癒した。

昔から風府への刺鍼は、多くの重症疾患に優れた効果があると認められてきた。これを使って李氏は虚血性脳症候群125例を治療したところ、治癒と臨床治癒は70.4％、有効率は99.2％に達した［山西中医1988;4（3）:37］。李定明らは急性期（病歴10日以内）の脳内出血に対して比較研究したところ、風府と瘂門の刺鍼を主にした観察群では、治癒と臨床治癒が50％に達し、著効33.6％で、死亡はわずか17.4％だった。それに対して伝統鍼法を採用して、この両穴に刺鍼しない対照群では、治癒と臨床治癒が19.6％、著効17.4％で、無効と死亡は52.1％だった。二つの群を統計処理すると、非常に有意差がある（P＜0.005）［『中医雑誌』1988;29（5）:30］。

　風府穴への刺鍼は治療効果が明らかだが、刺鍼の難度も非常に高くて、『席弘賦』は「従来から風府は、もっとも鍼が難しい。時間をかけて深浅を測る」と言っている。手法は一日や二日で把握できない。鍼が浅すぎると気が得られないので治療効果はなく、刺鍼が深すぎたり間違っていれば事故につながる。だから初心者は焦り過ぎず、この穴をいきなり使うことなく、手探りを繰り返し、順を追って進み、この穴を徐々に制覇してゆくことが大切である。

2．安眠と風池などの穴位へ刺鍼して不眠を治療する

　211例の不眠症を刺鍼治療した。うちわけは男155例、女56例。最年少16歳、最高齢63歳。原因：貧血3例、高血圧10例、冠動脈疾患11例、低血圧14例、薬を長期間服用して不眠になり、薬を止めた後も治らないもの18例、ほかに慢性疾患を長いこと治療し、治らなくて起きたもの39例、神経調節機能が失調したり精神的な原因で起きたもの116例だった。重症者（一晩中眠れないときがあったり、いつもの睡眠が2〜4時間。また症状の重いものなど）58例、中度の者（毎晩4〜6時間の睡眠か、一晩で2〜3時間しか眠れないことがよくあり、随伴症状を伴う）122例、軽症者（毎晩5〜7時間は眠れるが睡眠の質が悪い。あるいは一晩に3〜5時間しか眠れないこともあり、睡眠不足の感じがする）31例。

　安眠、風池、百会、印堂などから2〜3穴を取り、軽く捻転して長いこと置鍼する。普通1〜2時間は置鍼する。夕方になってから毎日1回治療し、5〜10

回の治療を続けて1クールとする。

治療結果：軽症31例のうち、正常な睡眠を回復したもの22例、著効4例、好転2例、改善しなかったり再発したもの3例。中等度122例では、正常に回復したもの71例、著効15例、好転18例、無効18例。重症者58例のうち、正常に回復したもの19例、著効21例、好転8例、無効10例。全体の治癒率は53％、全体の有効率は85.3％だった。211例のうち、もっとも治療回数の少なかったのは4回、最多は49回、平均8.9回だった。

不眠症では一般に安眠や風池などの穴位が多用されるが、術者の操作が間違うと、脳幹やクモ膜下に出血させて事故につながる例が非常に多い。

安眠穴には安眠$_1$穴と安眠$_2$穴など4穴あり、いずれも風池の傍らにあって、神経衰弱や不眠、頭痛を治療する要穴である。一般に1寸程度の直刺だが、刺鍼が深過ぎて、手法が強すぎれば、深部の延髄を傷付けやすい。この例では安眠、風池、百会などを主とし、211例の不眠患者を治療したが、操作方法が正確で、きちんと治療されていたので、53％の治癒率が得られ、有効率は85.3％の好成績だった。

3．大椎へ刺鍼して癲癇を治療する

本症の95例は、神経科で原発性癲癇と診断されている。発作の状態：毎日発作（1～16回）が起きる者27例、毎週1回発作が起きる者28例、毎月1回発作が起きる者30例、2～3カ月に1度の発作が起きる者8例、4～6カ月に1度の発作が起きる者2例。

治療方法：26号2寸の毫鍼を大椎穴に切皮し、約30度に上を向けて斜刺で1.5寸ほど刺入する。もし患者に触電感があり、それが肢体に伝わったら直ちに抜鍼し、提挿を繰り返すことなどないようにする。隔日に1回刺鍼して、10回を1クールとし、各クールが終わったら7日休んで、さらに刺鍼を続ける。一般に3～4クールは必要である。

治療効果基準は、著効：刺鍼したあと半年以上は発作が起きないか、発作の回数が明らかに減った（75％以上の減少）、発作の続く時間が明らかに短くなった。進歩：刺鍼後は発作回数が減少した（25％以上の減少）、あるいは持続する時間が短縮した。無効：治療した前後であまり変化しなかったか、治療過程に一度好

転したが再発して治療前の状態に戻った。治療の結果が次の表である。

癲癇95例の刺鍼治療効果表

発作の類型	著効	好転	無効	合計
大発作	9	18	17	44
小発作	4	14	3	21
混合発作	8	8	3	19
部分発作	2	3	3	8
精神運動発作	1	2	0	3
症例数	24	45	26	95
パーセント	25.2	47.4	27.4	100.0

　大椎は督脈経穴で、手足の三陽経は、すべてここで交会するため「諸陽の匯」と呼ばれている。大椎に刺鍼すれば督脈の経気を刺激し、全身の陽気を調整して奮い立たせ、経絡を疎通させ、気血をスムーズに通らせるので、とりわけ癲癇の治療に優れた効果がある。大椎穴の深部には脊髄があり、古くから慎重に刺すべき穴とされてきた。一般には上へ向けて0.5～1寸に斜刺し、直刺や深刺はいけないとされている。しかし大椎穴への刺鍼では、触電感が肢体に感伝しなければ、満足な効果が得られない。ただ局部に腫れぼったい痛みのような鍼感があるだけで、電気ショックのような感じがなければ、効果の悪いことが多い。だからこの穴の刺鍼では深さが把握し辛く、成功と失敗が紙一重である。
　それがこの穴に刺鍼して、しばしば事故を引き起こす人がいたり、何も効果を引き出せない人がいる理由である。
　近年になって、大椎穴には2寸の深さに刺入すると主張する人が出た。しかし角度や手法、刺入と抜鍼などでは、周到かつ慎重に注意深くせよと言っている。それによれば「上に向けて約30度で斜刺し、1.5寸ほど刺入する。そして患者に触電感があり、肢体に伝わったら、すぐに抜鍼する。けっして提挿しない」とある。角度、深さ、置鍼時間、手法などをほどよくすれば優れた効果がある。

4．大椎などへ刺鍼して機能性筋痙攣を治療

　患者、男性、35歳。会計の仕事を任されて10年。2年前、いつも記帳するときに右手が震えることを発見し、それが徐々にひどくなった。しかし右手で他の細かいことをしても震えない。この数カ月は、ペンを持つと、すぐに右手が引きつり、震えて字が書けない。某病院の神経科で「書痙」と診断され、薬物治療したが効果がなかった。すでに仕事を止めて3カ月あまりになるが、症状はだんだんひどくなっている。治療：毫鍼を大椎、肩髃、曲池、外関、神門、合谷、陽陵泉へ刺入して補法したあと十数分ほど置鍼し、隔日に1回治療する。同時に耳穴治療も併用し、10回を1クールとする。5クールの治療を終えた後、書く訓練を始めると症状が消えており、流れるように書けた。半年の追跡調査では、再発はない。

　機能性筋痙攣は、よくある疾患であり、大椎、曲池、風池などの穴へ刺鍼して優れた効果があり、一般には軽刺激で補法する。しかしこの病気で術者の手法が間違い、穴下の脳幹や脊髄を誤って傷付けるという教訓は数知れずある。ここにある資料からすると、大椎へ刺鍼して傷付けたり死亡させた事例では、いずれも強刺激の手法を使っている。この例では軽刺激の補法によって、打てば響くという効果を挙げている。

5．瘂門に刺鍼して統合失調症を治癒させる

　患者、女性、26歳。統合失調症を半月ほど患い、漢方薬や薬物治療したが効果がなかった。そのときの診断：理由もなく泣いたり笑ったりし、言ってることがとりとめもなく、時たま怒りだし、時には歌い、時には狂ったように笑う。夜は眠らず、意識はぼんやりしており、イライラして不安になり、顔が赤くて呼吸が荒い。家族に患者の頭と全身を押さえつけてもらい、まず瘂門を取って1寸ほど刺入すると、患者は大声で叫ぶ。さらに0.5寸ほど刺入すると、暴れたり騒いだりが止まり、全身が弛緩して力が抜けている。すぐに鍼を皮下まで引き上げて患者を呼ぶと、その意識ははっきりしており、疲れて力が入らず、全身が怠痛く、非常に眠いという。血圧16/10kPa、脈拍96回/分、呼吸はリズミカルである。2時間ほど熟睡して帰った。翌日も患者は疲労を感じるが、すでに起き上

がり、刺鍼したときは電気に触れたようで、また洗面器の冷水を頭からぶっかけられたようで、全身と脚が冷たく感じたが、すぐに頭ははっきりしたようだと言う。続いて瘂門を取り、三陰交や神門などを配穴して毎日1回治療し、全部で3回治療して治癒した。3年の追跡調査では、まだ再発はない。

瘂門は督脈穴で、『鍼灸甲乙経』には「後髪際の凹みの中」とあり、深部は延髄に近く、古くは禁鍼灸穴とされていた。やむを得ない事情にならなければ、普通はこの穴は使わない。たとえ使ったにせよ、直刺か下に向けた斜刺で0.5寸、多くとも1寸刺入するだけで、決して上に向けたり深刺せず、さらに禁灸穴でもある。

この例では難治性の重症患者で、長いこと治療しても治らなかった。術者は、まず瘂門を取り、1.5寸ほど刺入した。すると患者は直ちに叫ぶのを止め、全身が弛緩した。これを見て術者は、暈鍼したと思って、すぐに抜鍼してみたら思わぬ効果があった。

禁穴の特徴とは、この例を見ても判るように危険と成功が隣合わせである。この例の患者で、もし術者がいい加減な仕事して刺入が速かったり、反応が遅くて抜鍼がゆっくりしていれば、あるいは大きな効果を求めて引き続き深刺していれば、恐らく事故が起きて一生悔やむことになる。だが過去の教えを受け入れて安全確実を求め、少ししか刺入しないなら、はっきりした効果を得られただろうか？しかし、この穴については、特に経験不足の初心者では、やはりマニュアル通りの操作をしたほうがよい。

6．瘂門へ刺鍼して、突然しゃべれなくなった患者を治癒させる

患者、女性、42歳。家族の訴えでは、家庭内でもめ事があり、翌日は患者が胸悶してシクシク痛かった。喉を何かが塞いでいるようで、ハアハア呼吸して喋れなくなった。入院して3日になるが、効果がないので鍼治療を求める。そのときの診察：顔が赤くて呼吸が速く、胸を叩いて髪を掻きむしり、異常にイライラして、喉が塞がって苦しいことを手で示している。弦数脈、舌尖は紅、舌苔はわずかに黄。厥陰兪、肝兪、外関、太衝、三陰交、廉泉などを取り、毎日1回の刺鍼する。刺鍼は、まず瀉法したあと平補平瀉する。2日すると、喉の塞がりが少

し良くなったと手で示すが、やはり話はできない。資料を調べたところ、瘂門穴には竅絡を通じさせ、舌緩不語を治療することが判った。そこで瘂門を主穴とし、三陰交、関衝、内関などを取り、刺鍼すると患者は激しく咳をし、そして話せるようになっていた。1年の追跡調査では、再発はない。

暴瘂は、精神的な傷や刺激が強すぎることと関係がある。そこで清心開竅や豁痰降濁が主な治療となる。術者は、まず他の穴に刺鍼して2日治療したが、はっきりした効果がなかった。焦って資料を調べ、突然判った。瘂門は聾唖治療の特効穴であり、特に暴瘂や舌強不語には比類がない。この術者は経験が豊富で、手法も適切、配穴も巧妙だから、1回の鍼だけで難治の病気は消えてしまった。禁穴の微妙さが、ここではいかんなく発揮されている。

7．瘂門の鍼は、聾唖を主治する

瘂門、風池、聴宮、聴会、翳風を取り、快速直刺で刺入して提挿手法を使い、強刺激の瀉法を主として置鍼しない。毎日あるいは隔日に1回治療し、30回を1クールとする。

301例に刺鍼し、うち男性181例、女性120例。発病年齢が5歳以下は88.7％。そのうち先天性や原因不明の患者が20.3％を占め、高熱の痙攣で起きた患者が42.9％（103例）、脳膜炎による患者が21.7％（52例）、ハシカで起きた患者が12.9％（31例）、さらに幾らかは他の疾患で起きた患者だった。1クールを治療して、著効があったのは92例で30.6％、好転163例で54.1％を占め、有効率は84.7％だった。一般に年齢が若く、病歴が短いほど治療効果が高い。

瘂門に刺鍼する聾唖の治療は、古くから記載されている。元朝の『玉龍歌』には「たまたま失音、語言難。瘂門一穴、両筋の間。浅い鍼と知って深刺するなかれ、言語音和し以前のように安らぐ」とある。つまり瘂門穴は聾唖の治療に不可欠な主穴であると同時に、瘂門の生理的部位は特殊であることを注意し、刺鍼では必ず刺鍼深度に気を配り、理にかなった操作をすれば「言語音和し以前のように安らぐ」の効果があると言っている。しかし初心者や経験のないものは、やはり慎重に瘂門を使うようにし、特に刺入深度や操作方法に注意する。

8．風池に穴位注射して不眠を治療する

　フェノバルビタールナトリウム0.01gを、生理食塩水か5％ブドウ糖液2mLに加え、一側の風池穴を取って睡眠前に注射する。毎晩1回、5回を1クールとする。1クールの治療が終わったら5～7日ほど休み、さらに2クールを始めるが、生理食塩水や5％ブドウ糖液だけを注入してもよい。

　78例の不眠症患者を治療したところ、1クールでほとんど正常な睡眠に回復した者は52例だが、そのうち多くの患者は注射して半時間か1時間後に入眠する。2クールの治癒と著効は64例で、好転6例、改善なし8例だった。総有効率は89.7％、著効以上は82％だった。

　風池は不眠症治療の常用穴である。この症例では、風池穴へ穴位注射して優れた効果があった。ただし注意が必要なのは、風池穴へ穴位注射するときは、患者の眠るときの習慣に基づいて側臥位にし、患者の就寝前に注入する。しかも用量は多すぎず、手法も軽くする。風池穴に注入すると、すぐに患者が眠ってしまうことが多い。

9．当帰注射液を風池に注入して神経性頭痛を治療する

　本群の頭痛患者は全部で50例。そのうち大後頭神経痛は42例、小後頭神経痛は8例である。両側が痛むもの4例、一側のみが痛むもの46例である。インフルエンザに続いて起きた者38例、下痢に続いて起きた者1例、マラリアに続いて起きた者1例、はっきりした誘因のない者7例、症候性（腫瘍による）3例。病歴は半日～6カ月。風池穴だけを取って治療する。一般に3～7回ほど治療し、だいたい治癒した（最初の治療1～3分で即効があり、痛みが7～8時間止まった。1回目の治療が終わると、だいたい痛みが止まり、随伴症状もなくなった）10例で20％、痛みがはっきり軽減した32例で64％、少し好転した8例で16％という結果だった。

　風池は、足少陽経と陽維脈の交会穴であり、胸鎖乳突筋と僧帽筋の間に位置し、深部には延髄がある。この穴で操作が誤ると事故が起きやすいので、古くから医家に重視されている。本群の症例では風池だけを取り、漢方薬の伝統的製剤である当帰注射液を使って穴位注射し、局部への針刺激と薬が大後頭神経と小後頭神

経に直接作用するので、効果があるのは当然である。

10. 風池への穴位注射で血管神経性頭痛を治療する

　風池、太陽、阿是穴、合谷を主穴とし、天麻注射液（１mL中に漢方薬６ｇを含む）を使い、１〜３穴に１mLずつ薬液を注射し、これを毎日あるいは隔日に１回おこなう。35例を10回ずつ注射し、半年の臨床観察を続けたところ、治癒（症状が消え、神経系の検査も陰性、レオエンセファログラフィが正常、再発なし）25例、好転（頭痛が軽減したか発作回数が減少し、レオエンセファログラフィが改善したもの）7例。

　穴位に薬物を注射するという方法は、最近の数十年で現れた治療法である。薬物と刺鍼の長所を有機的に組み合わせることにより効果を高めるため、医者が好んで使う方法である。

　風池穴は昔からの禁鍼穴であり、経験の浅い術者は研究しようとせず、粗雑なものは事故を起こしやすい。この症例では、この穴へ薬物注射しているが、刺法、深さ、時間、用量などの面で努めて精密にしているので、優れた治療効果も驚くに値しない。

11. 風池の刺鍼を主として、難治性の血管性頭痛を治療する

　本群の血管性頭痛例は、病歴が最長15年、最短2年である。過去に薬物治療したが、一時的に緩解しただけである。診察前に全員が神経科で、脳波、レオエンセファログラフィ（脳血流図）などを細かく検査している。うちわけは男性4名、女性16名。年齢は20〜40歳が多い。過労によって誘発されたもの12例、感情刺激によって誘発されたもの8例、腫れぼったい痛み6例、刺すような痛み6例、ズキズキする痛み8例。刺鍼は風池と合谷を主とし、前頭痛には印堂、後頭痛には後谿、身体が虚していれば足三里を加える。辨証論治の原則に基づき、それぞれに補瀉手法を施す。まず主穴へ刺鍼し、次に配穴へ刺鍼する。刺鍼したあとは提挿捻転手法で、局部に怠い、重い、腫れぼったいなどの感覚を発生させる。5分ごとに1回捻転し、20分置鍼して、毎週2回治療する。刺鍼の治療回数は3〜20回である。結果は、治癒3例、著効8例、好転5例、無効4例で、総有

効率は80％だった。

「頭は諸陽の会である」。『素問・方盛衰論』は「気が上がって下がらなければ、頭痛や巓疾（癲癇）になる」と、陽気が逆して不順になれば、頭痛が発生するとまとめている。発病原因からすると、だいたい風や火が諸陽経に宿り、それが経脈に沿って上がり、留まって去らないため、正気と争って発生する。この病気は急性に発病し、風が急に至るように勢いが激しく、火がボウボウと燃えるようで、多くの患者には弦脈が出現し、舌が赤いため、中医では「頭風」に属す。風を流して火を散らし、絡脈を通じさせて痛みを止める治療をする。足の少陽胆経は「目尻に起こり、上がって頭角に当り……」だから、この経の穴である風池を主穴とすれば、肝陽を鎮めて風を止めるので効果がある。

医聖の張仲景は、風池に刺鍼して表証を治療している。例えば『傷寒論』の第9条に「太陽病。最初に桂枝湯を飲ませる。逆にひどくなって治らぬ者には、まず風池と風府を刺し、それから桂枝湯を飲ませれば癒える」とある。太陽経が風邪に中ったものは、風邪が上部で盛んになるので一遍には良くならず、かえってもがくようになる。風池と風府に刺鍼することにより、邪の大半が出てしまって治りやすくなり、それから桂枝湯を使えば効果がある。張仲景は、薬と鍼を同時に使っているが、原則を応用した融通性のある治療手段は、われわれの参考になる。

12 風池と大椎を主に刺鍼して神経皮膚炎を治療する

本群は68例の神経皮膚炎患者である。うちわけは男性59例、女性9例。最年少16歳、最年長57歳。病歴が最短のもの3週間、最長30年。皮膚の損傷部分は頚部が多い。そのうち薬物を服用や外用して治療しているものは52例、局所ブロックは25例、脊椎傍腰部交感神経節ブロック1例、X線照射治療28例、赤外線治療7例、漢方薬治療2例だった。治療して効果がなかったり、効果があっても再発したりしているので、本群の症例は全員が頑固で難治である。風池、大椎、曲池、合谷、委中、血海、足三里を取り、刺鍼して平補平瀉法して、鍼感があれば抜鍼する。隔日に1回治療し、同時に損傷した皮膚部分は囲刺か棒灸する。結果は、治癒24例、有効40例で、総有効率は94.21％だった。そのうち30例を追跡調査したところ、再発した患者は7例で、再発率は23.33％だった。

神経皮膚炎は頑固で治りにくく再発しやすい疾患なので、他の方法では効果がなくて後戻りすることが多い。この術者は経絡学説に基づいて、大胆に大椎と風池を取り、全身治療と局部治療を併用し、鍼と灸を組み合わせて満足できる効果が得られた。その有効率の高さと再発率の低さは称賛するに値する。

13 翳明に刺鍼して弱視を治療する

　主穴：翳明。配穴：攢竹、絲竹空。

　主穴は1寸の毫鍼を垂直に捻転しながら刺入して弱刺激し、怠い腫れぼったさがあれば捻転を止める。二つの配穴は横刺する。30分置鍼して、置鍼の間に1回捻鍼する。毎日1回刺鍼して、5回を1クールとする。

　刺鍼で132例の弱視を治療したが、全員が中学生で、年齢は13～17歳。211個の眼に刺鍼した結果は、短期治療効果：視力が正常に回復した眼は98個で46.5％、視力が増した眼は89個で42.2％、変化なしは24個で11.4％。刺鍼して視力の悪くなったものはいなかった。

　刺鍼後6カ月～1年ほど60例、眼球109個を追跡調査した。そのうち刺鍼後の視力を保っていたのは87眼で79.8％、保持してはいないが刺鍼前の視力よりよかったのは5眼で4.6％、刺鍼前の視力より悪くなったのは1眼で0.9％を占めていた。刺鍼したとき、怠く痺れる感じが同側の眼部に放散したものの効果がよかった。

　翳明は経外奇穴であり、側頭部に位置して深部には脳幹があるので、0.5～1寸の直刺で弱刺激する。この穴は眼疾患に優れている。この症例の術者は病機、科学的な選穴、原則通りの刺鍼操作を守っているので、弱視の刺鍼治療で効果があったのは当然のことと思われる。

3、まとめ

1．論評

　難病や難治の病気に、項背部の穴位を取って刺鍼すると、他の穴位では得られなかったような効果があることが多いので、この穴をマスターすることが難しく

とも、その大きな魅力は無数の術者を引きつけてやまない。ここに述べたように多くの成功があるものの、無数の悲痛な教訓もあるので、この穴位を使うときは、慎重なうえにも慎重を重ねねばならぬことを明示している。

こうした特効穴は、風府、風池、瘂門、大椎、安眠、翳明など、いずれも後頚部にあり、その深部には脳幹、つまり延髄や橋がある。こうした腧穴は、深さや手法などをマスターしにくく、刺入が浅すぎれば全く効果がなく、深すぎれば深部の脳幹を損傷して重大な医療事故を引き起こす。成功と失敗は紙一重であり、前に列挙した誤刺の事例と治療例が、そのことを表している。

刺鍼で失敗する原因は、次の点にある。

もっとも重要なのが医療看護のいい加減さ。医療に携わっている者に責任感が弱く、いい加減に仕事して、でたらめなことをするため事件が起きる。例えば瘂門穴に間違った刺鍼をしてクモ膜下出血が起きているのに、再診で医者はストレプトマイシンを与えて患者を安静にすることしかしなかったので、2日も処置が遅れて病気が進行した。また瘂門に刺鍼したあと、患者は頭痛がして不快になったのに医者は何も処置せず、患者が2日も重労働して病状が悪化したため再び治療を求めてきたにも関わらず、またもや普通に処置をしたため、翌朝の救急治療も及ばず死んでしまった。これはすべて医療看護がでたらめだから、ミスの上にミスを塗り重ねることになった。また精神病患者の風池穴に刺鍼した例でも、置鍼中に治療者がほったらかしになっていたため、患者が自分で鍼を深く挿入してクモ膜下出血を起こしてしまった。こうした事故は、もし治療者が責任ある態度で、患者を細かく観察していれば、防げたり軽減できたものである。

次には刺入が深すぎること。『霊枢・官鍼』には「疾が浅いのに鍼が深ければ、内で良肉を傷付けて皮膚に潰瘍ができる。病が深いのに鍼が浅ければ、病気は瀉せずに却って大膿となる」とある。刺鍼は命に関わることなので、慎重にならざるをえない。しかし速効性を求め、深刺に加えて強刺激するなど、でたらめな操作をする者もある。例えば風府穴に長鍼を使い、触電感があったにも関わらず鍼を後退せず、結果としてクモ膜下出血を起こしたり、3寸の長鍼を瘂門穴に使ったり、4寸の長鍼を安眠$_2$穴に使ってクモ膜下出血を起こしたりなどしている。さらに風岩を取って延髄を刺傷したりする事例から、刺入の深さが限界を超えて

いることが伺い知れる。

　三つめに刺激量。『霊枢・根結』は「鍼のポイントは、陰と陽を調えることにあると知れ……だから上工は気を平衡にし、中工は脈を乱し、下工は気を絶やして生命を危うくする。だから下工は慎重になれ」と諌めている。刺鍼手法の軽重緩急は、病気に基づいて決まる。特に後頚部の諸穴に手法を施すときは、軽くてゆっくり操作するのが当然である。しかし刺激量と治療効果は比例すると考える者がおり、過剰な刺激によって事故を誘発する。例えば風府や大椎で強刺激して患者を弛緩性麻痺にしたり、風府や瘂門の刺鍼では、頭を垂らして腰掛けていた患者が、強すぎる刺激のため強直性の痙攣を起こして立ち上がり、すぐに意識を失って死亡したり、大椎に電気鍼して治療を終わり、すぐに再度取って刺鍼し、しかも電気量を増やしたため患者の力が突然抜け、チアノーゼを起こしたすえ救急治療も効果なく死亡させたり、瘂門と風池を取って最初は効果があったが、再診で以前の両穴を取って通電しても効果がなかったため、患者の耐性を考えずに10分のち再び通電し、通電するとすぐに患者の呼吸が停止し、救急治療をしたが効果なく死亡させたりしている。

　『素問・刺禁論』は「臓には急所がある。それを知らなければならない」と言う。穴にも同じように急所があるので知らなければならない。後頚部の諸穴は、病気や患者によって取穴するもので、刺鍼しなくても何とかできるならば刺鍼しないほうがよく、絶対に無茶な刺鍼をしてはならない。「果敢に腧穴の禁区に挑戦する」ことで技術の高さを示そうとし、風府や瘂門へ刺入するとき、ややもすれば慎重さを欠き、深部の延髄や橋、脊髄などを刺傷して重大な傷害事故を起こす。

2．救急治療の方法

　刺入で慎重さを欠いたため、延髄や橋、脊髄などを刺傷すると、クモ膜下出血や関係する組織の出血、傷害を引き起こし、激しい頭痛、嘔吐、意識の喪失、脳膜刺激徴候などが現れる。こうした兆候が現れたら、慌てずに素早く診断し、すぐに処置しなければならない。

(1) 救急処置
① 高血圧を処置：脳組織を刺傷して出血すると、血圧が高くなることが多い。そこですぐに血圧を下げなければならないが、その降下が速すぎたり低くなり過ぎたりしてはならない。一般に出血前の水準まで下げてはならない。
② 頭蓋内圧を降下：脳出血すると、脳水腫が起きて徐々にひどくなる。頭蓋内圧の降下には、20％マンニトールか25％ソルビトールを体重1kg当り1〜2g、6〜8時間に1回静脈点滴するのが普通である。1日3回のホルモンの点滴か筋注を併用してもよい。
③ 止血剤と凝血薬：クモ膜下出血に使う。
④ 外科手術：きわめて危険な病状の急性脳出血では、開頭手術も考慮して、患者の命を救ったり、後遺症を軽減させる。

(2) 一般的処置
① 安静にし、ベッドで横にする。しかし48時間以上の昏睡が続いていれば、定期的に寝返りをうたせたり、手足を動かしてやる。
② 呼吸道の通りを確保：患者に痰が多ければ吸い出し、必要があれば気管を切開する。経鼻挿管や酸素マスク、人工呼吸器や加圧酸素吸入などで酸素吸入し、血中の酸素含量を上げる。ただし酸素吸入の時間が長い患者では、混合酸素や間欠的な酸素吸入にする。
③ 水電解質のバランスを保持する。急性昏睡患者では食事を禁止し、適量を静脈から補液する。2日後も意識が戻らなかったら鼻腔栄養する。出血のひどい患者には、液体の摂取量を制限する。
④ 感染併発症を予防する。肺の感染を発見したら、すぐに抗生物質で治療する。

　これは脳組織損傷の出血に対する救急治療を簡単に紹介したものだが、ルーチンな方法である。だが臨床では同じ病気でも患者によって現れ方が違うように、同一穴位に刺鍼しても刺傷した症状は人によって異なる。だから臨機応変に融通を利かせることが重要で、ルーチンな方法にこだわる必要はない。その時の状況によって、それに適した方法を使うことによって患者を救い、できるだけ不要な

損失を減らすようにする。

3．予防措置

　術者は病気を治して人を救うことが仕事だが、治療の成功を保証する重要なカギは、安全である。だから術者が人体解剖の知識、辨証施鍼、正確な選穴、適切な刺入深度、理にかなった手法などを熟知し、強い責任を感じながら一人一人の患者に接すれば、事故は未然に防げる。とりわけ特殊な穴位では慎重になり、患者の個人差や年齢、体質を全体的に考慮する。後頚部にある風府、瘂門、風池などでは、部位や刺入方向、深さ、手法などを、きちんとマスターする。

　これら3穴の定位と刺入方向については、近年では健康人や死体を測量したり、臨床の実際と結びつけ、古代の言い伝えを現代に参照し、安全で効果的な意見がまとめられている。例えば風府穴の正確な取穴法は、後頚部で髪際を入ること1寸であり、ちょうど後頭骨と第1頚椎の間にあたる。現代の専門家は、患者を椅子に腰掛けさせ、頭を前傾して鍼尖を鼻尖に向けて刺入するほうが、直刺するより安全だと認めているが、鍼尖を口や耳垂に向けて刺入するほうが鼻尖に向けるより安全で、直刺は危険性がある。瘂門の刺法も風府と同じである。風府に関しては、専門家の意見は大きく分かれている。例えば『鍼灸大成』の「玉龍歌」は「風池は1.5寸刺入し、風府穴へ透刺する。この穴は必ず横刺の方法で透刺する」と語り、偏正頭風の治療に使う。承淡安は「左風池は鍼尖を右眼窩へ向けて刺入する。右風府は左眼窩へ向けて刺入する」と言っている。1979年南京中医学院主編の『鍼灸学』は「風池は鍼尖を少し下に向け、鼻尖へ向けて0.8～1.2寸ほど斜刺するか、風府へ平刺で透刺する」としている。楼百層は「鍼尖は対側の顴骨に向けて徐々に刺入する。つまり患者の左側風池穴であれば、鍼尖を右側の顴骨に向けて1.2～1.5寸の深度に刺入する」と言う。上海中医学院編の『経絡臉穴学教程・臉穴分冊』は「風池穴……最近では鼻尖の方向に0.5～1.5寸刺入し、対側の眼窩方向へ深刺してはならないと主張されている。椎骨動脈と延髄を刺傷しないためである」としている。楊元徳は「同側の顴骨か眼窩に向ける。つまり左風池なら左側の顴骨か眼窩に向けて刺入する。対側に向けて刺入してはならない」と主張している。楊氏の見解は明らかに安全である。もし鍼尖を対側の眼窩

や耳垂、顴骨に向ければ、鍼尖は動脈を向くことになり、大後頭孔から頭蓋内に鍼尖が進入して延髄を刺傷するので危険である。

　風府、瘂門、風池の3穴に対する刺鍼深度については、古来から諸説あってバラバラである。例えば風府と瘂門の両穴は、古書には0.3～0.4寸と主張されている。『鍼灸甲乙経』は両穴とも「鍼0.4寸」といい、『鍼灸銅人腧穴図経』は瘂門に鍼0.3寸、斜刺なら0.8寸という。『聖済総録』だけが「風府穴は1寸まで刺入できる」と言っている。1950年代には「敢えて瘂門の禁区へ挑戦する」と主張するものが現れ、結果を恐れずに風府や瘂門を取った。彼らは徐々に深くしてゆき、1寸から2寸へ、そして3寸以上も刺入したので、それに伴ってしょっちゅう事故が発生した。例えば陳鐘舜は、風府穴へ2.5～3.0寸（6.5～7.5cm）の深さに10例を刺鍼している。そして刺鍼前と刺鍼後の髄液を比較したところ、そのうち8例は髄液の色が変化し、脊髄機能にもさまざまな障害が現れ、完全麻痺や不完全麻痺が起き、浅部や深部の知覚が鈍くなったり消失した。こうした脊髄ショック現象は徐々に回復するが、一般に1カ月ぐらいはベッドで安静になった後、松葉杖をついて歩けるようになり、跛行は3カ月から半年ぐらい続く。もし筋肉が萎縮すれば、1年のちでないと安定して歩けない。そうした報告から深刺の危険性が伺い知れる［『中医雑誌』1956;（12）:649］。万麦生氏は風府穴へ刺鍼し、X線撮影によって健康人120例と死体37例を測量した。そして同身寸で1寸以内なら安全だが、1.5寸では事故につながる可能性があり、2寸は危険深度であると結論づけた［『中医雑誌』1963;（3）:24］。李定明は観察と科学統計により、もし鍼灸経典の著作および現代鍼灸教材が主張するように、風府穴は0.5～1寸、瘂門穴は1～2寸（いずれも同身寸で計算）だけ刺入したとすれば、97.3％の患者は気が得られないと考えている。『霊枢・九鍼十二原』には「刺之要。気至而有効」とあるので、気が得られなければ効果もない。同一患者で、この両穴へ刺鍼して気が得られる深度は、一般に風府を瘂門より少し深くしなければならないことを彼は発見した。この両穴へ刺鍼して臨床深度に達すると、大部分の患者で気が得られる。臨床深度では環椎横靱帯や黄色靱帯を貫くことはないので安全である。少数の人で、気が得られなければ、ゆっくりと刺入すればよいが、危険深度に達しても気が得られなかったら、それ以上の刺入はや

め、小さな提插手法で催気する（捻転法は使わない）[『上海鍼灸雑誌』1991;10(4):29]。

　こうした穴位では、定位や刺入方向、刺入深度、操作方法をマスターしたうえで、術者は決して独りよがりにならず、真剣に細かなことに注意して、いい加減にならず、一人一人の患者に責任ある態度で対応すれば、安全で確実な治療が保証される。（白恒慧）

第2節 末梢神経

1、誤刺の事例

1．内関を取り、手を握れなくなった事例

ある成人女性に刺鍼した。内関穴を取って、運鍼していると患者が触電感を訴えた。さらに鍼感を強めるため捻転を続け、患者が耐えられなくなったら止めた。それ以降、前腕内側が赤く腫れ、発熱、痛み、手を握る機能の障害が残った。恐らく血管と正中神経を損傷したためであろう。

――――― 葉廷珖『甘粛医薬』1983;（増刊）:44

内関穴は、手厥陰心包経の経穴であり、別れて手少陽三焦経に走り、八脈交会穴の一つで陰維脈に通じている。掌側で手首を去ること2寸の両筋の間、すなわち橈側手根屈筋腱と長掌筋腱の間にあり、内部には浅指屈筋、その深部には深指屈筋があって、前骨間動脈と前腕正中皮静脈、正中神経が通っている。この例では内関に刺鍼して正中神経を損傷したため、手を握る機能が障害された。内関穴は0.5寸が標準で、太い鍼で深刺してはならない。

2．内関と列缺を取って、橈骨神経を損傷した事例

患者、男性、40歳。肝炎になり、某病院で刺鍼治療を受けていた。内関と列缺を取ると、すぐに痺れるような怠くて腫れぼったいような触電感があり、上は肩まで、下は親指まで達した。その後1カ月以上、親指と人差指に重く痺れるような感覚が残った。

検査：親指の外転、および上肢を挙上する機能が悪く、皮膚の痛覚と触覚が失われている。ホットパック、電気治療、ビタミンBなどの服用により、

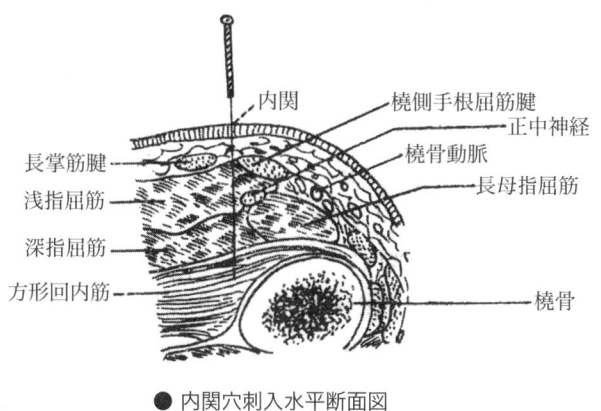

図中ラベル：内関／橈側手根屈筋腱／正中神経／橈骨動脈／長母指屈筋／橈骨／長掌筋腱／浅指屈筋／深指屈筋／方形回内筋

● 内関穴刺入水平断面図

徐々に好転して退院した。

———————— 成志芳ら『江蘇中医』1963; (10) :24

　列缺は、手太陰肺経の穴である。穴位は腕関節横紋の上1.5寸にあり、手を傾けて取る。局部解剖：橈骨茎状突起の上方で、腕橈骨筋腱と長母指外転筋腱の間にある。橈側皮静脈と橈骨静脈、橈骨静脈などの分枝があり、外側前腕皮神経と橈骨神経浅枝の混合枝が分布する。

　鍼法と主治：患者に親指と人差指を開かせて、そこに開いた親指と人差指を組み合わせて人差指を伸ばすと、上になった人差指が橈骨茎状突起に当たる。その人差指の先端が達する陥凹が列缺である。そこに0.2〜0.3寸ほど刺入する。片頭痛、咳、喉の腫れ、半身不随、口眼歪斜、手や肘の痛みを治療する。

　この例では内関と列缺を取り、それから親指の外転と上肢の挙上が悪くなり、皮膚の知覚が障害されたことから、列缺を取って橈骨神経を損傷したことが判る。ホットパックや電気治療によって損傷された組織が緩解し、回復して治癒した。

3．内関を取って正中神経を損傷した事例

　患者、男性、34歳。慢性胃腸炎により、某医師が強刺激で右内関へ激しく刺鍼した。すぐに患者は電気ショックのような感じが上下に放散したように感じたが、それを医者は得気と誤認して強刺激を続け、刺鍼部に灼熱感が発生して、それが正中神経に沿って伝導した。再診で、患者は鍼孔の部分が痛くなって痺れて、手首と親指の運動が

制限されたと訴えた。

　分析すると、この例は刺鍼が激しすぎるために正中神経を損傷したものである。もし医者がゆっくりと運鍼していれば、あるいは軽微な触電感が神経に沿って放散したとき、鍼を皮下まで引き上げて刺激方向や角度を訂正していれば、損傷を避けられたか軽微な損傷で済んだはずである。

―――――――― 蒋作賢『陝西中医学院学報』1988;（1）:26

　報告のなかにある分析は、参考価値がある。

4．曲池に穴位注射して橈骨神経を損傷した事例

　患者、男性、22歳。犬肉を食べた後で、めまい、悪心嘔吐、腹痛が始まり、ジンマシンが出た。検査すると、体温は39.2℃、心拍数110回/分、血圧14.7/10.7kPaだった。アレルギー反応性のジンマシンと診断した。クロルプロマジン25mgを曲池に穴位注射し、プレドニゾン10mgを服用した。翌日は治癒したが、腕関節は軟弱無力となり、右手が挙がらなくなった。上腕二頭筋と上腕三頭筋の反射はあり（下垂手3＋）、橈骨神経の支配区域で痛覚が鈍くなっている。穴位注射による右側橈骨神経の損傷と診断された。中国医大に移って、鍼灸や電気治療などの総合治療を6カ月おこない、橈骨神経の機能は、ほぼ回復した。

―――――――― 衛慶蘭『遼寧中級医刊』1978;（6）:28

　曲池は、陽沢とか鬼臣とも呼ばれる。手陽明大腸経の穴で、大腸脈が入る所の合穴である。穴位は、肘の外輔骨（橈骨）と肘骨の中間にある。肘を屈するとできる肘窩横紋の橈側端の陥凹を取穴する。ほぼ尺沢（手太陰肺経）と上腕骨外側上顆をつないだ線の中点に当たる。局部解剖：腕橈骨筋の橈側で、長橈側手根伸筋の起始部にあり、橈側反回動脈の分枝があって、外側前腕皮神経が分布し、内側の深層には橈骨神経幹がある。

　鍼法と主治：両肘を曲げて手を組むような姿勢で、肘窩横紋の端で肘関節部を取る。鍼なら0.8～1.5寸。喉の痛み、手や腕の腫痛、筋が無力、半身不随、傷寒の余熱が下がらないものを治療する。

　この例ではクロルプロマジンを曲池に穴位注射したが、不注意で橈骨神経を刺傷し、腕関節が無力となり、右手が無力となって挙がらないなどの症状が現れた。

神経を刺傷したときの治療には、ホットパックと遠端穴位への刺鍼、理学療法など総合療法をする。治療しなくても自然治癒した症例も報告されているが、数カ月から１年以上経ないと回復しなかった例も報告されている。これは患部の回復する早さが、損傷程度や治療開始の早さと関係がある可能性を示している。

5．足三里を取って、腓骨神経を損傷した事例

患者、男児、１歳。不定期な発熱が３カ月続いたため入院した。胸部のＸ線撮影で、亜急性血行性播種型肺結核と診断された。抗生物質、漢方薬、鍼灸、ホルモン、穴位注射などで治療し、優れた効果を得られた。しかし右下肢の足三里へ鍼灸した３日めに右足が下垂し、足関節が腫脹しているのが判った。ホットパック、鍼灸、按摩、ビタミンＢなどで治療して徐々に好転した。

————成志芳ら『江蘇中医』1963;（10）:24

乳幼児の皮膚は柔らかいので、足三里穴への刺入が深すぎたり手法が強すぎたりすれば、腓骨神経を損傷して足が下垂する。

足三里は、外膝眼の下３寸、脛骨外側で大筋の内側にある。解剖：脛腓関節の下方で、前脛骨筋と長指伸筋の間にあり、前脛骨動脈と静脈が走り、深層には腓

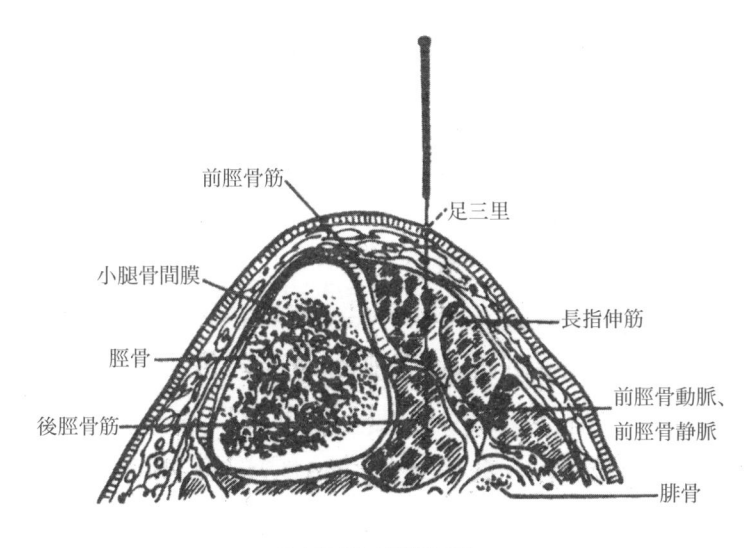

● 足三里水平断面図

骨神経がある。足三里に間違った刺鍼をすれば、尖足になる。

6．足三里に穴位注射して深腓骨神経を損傷した事例

患者（性別の記載なし）、14歳。主訴：高熱が6日続き、その夜に救急で入院した。体温 39.2℃。肺の感染と診断された（肺のレントゲン写真によって証明）。アミノピリン 2 mL を注射したが、30分しても熱は下がらない。そこで患者の右足三里に半量の冬非合剤（クロルプロマジン 25mg とプロメタジン 25mg）を注入した。10分後に子供は眠り、体温も 36.2℃に下がった。

2日目に患者の歩行が不安定になっていることを発見した。右足が下垂し、軽度に内反している。検査：右足と足趾が背屈できない（指伸筋と前脛骨筋の麻痺）、底屈は良好。下腿前部外側面と足背の温覚、触覚、痛覚が減弱している。穴位注射による右深腓骨神経の損傷と診断した。鍼灸、穴位按摩、アデノシン三リン酸やコエンザイムAの注射などを2カ月おこなって治療し、正常に歩けるようになった。

——————— 袁家明『遼寧医薬』1977;（6）:23

足三里への薬物注射は、非常に広くおこなわれ、治療できる疾病も多い。しかし注射が誤っていたり薬物量が多かったり、薬物濃度が高すぎれば医療事故が起きる。この例では取穴が正確でないことと薬物量の誤りが関係している。この穴には深部に深腓骨神経があり、それを損傷すると脛骨前面の諸筋に麻痺が起きて足が下垂するが、足の底屈は影響されない。そのため歩行が不安定になったり、ひどければ跛行する。穴位注射に使う薬物は、吸収されやすく、刺激性が弱く、低濃度で中性に近い pH の薬物が適当である。刺鍼して滞鍼したり、患者に触電感があったときは、薬物の注入を止めて針を引き上げ、別の方向へ刺入すれば局部の神経や血管を損傷させない。

7．足三里に穴位注射して総腓骨神経を損傷した事例

患者、李某、23歳。激しい腹痛で 1982 年 4 月 3 日に入院治療した。回虫症による急性腸炎と診断された。1982 年『湖南医薬雑誌』第 1 期に、両側の足三里と中脘に 80mg のビタミン K_3 を注射した報告があった。注射すると腹痛は

消えたが、夜の12時になると総腓骨神経の損傷症状が現れた。足の下垂、内反、足背の知覚減退などがあり、穴位注射した部位の知覚が喪失し、歩行困難となった。数カ月の治療によって症状は好転したものの治癒はしていない。

―――――彭相華『江西中医薬』1984;（3）:33

　総腓骨神経は坐骨神経の分枝の一つである。この神経は坐骨神経から出た後、膝窩の外側壁に沿って腓骨頭の下方へ至り、長腓骨筋を貫いて、深腓骨神経と浅腓骨神経に分かれる。総腓骨神経が損傷されたら足と足趾の背屈ができず、足は下垂して内反する。この例は取穴が上過ぎたうえ、刺入が深すぎたことを物語っている。

8．薬物の穴位注射によって末梢神経を損傷させた10例

　この群は、腰腿痛（坐骨神経痛）のため環跳などを取り、メタノールプロカインとメタノールブドウ糖の混合液を注射して、各1例の右坐骨神経、総腓骨神経、左脛骨神経（3例）を損傷させたもので、注入してすぐに局部が腫れ、痛みと神経損傷の症状が現れて、筋肉の萎縮が残った。顎関節炎と三叉神経痛のため、阿是穴と下関穴にエタノールと酢酸ヒドロコルチゾンを注射して顔面神経を損傷した2例は、注入してすぐ末梢性顔面神経麻痺の症状が現れた。発熱や腹痛のため、曲池と足三里にスルピリンとウィンタミンを注入し、右橈骨神経と総腓骨神経を1例ずつ（2例）損傷させたものは、注入してすぐ局部が痛み、右手指が伸ばせず母指の外転ができないものと、前脛骨筋が萎縮して足が下垂したものである。尺骨神経炎、左手首捻挫、扁桃炎のため、阿是穴と両側合谷穴へアルコールとペニシリンを注入し、橈骨神経、右側尺骨神経、左手の尺骨神経と正中神経を各1例ずつ（合計3例）損傷させ、その神経分布区域の筋肉萎縮と部分的機能障害を残した。

　治療方法と結果：アルコールの穴位注射で、阿是穴、環跳、下関などへ注入して末梢神経を損傷した6例は、鍼灸、ビタミンB_{12}と臭化水素酸ガランタミンの筋注、血管拡張剤とビタミンB類の経口投与により3〜11カ月治療したが無効だった。スルピリンを曲池に注入した1例では、ほぼ上と同じ治療を18カ月おこなったが無効だった。両側の合谷にペニシリンを注入したものと、足三里へウ

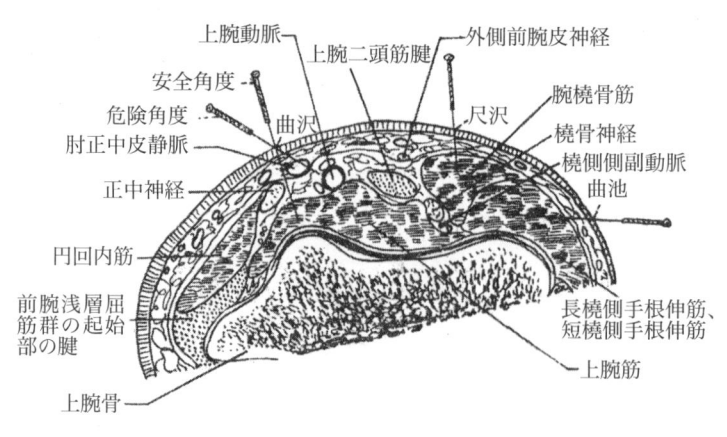

● 曲沢、尺沢、曲池3穴の刺入水平断面図

ィンタミンを注入した2例では、鍼灸を主とし、血管拡張剤とビタミンB類の経口投与によって改善した。臭化水素酸ガランタミンを顎関節の阿是穴へ注入し、顔面神経を損傷した1例では、鍼灸と漢方薬の温湿布により、3カ月で治癒した。

賀長晏『新医学』1984;(7):365

　賀氏の報告した10例の患者は、使った薬物も取穴も異なり、起きた反応にも違いがあった。本群10例では、明らかに曲池穴への不注意で橈骨神経を損傷し、環跳穴への不注意で坐骨神経を損傷し、足三里への不注意で総腓骨神経を損傷させ、合谷穴への不注意で橈骨神経を損傷した。いくつかの薬物は神経幹周囲への注入により神経線維を損傷させ、相応する部位の刺激症状と筋肉萎縮を引き起こした。アルコールの穴位注射は、一般に三叉神経節の知覚枝ブロックにより三叉神経痛を治療するが、最初にプロカインを注入して位置を確定したのち、0.5〜1mLほど注入する。アルコール注射で末梢神経を損傷したものは、治療しても短期間では回復しにくい。

　薬物の穴位注射では、注意しなければさまざまな症状を引き起こすだけでなく、治療しても治りにくい。本群の患者には、さまざまな方法で総合治療してみたものの、治癒したのは1例だけだった。

9．薬物の穴位注射により末梢神経を損傷した7例

われわれが最近治療した7例は、穴位注射によって神経を損傷したものである（神経科で診断され、我々の科に移ってきた）。

7例の神経損傷状況の詳細

番号	穴位治療の理由	注入した薬物	注射部	損傷神経
1	季節性皮膚炎	ヒドロコルチゾン（アルコール溶液）	左曲池	左橈骨神経
2	感冒による発熱	スルピリン	右曲池	右橈骨神経
3	高熱の検査待ち	痛必霊（主成分はサルチル酸とスルピリン）	左曲池	左橈骨神経
4	高血圧	ウィンタミン	両曲池	右橈骨神経
5	不眠	ウィンタミン	左内関	左正中神経
6	食道癌	石上柏（漢方薬）	両内関	両正中神経
7	扁桃炎の高熱	パナジン（Panadin）	左合谷	正中神経（左母球部の筋萎縮）

　四肢の穴位では、下に浅層の神経が通っているので、不用意に刺鍼すると神経を刺傷する。しかし長年にわたって臨床で使われている鍼、結紮、弾撥などの方法で治療しても、ほとんどは神経に対して強刺激を発生させるだけで、末梢神経を損傷して麻痺するものはほとんどない。大きな注射針を使って神経に繰り返し提挿すれば神経を損傷するが、そうしたことはあまりない。刺鍼とトランジスタパルス治療器を使った電気鍼治療の経験によると、例え神経線維を刺し貫いたにせよ、その瞬間に強い反応が起きるだけで、神経損傷の後遺症が残る患者はいなかった。本群では穴位注射の刺激だが、刺鍼の機械刺激は一般の刺鍼治療と同じでも、薬物刺激は本法特有のものである。したがって本群が神経に受損した原因は、注射針の機械刺激ではなく、薬物選択の誤りによるものと思われる。

　7例に使われた薬物は、いずれも臨床では常用されるものだが、局部の刺激性が強い。局部組織に対する刺激性が強い理由として、3つの要因が関係すると思われる。1つめに薬物と溶剤の刺激性が強すぎる。2つめに薬物のpHと体液の

pHが違い過ぎる。3つめに薬物濃度が高すぎたり低すぎる。その結果として組織の蛋白質を変性させる。ほかにはパナジン注射液の主要成分は異種蛋白なので、アレルギー反応が起きやすい。漢方薬注射液は上述した原因以外に、有機物が含まれていることと関係がある。例えば石上柏注射液は多量の有機酸を含んでいるため、筋注するとき強烈な刺激性がある。

　この事例では、薬物自体に上述した3つの原因があり、それに神経幹や末梢線維を刺し貫いたことが重なって損傷したものと思われるが、さらなる検討が必要である。

　穴位注射による不良刺激を避けるため、できるだけ刺激性の弱い薬物を使うべきで、そのpHも中性に近いものがよく、薬液濃度と組織液の浸透圧が近いものがよい。薬液濃度が高すぎるなら、注射用蒸留水で希釈すればよく、濃度が低すぎれば生理食塩水で濃度を上げる（生理食塩水を加えるときは、配合禁忌に注意する）。

　注射したあと神経損傷が起きたら、すぐに（24時間以内に）適切な処置を取り、血液循環を改善させて薬物の吸収を促すべきだと我々は考えている。たとえば局部の温熱治療、直流電気によるヨードイオン導入や毛冬青（漢方薬）導入の治療する。このとき、すでに強烈な刺激を受けた肢体に、さらに強刺激（例えば穴位注射とか強い電気刺激など）を加えてはならない。局部に温熱治療するときは、注射の近隣部で知覚障害がないかに注意し、火傷させないようにする。神経損傷の後期では、おもに神経の再生を促し、生理機能を回復させるため、直流電気によるヨードイオン導入、通電運動、医療体操、鍼灸などの治療を使ってもよい。

　　　　　　　　　　　　　　　── 陳鐘舜『中医雑誌』1973;（6）:297

　この7例は、それぞれ薬物を曲池、内関、合谷などに穴位注射し、橈骨神経あるいは正中神経を損傷させ、前腕や手、指の機能障害を引き起こした。刺鍼にしろ、薬物の穴位注射にしろ、患者に健康を取り戻させるためのものだから、治療方法や取穴では慎重に取り組まなければならない。とりわけ児童に対する治療では、安全に注意しなければならない。この「経験」は参考になる。

2、臨床経験

1．内関へ刺鍼して 36 例の不整脈を治療する

　内関穴を主穴とし、それぞれ心気虚には神門、心気陰両虚には厥陰兪と一側の三陰交、心脾両虚には脾兪と足三里を加える。刺鍼は一般に中等度の刺激量とする。内関穴は捻転補法を使って 5 ～ 10 分ごとに運鍼し、鍼感を上に向けて放散させて胸部に至らせたら 20 ～ 30 分ほど置鍼する。毎日または隔日に 1 回治療して、10 回を 1 クールとする。2 クールの治療が終わったら心電図で検査する。

　資料：年齢 20 ～ 58 歳。中年の女性が多い。病歴は 1 ～ 4 年。病因は、心筋炎 30 例、高血圧性心疾患 3 例、肺性心 3 例。心電図による分析では、頻発性心房頻拍 24 例、頻発性心室性頻拍 6 例、頻発性房室接合部頻拍 6 例だった。

　結果：2 クール治療した結果、著効 21 例、有効 12 例、無効 3 例で、有効率は 91.7％だった。

　内関は手厥陰心包経の腧穴であるが、絡穴でもあり、八脈交会穴の一つでもあって陰維脈や任脈にも通じている。その臨床応用は非常に広く、胃痛や嘔吐の特効穴であり、心胸疾患（心悸、心痛、不整脈など）を治療するための主穴でもある。清熱鎮静、舒膈理気、活血化瘀、寧心安神の効能がある。現代医学の研究では、内関の刺鍼による脈拍は、相対的な特異性と双方向の良性調節作用があるとしている。この穴位の特徴を把握し、これを主穴として、運鍼手法、時間、深度、力加減などに気を配れば、優れた治療効果を得られる。

　また内関は、血中アミラーゼ（SoU）産生に対して、個人により異なった影響を与える。刺鍼しても正常人では変化しないが、急性膵炎患者に対しては血中アミラーゼを速やかに下降させる。これもまた内関穴の特徴の一つである。

2．内関穴へ刺鍼して 48 例の急性下痢を治療する

　一側の内関（左右どちらでもよい）を取り、皮膚を消毒したあと、0.5 ～ 1 寸毫鍼を直刺し、30 分置鍼する。

　本群 48 例の急性下痢患者のうちわけは、男性 28 例、女性 20 例。年齢は 15 ～ 60 歳。不衛生なものを食べたもの 37 例、はっきりした原因のないもの 11

例だった。

　結果：治癒36例で、彼等は1回で治った。緩解9例、無効3例。

　内関は、手厥陰経穴であるが、手厥陰心包経は「胸から腹に至り、次々と上焦、中焦、下焦に連絡し」そして「手掌中の支脈は、労宮から別れ出て、薬指に沿って末端（関衝）へ行き、手少陽三焦経とつながる」と循行している。『金鍼王楽亭』にも「内関は、心包絡の穴で、別れて三焦へ走り、三焦の気機（気の流れ）を調理する」とある。したがって内関穴へ刺鍼したのは、三焦の気機を調え、脾気を昇らせて胃気を下降させ、気機を調和させて下痢を止めようとしたのだった。

　内関一穴に刺鍼して下痢を止めたという報告は、臨床では少ない。この術者は、中医の整体観念に基づいて、経絡腧穴の原理を応用し、独創的な考えで内関のみを選穴し、一鍼で治った。見習うべき価値がある。

3．内関へ刺鍼して発作性頻脈を治療する

　患者、女性、18歳。1995年12月23日の夜8時、急に心臓がドキドキしたため病院に行き、心電図により頻脈と診断され、プロプラノール100mgを飲み、ジアゼパム10mgを静注したが効果がなかった。すぐに別の病院に移り、セジラニド0.4mgを静注したが効果がなかった。そして24日朝6時頃、わが院の救急センターで急診した。主訴は動悸、10時間に及ぶ恐怖感から眠ってない。脈拍は160回/分。すぐに左側内関穴へ捻鍼しながら直刺すると、30秒後に脈拍が78回/分に下降した。15分ほど置鍼して抜鍼し、心電図を録ると正常になっていた。1カ月の追跡調査では、再発はない。

　一側の内関穴へ垂直で捻鍼しながら0.8～1寸ほど刺鍼し、脈拍が80回/分ぐらいに下降したら捻転を止め、そのまま15分置鍼する方法で、34例の発作性頻脈を治療した（うちわけは上室性14例、心房性11例、発作性9例で、8例は右脚ブロックが合併していた）。その結果は、著効33例、有効1例で、有効率は100%だった。効果が現れるまでの時間は30秒～3分の間だった。

　内関は心包経穴で、脈拍に対して特異な調節作用がある。関係する資料によれば、内関穴への刺鍼は頻脈に対してのみならず、冠動脈狭心症患者にも優れた効果がある。刺鍼によって駆出時間が長くなり、拍出量が増加して、心筋の酸素消

費量が低下し、心臓の収縮性が強められ、前負荷が低下して左心室の順応性が改善される。それにより狭心症発作の痛みが緩解するとともに、冠動脈患者の心筋機能も改善される。

4．足三里の刺鍼は、アレルギー性鼻炎を主治する。

　患者、伍某、33歳。1991年12月14日初診。1988年にアメリカのシカゴ大学で博士課程にいたとき、気候環境の変化によって多年性アレルギー性鼻炎になった。1991年に帰国したが、やはり病状は改善しない。毎日午前7〜10時は、クシャミして多量の鼻水が出、鼻が痒い、鼻詰まり、全身の倦怠感、少食で便が水っぽくなり、舌の色は淡く、舌苔が少なく、脈は沈で細。肺脾腎虚である。最初に両側の足三里を取って刺鍼し、補法すると、すぐに鼻が通るようになり、鼻詰まりがなくなって、鼻水も徐々に止まった。そこで両側の三陰交、足五里、上星を取って刺鍼した。毎回30分置鍼して、毎日1回治療する。3回続けると、症状が消えたと告げられた。1997年、アメリカから電話があり、アレルギー性鼻炎が治ったのち再発していないことを告げられた。

　この術者は、症に基づいて配穴を加減し、36例のアレルギー性鼻炎を治療した。その結果は、治癒10例、著効12例、好転9例、無効5例だった。刺鍼治療は1〜3クールが多かった（3回を1クールとする）。

　足三里は、足陽明胃経の合穴で、強壮の要穴でもあり、虚損を補って正気を助け、正を扶助して元を培い、身体の免疫力と病気に対する抵抗力を向上させる作用がある。術者は「人体の経絡分布は、互いにつながっており、経絡系の中を経気が循環して注がれていき、身体の調和とバランスを保っている」と考えている。鼻と遙か離れた足三里を主穴としてアレルギー性鼻炎を治療し、優れた治療効果が得られた。

5．環跳に刺鍼して、外踝の疼痛を治療する

　本群の患者50例は、年齢15〜78歳、病歴は3〜10年あまり。そのうち外傷性疼痛（局部が紅く腫れ、丘墟の圧痛がはっきりしている）40例、原因のな

い疼痛（丘墟の圧痛だけがはっきりしている）10例だった。

　患側の環跳穴だけを取る。患者は側臥位で膝を曲げる姿勢になり、3～5寸の毫鍼で強刺激し、置鍼はしない。鍼感が外踝か足底部に達すればよい。

　結果は、50例全員が治癒（臨床症状と所見が完全に消失）。そのうち1回で治癒したのは35例、2回で治癒したのは10例、3回で治癒したのは5例だった。

　外踝の痛みでは、ほぼ丘墟穴の周囲に痛みが現れる。丘墟と環跳は、いずれも足少陽胆経の経穴である。著者は「経絡の通る部位は、主治の及ぶ範囲である」という理論に基づき、環跳のみを取って強刺激し、できるだけ鍼感が病変部位に到達するようにすると、手で取るように反応し、少しの治療だけで驚くような効果があった。

　宋代は馬丹陽の『十二穴主治雑病歌』には「環跳は大転子にあり、側臥位で足を屈して取る。腰が折れそうならば無視するわけにゆかない。冷風と湿痺で、腰や股が痛み、身体をひねると泣きじゃくる。もし鍼灸すれば、たちまち病は消える」とある。つまり環跳は腰膝の痿痺疼痛を治療する要穴で、それだけ取ろうが配穴しようが満足な効果がある。ただし刺鍼操作では、局部の組織が厚いため、安全性を無視し、ひどく坐骨神経を傷付けることのないようにする。

6．環跳へ穴位注射して、梨状筋症候群を治療する

　薬物処方：①2％リドカイン5mL、0.5％塩酸ブピバカイン、0.9％生理食塩水10～15mL、プレドニゾロン20～50mg。②ビタミン$B_1$200mg、ビタミンB_{12}1000µg。

　操作方法：患者は痛む側を上に向けた側臥位になって膝を屈し、環跳穴を取穴したら7号腰椎穿刺針を垂直に刺入して鍼感を捜すか、坐骨上に刺入して少し後退させてピストンを引き、血が逆流しなければ薬物をゆっくりと注入する。発病して1週間以内なら①の薬物を、1週間以上過ぎていれば①に②を加える。3日に1回治療し、2回の治療を終えたら毎週1回治療する。

　治療結果：40例の患者は、いずれも一側が痛む。発病して1週間以内のもの31例、1週間以上のもの9例だった。症状が消え、機能が回復したものを治癒の基準とした。結果は、1回で治癒したもの3例、2回が14例、3回が12例、

4回が5例、5回が4例の計38例で、5回の治療での治癒率は95％だった。

　環跳穴は足少陽胆経に属す。この穴に刺鍼すれば風湿を追い出し、腰や腿に利かせ、経絡を通じさせて、瘀血を取り去って痛みを止める効果があり、下肢の痿痺疼痛を治療するための常用穴である。この穴は軟組織が厚いので、2～3寸に直刺する必要があるが、さらに深く刺入しなければ効果のないこともある。そのため厚い軟組織だけ見て、深部に坐骨神経のあることを気に掛けず、運鍼時に効果だけを求めて一途に深刺すれば、効果が現れるどころか神経を傷付ける事故となってしまう。特に最近は、穴位注射（ブロック注射）に即効があり、効果が長続きすることから中国医学界で流行しているが、それによる危害も大きいことも常識となっている。

　この術者は、環跳穴を取って梨状筋症候群（臀部に痛みがあり、それが大腿後側と下腿に放散する）を治療している。現代医学麻酔薬の力を借り、中西結合により互いの長所を引き出し、さらに軽い手法で刺入して、きちんとした無菌操作により95％の治癒率があったのは当然のことである。

3、まとめ

1．講評

　神経は全身にクモの巣のように張り巡らされている。刺鍼の理論的基礎は経絡学説である。関係する資料によると、経絡学説と神経系には、さまざまなつながりがあるが、いくつかの常用穴や特効穴は、深部を神経が走行していることが多く、臨床での使用頻度も高い。そうした腧穴は肢体にあって安全なはずだが、術者の手法に偏りがあるため、神経を刺傷する事例が続々と発生している。したがって内関や足三里、環跳など肢体の穴位は、気ままに刺鍼しても安全な穴位とは言えないので、注意しなければならない。

　末梢神経を刺傷する原因のほとんどは、手法が不適切だったり、穴位注射する薬物量が多すぎることと関係する。

(1) 刺激量：肢体の穴位は刺鍼しても安全と考えて効果を求め、しばしばマニュアルに決められた操作以上のことをやり、強く刺激しすぎたため、神経を損

傷して不良な結果を招いてしまう。例えば内関穴を取り、操作しているときに患者が触電感を訴えたが、それに構わず術者は鍼感を強くしようと捻転を続け、ついに患者が耐えられなくなって中止した。その結果は、正中神経を刺傷して、患者の前腕が紅く腫れて痛み、握力などの機能が障害される。また強い手法で右内関穴を猛刺し、患者は刺鍼部に触電感があって、それが上下に放散したが、それを得気と思い込んで強刺激を続け、患者の正中神経をひどく傷付けた。この二つの事例から判るように、ゆっくりと刺入して、適度な手法を使い、適当なところで止めておけば、神経を刺傷しなくて済んだはずである。早く治して自分の治療技術の高さを誇示したいという愚かな心理が、術者の判断を誤らせ、患者が電気に触れたような衝撃があったと言っているのに、人が何を言おうと我は我という調子で強刺激を続けたので、刺鍼事故が起きても当り前である。

（2）薬物の穴位注射：これは最近になって出現した治療方法で、現代医学の薬物と注射を、中医の経絡腧穴原理と組み合わせた、中西合作の治療である。この方法は操作が簡単で治療効果もよいため、多くの医師に好まれている。事故が起きた事例の統計によると、薬物の穴位注射により神経を刺傷する原因は、ほとんどが薬物と関係がある。その1つめに薬物と溶剤の刺激量が強すぎること、2つめに薬物のpHが体液のpHと著しく違う、3つめに薬物が濃すぎたり薄すぎるなどである。だから薬物穴位注射法を学んだことがなかったり、治療実習する前は、慎重に使用するほうが妥当である。

2．救急治療の方法

神経を刺傷した患者で、重症ならば安静にし、鎮痛剤やビタミンB類、あるいはグルココルチコイドなどで治療する。また漢方薬や鍼灸、吸玉、局部の温熱療法やパラフィン浴、電気治療などもよい。

薬物注射によって神経が損傷したときは、ただちに処置しなければならない。局部の温熱療法や、直流電気を使ったヨードイオン導入法によって治療し、血液循環を改善し、薬物の吸収を促す。後期では神経を再生させ、生理機能の回復を促すため、鍼灸や薬物、通電運動などの治療を併用する。

程度が軽ければ、治療により短期で回復するが、重症では数カ月から1年以上

かかって徐々に回復する。患部の回復速度は、損傷程度や治療に取りかかるまでの期間と関係があると思われる。

3．予防措置

　刺鍼治療では、常に強い責任感を持ち、よく解剖のことを判ったうえで刺入する。表面の穴位だけ見て、内部のことを知らないようではいけない。そして異常な感覚があれば、すぐに抜鍼して原因を分析し、次の処置を決定する。すでに触電感があったものには、それ以上の刺入や捻転をせず、ゆっくりと抜鍼する。穴位注射の薬物は、用量や濃度を慎重に決定し、強い刺激性があったり、高濃度の薬物は使わないようにする。術者が真剣に注意していれば、肢体の神経損傷などは完全に避けられる。（白恒慧、鄧培徳）

付編：古書からの抜粋

　神経系は、中国医学では脳、髄、心、肝などの機能の一部分に属す。『霊枢・海論』は「脳は髄の海である。その輸は、上では百会、下は風府である」と言い、『素問・五臓生成』には「髄は、みな脳に属す」とある。神経系は、身体の中心的な位置にあり、すべての器官と組織を連絡しているので、中国医学では心の機能に相当する。『霊枢・邪客』は「心は、五臓六腑の大主であり、精神が宿るところである」と言い、『素問・霊蘭秘典』には「心は君主の官であり、神明が出る」とある。

　『素問・脈要精微』に「頭は精明の府である。頭を垂れて眼が落ち凹むものは、精神が奪われている」とある。『霊枢・五癃津液別』は「陰陽不和では、精液が溢れて下部の陰へ流れ、髄液が減り、下から流れ過ぎると虚す。虚になると腰背が痛くて脛が怠い」と言う。『素問・至真要大論』は「諸風の掉眩は、すべて肝に属す」という。『類経治裁』に「風は木に基づいている。木が鬱積すると風と化し、眩となり、暈となり、舌麻となり、耳鳴りとなり、痙攣となり、痺となり、類中（脳卒中の類）となる。これらは肝風が震動させたものである」とある。これらが正と反の両面から、脳、髄、心、肝と神経系の関係を説明している。脳、髄、心、肝が損傷されると、神経系の症状として現れるが、刺鍼によって損傷した場合も例外ではない。

脳は高級神経の中枢部なので、中国医学では脳を刺傷すると生命の危険があると記載されている。例えば『素問・刺禁論』には「頭を刺して脳戸に入れ、脳に入れば直ちに死ぬ」とある。脳戸は、一説には後頭骨上部であるが、後頭骨の下部だとする人もある。麦林生は「宋代の王惟一が跳骨を『枕骨』と改め、『禁不可鍼』と述べている。近代の鍼灸家は、解剖の面から脳戸へ刺鍼しても脳になど入らない。頭蓋骨は厚いので貫き通すことなどできないと考えている。張介賓の『類経頭翼』、陳恵疇の『経脈図考』、楊華亭の『鍼灸図考』などでは、脳戸を後頭隆起下方の陥中だとしている。ここなら刺鍼すれば延髄を刺傷することも可能である」と語っている。麦氏の意見にも確かに道理がある。腧穴の名称は昔と大きく変化しており、後頭骨下を深刺すると、鍼尖が大後頭孔から入って延髄を刺傷した事例も報告されている。

　『素問・刺禁論』は「背骨の間の髄を刺せば、傴になる」と言い、王冰は「傴僂とは、身体が前屈した状態である」と解説している。督脈の大椎や陶道から下の腧穴に刺鍼し、不適切な刺入で脊髄を損傷すれば、腰や背が曲がって片麻痺や四肢が動かなくなる。また「膝蓋を刺し、液が出ると跛になる」とも言っている。これは下肢の筋腱や神経などを刺傷して跛行するようになったものである。

　『扁鵲心書』に、風府穴の刺入で発生する失神の予防法が書かれている。それには「一人が頭風のため眩暈嘔吐し、数日も食事できない。私が風府穴から左耳に向けて3寸刺入し、13呼吸留めると、患者は頭の中が痺れて熱くなったように感じる。そのとき息を吸わせながら抜鍼する……ただし、この穴に刺入すると、すぐに人は昏倒する。その方法は、左耳に向けて横に鍼を刺入する。そうすれば大筋を傷付けないので眩暈しない」とある。原文の「傷大筋」とは、延髄を刺傷することであり、そのために「昏倒」する。彼の言う「向左耳、横下鍼」では、絶対に大後頭孔へ刺入することはなく、延髄を損傷することもない。これは、風府の刺鍼法が間違って事故が起きる原因を、「大筋（延髄）」を刺傷したからだと古人が考えていたことを物語っている。

第 2 章

呼吸系

古人は「肺は吊り下がった鐘の如し」と言っている。肺は胸腔内の左右に1つずつあり、細長く上下の2葉に分かれている。右肺は太くて短く、上中下の3葉に分かれている。その上部を肺尖と呼び、胸郭上口から頚の根部に進入し、鎖骨の内側より2～3cm突き出ている。下部は肺底と呼ばれ、横隔膜の上に位置する。両肺とも3面と3縁に分けられる。外側面は膨らんで胸郭と隣り合わせているため肋骨面と呼ばれる。下面は横隔膜に向かい少し上に向かって凹んでいるので横隔面（肺底）と呼ばれる。内側面は縦隔に面しているので縦隔面と呼ばれる。肺の前縁と下縁は鋭利で、後縁はなだらかである。左肺の前下部には心切痕がある。縦隔面中央の内側に凹んだところを肺門と呼び、神経や血管、リンパ管、気管支が出入りする部位である。気管の上は喉頭とつながっており、喉頭から下に向かって胸腔へ入り、胸骨角平面で左右の気管支に分かれる。左の気管支は二支に分かれ、右の気管支は三支に分かれて各肺葉に進入する。気管支は分かれながら細くなり、最後には肺胞とつながるが、肺胞はガス交換する場所である。

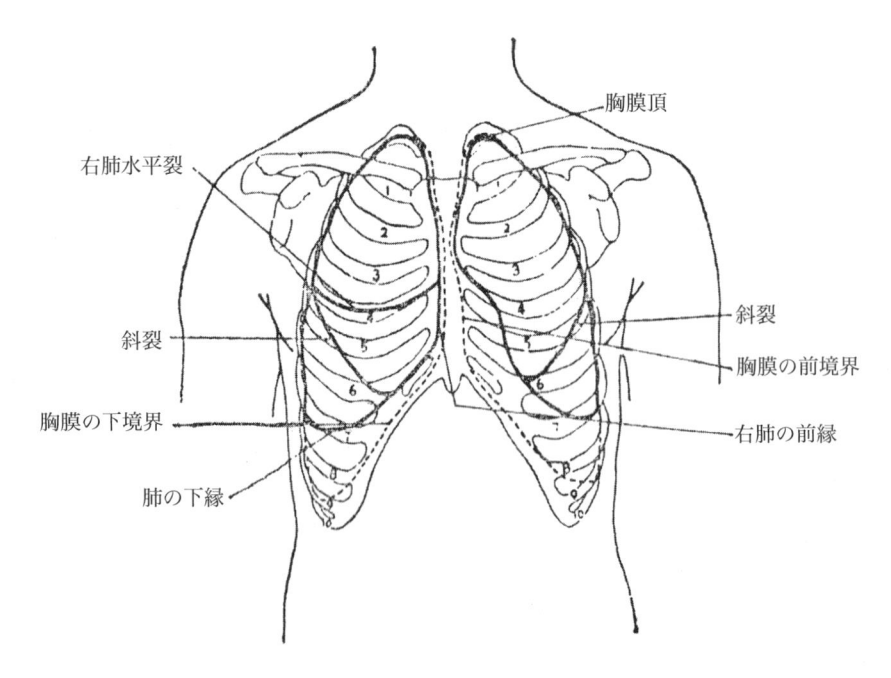

● 肺と胸膜の体表投影（前面）

肺の表面は、一層の薄くてすべすべした漿膜に覆われているが、それを胸膜と呼ぶ。胸膜は臓側と壁側に分かれ、両層間に潜在的な隙間ができるが、それを胸膜腔と呼ぶ。胸膜腔内に少量の漿液があって、呼吸による肺との摩擦を減少させる。

　心臓の位置を除いて、ほぼ肺は胸腔を満たしているが、胸壁は薄いため、刺鍼では十分に注意しなければならない。もし肺を刺傷すると、肺内の気体が胸膜腔に溢れて気胸が起きる。気体が鍼孔から皮下に溢れると皮下気腫となり、同時に液体が胸膜腔に流入すると漿液性気胸（水気胸）となる。刺鍼して血管を破ると同時に、血液が胸膜腔に流入すると血気胸となる。そして感染により化膿すると膿気胸になる。その結果はひどいもので、死亡することすらある。

　刺鍼の間違いによって気胸を起こす可能性がある腧穴は、主に胸部、背部、肩部、頚部に分布している。本書で集めた事例で事故の起きた穴位は、胸部では神蔵、神封、兪府、輒筋、大包、庫房、中府などがあり、背部では肺兪、風門、心

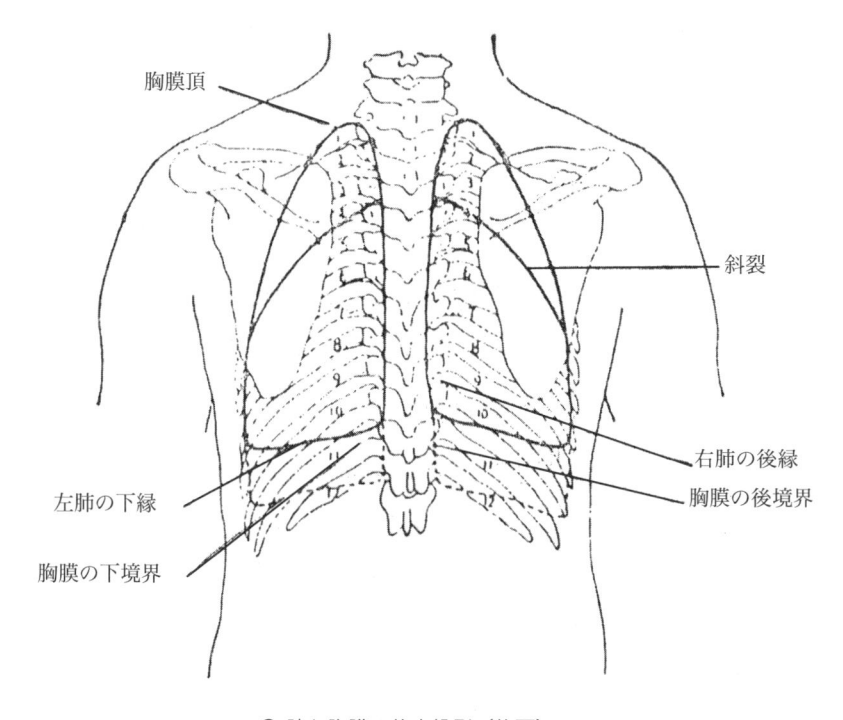

● 肺と胸膜の体表投影（後面）

兪、膏肓、脾兪、夾脊穴、定喘、膈関、膈兪、大杼などがあり、頚肩部では天突、気戸、新扶突、缺盆、肩井、肩貞、肩峰中点などがある。事例では気胸、水気胸、血気胸および一側の膿気胸などを含んでいる。そして発生した刺鍼事故の事例では、気胸の比率がもっとも多い。

第1節　胸部における肺の範囲

1、誤刺の事例

1．神封などを取って右側の気胸を起こした事例

　患者、男性、43歳。寒気がして発熱し、全身の不快感があって4日目、医務室で刺鍼治療を受け、合谷、幽門、神封（右胸骨線と鎖骨中線の間。第5肋間へ、深さ約3～4cm刺入）を取る。その夜から咳が出て、右胸内に刺すような痛みを感じ、段々とひどくなって、夜中には息が切れて喘いだ。翌朝、ペニシリンを40万単位注射したが、胸痛はひどくなる一方なので、わが院に来た。検査：体温は37.1℃、脈拍86回/分、呼吸28回/分。右肺を打診すると鼓音で、呼吸音が明らかに弱まっているが、左肺は正常。臨床検査では、白血球12000/mm^3、好中球80％、リンパ球20％、血沈8mm/h未満。X線検査では、右肺は一面真っ黒で、右肺の圧縮は50％だった。右側気胸と診断した。

　治療：右胸腔を穿刺して気体を600mL吸引すると、すぐに息切れと喘ぎが軽くなった。対症治療して2日目に胸部を透視すると、右肺の圧縮は10～20％となっていた。10日後に胸部撮影すると、肺は正常だった。

　　　　　　　　　　　　　　　──── 沈徳培『鍼灸雑誌』1966; (2) :41

　神封穴は霊墟の下1.6寸の陥中にあり、胸の正中線から2寸ずつ離れている。局部解剖では、穴位は前胸部の両側で、第4肋骨と第5肋骨の間、大胸筋の中に1穴ずつあり、肋間動脈があって、肋間神経と前胸神経が分布している。穴位の深部には肺があり、左側の神封には心臓がある。

　鍼法と主治：膻中の傍ら2寸にある肋間中（つまり第4肋骨と第5肋骨の間）を取る。咳嗽、気逆、喘急（気管支喘息）、胸満（胸部の膨満感）、食欲不振、嘔

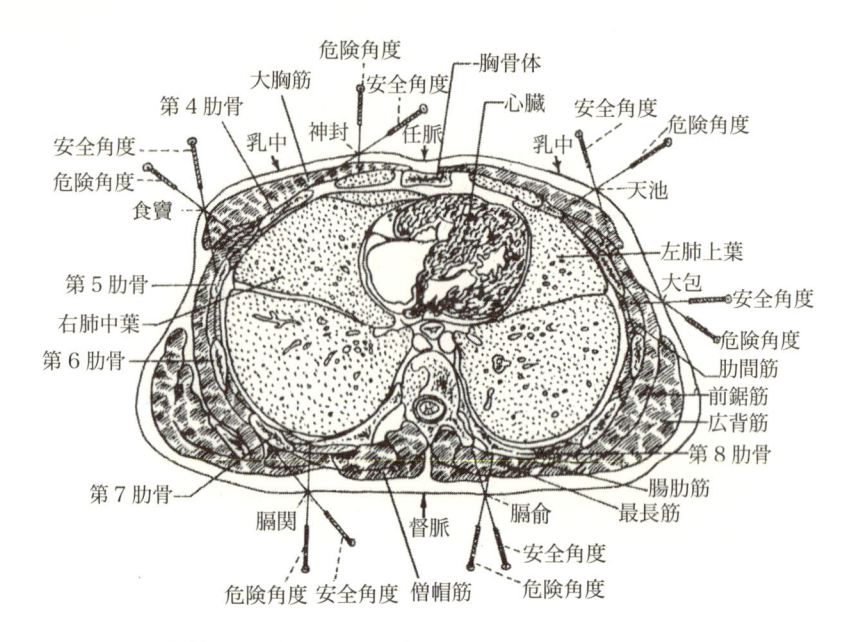

● 神封、乳中、天池、食竇、大包、膈関7穴の刺入水平断面図

吐や霍乱、乳癰や乳癖（乳腺炎と乳腺増殖）などを治療できる。

　この例で、肺を刺傷できるのは、神封穴だけである。この例では右神封を取って3～4cmの深さに刺入しているが、この穴には一般に斜刺か横刺で0.3～0.5寸ほど刺入する。この深さは規定の数倍なので、肺を刺傷して気胸が起きた。もし左側の神封だったら心臓を刺傷して、さらに危険な状態になったであろう。

2. 神蔵穴を取って左側気胸を起こした事例

　患者、女性、20歳。左乳癌根治手術したあと、傷口が痛くて刺鍼した。4回目の刺鍼で、気戸、天谿、或中、神蔵（仰臥位）を取った。刺鍼したあと怠い感覚があり、30分置鍼してから順番に抜鍼した。神蔵の鍼を抜鍼するとき、患者は耐え難い胸痛を感じ、呼吸困難となって起きられなくなった。X線で胸部を撮影し、左気胸と証明された。左肺の圧縮率30％。3週間ほど安静にしていると、気胸が吸収されて治癒した。

――――　彭仁羅ら『広東中医』（祖国医学版）1963;（1）:27

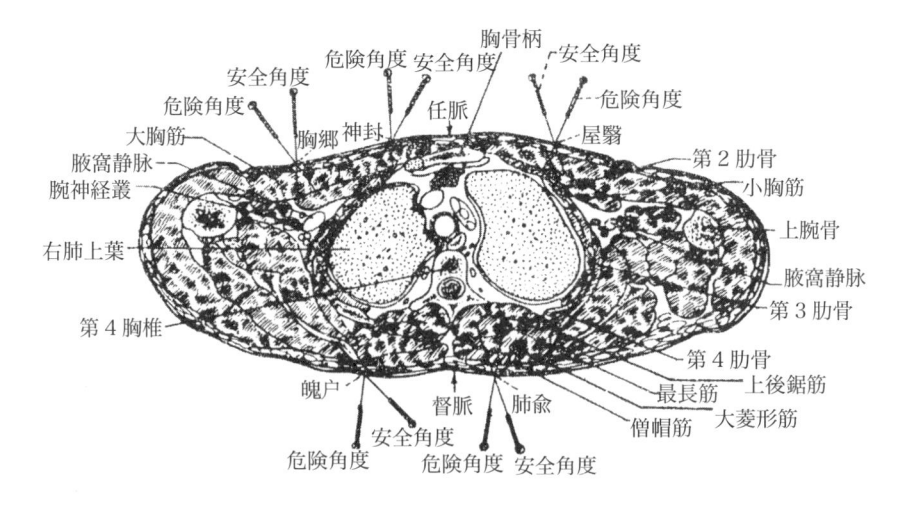

● 神藏、屋翳、胸郷、肺兪、魄戸 5 穴の刺入水平断面図

　神蔵は足少陰腎経の穴である。穴位は彧中の下1.6寸で、胸の正中線を去ること2寸。局部解剖は、第2第3肋骨の間で、大胸筋の中に取る。肋間動脈があり、肋間神経と前胸神経が分布し、深部には肺がある。

　鍼法と主治：穴位は胸部にある。患者を仰臥させるか椅子に腰掛けさせ、霊墟穴の上1肋間の陥中を取る（第2肋骨の下に当たる）。斜刺か平刺（横刺）で0.3～0.5寸刺入する。

　気戸や天谿、彧中などの胸部穴位では、いずれも深刺すれば肺を傷付ける恐れがある。しかし、この3穴はあまり反応がなく、神蔵から抜鍼するときだけ患者は耐え難い胸痛を訴え、呼吸困難となった。そのため気胸を起こした原因は神蔵の深刺と考えられるが、4穴一度に取っており、30分ほど置鍼して、再び刺鍼の順序通りに抜鍼してゆき、神蔵のは最後の1本だったので、そのときには気胸が起きていて苦しくなっていたのかもしれない。だから他の3鍼による刺鍼で、気胸が起きた可能性もある。

3．神蔵などを取って左側気胸を起こした事例

　患者、男性、22歳。肋間神経痛のため、神蔵、膻中、璇璣の3カ所を取って、

正午に鍼灸治療を受けた。神蔵へ刺入したとき、局部に鋭い痛みを感じ、15分後に喘ぎ、呼吸困難、空咳が始まり、すぐに症状が悪化して寝ていられなくなった。

発病して2日目の入院検査：急性症状の状態で、頻呼吸となり、呼吸困難はあるが、チアノーゼはない。気管は右に偏位し、心濁音界も右に偏位して、心音は小さくて遠のいている。X線検査では、左肺圧縮が50％以上。外周は均一に透明度が増している。胸膜腔に漿液は溜っていない。気管縦隔と心臓は少し右へ移動している。

小用量のフェノバルビタールとコデインを服用した。入院した翌日、午前に左側胸膜を穿刺して500mLほど脱気すると、喘ぎが軽減して気管偏位も不明瞭になった。X線検査では、左肺が少し拡張し、気腫も減少したので480mL脱気した。1カ月ぐらいで治癒して退院した。

——————呉鏞基ら『人民軍医』1959;（4）:308

この例では、3穴のうち膻中と璇璣は、胸部前正中線の任脈上にあり、胸骨で肺から遮断されているので、刺鍼しても肺を損傷することはない。神蔵の深部は肺の上部なので、刺入が深すぎれば、胸膜の臓側板を貫いて気胸が起きるのは当然である。

4. 兪府を取って、右側の水気胸を起こした事例

患者、女性。喘息を2年ほど患う。夜間にひどくなり、気管支喘息と診断された。12回を1クールとして治療し、喘息は軽くなった。1回の鍼で、両側の兪府穴を刺鍼したとき、患者は胸部の不快感があり、置鍼中に右側の胸痛を訴えた。1日開けた再診で、術者は肋間神経痛だと診断し、外関と支溝に刺鍼して痛みを止めようとしたが、思ったような効果がなかった。再び1日開けると、患者は右側の胸痛がひどくなったと訴えた。検査すると、右側胸部の呼吸音が小さくなり、打診すると軽度の鼓音がした。X線で透視したところ、右肋骨横隔膜角に小さな液面を発見し、右胸腔の外側に透明な部分があるが、胸膜肥厚はない。ベッドで安静にして1週間すると、気腫は少なくなったが、右横隔膜の外側1/4に、やはり小さな液面が見える。引き続き安静にして、20日後に水腫は吸収された。

——————文喜『人民軍医』1959;（4）:309

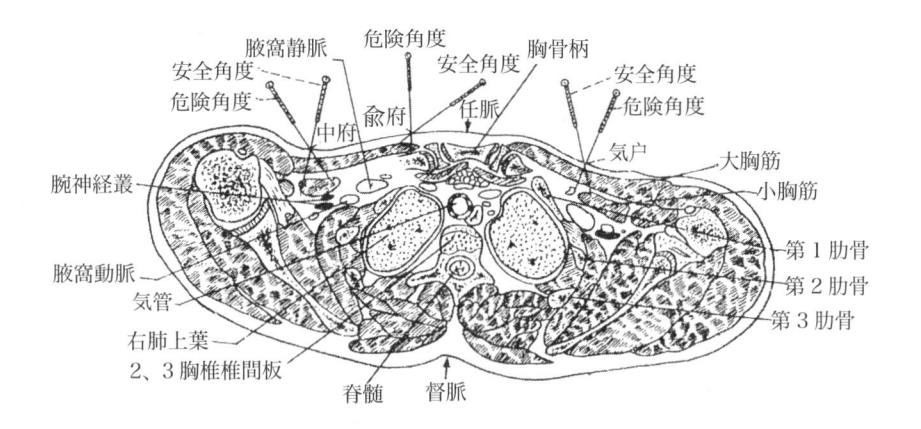

● 俞府、気戸、中府3穴の刺入水平断面図

俞府は、輸府や腧府の別名があり、足少陰腎経の穴である。巨骨の下で、璇璣の傍ら2寸の陥中にある。局部解剖：穴位は鎖骨の下方で大胸筋上にあり、深部には内胸動脈があり、大胸筋を支配する前胸神経と、鎖骨下筋を支配する鎖骨下筋神経が分布し、鎖骨上神経と第1肋間神経前皮枝に知覚を支配されている。

鍼法と主治：椅子に腰掛けるか仰臥位にし、璇璣の傍ら2寸で、鎖骨下端の陥凹に取る。斜刺か平刺（横刺）で0.3～0.5寸ほど刺入する。咳逆上気、哮喘、胸満痛を主治する。

この例では、右俞府穴を取って肺を刺傷している。喘息を長年患っているため、病気は日毎に深くなっており、肺を傷付ければ重症になる。幸いにも損傷は軽く、安静にして養生していたら徐々に回復していった。刺鍼によって軽い気胸が起きたものは、看護することで自然治癒する。

5. 輒筋を取って左側の水気胸を起こした事例

患者、男性、68歳。左半身の痺れに気管支炎を伴い、言葉が出にくい。天突穴に0.3寸、淵腋に0.3寸、輒筋に0.3～0.8寸刺入して、左肩部に赤外線を照射した。患者の上腕部の痛みが移動して局部の痛みになったと感じられた。30分すると胸痛が起こって、咳が始まった。X線により左側の外傷性気胸と判

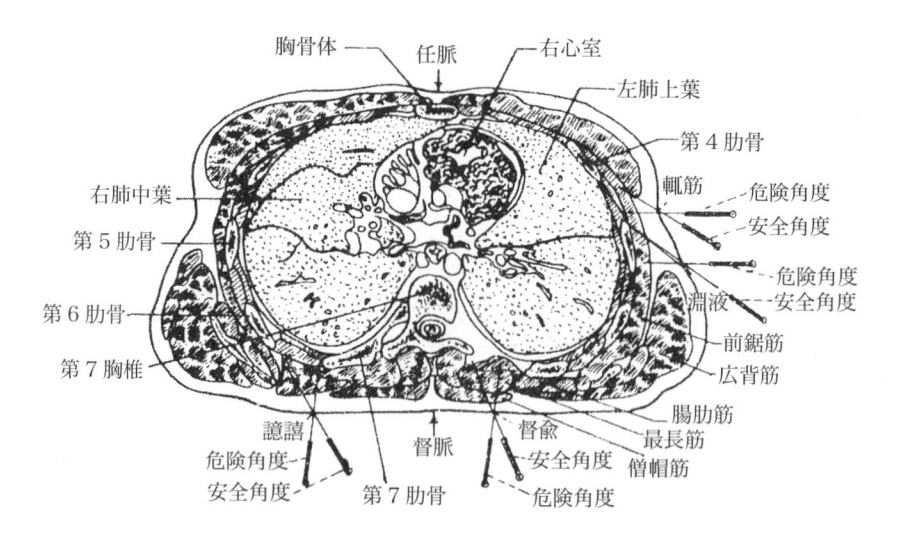

● 淵液、輒筋、督兪、譩譆4穴の刺入水平断面図

った。1週間後には水気胸となった。ただちに患者を半臥位にし、酸素吸入、鎮痛、鎮咳、抗感染などの治療をおこない、20日後に症状が消えた。

———丁蔚英『中原医刊』1986;(4):39

　輒筋は神光や胆募と呼ばれ、足少陽胆経の経穴である。穴位は腋下3寸を起点にし、その前1寸にある。局部解剖では、穴位は胸の外側で乳頭の後ろ、第4肋間で大胸筋の外側、前鋸筋の中に取り、外側胸動脈があり、長胸神経と肋間神経の外側皮枝が分布する。

　鍼法と主治：腋下3寸で、淵腋の前1寸。坐位で腕を挙げて取穴する。胸肋の脹満痛や咳嗽、喘息を治療する。

　この例では3個の腧穴を取っているが、報告によると、そのうち天突と淵腋の2穴は、いずれも0.3寸しか刺入していないので、肺を刺傷するはずがない。輒筋は0.3〜0.8寸刺入しているが、これはマニュアルの刺入深度を超えているので、もし痩せていれば必然的に肺を刺傷して気胸が起きる。

6. 大包を取って左側の膿気胸を起こした事例

　患者、男性、27歳。リウマチ性関節炎のため、鍼灸科で数カ月の治療をした。17回目の治療で、大包と京門を取穴した。左側の大包穴に0.5寸ほど刺入したとき、急に胸痛や息切れ、悪心、横になっていられないなどの症状が発生した。すぐにX線を胸部照射したが異常はなかった。数日後に胸痛がひどくなり、来院して診察した。X線を胸部照射し、左側の膿気胸を発見した。左肺の圧縮は約10％だったので、入院して治療した。胸腔穿刺して少量の膿液を抽出した。入院している間に、わずかに悪寒や発熱があり、抗生物質を使って治療した。最後にX線で胸部を透視すると、膿気胸は吸収され、体温も正常になって退院した。

―――― 彭仁羅ら『広東医学』(祖国医学) 1963; (1) :27

　大包は大胞とも呼ぶ。足太陰脾経に属し「脾の大絡」である。穴位は側胸部にあり、淵腋の下3寸にある。局部解剖：第6第7肋骨の間で、前鋸筋の中にあり、外側胸動脈があって、肋間神経の外側皮枝と長胸神経が分布し、深部には肺があって、右側は肝臓と接近している。

　鍼法と主治：患者を仰向けにして、手を外側に開かせ、食竇穴から外側に2寸開くところ（腋下6寸）を取る。0.3寸の刺入が妥当である。胸脇痛、咳喘を治療でき、実では全身の痛み（瀉法）、虚では百節が緩む（補法）。

　この例では大包へ0.5寸の深さに刺鍼して、肺に達した。古人は0.3寸と言っているが、根拠がある。患者が痩せて弱々しく、抵抗力が低下しており、刺鍼する前にきちんと消毒していなければ、鍼と一緒に細菌が入って感染し、化膿して膿気胸となる。臨床では、膿気胸は少ない。この患者の膿気胸も軽く、すぐに治療して進行を抑えたので治癒した。

7. 庫房を取って両側の気胸と頚部の気腫を起こして死亡した事例

　患者、男性、64歳。急に発病し、全身に不快感があり、怠痛いので診察した。そして前胸部の両側と足部の腧穴に刺鍼した。刺鍼したあと患者は非常に呼吸が苦しくなり、全身にチアノーゼを起こして、救急治療も効果なく死亡した。

　死体解剖：前胸部の両側で、鎖骨中線の第2肋間（庫房穴に相当する）に鍼痕

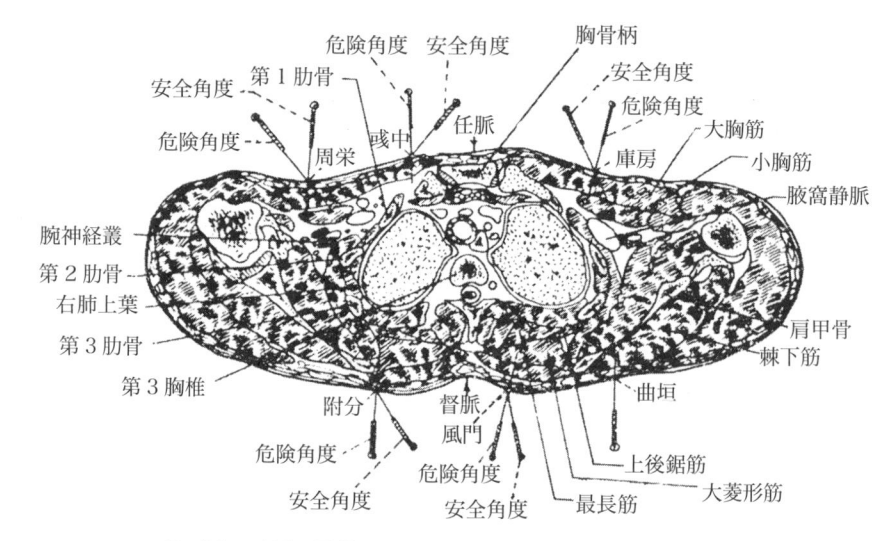

● 彧中、庫房、周栄、風門、附分、曲垣6穴の刺入水平断面図

があり、皮下に鬱血がある。両足背（太衝穴に相当する）にも、それぞれ鍼痕がある。頸部と胸部に、はっきりと皮下気腫がある。胸腔を切開すると多量の気体が排出され、両肺は萎縮している。両側の閉鎖性気胸と緊張性気胸のため窒息して死亡した。

—— 張祥ら　内蒙古『中医学術会議資料選編』(1980)

　庫房は足陽明胃経の穴であり、穴位は気戸の下1.6寸の陥中で、正中線から4寸外側にある。局部解剖：穴位は第1第2肋骨の間で、大胸筋中にあり、深部は肋間筋があり、肋間動脈があって、前胸神経と肋間神経が分布し、深部に肺がある。

　鍼法と主治：患者を椅子に腰掛けさせるか仰向けに寝かせ、鎖骨の内側端から軽く押さえて、下1肋間の上を外側に移動する。上は気戸、下は乳頭と一直線になり、正中線の華蓋穴と水平で、その外側4寸を取る。0.3寸の深さに刺入する。胸肋の満痛、咳喘気逆、膿血を嘔吐するものを主治する。

　この事例の報告は簡単である。「急に発病し、全身に不快感があり、怠い」だけで庫房穴に刺鍼して治療したとあるが、辨証施鍼の原則からも適切ではない。

庫房穴を取って、規定通りならば0.3寸しか刺入できないが、刺鍼したあと呼吸困難が起きて、全身がチアノーゼになったことからすると、疑いもなく刺鍼が深すぎて、両肺ともにひどく損傷され、肺内の気体が胸膜腔に溢れて気胸となった。一部の気体は鍼孔から頚部や胸部の皮下に行き、局部に気腫を発生させた。両肺は徐々にひどく圧縮され、最後には窒息して死亡した。これから判るように庫房穴は絶対に深刺してはならず、両肺を傷付けた場合は、このようにひどい結果となる。

8. 胸部の穴を取って、左側の気胸を起こした事例

患者、男性、48歳。咳嗽が始まって10余年。毎年、冬になるとひどくなり、この4年は、ときどき喘息発作が起きる。入院当日の午後、医者が胸骨傍ら、第3第4肋間の穴位に刺鍼したところ、急に胸部が苦しくなり、咳が出て呼吸困難となったが、その感じは喘息とは違っていた。帰ってから咳や呼吸困難が激しくなったので転院してきた。

検査：体温36.8℃、脈拍128回/分、呼吸は28回/分。呼吸困難で起坐状態となり、両側の鼻翼をピクピク広げ、唇が少し紫色になり、心濁音界が縮小し、左側の呼吸音が小さく、喘鳴音がする。打診すると、両肺とも高い清音。臨床検査：白血球14000/mm^3、好中球80％、リンパ球18％、単球2％。胸部の透視：左側気胸で、肺の圧縮率は約30％、右側は肺気腫。

入院して、すぐに酸素吸入し、アミノフィリンとペニシリン注射した。気胸器で左胸腔内圧を測定したところ正圧20だった。すぐに1200mL脱気すると、圧力は正圧6、陰圧8となった。脱気すると患者の呼吸困難は軽減した。1週間後に胸部を透視すると、気胸は軽くなり、一般の状況も良好で、普通に横たわれるようになって退院した。

——— 蒋徳勝『浙江中医雑誌』1958;（3）:23

報告は刺鍼した穴位を明言せず、「胸骨傍ら、第3第4肋間の穴位」とだけあり、穴位の特定は難しい。胸部の第3第4肋間を内から外に向かうと、まず霊墟、次が膺窓、さらにその次が胸郷とあり、この3つの穴位とも深刺すれば肺を損傷して気胸を起こす。

患者は咳が 10 年あまり続き、最近では喘息が始まったが、これは病状が徐々にひどくなる傾向を示している。医者は、こうした患者に刺鍼治療するとき、まず肺気腫がないか、肺機能が悪いのではないかということに当然思い至るべきで、そうした患者の肺を損傷したときは、他の病気の患者に比べて症状がひどくなる。だからこうした患者は、刺鍼したあと呼吸困難になったり、鼻翼をピクピク広げ、唇が少し紫色になり、脈拍が速くなって、白血球が増加した。そこで、すぐに転院して適切な治療を受けたため、すぐに危険な状態が安定した。

9. 胸部の穴を取って、左側気胸と皮下気腫を起こした事例

患者、女性、47 歳。上腹部に不快感があった。某診療所で刺鍼治療を受け、左胸部を取穴した。刺鍼した晩に喘ぎ、呼吸困難となって、身体中に汗をかいた。翌日わが病院で検査した。左胸上部の皮下に気腫があり、左胸壁（胸骨傍ら、鎖骨下と乳傍ら）に何カ所も刺鍼した痕跡があった。左胸の音声振盪と呼吸音は小さい。X 線透視すると左側の気胸で、肺は 30％圧縮されていた。20 日あまり治療して、治癒して退院した。

——— 闇林肯ら『中医雑誌』1962; (5) :35

報告の中では「左胸部を取穴した」（鎖骨下と乳傍らを含む）と言っているが、この区域は、肋間隙の各穴位なら、どこでも肺を傷付ける可能性がある。患者は上腹部の不快感を訴えているので、まず何の病気か診断しなければならない。胸部に、それほど多くの取穴をしているが、治療作用はあいまいであり、医者がやみくもに刺鍼して、患者に耐えがたい苦痛をもたらした。

10. 胸部と背部の穴位を取って右側の気胸を起こした事例

患者、女性、22 歳。8 日前から右側胸部に痺れと痛みがあり、某医務室で刺鍼治療を受けた。医者は 5 本の毫鍼を使って、右側の胸部と背部に刺鍼した。抜鍼すると、すぐに呼吸困難となり、右胸部に脹痛がし、すぐに救急で入院した。検査：右側胸部の呼吸運動が左側より弱く、呼吸音が小さい。右側の胸背に 5 カ所ほど刺鍼した痕跡があって、1 カ所は肺兪穴に相当し、4 カ所は側胸部と前胸部の第 5 肋間である。胸部の X 線では、右側気胸で、右肺の圧縮は約 30％だ

った。外傷性気胸と診断する。

治療経過:すぐに胸腔の検圧と脱気をおこない、胸膜腔内は陰圧に回復した。そして胸部X線検査をすると、右肺は完全に拡張し、呼吸も落ち着いた。そのあと2回の胸部X線検査をおこない、気胸は完全に消えた。2日間ほど入院して、治癒して退院した。

―――――許学銘『上海中医薬雑誌』1963;(4):26

報告によると、患者は背部の肺兪穴に1鍼、それとは別に側胸部あるいは前胸部の第5肋間に4本ほど刺鍼しているが、5本のうちで、どれが肺を刺傷したのかは判らない。だから各穴の状況を説明し、注意を促さなければならない。

報告によると、肺兪で気胸を起こすことは多い。その次が胸部第4肋間にある神封や天谿、食竇などである。ここでは天谿と食竇について、ざっと説明する。

天谿は天渓とも呼ばれ、足太陰脾経の穴位である。胸郷の下1.6寸の陥中にあり、胸の正中線から6寸ずつ離れている。局部解剖は、第4と第5肋骨の間で、大胸筋の外側下縁にあり、下層は前鋸筋、外側胸動脈があって、長胸神経と肋間神経の外側皮枝が分布している。

鍼法と主治:仰臥して、手を外に広げ。乳中の傍ら2寸(中府穴の下で3肋骨隔たる)の陥中を取る。0.4〜0.5寸刺入する。胸脇満痛、咳逆上気、乳癰や乳癖、呃逆(しゃっくり)。

食竇は命関とも呼ばれ、足太陰脾経の穴位である。天谿の下1.6寸にあり、胸の正中線から6寸ずつ離れている。局部解剖は、第5と第6肋骨の間で、前鋸筋の中に取る。外側胸動脈があり、長胸神経と肋間神経の外側皮枝が分布している。

鍼法と主治:患者を仰臥位にし、手を外に広げて、中庭の傍ら6寸(直上は中府穴で、中府の下4肋骨)で、肋間を取る。0.3〜0.4寸刺入する。胸脇の満痛を治療する。

2、臨床経験

1. 乳根などの穴に刺鍼して、産後の乳腺炎(外吹乳癰)を治療する

患者、女性、32歳。サービス員。1988年8月6日初診。産後に左側乳房の

外上方が赤く腫れ、腫れぼったい痛みが1週間続いている。熱があり、冷湿布、温湿布、外用薬を使ったが、いずれも効果がない。検査すると左乳房の外上方が、びまん性に赤く腫れ、脈打つような感じがあり、左腋窩リンパ節が腫れ、体温は39.5℃である。乳腺炎である。治療法は、疏肝理気と通乳散結を主とする。患側の乳根穴を取り、攢竹、内庭、足三里、内関を配穴する。鍼法は、患側の乳根穴は、乳房に向けて皮下を1～1.5寸刺入し、鍼感を周囲に拡散させたあと40～60分置鍼するが、その間15分に1回は運鍼する。そして搾乳器で乳汁を出し尽くすよう患者に言う。刺鍼して2日目、乳房の赤い腫れは、はっきりと軽減し、体温は37.5℃。10回の刺鍼治療で治癒し、授乳期にも再発していない。

乳癰は中医の病名で、現代医学の急性乳腺炎である。中医では外吹乳癰と内吹乳癰に分ける。外吹乳癰とは授乳期に起きる急性乳腺炎で、内吹乳癰は妊娠期に起きる急性乳腺炎のことである。このカルテでは、患側の乳根穴に刺鍼するだけでなく、遠隔の攢竹、内庭、足三里なども配穴して外吹乳癰を治療している。わずか2回で病状は明らかに改善した。その治療時間の短さ、治療効果の高さは、他の療法に比類がないので、臨床応用を広める価値がある。

2. 患側乳房の囲刺法で乳腺増殖を治療する

患者、女性、36歳、農民。1992年4月28日初診。両側乳房の上方にシコリができて2年あまり。月経時と気分の優れないときに痛みがひどくなり、いろいろと治療したが治らないため診察にきた。検査：両側乳房の皮膚の色は正常だが、乳房上方に鶏卵ぐらいの平たいシコリがあり、左側が少し大きい。推すと移動し、癒着はないが圧痛がある。診断：両側の乳線増殖。操作：局部を消毒し、28～30号で2寸の毫鍼5本を使う。増殖したシコリを正確に捜し、その中央に1本、皮膚と垂直に刺入してシコリの中心に当てればよく、深すぎるとよくない（そうでないと肺を刺傷して気胸を起こす）。そのほかの4本は、囲刺する。それは皮膚と45度で、シコリの中心に向けて斜刺し、5分ごとに平補平瀉で運鍼して30分置鍼する。囲刺の順序は、まずシコリを中心に12個の点に分ける。1回目が3時、6時、9時、12時。2回目が2時、5時、8時、11時。3回目が1時、4時、7時、10時の点。4～6回目の治療は、1～3回目を繰り返す。

毎回の刺鍼では、前の鍼孔を避けるので鍼孔は円を描く。病歴が長ければ隔日に1回、短いものは毎日1回治療し、6回を1クールとする。この患者は囲刺法で1クール治療し、シコリは完全になくなって、両側の乳房は平たく軟らかくなり、圧痛もない。2年の追跡調査では再発はない。

囲刺法を使った乳腺増殖の治療は、最近の臨床で推し進められている新療法である。関係する報告によると、100例あまりの乳腺増殖患者を囲刺法で治療したところ、わずか1〜2クールで治癒率は97％に達している。そのため、こうした患者では、まず囲刺法の治療を考えねばならない。囲刺法では、術者は操作時に刺入方向と深度を把握し、肺を刺傷して気胸を起こすことのないようにする。

3. 乳根などの穴に刺鍼して急性乳腺炎を治療する

患者、女性、30歳。販売員。1995年3月初診。主訴：出産して10日、乳房が赤く腫れて痛み出して5日になり、高熱や寒戦（寒気がして振るえる）を伴う。静脈に大用量のペニシリンを点滴したが、効果がなかった。検査：体温39.1℃。左乳の外上象限（外側で、上側。外上の1/4）がビマン性に赤く腫れ、3×4cmのシコリが触知でき、触れると痛いが（＋）、脈打つような感じはない。同側の腋窩リンパ節が腫れ、触れると痛む（＋）。舌は赤く、舌苔は薄くて黄膩、弦滑数脈。診断は急性乳腺炎。清熱消癰、理気活血の法で治療する。患側の乳根を取り、足三里、豊隆、血海などを配穴する。操作：28号で1〜2寸のステンレス毫鍼を使う。穴位を消毒したら、すばやく切皮するが、患者の体型によって乳根穴の刺入深度を注意する。捻転瀉法を使い、得気したら30分置鍼し、10分ごとに1分の運鍼する。1回の治療で、乳房の腫痛は軽くなり、硬結は軟らかくなって、触っても痛まなくなり、赤みも消えて、体温も37.4℃に下がった。4回治療を続けて治癒した。

急性乳腺炎の刺鍼方法は、いろいろあって、それぞれ長所がある。しかしほとんどは乳根を主穴とし、他の諸穴を配穴している。つまり乳根穴は、消腫散瘀（腫れを消して瘀血を散らし）、活血通絡の面で重要な作用があることを物語っている。我々は応用するに当たって、それぞれの長所を取り入れるべきで、一つの方法にこだわってはならない。

4. 乳根、胃兪、脾兪、膈兪などへ刺鍼して乏乳症を治療した

患者、女性、22歳、農民。主訴：出産して10日目までは、乳汁が良く出て量も多く、乳児も飲み切れないほどだったが、20日後から減り始め、4週目からは乳汁が完全に止まり、乳房が脹って痛くなって、医者にかかって8日になる。症状：患者は健康で、何の持病もない。家庭内の些細なことで面白くなく、それが長引いて乳汁が減少し始め、ついには、まったく出なくなった。検査：両側の乳房は膨らんでいるもののシコリはなく、乳房を押さえると腫れぼったく痛む。たまにシャックリやゲップをし、食欲がないが、大小便は正常。自覚症状では心窩部に膨満感があり、舌質は赤く、舌苔は黄膩、弦細脈。中医診断：缺乳（肝鬱気滞型）。疏肝解鬱、通絡下乳の治療をする。乳根と期門を主穴とし、足三里と内関などを配穴する。操作：斜刺か平刺（横刺）で刺入し、瀉法する。毎日1回治療する。最初の治療が終わると、心窩部の膨満感、乳房の脹痛がかなり消えた。2回目の取穴も1回目と同じで、平補平瀉する。3日目に来院したとき、患者は「2回目の治療から乳汁が出るようになり、さらに痛みも軽くなった」と言った。こうして7回治療し、乳汁は元のように出るようになって治癒した。

乏乳症は、授乳期の女性には多い。母親が乳の出が悪かったり、出なければ、乳幼児の成長や発育に影響する。この例では、乳根、胃兪、脾兪、膈兪などに刺鍼して乏乳症を治療し、7日の治療で乳汁が出るようになって治癒した。つまり乳根を胃兪、脾兪、膈兪と組み合わせたとき、疏肝解鬱、行気止痛、通絡下乳の整体作用が生じる。だから穴位の効能は、応用が利くように把握しなければならない。

5. 乳根と膻中などに刺鍼して、産後の乏乳症を治療する

患者、女性、26歳、労働者。主訴：出産して21日目。乳児が病気になり、育児経験がないため焦っている。続いて乳汁の分泌量が減り、ついにはまったく出なくなった。さまざまな催乳の民間処方を飲んだが効果がなかったので来院した。検査：身体は健康で、顔色は艶やかで潤み、舌質は赤く、舌苔は淡い、弦で少し滑脈。中医では、肝鬱気滞型の欠乳症である。乳根と膻中を取り、足三里を

配穴して刺鍼する。操作方法：まず両側の乳根穴を取り、皮下に沿わせて乳房方向へ1～1.5寸刺入し、鍼感を周囲に拡散させて腫れぼったい感じにする。さらに膻中穴を取り、皮下に沿わせて両側乳房方向に1～1.5寸刺入する。そのあと両側の足三里を取って2～2.5寸刺入する。毎日1回治療する。1回の刺鍼で乳汁は増え、3回の治療で治癒した。

産後の乏乳症は、辨証すると肝鬱気滞と気血両虚が多い。この例は肝鬱気滞型だから、乳根と膻中、足三里に刺鍼すれば、舒肝理気（肝を緩めて気を理す）と活血通乳（血を活発に循環させて乳を通じさせる）できる。それで3回の治療で治癒した。

3、まとめ

1. 講評

誤刺によって気胸（水気胸、膿気胸を含む）および頚部の皮下気腫を起こした事例10例を分析してみると、その教訓は ① 粗乃敗之：これは『素問・生気通天論』の言葉である。王冰は「粗工軽侮、必見敗亡也（いい加減な医者は軽く見て、必ず生命の危険をもたらす）」と解釈している。つまり医術の低いものは、伝統医学理論を知らず、臓腑経絡と腧穴の関係も知らないばかりか、現代医学の解剖生理の知識もないのに、自ら技術が高いと吹聴し、でたらめな刺鍼をするということである。まさに『素問・移精変気論』は「粗工凶凶、以為可攻。故病未已、新病復起（いい加減な医者は、荒々しく攻める。だから病気が治る前に、新たな病気が起きてくる）」という。これが「庸医殺人（ヤブ医者は人を殺す）」である。② 刺鍼操作の原則を守らない：『霊枢・本輸』に記載されている。例えば上関（客主人）穴に刺鍼するときは口を開けねばならず、閉じたままではできない。下関を刺すときは口を閉じなくてはならず、開けてはならない。しかし自分が偉いと考える術者もあって原則を守らない。③ 決められた刺入深度を知らない：臨床で最初に考慮すべきは疾病の性質であるが、施鍼では解剖部位と腧穴の内部構造を知らねばならず、そのあと辨病して辨証し、穴位を選んで論治する。そうでな

いと病巣が深部なのに浅刺したり、病巣が浅部なのに深刺するなど、的外れなことばかりする。『素問・刺要論』に「病有浮沈、刺有浅深、各至其理、無過其道（病には表層と深層があり、刺鍼には浅刺と深刺がある。それぞれの場所に達しなくてはならず、それを通過してはならない）」とある。もっともな道理であるが、なかには功を焦って深刺し、早く治そうとして逆に危険をもたらす術者もある。かと思えば正確に操作し、豊富な経験があり、多くの疾病を刺鍼によって治したり好転させたりする術者もある。文中では、そうした例を載せている。

2. 救急治療の方法

　胸部の穴位に刺鍼して起きる事故は、おもに気胸である。気胸は一般に閉鎖性気胸、解放性気胸、緊張性気胸の３つに分類される。そして刺鍼によって起こる気胸は、解放性気胸である。

　解放性気胸の病理生理は、① 傷付いた胸膜腔の陰圧が消えた後、肺が圧縮されて虚脱し、健側の肺も縦隔偏位により拡張不全となる。② 吸気時に健側胸膜腔の陰圧が増すため、患側との圧力差が広がり、さらに縦隔が健側に向かって押され、偏位がひどくなる。呼気時には両側胸膜腔の圧力差が小さくなり、縦隔は傷側に押し戻される。こうした異常な運動は、心臓への静脈還流に影響し、循環機能をひどく乱す。そのため患者に頻呼吸、呼吸困難、チアノーゼ、ショックなどが起きる。胸壁の解放性鍼孔が顕著であれば（鍼孔が大きい）、呼吸時に空気が胸膜腔へ漏れる音が聞こえる。患側を打診すると鼓音となり、呼吸音が減弱するか消失し、患側に押されて、気管や心臓が健側に偏位するなどの徴候がある。X線では、はっきりと患側の肺が虚脱し、気胸となって、気管と心臓などの縦隔器が変位しているのが見える。

　解放性気胸の救急治療は、ワセリンガーゼと綿パッドなど無菌ガーゼで傷口を覆い、さらにバンソウコウか包帯で固定して、解放性気胸を閉鎖性気胸に変え、そのあと胸膜腔を穿刺し、脱気して減圧すれば、しばらく呼吸困難が治まる。患者を病院に送ったあと、さらに処置しなければならない。酸素吸入と輸血や補液し、ショックを是正したあと、創面清掃術をし、胸壁の傷口を縫合して閉鎖ドレナージする。胸内臓器を損傷したり内出血が止まらなければ、診査開胸術により損傷

を修復して止血する。術後は抗生物質を使って感染を防止するが、もし膿気胸もあれば、すぐに大用量の抗生物質を使って炎症を抑え、患者を励まして咳により喀痰させ、早目に運動させる。

閉鎖ドレナージの適応症は、① 気胸、血胸、膿胸で、持続的な脱気や血液排出、排膿が必要な場合。② 胸膜腔を切開した患者。

徴候やX線検査によって、胸膜腔内の空気や液体がある部位を確定し、挿管する肋間を選ぶ。排液のドレナージは低位を取り、一般に腋窩線と後腋窩線に挟まれる第6～8肋間から挿管する。脱気のドレナージは上胸部がよく、鎖骨中線で第2肋間が常用される。患者を半臥位か側臥位にし、胸部を消毒したあと、選定した肋間を1%プロカイン3～5mLで胸壁を浸潤麻酔する。そして幅2cmほど切開し、血管鉗子で肋骨上縁の筋層を分けて胸膜腔に達したら、片側に穴のあるゴム管かビニールチューブを、切口から胸腔内へ4～5cm挿入し、その外端を無菌のアスピレータにつないで傷口を縫合し、ドレナージ管を固定する。

3. 予防措置

胸腔内では心臓が占める部位以外、すべて肺で満たされている。だから胸部に刺鍼するとき、まず胸壁は非常に薄く、内部には心肺など重要な臓器があるので、斜刺を主にすべきことを思い出し、深く刺入しすぎて心肺を傷付けることのないようにする。それと同時に、刺鍼した患者に異常な痛みや息切れ、チアノーゼなどの症状が現れたら注意すべきで、軽々しい態度を取ってはならない。（朱徳礼）

第2節　背部における肺の範囲

1、誤刺の事例

1. 肺兪で気胸を起こし、死亡させた事例

　4例の瘰疾患者で同時に肺兪を取り、全員が胸痛を訴えた。うち3名の患者は痛みが持続しているものの悪化することはなく、胸部を打診しても異常がなかった。聴診で患側の肺底部に「ふいご」のような摸床音（擦れるような音）があったが、5日ほど安静にしていると徐々に治癒した。そのうち1人の患者は病室に戻ってから痛みがひどくなり、3時間後に顔色が青紫になり、呼吸困難となった。聴診すると摸床音が肺全体に広がっており、さらに3時間経過すると、ついに呼吸困難のため窒息して死亡した。当時は気胸による急性肺萎縮と診断された。

――魯之俊『新編鍼灸学』重慶出版、1957：9

　肺兪は足太陽膀胱経の穴である。穴位は、第3胸椎下の両側1.5寸にある。局部解剖では、穴位は背部で、第3と第4胸椎棘突起間の外側、僧帽筋と大菱形筋、上後鋸筋の上にあり、肋間動脈後枝と頚横動脈深枝が分布していて、副神経と肩甲背神経、胸神経後枝が分布しており、深部には肺がある。

　鍼法と主治：患者を椅子に腰掛けさせるか伏臥位にし、第3胸椎の下で、身柱の傍ら1.5寸を取る。0.5寸ほど刺入する。癆瘵（結核など慢性消耗性の病気）、内傷による吐血、咳喘上気、胸背の痛み、小児の鳩胸や亀背、皮膚そう痒、黄疸などを治療できる。

　この例では、4例の患者で同時に肺兪穴を取り、全員が胸痛を訴えていることから、刺入深度に触れていないが、規定の刺鍼法を守らなかったことは確実なの

で、肺を損傷させている。損傷の軽いものは安静によって回復したが、刺入が深過ぎて気胸がひどいものは、すぐに窒息して死亡した。

肺兪は適応症が広く、よく臨床にも使われるが、深部に肺があることを知らなくてはならない。俗に「腹部は井の如く深く、背部は餅の如く薄い」と言うが、刺鍼では決められた深さを守らねばならない。（73頁の図参照）

2．肺兪を取って両側の血胸を起こし、死亡した事例

患者、女性、35歳。咳嗽のため、背部が怠く痛む。医者が15.5cmの粗鍼（太い鍼）を、両側の肺兪へ深く刺入したが、その激痛で患者は失神した。そのとき息切れと胸悶（胸の不快感）を感じ、旅館に帰って休んだが、胸痛、呼吸困難、出汗など、だんだん症状がひどくなり、再び治療を求めた。その医者は、今度も患者の背部に数カ所刺鍼し（穴位は不明）、2カ所に吸玉して、雄黄、冰片、木香を2分ずつ服用させたが、その深夜に死亡した。

死体解剖：死者の背部で第3〜4胸椎の傍ら1.5寸（肺兪穴）に鍼痕があり、2.5cmの深さで直に胸腔へ入っている。胸を開くと、多量の気体と血性液体が排出され、肺虚脱となって傷痕があった。両側の閉鎖性血胸で、肺を損傷したため肺が萎縮し、窒息して死亡したと結論付けられた。

―――――張祥ら『中医学術会議資料選編』内蒙古：1980

この例では、太くて長い鍼を両側の肺兪へ深すぎるほど刺入し、患者は激痛で失神した。一側の気胸でも、ある程度の危険性があるが、この例では両側の血胸である。おまけに診療所と旅館を往復させ、すぐに救急治療をするどころか、再びデタラメな刺鍼をして吸玉までかけ（部位は不明）、病状を悪化させて患者を死亡させた。

3．肺兪に刺鍼して吸玉を加え、左側気胸を起こした事例

患者、男性、56歳。喘息を患って50年になる。3年前に寒気を受けたため咳嗽と気喘（喘ぎ）が始まり、すぐに某病院へ鍼灸治療にいった。天突、豊隆、肺兪を取穴し、さらに膻中と気海へ棒灸した。腹臥位で、肺兪に一寸半の鍼を0.5〜1寸ほど垂直に刺入し、置鍼して10分ほど吸玉した。吸玉をはずしたあ

と鍼の深さが前より少し深くなったように思えた。刺鍼して 3 時間後に、急に心臓がドキドキして息切れがひどくなり、胸背には耐え難い刺痛があり、汗をダラダラかいて、すぐに来院して治療を求めた。

検査：体温 36.5℃、脈拍 126 回 / 分、呼吸 30 回 / 分、血圧 17.29/5.33kPa。急性症状の容貌で、呼吸が速くなり、口唇は紫色になっている。打診すると左肺は鼓音で、聴診では左肺の上部と中部の呼吸音がなく、左肺下部の呼吸音は小さい。右肺は全体に喘鳴があり、肺底には湿性ラ音があって、心音は弱い。背部の第 3 〜 4 胸椎傍らで、左肺兪に相当する部分に 0.1 × 0.2cm の新しい内出血があり、周囲に圧痛がある。胸部の X 線写真：左肺の外傷性気胸（肺実質は 80％圧縮）、ならびに気管と縦隔は右方偏位し、右肺は続発性の肺気腫である。左肺の外傷性気胸と診断した。

治療：酸素吸入で応急治療し、抗生物質を注射して感染を防ぐとともに、養陰潤肺、降気平喘の漢方薬で調治する。そして左後腋窩線で、第 7 肋間に相当する部分から 700mL 脱気する。脱気すると症状がはっきりと改善し、51 日後に治癒して退院した。

————林通国『浙江中医雑誌』1965; (6) :12

患者は 56 歳であり、喘息になって 50 年にもなるので、肺の機能がかなり悪くなっている。医者は肺兪に直刺で 0.5 〜 1 寸ほど刺入しているが、これは一般の鍼灸文献の規定深度を超えている。さらに置鍼中は吸玉を加えているので、胸膜臓側板の鍼孔を広げ、肺内の気体を胸膜腔に流入させて気胸となった。吸玉をはずしたとき、刺鍼の深さが前より少し増したが、これは吸引によって刺鍼方向や深度が変化し、血胸が起きたことを示している。

4. 風門を取って、左側の気胸を起こした事例

患者、男性、36 歳。左肩が痛み、左上肢が痺れたため鍼灸科で治療する。大椎、風門、曲池、肩髃、肩井、風池を取穴する。背もたれに面して椅子に腰掛けた姿勢（後ろ向き姿勢）で、脊柱左側の風門穴へ刺鍼したとき、患者はちょっと肩を挙げた。すると心臓がドキドキして息が切れ、ショックのような症状が起きた。すぐに抜鍼して、数分したら好転した。翌日、左胸痛、咳嗽、息切れを訴えて来院し、再

診した。胸部のX線写真で、左側の気胸と判り、肺組織の圧縮は10％だったので、入院治療した。入院して鎮咳剤を飲み、特に処置しなかった。数日して気胸は自然に吸収され、治癒した。

―――― 佟玉傑ら『浙江中医雑誌』1966;（3）:36

風門は、第2胸椎の下で、その両側1.5寸にある。深部には肺があり、直刺で深刺できない。この例では刺入深度に触れてないが、刺鍼中の患者の反応と刺鍼後の症状、X線写真などから判るように、刺入が深すぎて起きたものである。

5. 肺兪を取って気胸を起こし、死亡した事例

患者、女性、51歳。気管支喘息のため、巡回してきた医者が4寸の毫鍼を両側肺兪穴に3寸あまり刺入した。刺鍼したあと患者は、すぐに背部の刺鍼部に痛みを感じ、肩を挙げて喘ぐように呼吸し、胸苦しく、心臓がドキドキし、冷や汗が出て、唇や爪が紫色になって、脈は弱く速くなった。そのとき巡回医は何も処置しなかったので、手遅れになって死亡した。

分析：この事例は、巡回医が腧穴の刺入角度や深度を守らなかったため発生した。肺兪は斜刺で0.5～0.8寸、あるいは上から下に向けて筋層を1～2寸に透刺する。それなのに巡回医は4寸の毫鍼で3寸あまり直刺し、肺を破って外傷性気胸を起こした。

―――― 蒋作賢『陝西中医学院学報』1988;（1）:25

肺兪穴は、通常0.5寸の刺入だが、この例では3寸以上刺入している。無茶苦茶だ。これが「ヤブ医者は人を殺す」の見本である。

6. 肺兪などを取って左側の気胸を起こした事例

1959年夏、一人の実習生が、ある背痛患者を鍼治療した。26号の毫鍼を左側の肺兪と厥陰兪に、それぞれ1.8寸の深さに刺入した。3日後に家族が、刺鍼してから息が切れ、呼吸が浅く短くなり、汗が出て、食欲がなくなって疲れやすくなり、座っても寝ていても落ち着かなくなったと告げた。胸部を透視すると左側の気胸で、肺の圧縮率は50％、心音は小さく弱くなり、沈細脈。外傷性気胸で入院治療し、20日あまり治療して健康になった。

―――― 李世珍『常用腧穴臨床発揮』407 ページ、人民衛生出版社、1985

　肺兪と厥陰兪は、ともに背部にある。胸背の壁は薄く、刺鍼しても深くさせないので、ほとんどが 0.3 〜 0.5 寸刺入すると書いている。そのうえ激しい操作もできない。もし提挿が過ぎると、胸背部の臓側板を損傷して気胸を起こす。この例では肺兪と厥陰兪に 1.8 寸も刺入しているが、これは一般の刺入深度の数倍なので、気胸が起きた。

　気胸の処置が手遅れになったり、適切な治療でなければ、重大な結果を招いて患者の生命を危険にさらす。もし刺入が深すぎて、患者に胸痛や息切れ、呼吸困難、チアノーゼ、出汗などが現れたら、まず気胸の可能性を疑い、すぐに患者を半臥位にして安静にする。少量の気体が胸腔に入っただけならば、しばらく経過すれば気体が自然に吸収される。この期間は抗生物質などで感染を予防し、咳すれば鎮咳剤を与えて、咳の動きで鍼孔から気体が漏れることのないようにする。ひどいものは脱気や酸素吸入し、条件が許せばアスピレータで引っ張る。

7. 風門から肺兪に透刺し、左側の気胸を起こして死亡した事例

　患者、女性、57 歳。慢性喘息のため、某開業医に刺鍼治療を受けた。左側の風門から肺兪などの穴へ透刺し、すぐに抜鍼した。抜鍼すると患者は息ぎれや胸苦しさを感じ、さらに呼吸困難となって、口唇や指先が紫色になり、脈が速くなって冷や汗が出た。聴診すると、左胸呼吸音が明らかに減弱し、心音も小さく、心拍数は 120 回 / 分。救急治療したが、効果なく死亡した。

―――― 楊元徳『陝西中医』1986; (7) :319

　風門と肺兪の二穴は、沿皮刺で透刺していれば胸膜を傷付けることは有り得ない。ただ「左風門から肺兪へ透刺」とだけ報告しているので、他の穴を刺したために起きた気胸かもしれない（などの穴とあるので）。ここで述べている「などの穴」とは、経穴にせよ奇穴にせよ、風門と肺兪付近のものならば、刺鍼すると肺を傷付けて気胸を起こす危険性がある。

8. 1 〜 5 の夾脊穴、そして風門と肺兪を取って左側の気胸を起こした事例

　患者、男性、45 歳。背部が怠痛くて堅いので、刺鍼治療した。腹臥位でシャ

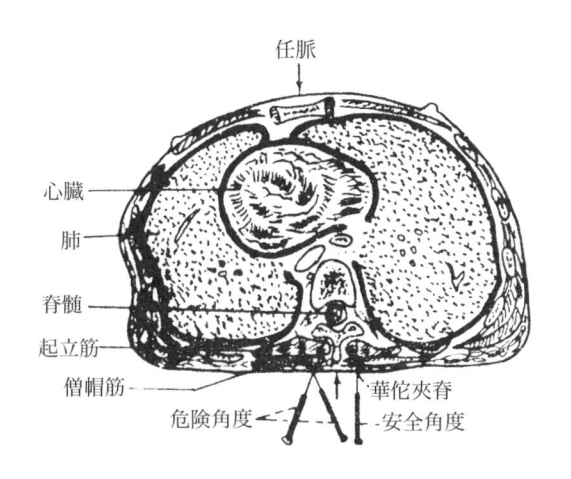

● 華佗夾脊穴刺入水平断面図

ツの上から刺鍼した。胸1〜5の夾脊穴、風門、肺兪、大杼などの諸穴を取り、鍼にモグサを付けて灸頭鍼した。モグサが燃え始めてしばらくすると、患者は頭のふらつきや痛くて不快な感じを訴え、呼吸促迫して唇が少し紫色になった。すぐに抜鍼して放射線科に送って検査したところ、左肺が40%圧縮されていた。

蒋国華ら『浙江中医雑誌』1986;（4）:174

　夾脊穴は、華佗夾脊、夾脊、脊旁などの別名があり、経外奇穴であり、組み合わせ穴でもある。夾脊穴は、背部と腰部にあり、第1胸椎から第5腰椎までの棘突起下の両側で、それぞれ後正中線から0.5寸の位置にある。皮膚、皮下組織、背と腰の筋膜、仙棘筋があり、胸神経と腰神経の後枝、肋間動脈の後枝、腰動脈後枝が分布している。

　鍼法と主治：腹臥位で、第1胸椎棘突起下（背中の正中線）の傍らで、左右に0.5寸のところが華佗1で、そこから1つずつ取穴する。0.3〜0.5寸刺入する。胸背痛、脇の脹れ、咳嗽、喘息、癆瘵（慢性に衰弱する病気。例えば結核）、虚損羸痩、瘤（腫れもの）を治療する。

　この例では華佗夾脊の1〜5、風門、肺兪などを取って、背中が板のようになって怠痛いものを治療しているが、それは適応症である。ただし刺入深度に触れ

られてない。取穴が多く、シャツの上から刺鍼しているため、深さや刺入方向が掴めない。刺入方向や進入深度が事故を起こす主な原因である。

9. 風門と肺兪などを取って、左側気胸を起こした事例

　患者、女性、68歳。胸背部が怠く脹って痛み、咳嗽、納呆（食欲不振）、頚部の不快感などで受診した。風門、肺兪、膏肓、脾兪などに刺鍼した。当日の午前中に胸苦しさや胸痛を感じ、翌朝にひどくなって痛みが激しくなり、息が詰まるようになったので外来に再来した。胸部の透視により、左側気胸と判った。当日入院した。検査：急性症状の容貌で、半臥位になり、気管は右方偏位し、樽状胸となり、呼吸動作が大きい。左肺を打診すると鼓音で、聴診では左肺呼吸音が消え、右肺の呼吸音が弱く、心音が遠いが、心拍は規則正しく、心拍数は104回/分。入院して左側気胸、右肺炎と診断した。酸素吸入や抗感染などの現代薬や漢方薬で治療し、その日の午後はアスピレータで1000mL脱気した。脱気すると息が詰まる感じは軽くなり、症状が好転した。54日治療して、再びヘモグラムを検査すると正常だった。胸部のX線写真では左肺の気体は、すでに吸収されており、治癒して退院した。

————王秀英『山東中医雑誌』1983; (6):20

　この例では風門など4穴を取っているが、この4穴は、いずれも肺の周囲に分布しているので、刺鍼できるのは0.3〜0.5寸である。刺入が深すぎれば、いずれも肺を損傷して気胸を起こす。だから臨床では注意しなければならない。

10. 肺兪と心兪を取って、右側の気胸を起こした事例

　患者、女性、58歳。肺性心が8年続いている。4日前から咳嗽、気喘、胸悶、喀痰がひどくなり、鍼治療を受けて、肺兪と心兪に1.5寸の毫鍼を1寸刺入した。抜鍼すると、すぐに患者は胸背部の痛みを感じ、胸悶（胸苦しさ）、気短（息切れ）、呼吸困難がはっきりし、徐々にひどくなった。意識がぼんやりし、汗が出て、手足が冷たくなった。脈拍108回/分、呼吸25回/分。元気がなくなり、口唇が青くなり、鼻翼をピクピクさせるなどの気胸徴候がある。口を開けて呼吸し、起坐で受動体位となり、右胸が少し隆起し、右肋間隙がわずかに広くなって、

右の音声振盪が減弱し、打診すると清音で、右肺の下界は鎖骨中線の第 7 肋間にあり、聴診すると乾性や湿性のラ音がする。白血球 19800/mm^3、好中球 92 ％。胸の X 線写真では、右肺の外側と中心部分に肺組織がなく、圧縮 60％だった。左側の肋骨横隔膜角は鈍角になり、肺紋理は細かな網目構造となって、小さな陰影が散在している。右側の重度外傷性気胸と診断する。

治療：半臥位で酸素吸入し、右第 2 肋間に閉鎖式ドレナージをおこなう（他の合併症も同時に治療する）。13 日で治癒して退院した。

——— 胡金軒『上海鍼灸雑誌』1986; (3):34

心兪は背兪、伍焦之間、心之兪などとも呼ばれ、足太陽膀胱経の穴である。穴位は第 5 胸椎下の両側にあり、後正中線から 1.5 寸ずつ離れている。局部解剖では、穴位は背部にあって、第 5 と第 6 胸椎棘突起間の外側、僧帽筋と菱形筋の中にあり、肋間動脈後枝と頚横動脈深枝があり、胸神経後枝が分布する。

鍼法と主治：患者を椅子に腰掛けさせ、第 5 椎下にある神道穴の外側 1.5 寸を取る。0.3～0.5 寸ほど刺入する。鍼感は、だいたい腫れぼったい痺れ感で、前に向かって心臓部分に鍼感が伝達する。心胸の乱れ、狼狽する、恍惚となる、不眠、健忘、咳嗽吐血、癲癇などを治療できる。

肺性心患者は、しばしば呼吸困難や酸素欠乏になるので、刺鍼して少しでも肺を損傷すると、激しい反応が起きる。だから刺鍼では取穴を正確に、適切な深さで、弱い手法を使うようにして、くれぐれもいい加減な鍼をしないようにする。

11. 心兪などを取って右側の水気胸を起こした事例

患者、女性、70 歳。脳卒中の後遺症で、半身不随が 6 日続いている。入院して刺鍼治療を受け、患側局部の腧穴を取った。患者は動悸がするため、半月後に心兪と腎兪を配穴したが、刺鍼後に患者の咳が激しくなり、2 時間後に呼吸困難となって横になっていられなくなり、右胸に刺痛がする。聴診すると右肺の呼吸音は減弱し、打診は鼓音である。X 線透視では右肺が萎縮し、肺野の外側に透明な部分がある。右側の外傷性気胸と診断する。右胸を穿刺して液体 250mL を排出する。しかし 4 日目には呼吸困難がひどくなり、体温は 37.6℃となった。透視して水気胸と診断した。漢方薬で治療し、1 カ月後に退院した。

―――――夏玉卿『哈爾濱中医』1962;(2-3):26

患者は古稀を越えているうえ半身不随もあるので、身体は当然衰弱している。だから刺鍼治療では、まず補法を考えて瀉法は使わない。心兪を取って、刺入が深すぎるために肺を傷付けたが、この患者には非常に危険なことだった。これを教訓とすべきである。

12. 定喘と肺兪を取って右側気胸を起こし、死亡させた事例

患者、女性、59歳。咳嗽と喀痰のため、定喘と肺兪に刺鍼した。15分ほど置鍼していると、患者は胸の不快感やめまいを訴えた。そして抜鍼したあと背部に竹の吸玉をおこなった。すると患者は、だんだん呼吸が速くなり、唇が紫になったが、暈鍼によるものと思い込んだため症状がひどくなった。X線で透視すると右肺の圧縮は50％だったので、そこでやっと気胸と診断した。手遅れになったため救急治療も効果なく、その日のうちに死亡した。

―――――蔣国華ら『浙江中医雑誌』1986;(4):147

定喘は経外奇穴である。穴位は背部で第7頚椎棘突起の下、傍ら0.5寸にある。穴位の下には頚横動脈と深頚動脈の分枝があり、第8頚神経の後枝が分布する。

鍼法と主治：椅子に腰掛けさせ、大椎穴の傍ら0.5寸を取り、0.5～1寸刺入する。得気すると局部に、怠い、痺れる、腫れぼったいなどの感覚があり、それが肩部や胸部に放散する。咳や喘ぎ、上肢の痺れや麻痺、背中の痛みを治療できる。

この報告は簡単であるが、ポイントは次の3点に絞られる。① 定喘であれ肺兪であれ、刺入が深すぎたり方向が間違えば気胸が起きる。② 背部に吸玉をすると、吸引力によって鍼孔を広げ、気胸を悪化させる。③ 患者に、めまいや頻呼吸、胸悶などの症状が起きているのに、術者は暈鍼だと思い込み、すぐに救急治療しなかったため「誤りに誤りを重ねる」結果となり、病状が悪化して死亡した。

13. 定喘を取って左側気胸を起こした事例

患者、女性、25歳。喘息発作が2年続いたため、われわれのところへ治療にきた。両側の定喘穴を取り、毎日1回刺鍼する。6回目の治療をした10分後に、胸苦しさや息切れを訴えた。聴診すると左肺の呼吸音が弱い。胸部の透視では、左側

胸腔の外側1/4に気体がある。左側の外傷性気胸と診断し、入院治療した。

———— 徐笨人『赤脚医生雑誌』1979；(10):23

　定喘に深く刺入しすぎれば、肺を刺傷することは間違いない。報告の中で述べられている症状および聴診での呼吸音の減弱は、いずれも気胸によるものを示している。X線で胸部を透視し、左胸膜腔に気体のあることが確認された。ただ入院したとだけ報告されているが、対症治療だけで、他に特殊な治療をせずに全快した。これは軽症の患者に対する治療措置なので、一概には言えない。

14. 定喘を取って、右側の気胸を起こした事例

　患者、男性、57歳。喘息の発作が10年ぐらい続き、わが院へ治療にきた。両側の定喘穴を取った。右側定喘穴に刺鍼し、抜鍼したところ、すぐに患者は右側胸痛を訴え、呼吸困難となった。検査：口唇が紫色になり、右胸を打診すると過度の清音で、右肺の呼吸音は明らかに弱い。胸部を透視すると右胸腔の2/3に気体がある。右側の外傷性気胸と診断し、入院治療した。

———— 徐笨人ら『赤脚医生雑誌』1979；(10):23

　10年以上の喘息患者では、特に慎重に刺鍼しなければならない。それは患者の肺機能が劣っており、少しの損傷で重大な反応を起こすからである。この例では刺鍼後に胸痛や呼吸困難となり、X線で透視したところ右胸腔の2/3に気体があった。これは重症な気胸であることを示している。

15. 膏肓を取って左側の気胸を起こし死亡させた事例

　患者、男性、40歳。その妻の訴えでは、午後3時頃、背部が急痛くて、某出張鍼灸師に治療を頼んだ。胸椎の鳳凰展翅旁（肩甲骨傍らの膏肓穴）に刺鍼した。右側は1.5寸、左側は1寸ほど刺入し、刺鍼したあと、その部分に吸玉を使った。帰宅してから言葉がはっきりしなくなり、口から泡を吐いた。術者は冷水を患者の身体に噴きかけたが良くならず、すぐにわれわれの病院で診察した。その時の患者は蒼白で、指が紫色になり、意識がはっきりせず、呼吸が浅くて速く、喋れず、心音も微弱で、脈も小さく、ショック状態だった。他の検査は間に合わなかった。救急治療して15分前後に死亡した。病理解剖による診断：① 左側気胸および

縦隔気腫。② 左気管支リンパ節腫大、左上肺は中度の虚脱。③ 左下肺および右肺下部は、肺組織の充血および浮腫がある。④右肺上中部および上肺は、乾酪性結核および線維硬化がある。⑤ 右肺下部および左下肺に、散在性の石灰化結核および乾酪性結核がある。

病理解剖および病歴によると、刺鍼によって気胸となり、呼吸困難になって窒息死したことは確実である。

———————唐天禄ら『浙江中医雑誌』158; (3) :24

膏肓は足太陽膀胱経の穴で、第4胸椎下の両側3寸にある。局部解剖では、穴位は第4と第5胸椎棘突起間の外方で、肩甲骨の内縁にある。上層に僧帽筋、下層に大菱形筋があり、頚横動脈の深枝と肋間動脈の後枝があり、肩甲背神経と胸神経後枝が分布する。

鍼法と主治：椅子に腰掛けて、第4と第5胸椎棘突起間の陥凹部から外側3寸で、厥陰兪穴の外側1.5寸にある。0.5寸ほど刺入でき、癆瘵、骨蒸（内熱）、盗汗（寝汗）、咳嗽、痰中に血が混じる、嘔血吐血、脾胃虚弱、健忘、夢精や失精を治療する。

この例では膏肓に相当する部位を取穴している。左側を1寸、右側に1.5寸刺入しているが、これは通常の2～3倍の深度なので、肺を刺傷して当然である。そのうえ刺鍼部位に吸玉しているので、吸玉の吸引力で鍼孔が広がり、肺内から気体が漏れるのを促進して気胸となった。

患者は持病があり、抵抗力が弱く、こうした外傷に耐え切れないことを死体解剖は物語っている。俗に「医者に眼がなければ（病気の傾向や転帰の判断ができないこと）、患者の命はない」という。

16. 膏肓を取って左側の気胸を起こした事例

患者、男性、41歳。痰に血が混じり、透視したところ右上肺に結核の影があり、空咳して右側に胸背痛がある。膏肓と三陰交、肺兪と足三里を交互に取り、毎日1回刺鍼する。3回目に左膏肓へ刺鍼したとき痛みがあり、灸を加えると痛みがひどくなった。30分ほど安静にしていると痛みがひどくなり、咳が出て喘ぐ。検査すると、左胸が右胸より膨らみ、打診すると鼓音、聴診では呼吸音が弱く、心拍数は98回/分だった。透視すると左肺が約80％圧縮されており、周囲

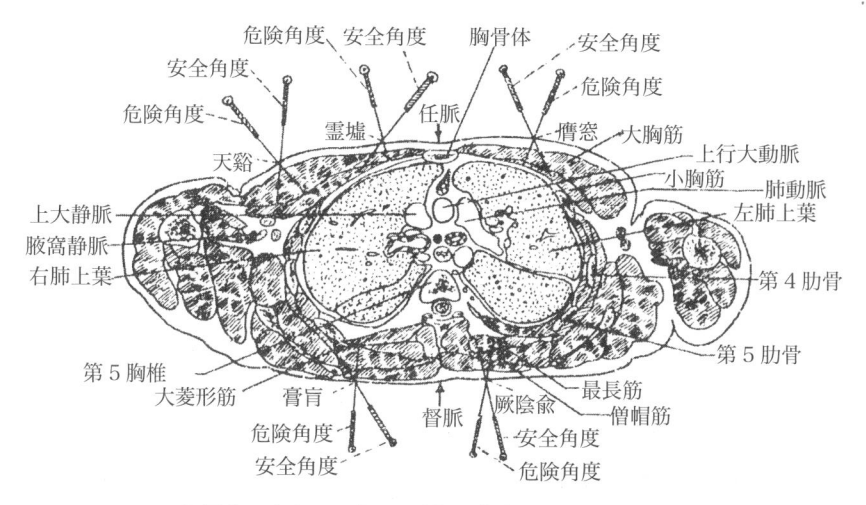

● 霊墟、膺窓、天谿、厥陰兪、膏肓5穴の刺入水平断面図

は透明で、心臓は右方偏位している。穿刺すると自然に脱気し、螢光板に映るX線像では、肺が外に向かって膨らみ、心臓も元の位置に戻って、症状が軽くなった。20分後に左胸が再び膨張し、肺圧縮が60％となった。その15分後には、それ以上膨らまなくなったので、再び注射針を刺すと自然に脱気し、1週間後に正常になった。

———— 陳潮源『広東中医』1962;（10）:24

　この例は、もともと肺癆（慢性肺結核）を患っており、痰に血が混じる。膏肓と肺兪は、刺入が深すぎると肺を傷付け、気体が漏れ出して気胸となる。運良く患者は中年であり、抵抗力も強く、すぐに救急治療して回復した。こうした患者に刺鍼するときは、刺入が深すぎないように注意し、きつい手法を避けるようにしなければ、気胸が起きやすい。

17. 肺兪と膏肓などを取って、右側の気胸を起こして死亡させた事例

　患者、男性、44歳。5年前に咳が出始め、徐々にひどくなって、この2カ月は大喀血し、発作が起きている間は横になれず、起坐呼吸して痰が多い。中医や現代医学で治療したが効果がなかった。来院したときは休憩もせず、すぐに医者

が検査した。体温36.2℃、脈拍108回/分、呼吸困難があり、胸郭は左が明らかに萎縮し、右は明らかに拡張している。背部の膈関と魂門に圧痛がある。両側の肺兪と膏肓、右膈関、右魂門を取って、0.3～0.5寸刺入すると、患者はひどい痛みを感じた。5～6分ほど置鍼していると、患者は突然「発作が起きそうだ」と抜鍼を求めるので、すぐに抜鍼した。すぐに患者は、ひどい呼吸困難となり、汗が出て、チアノーゼとなり、咳が止まらず、咳とともに黄色く粘稠な痰が出る。応急処置として、再び華蓋と天突を刺したが、かえってひどくなった。カンフル2本を注射したが効果なく、10分後に心臓が停止して死亡した。

解剖所見：右肺下葉後面に新しい鍼孔があり、線維素性胸膜炎および充血、肺気腫がある。また右心室前面にも、新たな鍼孔が発見された。患者は普段から肺結核と慢性リウマチ性心疾患がある。死因の推定：主に肺を刺傷したため、気胸を起こして窒息し、死亡したと思われる。肋膜を刺激して胸膜ショックが起きたり、あるいはリウマチ性心疾患および種々の重大な疾患による死が、刺鍼によって早まったとは考えられない。

──── 張継有『北京中医』1954;（4）

膈関は足太陽膀胱経の穴である。穴位は第7胸椎の下両側で、後正中線の外側3寸の陥中にある。局部解剖：穴位は、第7胸椎と第8胸椎棘突起間の外方で、肩甲下角の内側、広背筋の中にあり、肋間動脈後枝と胸神経後枝が分布している。

鍼法と主治：背部で、第7胸椎下の至陽穴の傍ら3寸にあり、肩甲骨下端の内側に取穴する。膈兪と水平で、膈兪から1.5寸離れており、0.5寸刺入する。嘔吐（嘔）、シャックリ（噦）、噴門痙攣（噎）、心窩部の膨満感（悶）、飲食物が喉を通らない、背痛や背骨のこわばり、全身の怠痛さ、さまざまな血証を主治する。

魂門は足太陽膀胱経の穴で、穴位は第9胸椎の下両側にあり、正中線の外側3寸の陥中である。局部解剖：穴位は、第9胸椎と第10胸椎棘突起間の外方で、広背筋の中にあり、肋間動脈後枝と胸神経後枝が分布している。

鍼法と主治：背部で、第9胸椎下の筋縮穴の傍ら3寸にあり、肝兪と水平である。0.5寸刺入する。腰背の疼痛、心痛、嘔吐、食事が喉を通らない、腹がゴロゴロ鳴る、排便が順調でない、尿が橙色の証候を治療できる。

この事例は結核の活動期で、咳嗽や起坐呼吸などがあって、肺の機能が非常に

悪い。医者が病状も考えずに数穴を取穴した。本人は0.3～0.5寸刺入したと言っているが、状態を考えると実際にはもっと深く刺入している。なぜなら解剖所見で、右肺下葉の後面に鍼孔があり、右心室前面にも鍼孔があるからだ。患者に危険な反応が現れているので、すぐに救急治療をすべきなのに、さらに医者は華蓋と天突へ刺鍼して、気胸のみならず心臓にも穴を穿けた。肺は圧迫されて、痰が詰まり、酸素が欠乏して呼吸が極度に困難となり、窒息して死亡した。『素問・奇病論』に「不足しているものを損なうことなかれ。身体が痩せていれば、鑱鍼を使うことなかれ」と言っている。この事例では、こうした治療原則を無視している。(73頁の図参照)

18. 肺兪付近の穴を取って、左側の気胸を起こした事例

患者、女性、28歳。寝違いで頚部が不快なため、すでに3回も刺鍼している。4回目には着衣の上から背部兪穴を取り、刺鍼したあと吸玉を加えた。女性は自転車に乗って帰宅する途中、胸部に不快な痛みを感じ、それから症状が徐々にひどくなった。翌日のX線撮影では、左肺の圧縮が70％で、肋骨横隔膜角は鈍角になり、少量の液があった。刺鍼した医者によると、大椎、大杼、肩中兪、風池を取穴している。いろいろな方法で調べたところ、そのうち一鍼が肺兪穴の上0.2～0.3cmにあった。

———蒋国華『浙江中医雑誌』1986;（4）:174

大杼は背兪、百労穴の別名があって、足太陽膀胱経の穴であり、また督脈の別絡、手足の太陽や少陽の会、骨会の大杼でもある。穴位は頚部で背の後ろ、第1胸椎下の両側で、正中線の外側1.5寸の陥中にある。局部解剖：穴位は後頚部で、第1胸椎と第2胸椎棘突起間の両側で、表層には僧帽筋、深層には小菱形筋と上後鋸筋があり、頚横動脈の深枝があって、胸神経後枝と肩甲背神経、僧帽筋を支配する副神経が分布している。

鍼法と主治：患者を椅子に腰掛けさせ、背の上部で、陶道穴（第1胸椎と第2胸椎棘突起の間にある陥凹部）から傍ら1.5寸を取る。0.5寸刺入する。胃の発熱感、咳嗽、頭痛、風邪をひきやすい、後頚部のこわばった痛み、肩甲部の怠い痛み、虚労（体の衰弱）、喉痺が治療できる。

この例で刺鍼事故が起きた原因は3つある。1つは取穴が不正確で、刺入が深すぎること。医者は大椎と大杼だけを取ったと言っているが、いろいろ調べると肺兪穴の上0.2～0.3cmに鍼痕があった。それからすると医者は、あまり経穴の部位を知らなかったことになる。2つめには、衣服の上から刺鍼しているが、あまりにもいい加減である。3つめに、刺鍼したあと吸玉をしているが、もし肺を刺し破っていれば、吸玉の吸引力が気体を外に漏れさせ、胸膜腔に充満して気胸を悪化させる。刺鍼したあと休ませもせず、すぐに自転車で家に帰っているが、これも気胸を悪化させた原因である。

19. 膈兪などを取って、右側の気胸と気腫を起こした事例

　患者、男性、48歳。いつも胃が痛むが、食後は特にひどくなり、その痛みが肩部に放散し、胃液を嘔吐するようになって20年以上になる。本院の鍼灸科で診察した。何回か刺鍼治療して、腰背の怠い痛みや腹部の膨満感は軽くなった。そこで実習生の一人が胆兪、膈兪、陽綱などへ刺鍼したが、患者の鍼感が弱かったため垂直に1寸も刺入し、膈兪で過度に捻鍼した。鍼治療が終わって患者が家へ向かって200mぐらい歩いたとき、急に右前胸部が苦しくなって不快感を覚え、脹った痛みが激しさを加えて呼吸困難となり、唇が青くなった。外傷性気胸と考え、アスピレータで胸腔から気体500mLと血液20mLを排出すると患者の息が詰まる感じは軽くなった。しかし右胸が脹った不快感や呼吸しにくさを感じ、喋ることも困難だった。右頚部は腫脹し、頚項部が自由に動かせず、仰向けにも寝れず、胸壁上部にも腫脹がある。唇は少し青くなり、まっすぐ首を伸ばせず、右首の動きが制限されて少し腫れ、それを圧すると捻髪音がし、海綿様の感じがある。右側胸部は膨らんで、肋間隙は消えており、それを圧すると捻髪音がし、海綿様の感じがして右首とつながり、皮下気腫となっている。打診：右肺の鼓音が強く、肝濁音界は第5肋間以下にあり、右肺の呼吸音は減弱しているが左肺の呼吸音は増強している。心尖拍動は弱いが、心音は正常。臨床検査：赤血球360万/μL、ヘモグロビン6.5g/dL、白血球9700/mm^3、好中球78%。X線で透視すると右肺が明るく映り、呼吸運動が遅く、前胸部の第4～5肋間に密度が濃い、太いロープ状の陰影が2本あり（中葉）、前胸部の第3～

4肋間の外側に半円形の縁がはっきりした透明部分がある。左肺の紋理は厚くなり、石灰化した点が見られる。右肺の外傷性気胸と診断した。5日後のX線所見では、右肺の中部と下部の外側に少量の気体があり、右胸腔の約20％を占めている。保存治療をして、絶対安静にすると、病状は徐々に好転し、治癒して退院した。

――――唐天禄ら『浙江中医雑誌』1958;（3）:24

　膈兪は足太陽膀胱経の穴で、血会の膈兪である。第7胸椎下の両側で、後正中線から1.5寸のところにある。

　この例では両側の膈兪、胆兪、陽綱に6本刺入しているが、胆兪（第10胸椎下の傍ら1.5寸、陽綱は第10胸椎下の傍ら3寸）でも鍼尖を上に向ければ肺に刺さり、膈兪の深部には肺があるので、1寸刺入したうえ過度に鍼体を捻転すれば破壊されるのは必然である。そのうえ刺鍼したあと、休ませもせずに歩いて帰らせたが、損傷した肺にとって歩行運動は悪く、そのために胸悶や脹痛、呼吸困難やチアノーゼなど症状が激化した。肺内の気体は多量に溢れだし、さらに鍼孔に沿って皮下に漏れ出したので、右側の頸部や胸壁上部に皮下気腫が起きた。この例では肺の刺傷はひどくなく、絶対安静にして保存療法するだけで症状は治まった。

20. 膈兪と膈関を取って左側の気胸を起こした事例

　患者、男性、24歳。慢性変形性脊椎炎のため某病院で鍼灸治療を受けた。身柱、膈兪、膈関、曲池などを取ると、抜鍼後に呼吸困難となり、ベッドから起きられず、休憩したのち歩いて帰ったが、やはり息苦しさを感じていた。一日開けて、その病院で陶道、肺兪、天宗、太淵に刺鍼したが効果がなかった。その日の午後、我々の病院で透視し、左側の気胸と証明されたので入院した。そのときの肺は90％圧縮されていた。血沈は1時間で3mm。脱気治療し、12日後に気体は完全に吸収されて退院した。

――――閻林肯ら『中医雑誌』1982;（5）:35

　この例では膈兪と膈関を取っているが、いずれも第7胸椎の下にある。それぞれ脊柱から1.5寸と3寸の穴位であり、どちらも刺入が深すぎると肺を刺傷し

て気胸を起こす。刺鍼したあと呼吸困難となり、医者は肺兪など何カ所も刺鍼したが徒労に終わり、逆に治療を遅らせた。X線では左肺の圧縮は90％だった。それからはまともな治療をしたので、回復して退院した。

21．背部の穴を取って左側の気胸を起こした事例

患者、男性、41歳。腰背部が痛むので、医務室で鍼灸治療を受けた。背部に刺鍼したあと、急に心臓がドキドキし、頻呼吸となって冷や汗をかき、すぐに意識がなくなった。医者は暈鍼だと思った。しばらくして覚醒し、息苦しさと胸痛を訴え、仰向けで眠れず、右側臥位になる。帰宅して3日休んだが良くならず、我々の病院に転院した。検査：気管が右側に偏位し、左側の胸郭が少し隆起し、音声振盪は小さく、打診すると鼓音で、呼吸音が弱い。胸部の透視で、左側気胸が証明され、肺は75％圧縮されていた。入院してから3回の胸腔穿刺によって脱気し、それぞれ2200mL、2800mL、3200mLの気体を排気した。4日後に、左肺は元のように膨らみ、10日後に退院した。

―――宗文九『上海鍼灸雑誌』1984;（1）:24

上背部の刺鍼では慎重に刺入する。刺入が深すぎると気胸が起きる。

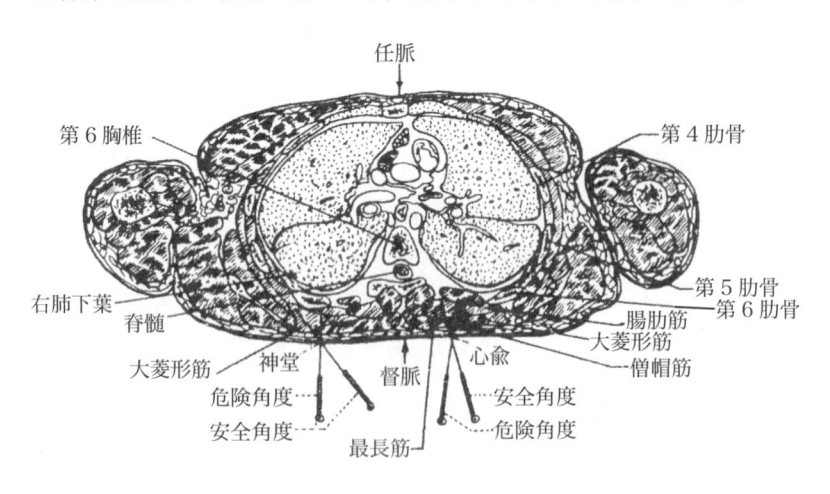

● 心兪、神堂2穴の刺入水平断面図

22. 背部穴を取って右側血胸を起こした事例

　患者、男性、33歳。最近、背部が脹って痛み、不快である。9時間前に村の医者が背部の穴位に刺鍼し、30分置鍼した。抜鍼後に胸苦しさや息切れ、目まい、動悸が始まり、だんだんひどくなった。すぐに我々の病院に転院し、外来で血胸と出血性ショックと診断されて、救急で入院した。

　検査：体温36℃、脈拍108回/分、呼吸24回/分、血圧11/8kPa。急性症状で貧血の容貌だった。頻呼吸で、気管は左に移動し、右側の肋間は膨らみ、呼吸運動と音声振盪は小さくなり、右上胸部を打診すると鼓音、右腋窩線第6肋間から下を打診すると濁音である。聴診：右肺の呼吸音消失、左肺の呼吸音増強。背部左肩甲線の第8肋間に2つの鍼痕があり、2つの鍼痕は斜めに2.5cm離れている。X線透視：右側胸腔に多量の液体があり、液面が見える。臨床検査：ヘモグロビン12g/dL、赤血球420万/μL。すぐに右鎖骨中線の第2肋間を穿刺して2000mL脱気したが、まだ空気は漏れているので、ショックの救急治療と同時に胸腔の閉鎖式ドレナージをおこない、挿管すると排液管から血性液体が350mL出た。血圧が7.98/5.32kPaに低下したので、600mL輸血すると2時間後は14.63/10.37kPaに上昇した。輸液と酸素吸入を続けてアシドーシスを是正し、止血剤、抗感染、抗ショックなどの処置をした。3時間後に血圧は15.96/11.7kPaに回復し、病状は安定した。24時間で排出した血性胸液は860mLだった。

　翌日の胸部透視：右肺は膨らんだが、まだ右胸腔には中度の気腫があり、液面が見える。閉鎖式ドレナージを腋窩線第7肋間に移すと、さらに血性胸液が300mL排出された。血圧は安定し、心臓がドキドキしたり息切れすることもなくなった。

　3日めの胸部透視：右胸腔に中度の水腫があり、側臥位で透視すると液体の後ろに嚢胞ができていた。閉鎖式ドレナージをしたが液は出なかった。固定して後腋窩線の第7肋間を穿刺し、血性液体1000mLほど抽出した。胸穿刺で調べるとヘモグロビンが0.925g/dL。試験開胸をおこなった。開胸して右側胸腔から鮮血と血塊1500mLを取り出した。肺表面、斜裂、肋骨横隔膜角、心横隔膜角

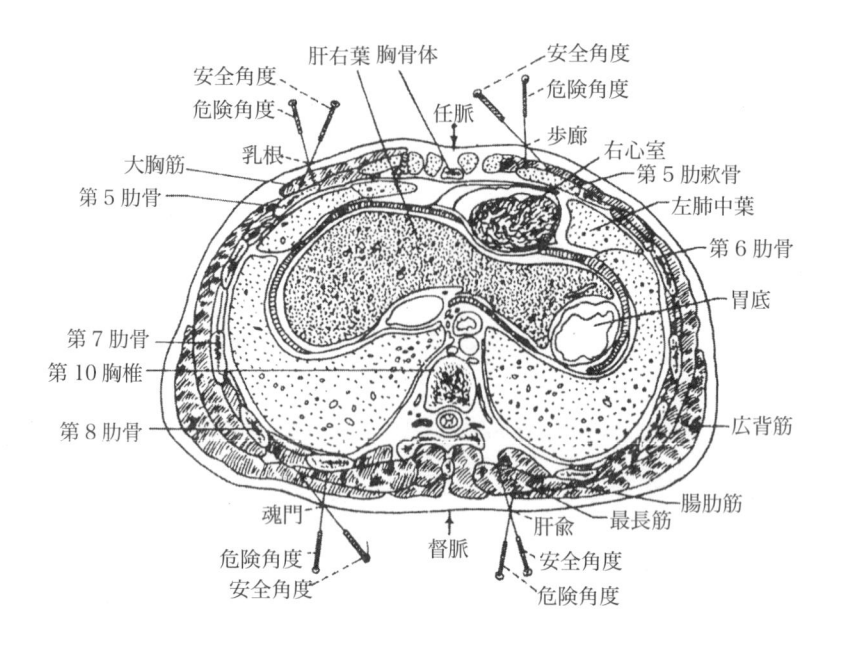

● 歩廊、乳根、肝兪、魂門4穴の刺入水平断面図

などを多量の血塊とフィブリンが包んでいる。きれいにしてみると、出血しているところはなかった。肩甲線の第8肋間壁側胸膜を調べると、2つの鍼孔があり、充血と浮腫があって軽度にびらんしていた。右肺下葉背面の臓側胸膜には直径0.2×0.1cmの損傷があった。その深部は背部の血管があり、破損した肺組織を補修して肺を膨らませても空気が漏れなくし、胸腔を洗浄したあと閉鎖式ドレナージを置いて閉じた。術後は安定し、すべてが好転して、切り口は1期の癒合だった。何回か透視すると、右肋骨横隔膜角にわずかの癒着がみられたが、そのほかには異常がなかった。ヘモグロビンは13g/dLに上昇し、19日で正常に回復して退院した。

———常進一『河北中医』1984;(3):48

この例では背部の穴を取っているが、穴位には触れられてない。試験開胸によると、背部肩甲線の第8肋間に2カ所の鍼孔があり、右肺下葉の背部肺組織に

損傷があったのだから、気胸は刺鍼によって起きたのであり、経穴ではないところを取っている。報告によると刺鍼したのは1人の「村医」であり、解剖知識もなく、辨証論治も判らず、でたらめに鍼をし、臨床経験もなく、病人には災難だった。幸い、すぐに救急で入院し、何とか命は取り留めた。

23. 背部の穴を取って血胸を起こした2つの事例

例1. 女性、48歳。慢性の咳で鍼灸治療した。24時間後に胸悶、頻呼吸、めまいなどの症状が起きた。検査：呼吸24回/分、脈拍100回/分、血圧13.3/9.31kPa。X線の所見では軽度の肺気腫で、右肺の圧縮80％。両側の肋骨横隔膜角は少し平らになり、右側の液面は後部第10肋間に達している。胸液を抽出してみると、半ば凝固した血液だった。輸血して、胸腔チューブドレナージし、補助として胸腔穿刺すると、全部で1200mLの液体が排出された。23日で退院し、1年9カ月になるが再発はない。しかし慢性の咳と軽い頻呼吸は残っている。

例2. 男性、26歳。咳のため1月に背部へ鍼灸治療した。5時間後に胸痛、頻呼吸、目まいなどが起きた。検査：呼吸22回/分、脈拍80回/分、血圧15.96/10.64kPa。X線の所見では、左肺圧縮90％で、胸腔には液体があり、液面は後部第10肋間に達している。抽出したところ、凝固しかけている血性液体だった。処置：胸腔穿刺して、電動で排出する。出血が続いているが、胸部レントゲン写真で肺大気胞が疑われる。試験開胸したが出血点は見つからず、総排出液量は1000mLになった。胸腔チューブドレナージし、輸血した。40日で治癒して退院し、3年4カ月の再調査では再発はない。

―――――黄大霖『中華内科雑誌』1962;（4）:247

以上の2例は、いずれも背部兪穴を取り、穴位と深度に触れられてないものの臨床症状やX線所見から、刺入が深すぎるだけでなく、手法操作によって肺と血管に重傷を負わせたため血胸となったことが判る。一側の肺圧縮は80〜90％で病状が重い。前の例では多量の血性液体を排出するとともに輸血した。後の例では刺傷がひどかったため試験開胸してドレナージし、輸血しないと好転しなかった。2つの例は助かったので、早期発見し、すぐに適切な処置をすることが重

要なことが判る。

24. 背部と肩部の腧穴を取って、気胸を起こした事例

患者、男性、41歳。主訴：咳、息切れ、胸の不快感、胸痛が起きて7日目。病歴：発病前に肉体労働に参加したが、疲れたので休憩した。翌日の午前、ある鍼灸医が、背部と肩甲間部、その下方に刺鍼したところ、すぐに気が走り回るように苦しくなり、頻呼吸になって、仰向けに寝ていると特に呼吸し辛い。慢性の咳が10年以上続いているが、この3～4年はひどくなり、痰に血が混じって、午後に発熱することもあった。2瓶のストレプトマイシンを注射しただけで、抗生物質や他の薬物は飲まなかった。検査：慢性病らしく、頻呼吸して軽いチアノーゼがあり、黄疸はなく、咽頭にも充血はないが、頚の静脈が怒張し、気管が左に寄っていて樽状胸である。右の肋間と胸、背部は明らかに膨らみ、呼吸は極度に弱く、打診すると鼓音で、肝濁音は消失し、呼吸音は内腔で弱く、外腔で消失している。左上胸部には気管支呼吸音があり、腋窩にはわずかだが湿性ラ音が聞こえる。心音は小さく、心拍は規則的だが、心濁音界も不鮮明である。X線で透視したところ結核病巣があり、右側下肺野の外側に透明な陰影がある。臨床検査：ヘモグロビン8.2g/dL、赤血球440万/μL、白血球20100/mm^3、好中球76％、リンパ球18％、好酸球6％。入院してすぐ、アスピレータで700mL脱気し、呼吸困難は緩解した。ベッドで絶対安静にし、アミノフィリンと咳止めを飲むよう申し渡した。咳や呼吸困難などの症状は落ち着き、良くなってから退院した。

――盛雯藻『江蘇中医』1960;（7）:26

この例では背部と肩甲部へ刺鍼し、深く刺入しすぎたため肺を刺傷して気胸が起きたことが、症状とレントゲン写真によって証明された。刺鍼して呼吸が早くなり、右胸が膨張しているなどの症状があるのに、すぐさま必要な処置をしなかった。もし患者をベッドで休ませ、鎮咳薬などを使っていたら、普通は気胸が自然に吸収される。しかしこの例では病状が幾らか進行し、アスピレーターで700mL脱気し、薬物を投与しなければ回復しなかった。これは術者に刺鍼療法の知識がなく、気胸の危険性も知らなかったことを示している。

25. 背部の腧穴を取って気胸を起こし、死亡させた事例

　ある幹部の家族に、一僧侶が背部に刺鍼した。すぐに患者は息が詰まるように感じ、胸の不快感や胸痛が起きて、唇が紫色になるなどの症状となって、しばらくして死亡した。家族が解剖に同意しなかったが、臨床経過や症状から気胸による死亡であることは間違いない。

―――― 廷珖『甘粛医薬』1983;（増刊）:44

　この例は刺鍼後に激しい反応が起きているので、すぐに救急治療をしなければならなかったが、僧侶は危険性が判らなかったので死亡事故につながった。

2、臨床経験

1. 肺兪などに刺鍼して喀血を治療する

　患者、女性、32歳、労働者。異常な匂いを嗅いだため、喀痰が10年以上続いている。この1年では咳がひどくなり、痰に血の塊が混じるようになったが、現代薬を飲んで少し良くなった。しかし発作は繰り返し起きる。患者は痩せていて、顔色は赤黒く、疲れた様子で少食、舌は乾いて舌苔が少ない。痰検査とヘモグラムには変わった所はなく、「ＯＴ（旧ツベルクリン反応）」は陰性。Ｘ線写真では肺紋理が太くなり、右下は蜂窩状である。診断：慢性気管支炎、気管支拡張に喀血を伴う。中医辨証：陰虚絡傷型喀血。治療：養肺止血により、急いで標を治す。肺兪、大椎、孔最を取る。操作：40mm×0.35mmの毫鍼を使う。肺兪は督脈へ向けて0.5寸に斜刺し、大椎は直刺で1寸、孔最は直刺で1寸。平補平瀉し、気が得られたら20分置鍼する。3日治療したあと再診すると、痰が白くなって量が減り、血がなくなったという。続いて1回刺鍼して終えた。1年後に再調査したが、あれから二度と喀血したり、痰に血が混じることはなく、喀痰もはっきりと良くなった。

　気管支拡張による喀血で、臨床では一般に軽症の患者には現代薬や漢方薬の止血薬で治療するが、重症なら手術で根治することが多い。この治療例は、喀血はひどくないが、1年も治療しなかったので、やはり難治の病気である。そして治療例では、肺兪、大椎、孔最を取り、4日の刺鍼治療だけで治癒したので、記載

する価値がある。

2. 背部の心兪、脾兪、腎兪、肺兪などに刺鍼してウイルス性心筋炎を治療する

患者、男性、25歳、労働者。1カ月前からインフルエンザにかかり、20日あまりも長引いて良くならなかった。その後に胸苦しさや息切れするようになり、心臓部分が痛んで、その痛みが左肩背に放散し、身体が怠くて疲れやすくなった。ECG（心電図）：下壁および広汎前壁誘導は、ST-T が変化し、ST 部分が 0.05〜0.1mV 低下して、T 波が小さく平らになる。心筋の血液酵素では、CPK（クレアチンホスホキナーゼ）と LDH（乳酸デヒドロゲナーゼ）が高い。通常の血液検査は、白血球 10100/mm^3、好中球 52%、リンパ球 46%、好酸球 2% だった。ウイルス性心筋炎と診断する。刺鍼治療を主とし、心兪、脾兪、腎兪、肺兪を取り、足三里と三陰交などを配穴した。背部兪穴は脊柱方向へ 1〜1.2 寸刺入して、得気したら 30 分運鍼する。毎日 1 回治療する。10 回の刺鍼で、胸苦しさ（胸悶）や息切れ（気短）、そして心臓前面の痛みが明らかに軽くなり、ECG（心電図）を検査すると各誘導で ST-T 間隔の病変がはっきりと回復し、血液酵素および血液像が正常になっていた。さらに 15 日治療を続け、諸症状はなくなり、ECG も完全に回復し、治癒した。半年の追跡調査では再発はない。

ウイルス性心筋炎は、ウイルス感染によって発生するが、すぐに治療しないと心筋に重大な損傷を与えて予後不良となる。中医では、この病気を風寒の邪が侵襲し、脈絡を邪が詰まらせたため気滞血瘀となり、胸陽が障害されて発生したと考える。この症例では刺鍼治療を使い、1カ月未満で治癒した。これは心脾腎肺の兪穴に刺鍼して経絡を疎通させ、気血を調えて行き渡らせ、陰陽を調節する作用が、他の薬物療法に劣らず、臨床で広く使用する価値のあることを示している。

3. 心兪などに刺鍼して心房細動を治療する

患者、男性、65歳。心臓がドキドキし、息切れ、胸苦しさ、上腹部の痛み、腰掛けても横になっても落ち着かない状態が 4 時間以上続いている。明け方の 3 時頃、患者は激しく咳き込んでから、上腹部の痛み、胸悶、気短、心慌などの症状が起きた。夜明けの 7 時 30 分に診察し、ECG では、心房収縮 390 回/分、

心室収縮60回/分。QRS波が0.08秒、Q-T間隔が0.39秒、電気軸はマイナス5度、各誘導はP波が消失して、大きさ、形態、間隔がバラバラなf波に代わり、R-R間隔は絶対性不整になっている。心電図の診断：心房細動。症状：顔色が薄黒く、口唇が青紫で、舌の色が淡く、舌辺に点状出血があり、舌苔はわずかに黄色く、結代脈。中医診断は心悸（気滞血瘀型）。益気活血化瘀の治療をする。心兪と内関を取る。操作：1.5寸の毫鍼で、鍼尖を脊柱に向けた45度の斜刺で、1寸の深さに刺入し、軽い平補平瀉手法で捻転する。5分に1回運鍼し、20分置鍼すると同時に内関を配穴する。抜鍼すると、患者は上腹部の痛みや動悸などが幾らか緩解した。その夜は上述した方法で、さらに1回治療し、患者には抜鍼したあと横になってリラックスし、「通じる」というイメージを1〜2時間ほど思い続けるように申し渡した。翌日、動悸や胸悶がかなり改善され、熟睡できたと患者は言う。検査すると、脈から結代が消えていた。ECGでは、洞調律で、心房収縮と心室収縮は75回/分、P-R間は0.22秒、QRS波は0.08秒、Q-T間は0.38秒、心電気軸はマイナス19度だった。機能と比較すると

① 各誘導にP波が出現し、P-QRS-T波が規則的で、P-R間は0.20秒より大きい。

② V1、aVL、V3誘導のT波は、直立から平坦になった。

ECG診断：

① 洞調律。

② 第一度房室ブロックの治療効果を固めるため、その後も3日治療を続け、1年ほど追跡調査したが再発はない。

　心房細動は、さまざまな器質性心臓疾患の併発症である。中医では、その発病を気陰両虚により心血が滞って起きたと考える。益気養陰、活血通絡の法を使って治療するが、臨床では炙甘草湯を加減して治療することが多い。この症例では、心兪と内関を取って3回治療しただけで効果があった。これは腧穴への刺鍼が、心房細動の調節と制御に対して重要な作用があることを示しているが、更なる研究が待たれる問題である。

4. 心兪などに刺鍼して、アダムス・ストークス症候群を治療する

　患者、女性、62歳。1994年10月5日初診。主訴：心臓がドキドキし、胸痛やめまいが数日続いている。既往症として冠動脈疾患があるが、心悸が最近ひどくなり、浮腫が起きて半昏睡状態になり、ベッドから起きれなくなった。顔色が冴えず、口唇が青紫で、両手が痺れて振るえるなどの症状がある。血圧は10/6kPa、心拍数60回/分。心電図ではST部が低下し、T波が逆になっている。診断：アダムス・ストークス症候群。心兪を取り、内関、百会、風府などを配穴して治療する。操作：35号、0.5〜2.5寸の毫鍼を選び、穴位を消毒したら、すばやく切皮し、大きく提挿捻転しながら運鍼して得気する。5分ごとに運鍼して30分置鍼する。毎日2回治療する。2日後に蘇生し、再び血圧を測ったら16/8kPa、心拍数は90回/分だった。続いて7回治療し、半年ほど追跡調査しているが再発はない。

　アダムス・ストークス症候群は、心室停止や心房細動と震えが交互に現れるため、心臓に効果的な血液供給がされずに起きる脳虚血症候群である。心悸、胸痛、失神、痙攣、浮腫、虚汗が出る、口唇が紫紺色、四肢が冷たい、結代脈などの症状が現れ、病状は急性で重い。この症例では心兪穴に刺鍼し、百会と風府などを配穴してアダムス・ストークス症候群を治療した。わずか2回で著効があり、1週間続けて刺鍼すると治癒した。アダムス・ストークス症候群のような難しくて重篤な疾患にも、刺鍼治療は優れた効果を持つことを示している。

5. 膈兪と肝兪に刺鍼して、乳癰（乳腺炎）を治療する

　患者、女性、27歳。労働者。1989年7月6日初診。出産して2カ月になるが、2日前に眠って圧迫し、明け方に起きたら左乳房に玉子大のシコリができていて、触ると痛く、乳汁もスムーズに出なくなった。身体検査：栄養状態は良好だが、急性症状の容貌。左側乳房で3〜8時の部位に6×8cmの瘤があり、局部は赤く腫れて灼熱感があり、痛くて触らせず、触ってもドクドクした感じはない。体温は39℃。診断：乳癰。背部左側の肺兪と肝兪、その付近にある2つの赤い丘疹のような反応点を点刺する。2日目の再診：乳汁はスムーズに排出されるようになり、灼熱感もかなりなくなって硬結は2×4cmに小さくなり、体温

は 37.5℃に下がった。前と同じ方法で刺鍼する。3日目に、瘤はなくなって体温も普通になり、治癒したと告げに来た。

　乳癰は、授乳期の産婦に多発する病気である。その発病メカニズムを、中医では肝鬱気滞によって起きるものが多いと考えている。その治療法としては、例えば前に述べた乳根穴など、刺鍼だけでもさまざまなものがあるが、臨床治療ではケースバイケースで柔軟に応用することにより、優れた効果を得られる。

6. 定喘などの穴に刺鍼して喘咳の病を治す

　患者、女性、40歳、主婦。呼吸困難と咳が繰り返し起きるようになって3年。発作が起きると息が切れ、口を開けて肩を上下させて呼吸し、横になれず、額から汗が出て顔が青くなり、咳は少ないが痰が多く、痰は透明でネバネバしている。冷えると発作が起き、長く続いていて治らない。冬になると発作が頻繁に起き、家事もできないと訴える。1981年5月15日初診。両肺から散在性の喘鳴音が聞こえる。痰邪恋肺型の喘咳と弁証した。平喘降逆（喘ぎを鎮めて逆上する気を降ろす）、宣肺化痰（肺気を行き渡らせて痰を消す）がよい。この方法で治療し、毎回30分運鍼する。30日間治療し、上に述べた諸症状は消え、普通の肉体労働ができるようになり、精神状態もよくなった。2年の追跡調査では再発はない。

　喘息は臨床では難病である。中西結合で治療することが多いが、再発する可能性が高いので手を焼いている。この症例では定喘に膻中、豊隆、足三里などを配穴して刺鍼し、30日で治癒させ、しかも2年も再発していない。実に広く推奨する価値がある。

7. 膈兪穴にブロック注射して冠動脈による狭心症発作を治療する

　患者、男性、63歳、幹部。1993年10月6日初診。胸悶と気短があり、前胸部に発作性の痛みがあって15年続いている。何回も他の病院で診察治療し、冠動脈の狭心症発作と診断された。中西医併用で治療し、病状は治まっていた。この5日は過労のため胸苦しくて息が切れるようになり、発作的な心臓部の刺痛が繰り返し起きるようになり、以前に比べてひどいので診察にきた。ECG：前壁と下壁のST-Tが広範に変化し、ST部は0.1～0.15mV電圧が低くなり、

T波は低く平らになるか浅く逆さになっている。膈兪穴にテトラメチルピラジン4mLを注射してブロック治療した。操作する前に穴位を消毒し、刺鍼して得気したら脊柱方向に2～3cm刺入し、ピストンを引いても血が逆流してこないのを確かめてから薬物を注入する。毎日1回治療して、10回を1クールとする。治療した3日後に、胸苦しさや息切れ、前胸部の痛みがある程度軽減し、ECGではST-Tが幾らか改善されていた。治療して7日後、以上のような症状が、ほとんど消え、ECGではST-Tがすでに正常に回復していた。治療効果を安定させるため、さらに3日治療した。半年ほど追跡調査しているが、病状は落ち着いている。

　冠動脈患者は、全員にある程度の気滞血瘀現象がある。報告によると、膈兪穴に刺鍼してテトラメチルピラジン注射液を注入すると、冠動脈患者の異常に高くなった血液流動学の指標が改善される。これは中医の活血化瘀や行気止痛の治療原則とも一致する。

8. 肺兪などの穴に刺鍼して頚肩腕症候群を治療する

　患者、男性、35歳、運転手。頚項肩背が痛み出して7日。その数日前にインフルエンザにかかり、続いて右側頚項部と肩背部が痛みだし、痛みは前腕外側と親指に達する。夜間に痛みがひどくなり、眠ることもできない。患者は頑健な体質で、食欲もあり、大小便も正常で、舌苔は白、脈は弦細で力がある。検査：肩中兪、肺兪、天宗に圧痛があり、前腕を挙上すると痛みがひどくなる。辨証：この病はインフルエンザの後で発病したものだから、風寒が虚に乗じて侵入し、経脈の間に入って阻み、気血が通らなくなって肩痺となったものである。西医では頚肩腕症候群と診断された。治則：疏風散寒、行気活血止痛（風を流し去って寒を散らし、気を行かせて血を活発にして痛みを止める）。肺兪、肩中兪、天宗などに毎日1回刺鍼する。2回の刺鍼から痛みがはっきりと軽くなり、8回の治療で痛みがほとんど消え、10回の鍼で治癒した。

　頚肩腕症候群は、中医では肩痺になる。解剖学から分析すると、肩中兪は第7頚椎と第1胸椎の傍らに位置するが、第7頚椎と第1胸椎から出る脊髄神経が腕神経叢の一部である。だから肩中兪へ刺鍼すれば腕神経叢を直接に刺激できる。

天宗も腕神経叢の近端にあり、下面には肩甲上神経があって、刺激すると肩や腕の怠い痛み、肘外後縁の痛みに優れた効果がある。

9. 膈兪と胃兪へ刺鍼して、難治性のシャックリを治療する

　患者、女性、41歳、労働者。シャックリが繰り返し起きるようになって3日目。その前に気候が寒くなったが、すぐに衣服を着込まなかった。その後シャックリが起きるようになった。軽いときは20～30分続き、ひどければ4～5時間続く。飲食すると少しよくなるが、苦痛な表情である。診察すると明らかに腹脹しており、舌質が黒っぽく、舌苔は白いが少し膩（ベトベト）、沈弦細脈。難治性シャックリである。膈兪と胃兪へ毎日1回刺鍼した。1回の刺鍼で、シャックリは明らかに減少し、3回で治癒した。

　シャックリは、胃気が上逆して横隔膜を動かすために発生する。患者は寒を受けたことにより発病した。それを分析すると、寒邪が胃脘（胃袋）を傷付け、膈間の動気を流れなくさせたため、胃気が上逆してシャックリが起きた。刺鍼して体内の抵抗力を働かせ、身体の機能状態を調整し、血脈を温めて通じさせ、気を行かせて逆気を降ろす。この症例は、わずか3回で治癒したが、まさに鍼灸は経済的で効果のよい治療方法である。

10. 風門、肺兪、厥陰兪などに刺鍼して喘息を治療する

　患者、男性、42歳、幹部。喘息が5年続いている。この患者は5年前に仕事の関係で、ある園芸所へ移動させられ、草花の管理をしていた。その時ちょうど春夏の端境期で、院内にはさまざまな花が咲いていた。最初は患者も、こうした環境の中で、少し息切れを感じたが、別段なんの不快感もなかった。数日して息切れがひどくなり、頻呼吸や胸苦しさ、喉から喘鳴音が聞こえるようになり、咳して痰が多くなった。現地の病院で診察してもらい、アレルギー性喘息と診断されて、ヒドロコルチゾンや抗生物質、漢方薬などで治療して病状は治まった。今回の診察も、ちょうど花が咲く季節に発病しており、咳が出て舌苔は白膩、滑数脈だった。身体検査：両肺は乾性ラ音や湿性ラ音に満ち、心拍数98回/分、腹は軟らかく、肝臓と脾臓は触知できない。風門、肺兪、厥陰兪、心兪などを取り、

すべて両側に刺鍼する。1寸の毫鍼で、すばやく切皮したあと、ゆっくりと0.5〜0.8寸の深さに刺入し、鍼下に気を得られればよい（患者が局部の腫れぼったさを感じる）。20分ほど置鍼するが、置鍼する時間は喘息の鎮まり具合によって延長したり短縮してもよい。置鍼している間は、提插捻転の平補平瀉法で2〜3回運鍼する。毎日1回治療して、10回を1クールとする。刺鍼して7日後、症状がはっきりと軽くなった。10日治療すると、すべての症状が消え、両肺の呼吸音がはっきりし、乾性や湿性のラ音、および喘鳴音はしなくなった。治療効果を強化するため、さらに2クールの治療を続けた。2年の追跡調査では、再発はない。

刺鍼によるアレルギー性喘息治療は、短期治療効果に優れているだけでなく、長期効果にも見るべき価値がある。使われている穴位は、すべて背部兪穴だが、刺入に注意して深すぎなければ、安全は保証されている。

3、まとめ

1. 講評

本節で述べられていることは、背部にある膀胱経の諸兪穴（心兪、肺兪、膈兪など）を誤刺して気胸や血胸が起きた事例であるが、それだけでなく背部の兪穴へ正確に刺鍼した場合の臨床例も紹介している。背部も胸腔の一部であり、やはり胸壁は薄く、内部には肺や心臓など重要な臓器があるので、背部に刺鍼するとき正確な解剖生理の知識がなく、盲目的に刺鍼治療すれば、重大な結果を招く。始めに紹介した25例は、誤った刺鍼によって死亡させたり、気胸や血胸を起こした事例である。誤刺事例のあと背部の腧穴に刺鍼した臨床例を載せているが、その結果は事故例とまったく反対で教えられることが多い。

2. 救急治療の方法

ここで収録した誤刺例は、気胸だけでなく血胸もある。気胸の救急治療法は前回と同じなので、ここでは血胸の診断と救急治療の方法に重点を置く。血胸とは、胸腔を損傷したあと、胸膜腔に血が溜るものである。その刺鍼事故における

発生率は気胸についで多く、気胸と同時に発生することもある。胸膜腔の血液は3カ所から来る。① 肺組織が裂傷を負ったため出血した。肺循環の圧力は低いので、一般に出血量は少なくてゆっくりしており、だいたい自然に止まる。② 肋間の血管あるいは胸郭内の血管を破損したため出血した。もし圧力の高い動脈であれば、出血量が多くて持続し、自然には止まりにくいので手術が必要である。③ 心臓と大血管を損傷したため出血した。出血量が多くて急激なため、短時間で失血性ショックを起こして死亡することが多い。

血胸が発生すると、1つには内出血徴候が現れ、2つには胸腔内血液の蓄積と圧力の増加により、肺が圧迫されて虚脱するとともに縦隔を健側に向けて押す。胸膜腔内の血囊腫は、肺や心臓、横隔膜の運動によって脱線維素作用を起こすため凝固しないことが多い。もし短時間に多量の血囊腫となれば、脱線維素作用も完全でなくなり、凝集して血餅ができる。血餅が器質化すると、線維組織ができて肺と胸郭を固定するため、呼吸運動が制限される。血液は細菌にとって、よい培養基なので、傷口や肺の破れ目から侵入した細菌は、すぐに繁殖できる。だから胸腔の血囊腫は、すぐに排出しないと感染しやすいので膿胸となりやすい。

出血量によって症状は変わる。少量の出血（500mL）では、はっきりした症状は出ない。X線で、わずかに肋骨横隔洞が消失しているだけである。中度の出血（500〜1000mL）と多量の血胸（1000mL以上）、特に急性失血では、すぐに脈拍が弱まって血圧が低下し、息切れなど、血液量減少性ショック症状、および肋間隙が膨れたり、気管が右側に歪んだり、聴診が濁音、心濁音界が健側に移動する、呼吸音が減弱したり消失するなどの胸膜腔水腫徴候が現れる。レントゲン検査では、傷側の胸腔に大きな水腫の陰影があり、縦隔が健側に移動するが、もし気胸を併発していれば液面が見える。

胸部創傷で最初に血胸が発見されたら、出血が止まるのか続くのかを判断しなければならない。次の徴候があれば、出血は止まらない。① 脈拍が徐々に速くなり、血圧が低下し続けている。② 輸血や補液しても血圧が戻らなかったり、一度は血圧が上がってもすぐに低下する。③ ヘモグロビンや赤血球算定、ヘマトクリットを繰り返し測定しても、引き続いて低下している。血胸に感染が併発すると、高熱や寒戦（寒気がして振るえる）、疲労感、出汗、白血球数の上昇な

どを伴ったりする。

　血胸の処理には３つある。① 出血が自然に止まる血胸：少量の血胸ならば自然に吸収される。溜った血の量が多ければ、早目に胸膜腔へ穿刺して洞血を排出し、肺が膨らむようにして呼吸機能を改善する。１回の排出は1000mL以内とする。針を抜く前に、胸膜腔内に抗生物質を注入して感染を防ぐのもよい。出血が続くのかを観察するため、できるだけ早く閉鎖式ドレナージをおこなえば、胸膜腔内の洞血を効果的に排除できて、十分に肺を膨らませることができる。② 出血が止まらない血胸：まず十分な血液を輸血してショックを防止する。そしてすぐに診査開胸術をおこなって出血している部分を捜す。もし肋間の血管や胸郭内の血管であれば、縫合結紮して止血する。肺が破れて出血していれば、出血した部分を縫合する。③ 出血が凝固した血胸：出血が止まった数日内に開胸し、洞血と血餅を取り除いて感染と器質化を防ぐ。

　血胸と感染が併発して膿胸になっていたら、次の３つが治療方法となる。① 原発性あるいは続発性の感染を防ぐため、多量の抗生物質を静脈に点滴する。② 膿汁を排出して膿瘍空洞をなくすため、閉鎖式ドレナージか開放ドレナージをおこなう。③ 肺が再び膨らむように促して、肺機能を回復させる。

3. 予防措置

　背部の胸壁は、前胸部と同じで、胸壁が薄くて鍼で傷付きやすい。ここでは背部の諸穴に刺鍼して事故が起きた25例を整理したが、刺鍼して気胸が起きたものだけでなく、血胸や死亡した事例もある。だから背部の腧穴に刺鍼するときは、胸部の解剖生理の知識を持ち、きちんと操作規定を守り、できることならば経験のある人に指導されて、慎重に治療の技術を取得する。そして患者に異常な所見があれば、すぐに大病院に送って観察し、気胸や血胸、あるいは死亡するといった結果を免れる。（朱徳礼　金芳）

第3節 頚部や肩部における肺の範囲

1、誤刺の事例

1. 天突を取って、右側の気胸を起こした事例

　患者、女性、55歳。慢性気管支炎のため、診療所で天突（右に偏っていた）に2寸の深さに刺鍼した。すぐに胸痛がして激しく咳き込み、息切れがして仰向けになれなくなり、顔面蒼白となって冷や汗が出る。すぐに抜鍼し、酸素吸入やブドウ糖の輸液をし、わが病院に送ってきた。

　検査：呼吸40回/分、脈拍110回/分。唇や爪が紺色になり、呼吸運動が弱くなって、右胸を打診すると鼓音、聴診では右側呼吸音は消失。白血球10200/mm^3、好中球82％、リンパ球17％、単球1％。X線では肺圧縮が50％だった。右側気胸と診断する。

　治療：酸素吸入、胸部穿刺により1400mL脱気し、症状は軽くなった。しかし30分後に再びひどくなり、呼吸困難となったので、胸腔内の圧力を測ったところ11mm水柱だった。再び1400mL脱気し、閉鎖式ドレナージをおこなうと、多量の気泡が排出された。5日目にチューブを外し、16日で退院した。

———厳之純『新医学』1985;（11）:655

　天突は、天門、玉戸、天瞿とも呼ばれ、陰維脈に属して任脈との会穴である。喉頭隆起下の凹みにある。局部解剖：穴位は、胸骨頚切痕の上際中央にあり、左右の胸鎖乳突筋の中間に当たり、深部には胸骨絶骨筋と胸骨甲状筋があって、甲状頚動脈から分かれた下甲状腺動脈と頚横神経が分布しており、深部には気管があって、さらに下の左胸骨柄後方には腕頭動脈と大動脈弓がある。

　鍼法と主治：上を向いて取穴する。鍼尖を胸骨柄に沿わせて下方へ0.5～0.8

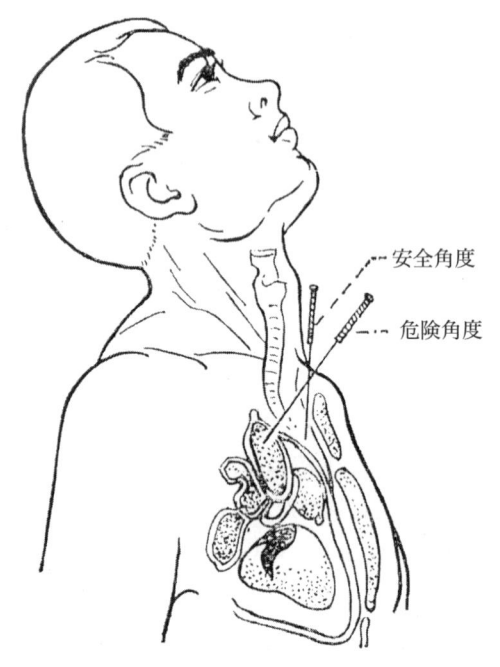

● 天突穴の刺入角度と深度

寸ほど刺入する。直刺すると気管を刺傷するのでいけない。得気すると、患者は重い感じがし、それが胸骨後面に沿って下へ伝導する。咳嗽、喘息、胸痛、咽頭痛、暴瘖（急に声が出なくなるもの）、嘔吐、唾を吐くと膿血が混じるもの、シャックリ、噎膈（食道痙攣）などを主治する。

この穴の深部には気管と大きな血管があって、刺鍼するには頭を上げて、鍼尖を胸骨柄の後縁に沿わせて刺入する。鍼体を傾けると肺や気管、血管を刺傷し、気胸や皮下気腫、血胸などを起こす。この例では天突を取って気胸が起きたが、その理由は鍼が右に偏っており、2寸に深刺したため肺を傷付けたものである。すぐに治療したので、危険から脱出した。

2. 天突と肩井を取って右側の気胸を起こし、死亡した事例

患者、女性、45歳。普段の健康状態は普通だった。肩や腕の痛みが1年以上

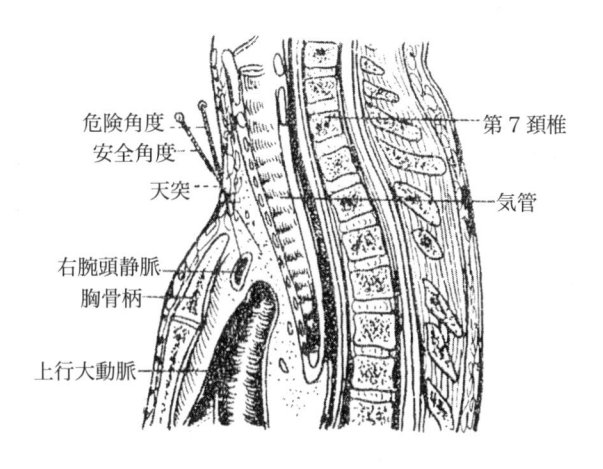

● 天突穴の刺入矢状断面図

続くため、ある医者に刺鍼治療をしてもらった。最初に肩髃、曲池、合谷などを取ったが、患者は少し息切れを感じた。数日後の再診で肩井を取ったとき、さらに息切れはひどくなった。そこで太い銀鍼を天突へ2寸ぐらい刺入したところ、急に患者は呼吸困難となり、口唇が紺色になった。すぐに抜鍼したが、救急治療する間もなく、約15分で死亡した。

　死体解剖：右側の肺が膨らまず、下甲状腺動脈が出血して、桃の実ぐらいの血の塊がある。右側の外傷性気胸のため、肺が圧迫され、最後には窒息して死亡した。

―――――賈淑華ら『函授輔導』1964;（4）:55

　この報告は記載が簡単すぎるので、少し分析を加えるに留める。医者は最初の刺鍼で肩髃などに刺鍼しているが、このときの患者の息切れは「瀉法」によって気を傷付けたことによる。再診では肩井を取ったあと気短したが、これは肺を刺傷したことと関係がある。さらに太い鍼を天突へ2寸の深さに刺入し、下甲状腺動脈を刺傷して出血させたが、この「一逆再逆（最初の誤りに対して、誤りを重ねる）」のため死亡した。この両穴で、刺鍼が偏っていたり刺入が深すぎれば肺を損傷する。無鉄砲な行為が引き起こした深刻な教訓である。

3. 天突と気戸を取って、両側の気胸と全身の気腫を起こした事例

　患者、男性、20歳。主訴：後頚部に刺鍼治療を受けてから全身が腫れて4日目。4日前に冷えたため、気管支喘息の発作が起こった。医者は太い銀の長鍼を胸部に3本打った。1本は胸の正中上方にある陥凹へ、別の2本は胸部上方の両側へ刺入した。刺入して、ほどなく患者は激しく咳き込んだ。すると頚下の刺鍼部から気体が吹き出したような感じがし、「気の帯」が左胸上部に向けて走り抜けたような感じがした。すぐに抜鍼したが、それと同時に何回か激しい咳が始まり、咳のたびに気体がでるように感じられた。約1時間後、左の頚部と胸部が軟らかく膨れてきて、それが徐々に大きくなり、すぐに全部の頚や胸、そして全身に広がって、最後に全身が膨れてきたが、特に顔面、頚部、胸部、腹部がひどかった。その後わが院へ移って治療した。

　検査：発育はよく、意識もはっきりしているが、急性症状の容貌。気管は中心にあり、首周りは43cm、呼吸は速くて短く、肺全体に乾性ラ音と喘鳴音が散在している。頭、顔、首、胸、腹、背、四肢などに広範性ビマン性の重度腫脹があり、触ると「雪を摘んでいる感じ」がする。天突と両側の気戸に相当する部位に、それぞれ0.1×0.1cmのカサブタがある。頚部と胸部のX線写真：頚部の皮下と諸層の筋肉間に、かなりの気腫現象がある。胸部の皮下は気体が非常に多く、縦隔に気体がはっきり見え、両肺の気胸で、両肺の圧縮は10％。臨床診断：全身の広汎性皮下気腫、気胸、縦隔気腫。

　治療経過：手術治療。頚部と両側胸部の軟組織を切開して減圧脱気し、ドレナージを設置する。また左右上胸部の気腫がひどい部分には、それぞれ5cmの切口を入れ、チューブを設置する。

　術後すぐに患者は呼吸が楽になったと感じ、はっきりと症状も改善した。数時間後、首周りは43cmから27cmに縮み、呼吸困難もなくなった。手術24時間後、X線で再検査したところ、すでに縦隔と両側胸腔には気体がなく、頚部と胸部の皮下、筋間と胸鎖乳突筋間の気体も明らかに減っていた。病状は日々好転し、術後12日で皮下気腫は完全に消えた。何度もX線検査したが、気胸と縦隔気腫は消え、自覚症状もなくなり、切口も癒合し、17日で治癒して退院した。

―――― 許学銘『上海中医薬雑誌』1963;（4）:28

気戸は足陽明胃経で、穴位は鎖骨の中点下方にあり、俞府の傍ら2寸の陥中である。

局部解剖：鎖骨の下方で、鎖骨と第1肋骨の隣接部。表層は大胸筋、深層には鎖骨下筋があり、最上肋間動脈があって、前胸神経と鎖骨下神経が分布しており、鎖骨上神経が皮膚感覚を支配し、内部に肺がある。

刺鍼と主治：患者を椅子に腰掛けさせるか仰向けに寝かせ、璇璣の外側4寸、鎖骨下縁で乳頭直上の陥中を取る。0.3～0.5寸刺入する。咳逆上気、喘息、胸肋の支満、胸背の痛みを治療できる。

この報告では太くて長い鍼を「天突」と「気戸」に相当する穴へ刺入している。天突へ刺鍼した直後に激しく咳き込み、気体が刺鍼部位から吹き出すように感じて、それから大面積の気腫が起きた。明らかに気管を貫いたものである。患者は呼吸が短く速くなり、胸部X線写真では縦隔に気体があって、両側の気胸であり、両肺の圧縮は約10％だった。それからすると「気戸」を刺して縦隔胸膜を傷付け、両側の気胸が起きたことは明白である。

4. 気戸付近の穴位を取って気胸を起こし、死亡させた事例

患者、男性、43歳。長いこと咳と息切れが続いたため、民間医が肺脹による咳嗽と診断し、縫い針を胸部の「秘穴」6カ所に刺した。鍼を入れた直後から、患者は胸苦しさを感じ、息が切れて呼吸困難となった。抜鍼すると頻呼吸となり、歩いたり仰向けに寝ていられなくなり、すぐに病院へ送られて救急治療した。症状は顔面蒼白で、冷汗を流し、手足は冷たく、起坐呼吸して、口唇は青くなり、もがいて言葉もはっきりしない。検査すると血圧も脈拍もはっきりせず、樽状胸で両肺の呼吸音は弱く、乾性や湿性ラ音がある。打診すると明らかに鼓音で、心音は弱いが乱れはなく、心拍は189回/分だったが雑音はなく、肺動脈音が亢進しているが他に異常はない。危険な病状で、救急医療も間に合わず、突然窒息して死亡した。刺鍼経過を調べるため死体解剖と穿刺テストを行ったところ、胸腔内に多量の気体が存在していた。刺鍼による緊張性気胸のため死亡したと診断された。

―――― 佟玉傑ら『浙江中医雑誌』1966; (3) :36

報告者の考察は、この事例では民間医が4.5cmの縫針6本を「秘穴」と呼ぶ部位に刺した。「昌穴」（鎖骨下で、気戸の左上方に相当）、「靠肋穴」（昌穴の下一横指と、両側肋骨弓の下で、乳腺に沿ったところ）、「窩穴」（中脘穴の傍ら一横指）など6カ所で、3.5cm刺入した。左昌穴へ刺鍼したとき患者は「胸が苦しい」と叫び、左靠肋穴に刺鍼したとき、患者に呼吸痛が起きて、ひどい呼吸困難が発生した。以上の6穴を解剖部位と照合すると、それぞれ人体の重要な臓器である心、肝、肺が分布する。浅刺するか0.3～0.5寸の斜刺ならばよいが、ここでは3.5cm（1寸あまり）刺入しているので、きわめて危険な行為と言える。

　この事例で気胸を起こしたのは、気戸付近にある4つの「秘穴」であり、そこに3.5cm、約1.5寸刺入しているが、胸部にこれだけ深刺すれば事故が起きて当然である。張五雲は「ヤブ医者は、自分が華佗にも勝ると吹聴し、独自の新方や理論で病気を治すという。その意見を固く守って宝剣とする。その剣で何人殺したことか」と言っている。

5. 新扶突を取って右側の気胸を起こした2事例

　例1.患者、男性、27歳。末梢神経炎のため、我々のところへ治療にきた。両側の新扶突穴を取り、隔日に1回刺鍼した。10数回治療した後の1回で、刺鍼して5分ぐらいしたとき患者は顔面蒼白となり、右側に胸痛を感じて息切れする。検査：右胸を打診すると過度の清音で、右肺の呼吸音がはっきりと減弱していた。X線の胸部撮影：右肺の圧縮は1/2近く、右肋骨横隔膜角が鈍角になっている。外傷性気胸と診断され、入院治療した。

　例2.患者、男性、39歳。三叉神経痛のため、我々のところへ治療にきた。両側の新扶突穴を取って、隔日に1回刺鍼した。1カ月あまり治療した後の1回で、患者は右側に胸痛と息切れを感じた。検査：右側肺部の呼吸音が減弱。X線の胸部撮影：右胸腔に少量の気体がある。右側の外傷性気胸と診断され、入院治療する。

────　徐笨人ら『赤脚医生雑誌』1979;（10）:23

　新扶突（別名を下扶突）は経外奇穴である。この穴は頚部にあり、上甲状切痕の傍ら3寸で、その直下0.5寸にある。胸鎖乳突筋の後縁で、大腸経は扶突穴の0.5寸下にある。

鍼法：まず扶突穴を捜し、その下0.5寸を取る。鍼尖を上へ向けて0.3〜0.5寸に斜刺し、局部に怠い鍼感がある。上肢の運動麻痺や振るえを治療できる。

新扶突は頚部にあるが、この穴で鍼尖を下に向け、深く刺入すれば肺尖に当たって気胸を起こす。この2例は刺入方向に触れていないが、症状およびX線によれば、刺鍼が原因の気胸であり、取穴が不正確だったか、鍼尖を下に向けたか、2寸以上刺入したため発生したものである。

6. 肩井を取って右側の気胸を起こした事例

患者、女性、62歳。右の頚肩部が怠痛くなって1カ月あまり。ある医者が田舎の巡回医療で田んぼ道を歩いているとき、患者を田んぼの辺に立たせて鍼治療した。服を脱ぐのは見苦しいので、襟を後ろに引っ張って肩井などに刺鍼した。2時間後に患者は胸部の痛みが激しくなってくるのを感じ、X線写真で右側気胸と診断され、右肺圧縮は20%だった。対症療法で治癒した。

――――蒋国華『浙江中医雑誌』1986；(4):174

肩井は別名を髆井とも呼び、足少陽胆経である。肩の上にある陥凹で、缺盆の上、大骨（大きな骨。ここでは肩甲骨）の前1.5寸にある。局部解剖：僧帽筋中にあり、下層は肩甲挙筋と棘上筋の間に当り、肩甲上動脈、頚横動脈があって、鎖骨上神経と副神経が分布する。

刺入方法：穴位は肩部にあり、第7頚椎棘突起と肩髃穴をつないだ中点で、ちょうど肩甲骨上縁と僧帽筋の間で推すと凹む場所を取る。あるいは患者の反対側の手で、人差指、中指、薬指を肩に当て、人差指の付け根で中指が触れられる陥凹部を取る。坐位で取穴して0.3〜0.5寸刺入する。中風不語（脳卒中で喋れない）、痰涎壅盛（涎が流れる）、頭痛、項背強急（後頚部や背中が強くこわばる）、瘡瘍（お

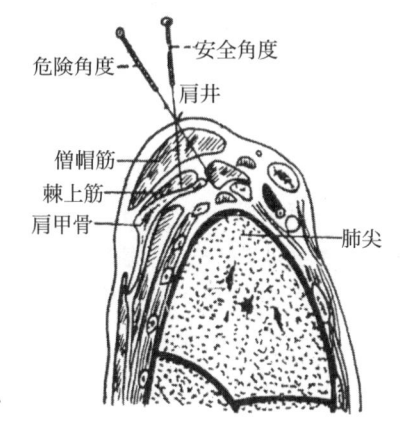

●肩井穴の刺入矢状断面図

でき)、婦人の難産などを治療できる。

　肩井を取るには、まず服を脱がせ、患者を腰掛けさせてから穴を定めて刺鍼し、施術をおこない、それによって治療の目的を達成できる。この例では服を脱がず、襟を後ろに引っ張ったので、正確に取穴できない。立ったまま刺鍼しているので、少しでも刺痛があれば、患者は身体が動いてしまう。この医者は刺鍼法に対する一般常識が欠如しており、軽率な態度で、操作もデタラメである。

7. 肩井を取って左側の血胸を起こした事例　I

　患者、女性、60歳。半月前から左の肩や腕が痛み、現地の医者に刺鍼治療してもらった。左肩井穴へ刺鍼したあと突然胸痛が始まり、呼吸困難となった。現地の病院で左側の血胸と診断されたが、治療してもあまり好転しなかったため我々の病院に来た。検査すると気管が少し右へ移動し、左呼吸音は明らかに弱く、打診すると濁音で、凝血時間は正常である。胸部X線写真では、左側中下の肺野に大きな濃い部分がある。密度は均一で、上縁は外側が高く、内側の低い凹面となり、気管や心臓は右に転移している。左側胸腔を穿刺し、凝血してない血性胸水を1400mL排出する。左側血胸と診断する。

　　　　　　　　　　　　　　———宋宝珠ら『安徽中医学報』1987;6 (3):45

　この血胸は、肩井を深刺して肺を損傷して起きた。肩井には0.3寸しか刺入できず、深刺すれば危険である。

8. 肩井を取って左側の血胸を起こした事例　II

　患者、男性、21歳。寝違いのため左頚が痛み、風池と肩井などを取って2.5寸の毫鍼を刺鍼した。肩井には置鍼して灸頭鍼し、15分後に捻転して抜鍼したとき、患者は急に左胸の胸痛、胸苦しさ、動悸、呼吸困難を訴えた。検査すると心拍数100回/分。頻呼吸。X線写真により左側気胸と診断され、肺組織の圧縮は20%だった。入院して一般的な処置をしたが、その晩の12時ごろ呼吸困難が徐々にひどくなった。心拍数120回/分、ヘモグロビン8g/dL。仰向けに寝ていられず、軽いチアノーゼがある。胸部X線写真によると左側水気胸であり、左肺組織の圧縮は95%。液面は左第2肋間にある。臨床診断:左側の外傷性血胸。

酸素吸入、止血、600mL を輸血するとともに、穿刺して血性液体 800mL と気体 200mL を抜いた。2 日目は胸腔閉鎖式ドレナージをおこない、再び血性液体 800mL と多量の気体を排出するとともに、500mL 輸血した。症状は好転して、入院して 1 カ月で回復した。

——————鄭培徳ら『中医雑誌』1983; (5) :32

　この事例では 2.5 寸の毫鍼を風池や肩井に刺鍼しているが、これは不合理である。特に肩井に刺鍼したあと捻転し、さらに灸頭鍼を加えれば、よけいに肺尖破裂を広げ、ひどい血胸を引き起こす。脱気、液体の排出、輸血などにより、どうにか危険を脱した。

9. 肩井などを取って、左側気胸を起こした事例

　患者、女性、26 歳。気管支炎のため肩井、肺兪、定喘などに刺鍼治療する。刺鍼したあと胸苦しさや息切れを感じ、救急で入院した。以前は健康だった。検査：体温 36.5℃、脈拍 84 回 / 分、呼吸 33 回 / 分、血圧 17.29/10.64kPa。息切れ状態だが、口唇は青くなっておらず、気管は右に転位している。左側胸部の運動度は小さく、音声振盪が小さく、打診すると鼓音、呼吸音は明らかに弱くなり、心濁音界は消えて、心音は弱い。胸部の X 線透視では、左側が透明になり肺紋理がなく、左肺虚脱度は約 90％、縦隔は右側へ転位。診断：気胸。入院してベッドで安静にし、抗生物質で感染を防いで、閉鎖式ドレナージで脱気治療する。3 日後に症状は消え、検査で正常となった。胸部 X 線写真では左肺が膨らんでおり、治癒して退院した。

——————段郡録ら『河北中医』1984; (1) :36

　肩井、肺兪、定喘のうち、いずれか 1 つでも刺入が深すぎれば気胸を起こす。特に肩井は、注意して刺鍼しないと肺尖を刺傷する恐れがある。肺兪は非常に広く応用でき、効果もよいが事故も多い。定喘は経外奇穴で、あまり使われないが、刺鍼事故では時たま報告される。だから以上の 3 穴は、いずれも慎重に刺鍼せねばならない。

10. 肩井を取って気胸を起こした事例

　患者、男性、27歳。頚筋の痛みで鍼灸科で治療した。2回の治療で症状が軽減した。3回目の取穴は、左の頭維、聴会、新設、肩井、志室だった。腹臥位で捻転しながら垂直に4～5cmの深さに刺入し、中刺激して30分置鍼する。刺鍼したあと数日で、徐々に胸痛や息切れ、咳などが起きたため内科で診察した。X線写真で左側気胸と判明し、左肺の虚脱度は20%程度で、肺野に異常な病変はみられなかった。刺鍼による外傷性気胸と診断した。すぐに痛み止めを与え、自宅で安静にするよう申し渡す。2週間後に、すべて吸収された。

―――― 彭仁羅ら『広東医学』(祖国医学報) 1986;（1）:27

　各穴を取り4～5cm（同身寸では2寸以上）刺入しているが、これは肩井穴では非常に危険である。肩井は0.3～0.5寸ならよいが、0.6～0.8寸では肺尖に入って気胸を起こす恐れがある。この事例では数日後になって胸痛や息切れ、咳などが発生し、X線写真によって気胸と判明した。このケースでは、肩井穴の取穴が間違っていたか、刺入深度が4～5cmまで達していなかったため、肺尖組織を傷付けただけで済んだ。もし正確な肩井穴へ4～5cmも直刺すれば、肺尖を傷付けるだけでは済まなかった。

11. 肩井などを取って左側の血胸を起こした事例

　患者、女性、50歳。気管支炎のため肩井、肺兪、天突に刺鍼治療した。抜鍼後に胸痛や息が詰まる感じ、呼吸困難を訴えて入院した。検査：体温37℃、脈拍90回/分、呼吸30回/分、血圧18.62/10.64kPa。起坐呼吸するが、口唇は紺色ではない。左胸の呼吸運動度は弱まり、音声振盪は弱く、左上胸部を打診すると鼓音、第6肋間以下を打診すると濁音で、呼吸音は明らかに弱くなっている。心尖拍動がはっきりせず、心音も弱い。胸部のX線写真では、左側気胸で、肺組織の虚脱度は20％。左第6肋間から下は密度が高くて液面が見える。水気胸と診断した。抗生物質で感染を防ぎ、胸腔を穿刺して1000mL脱気し、血性液体を800mL抜き取った。1週間観察して症状は完全になくなり、治癒して退院した。修正診断：血胸。

――――段録郡ら『河北中医』1984;（1）:36

この例では肩井、肺兪、天突の３穴を取っているが、いずれの穴でも刺鍼を誤れば肺を傷付けて気胸が起きる。報告者は刺入方向や深度、手法などに触れてないが、刺入が深すぎるだけでなく、手法も強かったため血管を破り、血胸が起きたことは確実である。こうした穴位を取るときは、「準（正確な取穴）」、「浅（深すぎない刺入）」、「軽（穏やかな手法）」が原則である。

12. 肩井を取って左側気胸を起こした事例

　患者、女性、50歳。左肩関節の痛みが２週間続き、検査して肩関節周囲炎と診断された。医者はセーターとシャツの上から肩井、肩髃、曲池、合谷などを取って刺鍼した。しばらくすると患者は胸苦しさや息切れを感じた。X線で透視すると、左肺虚脱度は20％だった。気胸と診断した。

——蒋国華ら『浙江中医雑誌』1986;（4）:174

　この例では肩髃と曲池など４穴を取っているが、そのうちで気胸を起こすのは肩井である。肩井の深部には肺尖があるので、刺入深度を守らねばならない。医者は、自分の技術の高さを自慢しようとセーターやシャツの上から刺鍼した。こうした方法は正確に取穴できないばかりでなく、刺入している深さも把握できず、また不衛生なので止めなくてはならない。

13. 肩貞などを取って左側の水気胸を起こした事例

　患者、男性、60歳。背中と肩甲下部の筋肉が怠痛くなって20日あまり。１週間前から某病院の鍼灸科で左肩下（肩貞穴）および左肩甲骨下方（阿是穴）に３本刺入した。すぐに患者は胸痛と胸が締めつけられる感じがしたが、何も処置しなかった。１週間後に左季肋部と肩甲部下方の刺鍼した部分に痛みを感じる。

　検査：胸部左側の呼吸が減弱し、打診すると清音、聴診では左側呼吸音が弱く、腋下から摩擦音がし、触診すると圧痛がある。X線透視では左胸外側に気体があり、左肺部の虚脱度は約60％、左肋骨横隔膜角に液面があり、心臓は右に転位している。左水気胸と診断し、保存治療を１週間続けたところ、肺虚脱度は40％残り、やはり少量の水腫がある。19日に左側胸腔を穿刺し、淡い黄色な液体を5mL抽出した。白血球12000/mm^3。18日で症状がなくなった。

―――― 郭寿鈺『福建中医薬』1957;（3）:29

　肩貞は太陽小腸経に属し、肩甲骨の下で、両骨の間、肩髃後ろの陥中にある。局部解剖：肩関節後面の下方にあり、肩甲骨の外側縁、三角筋の後縁にあり、下層には大円筋、後上腕回旋動脈があり、深部には腋窩神経、上腕背側皮神経、上腕内側皮神経、肋間神経外側皮枝が分布して知覚を支配している。患者を腰掛けさせ、肩と腕を密着して、腋窩横紋後端の上1寸を取る。0.5～1寸刺入する。内側に向けて刺入すると鍼尖が胸腔に入る。肩甲骨の痛み、背痛、上肢が痺れて挙がらない、缺盆中の痛み、難聴や耳鳴りを治療する。

　肩甲骨の下にある「阿是穴」は、深刺すると気胸を起こす。この事例では、最初の肺損傷は軽く、胸痛などもひどくなかったが、徐々に進行して1週間後の検査で水気胸が発見された。溜っている液体が多くなかったので、治療すると治癒した。だが肩部の腧穴で気胸が起きるのは肩井、肩中兪、肩外兪、缺盆ぐらいなものである。肩貞、肩髃、肩兪などは胸腔から離れており、普通に刺鍼すれば事故が起きることなどありえない。だから阿是穴を取ったことが事故につながったと考えられる。それは肩甲骨の下方にある阿是穴を取っているので、肋間隙を突き抜けて肺を刺傷する可能性があり、1週間後に肩甲骨の下部に痛みを感じたと考えられる。

14. 肩貞などを取って、左側の気胸を起こした事例

　患者、男性、31歳。急性リウマチ性関節炎および気管炎のため胸背部が痛くなり、刺鍼に来た。腹臥位で、阿是穴の肩痛点（肩甲骨腋窩縁の中点）へ垂直に1.5寸刺入し、新肩痛穴（肩甲棘下縁の中点）へ0.8寸、咳嗽穴へ0.5寸、肩貞へ0.8寸、肺兪へ0.8寸刺入した。運鍼途中で患者は胸痛、胸悶（胸苦しさ）、激しい咳、呼吸困難を訴えた。聴診すると右側呼吸音が強い。X線写真では、左側外傷性気胸のため肺が縮んでおり、治療して治癒した。

―――― 丁蔚英『中原医刊』1986;（4）:39

　新肩痛穴は経外奇穴である。『鍼灸経外奇穴図譜続集』の記載では「新肩痛は肩部に位置し、肩甲棘下縁の中点にある。左右で2穴。肩痛、上肢麻痺を主治する。鍼は0.5～1寸、肩部に怠く痺れるような鍼感がある」とある。

肩痛点も経外奇穴である。『鍼灸経外奇穴図譜続集』には「肩痛点は肩甲部に位置し、肩甲骨腋窩縁の中点にある。左右で2穴。肩痛、上肢麻痺を主治する。鍼は0.5～0.8寸、痺れや怠さが肩に響くような鍼感がある」と記載されている。

咳嗽穴も経外奇穴である。『鍼灸経外奇穴図譜続集』には「咳嗽。背部正中線上に位置し、第6第7胸椎棘突起の間にある陥凹。取穴は、紐で患者の乳頭の周りを一周させ、前後を水平にして、紐が脊椎にあるところ。督脈の霊台と同じ。咳嗽、肺結核、肋間神経痛を主治する」とある。この本や『千金要方』などに記載されているが、灸法だけで刺鍼には触れられてない。

ここでは肺兪、新肩痛穴、肩貞などに0.8寸刺入している。規定深度を少し超えているとは言うものの、まだ深すぎることはないが、肩痛点には1.5寸も刺入しているので、肺に刺さってしまう。阿是穴の深度は、やはり穴下の組織構造に基づいて決定しなければならない。この事例の「肩痛点」に1.5寸刺入すれば、肩背部の穴位深度を超過することになり、左側気胸が起きた。

15. 肩峰中点を取って両側の気胸を起こし死亡させた事例

患者、女性、41歳。20年あまり頭痛があり、医者が長さ4.5cmの鍼2本を服の上から「肩峰中点」へ刺入した。数時間後に呼吸困難となり、心臓のあたりがドキドキする。脈拍120回/分、呼吸25回/分。病院へ運ぶ途中に死亡した。

死体解剖の結果、左右の肩峰中点に、それぞれ0.2cmぐらいの赤紫色した刺鍼点がある。前胸部の皮膚を剥がし、その間に水を注入すると、胸壁が破れており、両側の胸腔から多量の気泡が噴き出してくる。両肺は明らかに縮んでいる。これは着衣を隔てて刺鍼したため、臓側胸膜を突き破って空気が胸腔へ入り、両側の気胸を起こして窒息死したものである。

――――― 彭才万ら『中医雑誌』1962; (8) :20

「肩峰中点」は腧穴の名前ではない。気胸を起こしたことからすると、肩井付近の「阿是穴」と思われる。この部位は深部に肺尖があり、着衣のまま刺鍼したため鍼尖が胸膜腔に入って肺を損傷し、気胸が起きた。肺の損傷がひどく、空気が胸膜腔に入り過ぎたため両肺が圧縮され、患者は窒息して死んだ。

これは医療上の責任事故である。第一に、頭痛の治療で肩峰中点を取るのは、

少し的外れな感じを受ける。次に「肩峰中点」など危険性のある穴位では、特に慎重に刺鍼すべきだが、服の上から刺鍼しているので、起こるべくして起きた事故としか言いようがない。

16. 肩前下方穴を取って左側の血気胸を起こした事例

　患者、男性、46歳。入院する2日前、胃痛のため刺鍼治療した。医者は左肩前下方へ続けて数本刺鍼（穴位不明）し、そのうえに吸玉した。刺鍼したあと左側の胸痛と呼吸困難を感じ、それが徐々にひどくなったので入院した。

　検査：患者は苦悶の表情を浮かべており、頻呼吸になって、体温は37.5℃、脈拍120回/分、口唇が少し紺色になり、左側前胸部の少し下、および左肩前下方の皮膚表面に、幾つかの鍼痕があって円形に点状出血している。表面には水泡が多く、気管は右に偏位している。打診すると左側第4肋間から下が濁音で、心尖拍動は鎖骨中線の内側3cmにある。X線では、心臓が右方偏位し、左側第4肋間の下に一定密度の暗影があり、上部は透明である。胸腔試験穿刺し、黒紫色の凝固していない血液が抽出された。保存治療により、数回の胸腔穿刺で排液し、1カ月後に治癒して退院した。刺鍼による左側の血気胸という結論だった。

　　　　　　　　　　　――張祥ら『中医学術会議資料選編』1980　内蒙古

　左肩前下方にある1穴は、刺入方向が内に偏っており、深く刺入しすぎると肺を損傷する可能性がある。吸玉が肺の傷口を広げ、肺内の気体を胸腔に流出させ、血液が血管の損傷部分から胸膜腔へ流入したため血気胸が起きた。肺の損傷がひどくないので保存治療し、1カ月あまりで治癒した。

17. 頚部や肩部の穴を取って、左側の血気胸を起こした事例

　患者、男性、52歳。入院する2日前に、頚が痛怠いので鍼治療を受けた。頚部および左肩部を取穴した。刺鍼して30分すると、患者は急に左胸部が痛くなり、その痛みが左肩部に放散する。最初は胸膜炎と診断し、抗生物質などで治療したが、翌日には呼吸困難がひどくなった。X線で左側の液気胸と判り、左肺の虚脱は50～60％だった。呼吸は30回/分、体温37℃、脈拍122回/分、血圧11.97/7.98kPa。左胸上部を打診すると清音で、第7肋間から下が

濁音、呼吸音は消失し、心濁音界は右方偏位している。胸腔穿刺で凝固してない血液が1080mL、気体が430mL抽出された。左胸腔に閉鎖式ドレナージをおこない、24時間で暗赤色の血液1350mLを排出した。それから3日は引き続き800mL、ヘモグロビン7g/dLを抽出した。抗感染と対症療法をし、250mL輸血すると、1週間後に症状は軽くなり、X線でも肺が元どおりに膨らんでいた。20日で退院した。

——— 張舒平『上海針灸雑誌』1986; (4) :21

この例では、最初に「胸膜炎」と診断し、治療できずに日数が延びてしまい、病状をひどくした。翌日はさまざまな検査をして、水気胸と確定診断された。脱気や輸血などで治療し、いくらか病状が好転したが、やはり1週間しなければ肺が元のように膨らまなかった。つまり気胸は早期診断が重要だということを物語っている。

18. 肩部と背部の穴を取って、右側の気胸を起こした事例

患者、男性、41歳。慢性気管炎となって20年あまり。近年は徐々に悪化し、咳すると血が混じるようになって、午後に発熱するときがある。入院する7日前に刺鍼治療を受け、背部と肩甲部、その下方の腋穴に刺鍼したところ、すぐに息切れするようになり、仰向けになるとひどくなる。

検査：右側呼吸音が減弱し、打診すると高い鼓音を呈し、肝濁音界が消失している。X線検査によると、もともと結核病巣があり、右側下肺野に不透明で均質な陰影がある。白血球20100/mm^3、好中球76%、リンパ球18%、好酸球6%。700mL脱気した。息切れは徐々に緩解し、1カ月あまりで退院した。

——— 盛燮蓀『江蘇中医』1960; (7) :26

この患者は、もともと慢性気管炎で、痰に血が混じり、午後に発熱していたが、それは結核病巣があったからで、X線で見ると右側肺野に不透明な陰影がある。刺鍼では特に気を付けるべきだが、少しでも注意が足りないと肺を損傷する。患者の抵抗力が弱っており、肺にも病変があったので、損傷すると咳や息切れがひどくなった。こうした患者では、より注意すべきである。

19. 肩部の穴を取って、気胸を起こして死亡させた事例

　ある成人女性に、4.5cm の毫鍼を着衣のまま両側肩部へ刺入した。数時間後に呼吸困難となり、病院へ行く途中で死亡した。解剖の結果、両側の気胸のため、窒息して死亡したことが実証された。

――――叶廷珖『甘粛医薬』1983;（増刊）:44

　肩部の腧穴で、肩井や天髎などは肺尖部にあるので、0.5 寸の刺入が適切であり、1 寸刺入すると肺尖を刺傷する恐れがある。この例では 4.5cm の毫鍼を着衣の上から両側の肩部へ刺入しており、術者は医学を知らないことを物語っている。

20. 刺鍼して気胸となった 7 例

　われわれの科では 1972 〜 1980 年に、217 例の胸部外傷患者を入院治療した。その内訳は気胸が 70 例（32.2％）あり、刺鍼によって気胸となったものは 5 例（胸部外傷患者の 2.3％、気胸患者の 7.1％を占めている）、別に外来で観察している刺鍼による気胸が 2 例ある。ここで次のとおり分析を加えて報告し、予防治療に関するいくつかの具体的な問題について見解を示した。

　7 例の事故で刺鍼損傷した部位：鎖骨上窩 5 例（左 1 例、右 4 例）、左前胸部の第 3 肋間 1 例、胸部の複数カ所に刺鍼し、具体的な部位が不明なもの 1 例。

　臨床症状：患者の多くは刺鍼してすぐ、あるいはしばらくして胸痛を感じ、不快な胸苦しさを訴え、程度の差こそあれ息苦しさ（息苦しさがひどくならないものもあり、そのときは息苦しさを感じないか程度が軽いが、徐々にひどくなってくる。1 例は刺鍼した直後にひどい息苦しさを感じた）、一部の患者では心臓がドキドキし、咳が出る。2 例は刺鍼したあと痰に血が混じり（そのうち 1 例は数口も鮮血を喀血する）。3 例は微熱（そのうち 1 例は刺鍼する前に発熱があった）。

　身体検査では、一般に呼吸が速くなったり脈拍が増加する。患者の気管と心尖拍動は、いずれも健側に移動している。患側の音声振盪が減弱しているか消失し、打診すると高い清音か鼓音を呈する。

　X 線検査により肺虚脱と気胸の存在、そして虚脱の程度が確認された。血液検査により 3 例の患者では白血球総数が 10000 〜 12000/mm^3 ぐらい軽度に上

昇している。

処置：3例の患者は気胸が軽く、肺虚脱（圧縮）が30％ぐらいか、さらに少なく、他の症状もよいため、観察だけで特別な処置はしない。その後のX線再検査により、気体が吸収されて肺が完全に元どおりになったことが確認された。

4例の患者は、肺虚脱が30％以上で、自覚症状もはっきりしているため脱気治療をおこなう。患側鎖骨中線の第2あるいは第3肋間を胸腔穿刺して脱気するが、必要があれば何回も繰り返し、少量の気体ならば自然に吸収されるのを待つ。

1例の患者は、多量の気体が引き続いて漏れており、息苦しさもひどい。一時的な脱気や酸素吸入では解決しない。肋間に閉鎖ドレナージを挿管すると、すぐに良くなった。

治療観察の期間で、適切な抗生物質を投与して感染を抑えたり、予防してもよい。痰に血が混じったり、吐血するものには止血薬を使う。少量の血胸は自然に吸収するのを待ってもよい。

検討：刺鍼によって起きる気胸は、一般に閉鎖性気胸である。鍼の刺入が深すぎて刺傷したり、肺組織を掻き破ったりし、裂け目から空気が胸膜腔に流入して起きたものである。気胸は部分的な肺虚脱を起こすが、胸内圧は一般に大気圧より低い。肺の裂け目が小さくて、気胸になったあと部分的な肺虚脱が起こるならば、自然に空気の漏れが止まるため、多くは自然に治まり、気体は徐々に吸収されて肺は元どおりに膨らむ。患者の胸内圧の変化があまり顕著でなく、部分的な肺虚脱だけならば、対側の肺が代償するので呼吸循環器系の乱れは軽い。細かく観察し、対症治療をし、感染を防止することがポイントである。合併症さえなければ自然に治癒するが、必要があれば胸腔穿刺して脱気する。きわめて稀な状況だが、刺入が深すぎて、鍼の操作幅が大きければ、裂傷孔が大きい可能性がある。破れたところの肺組織が弁となれば、吸気時に空気が胸膜腔へ進入するが、呼気時には空気が排出されず、胸内圧が急激に高まって緊張性気胸となる。傷側の肺は、ひどく虚脱し、縦隔が偏位して、すぐに呼吸循環系に重大な影響を及ぼす。すぐに脱気して減圧し、そのあと胸腔閉鎖式ドレナージして、空気が漏れなくなって肺が再び膨張したあとで管を抜く。治療では全身状態に注意して総合的な措置をする。

刺鍼による外傷性気胸は多くないものの、起こることもあるので十分に重視しなければならない。だいたい肩甲線で第10肋骨、中腋窩線の第8肋骨、鎖骨中線の第7肋骨から上、ならびに鎖骨上にある肩部から肩甲棘の間へ刺入して深すぎれば、いずれでも肺を損傷して気胸を引き起こす。だから刺入では深度と方向を把握していなければならない。一般的にはマニュアル書に従っていれば間違いがないが、胸壁の厚さには個人差があることにも注意しなければならない。胸部の刺鍼では、いつも慎重にならねばならない。この患者7例のうち5例は、鎖骨上窩部に刺鍼して気胸を起こしている。肺尖部は第1肋骨上で、頚部に向かって2.5cmほど突出しており、それが鎖骨上窩に刺鍼して肺を傷付ける原因となる。

———— 胡大仁『江西中医薬』1981;（4）:29

21. 刺鍼による気胸 6 例

　患者6例の取穴のうちわけは、肺兪、心兪、缺盆が各1例、中府2例、乳頭の下で第6第7肋間、ほぼ右期門1例。刺鍼してすぐ発病したものは3例、置鍼中に苦しくなって抜鍼したもの1例、刺鍼して20分後に、激しい咳、呼吸困難、患側の激痛が始まったもの2例。

　検査：全員に胸部のＸ線検査をした。一側の気胸が5例、うち肺虚脱が30％のもの2例、虚脱が40％、60％、80％が各1例、両側の気胸が1例で、左右の肺の虚脱度は、それぞれ50％と20％。

　治療：全員がベッドで横になって安静にし、酸素吸入、ペニシリン投与によって感染を抑えた。閉鎖ドレナージで陰圧にしたものは4例、気胸チューブで脱気したり、保存療法で観察したもの各1例。いずれも鎮咳、止血、鎮痛などの対症治療をした。それぞれ3日、5日、7日で肺が元どおりに膨らんだが、1例だけは半月後から治り始めた。そのうち3例を10年にわたって追跡観察したが、後遺症は現れなかった。

———— 賈如宝『陝西新医薬』1979;（3）:26

　本文の6例の事故報告により、前胸部の穴、背後の穴、肩部の穴など、気胸を起こす可能性がある腧穴は非常に多いことが判る。置鍼中に症状が現れたものも

あれば、抜鍼後に気胸症状が現れたものもあり、肺を刺傷すれば、特に重症の患者では、症状がはっきりしていて激しい。一般に症状に基づいて診断するが、X線で透視すると信頼性のある診断ができる。この6例は治療して完治したが、これは正確に処置することがきわめて重要であることを物語っている。

22. 刺鍼による気胸7例

　ここでは7例の気胸を報告する。いずれも鍼灸あるいは胸腔穿刺のとき、操作が誤っているため発生したものである。気胸の既往症はなく、刺鍼や胸腔穿刺したあとに典型的な気胸症状が現れ、それが身体検査や胸腔検圧試験によって証明された。さまざまな方法で治療し、4～30日内で肺が元どおり膨らんだ。

検討：1. 胸部の刺鍼が深すぎて、誤って肺を刺傷し、気体が傷口から胸膜腔へ流入して気胸となった。鍼の太さ、肺に刺入した深さ、置鍼時間の長さなどが気胸の程度を決定する。

2. 7例の患者は、肺が受損して数分から1時間ぐらいで気胸症状が発生している。よく見られる症状として、呼吸困難、患側胸部の刺痛や脹痛などがある。症状のひどいものは口を開けて呼吸し、冷や汗をダラダラかく。そして、急に低酸素となったり、胸膜腔が高圧となったり、縦隔が偏位するとめまいがする。患者の例は典型的な気胸徴候である。仮にX線検査すれば、患側の肺は萎縮し、胸腔に透明部分が映し出されるだろう。気体の量が少なければ、患者に深呼吸させるとはっきりする。胸部や背部で刺鍼操作し、そのあとで上述したような症状や徴候が現れたのならば、本疾患の診断は難しくない。

3. 本文の気胸7例は、刺鍼療法と局所ブロック、胸腔穿刺が原因である。胸背部の兪府、中府、肺兪、膏肓、風門などはよく使用され、そこへの刺入を鍼灸学では斜刺か横刺と教え、しかも0.3～0.5寸を限度とし、直刺を禁じている。新医書局から1954年に出版された諸忍氏の『ブロック療法』によると、肋間神経ブロック、頚部や胸部の交感神経節ブロックなどは、肺を刺傷して気胸となる可能性があると報告している。したがって、その部分のブロックは、特に慎重にする。もちろん診察穿刺にせよ治療穿刺にせよ、X線で液体の存在を確認し、液体が存在する部位へ穿刺しなければ意味がない。

4. 外傷性気胸と自然気胸の治療法は同じで、気体の量が少なくて圧迫症状が軽ければ、患者をベッドで安静にし、適当に咳を抑えれば、気体のほとんどが自然に吸収される。気体の量が多ければ、胸膜腔圧力の状態に基づいて適当に脱気するが、一般に1回で多量を脱気してはならないと考えられている。そんなことをすれば縮んだ肺が急に膨張し、塞がった傷口が再び開いてしまう。必要があれば隔日で再度の脱気をし、数回おこなえば気体が全部なくなる。脱気したあとの圧迫症状改善が長く続かず、再び呼吸困難が現れ、胸膜腔の正圧が続いている場合は、胸壁を切開して胸壁造口術をおこない、18～22号のチューブを挿入してアスピレータで引っ張れば、すぐに肺が膨らむ。肺の下部が膨らむのは割合に遅いため、低位の挿管は高位の挿管に較べて、膨らんだ肺によってドレーンが圧迫されたり塞がれたりしにくいので脱気しやすく、肺が膨らむのを促進できる。

　激しい気胸なのにアスピレータがなければ、確定診断した後すぐに救急治療をするが、太い注射針にチューブをつなぎ、患側の中腋窩線で第5～7肋間から肋骨の上縁に沿わせてすばやく胸腔へ速刺し、高圧の気体が自然に排出されるようにしてもよい。すると、すぐに発症が治まるので、そののちにドレーンを挟んで観察し、さらに処置する。

─────葉如馨『江西医薬雑誌』1966; (2) :80

　この報告では7例の気胸を、刺鍼によるもの3例、神経ブロック1例、胸腔穿刺3例と説明している。症状のレベルもあまり差がなく、処置も似通っている。つまり外傷性気胸では、軽ければ対症保存療法によって治癒すると言える。

23. 刺鍼による気胸5例

　わが院の内科では、1971～1982年までに102例の気胸を治療した。うち刺鍼によるものは5例（4.9％）で、いずれも背部腧穴に刺鍼して起きたものだった。X線によって左側気胸4例、右側気胸1例と証明された。閉鎖性気胸2例、緊張性気胸3例。肺の完全虚脱2例、虚脱度75％1例、虚脱度50％2例である。

　抜鍼してすぐに発症したのは3例、30分以内に発症したもの2例。症状は、咳1例、心臓がドキドキする4例、冷や汗1例、仰臥できない2例、めまい1例、

短時間の失神1例、5例の全員に胸部の膨満感がある。

　5例は全員が胸腔穿刺による脱気治療をした。1例は脱気3回、2例は脱気1回、1例は脱気を2回しても肺が膨らまないので閉鎖式ドレナージをおこなった。肺が元どおりに膨らむまで3〜18日かかった。1例には少量の胸腔水腫があり、1例には皮下気腫があった。5例は全員が治療して治癒した。

―― 宗文九『上海針灸雑誌』1984；(1)：24

　報告では102例の気胸患者のうち5例が刺鍼ミスで起きたもので、いずれも背部腧穴に刺鍼している。古人は「背部は煎餅のように薄い」といっているが、それは実際の経験から出たことであろう。肺の虚脱は、患者にとって大きな脅威であり、すぐに適切な処置をしなければ大変な結果となってしまう。

24. 肩井を深刺して多量の血胸を起こした事例

　患者、男性、41歳。肩背部に刺鍼してから左胸に痛みが始まり、26時間で徐々にひどくなったため、1981年6月14日に救急で入院した。咳と喀痰があるが、結核の病歴はない。ただ10年前にインゲン豆中毒のため左上肢、左肩背部、左胸部に痺れるような痛みが残って、しばしば激しく痛み出す。

　入院する1日前に、その痛みが起きたため、現地の診療所で左肩井、肩髃、肺兪、天宗などに刺鍼したあと、梅花鍼の叩刺と吸玉治療を加えた。それから30分後に胸痛がひどくなり、呼吸時に特に痛むが、寒気がしたり発熱、咳、喀血などはない。2時間したが症状はひどくなるばかりでよくならず、胸部を透視しても異常がない。診療所に留めて観察したが、症状はひどくなる一方だった。翌日の午後には仰臥できなくなり、息が詰まる。左肺の呼吸音が弱く、急いで成都の某病院へ転送する。胸部を透視すると、左胸に少量の水があり、肋骨横隔膜角が鈍角になり、液面が見える。水気胸と診断した。BP（血圧）18.5/10.5kPa、呼吸22回/分、脈拍92回/分。ひどく苦痛な表情で、気管は少し右方偏位し、左胸下部に膨らんだような圧痛がはっきりあって、肩背部には何カ所にも鍼痕がある。15日の午前に、再び胸部を透視すると、液面は第6肋骨にあるが気腫は非常に少ない。エコー検査：左後腋窩線の第8〜10肋間に4〜6cmの液面がある。16日午前のエコーでは、左後腋窩線の第8〜10肋間に6〜8cmの液面があり、

ヘモグロビン0.63g/dL、赤血球200万/μLだった。すぐに試験開胸をおこなうと、左胸腔内に1200mLの血餅があり、胸腔頂部（第1肋骨で肩甲線の内側）に1つの鍼穴があって、その周囲の組織が浮腫となり、ただれて、少量の溢血があり、肺尖部には直径約0.5cmの肺胸膜損傷部位が1つあるが、まだ気体の漏れや出血はない。縫合して止血し、術後は良好だった。

2、臨床経験

1　肩井などへ刺鍼して頚椎症を治療する

　患者、男性、58歳、幹部。頚肩部が悪く、シクシク痛み、左上肢の挙上や伸展が制限されるようになって2年あまりだが、この半月でひどくなった。以前に某病院で頚椎症と診断され、牽引や理学療法、按摩などで治療し、効果がなかったので診察にきた。診察時には、前腕と指が痺れ、落ち着かなくて夜も眠れず、ひどいときはめまいしたり頭が痛くなるという。左肩関節、頚項部、肩甲部の深部に圧痛がある。スパーリングテスト（最大椎間孔圧迫テスト）とライトテスト（過外転テスト）が陽性。頚椎のX線写真で、頚椎4～6の椎体前後縁で骨増殖があり、椎間隙が狭くなっている。両側の肩井、巨骨、肩髃へ刺鍼治療する。肩井と巨骨は0.5寸、肩髃には1.5寸の深さに刺入し、20分ほど運鍼する。8回の刺鍼で、頚肩部の痛みと前腕指先の痺れが明らかに軽減し、めまいや頭痛もはっきりと改善した。12回の治療により、諸症状はほぼ消失し、元気も出て、臨床的に治癒したことを告げた。半年後の再調査では再発はない。

　頚椎症は臨床でしばしば見られる病気で、特に中高年の発病率が高い。その治療法は、按摩や理学療法、薬物療法が主である。このカルテは刺鍼だけを使っているが、その効果は十分に満足できるものであり、推奨するに値する。ここで注意を促したいのは、肩井は頚肩部にあり、その下には肺尖があるので、刺入深度をきちんと把握していなければ気胸が発生する。

2. 肩井と肩外兪などに刺鍼して頚肩腕症候群を治療する

患者、女性、42歳、労働者。半年前から頚部と左肩背部が怠く痛み始め、徐々にひどくなった。この1週間で頚部や肩部の痛みがひどくなり、後背部が重く、頚を左に回すときに運動制限がある。検査：C5～C6の左側棘突起傍らに、はっきりした圧痛があり、Th2、Th3、Th4の左側にはっきりした圧痛があるが、放散痛はない。肩井と肩外兪にも圧痛がある。頚椎のX線写真では、頚椎カーブがまっすぐになり、頚を伸ばした状態でのX線写真は、C4の中心椎体が前に2mm偏位していた。頚肩腕症候群と診断する。肩井、肩外兪、肩中兪に刺鍼する。肩井は0.5寸、肩外兪と肩中兪には0.8寸刺入する。6回の治療により、頚肩背部の痛みはまったく無くなり、頚も自由に動くようになった。3カ月の追跡調査では、再発はない。

頚肩腕症候群には、頚型頚椎症（寝違い型）、頚椎小関節のズレ、肩背部の筋膜炎などが含まれる。この種の患者は、胸椎上段の関節が不安定だったり、小関節のズレを伴うことが多いので頚椎症とは異なる。この疾患に対する刺鍼治療では、選穴と刺鍼手法にポイントがある。肩井は足少陽胆経穴で、その経脈は肩から頚に達している。肩外兪と肩中兪は手太陽小腸経穴で、その経脈は上腕外側後縁に沿って上がり、肩関節に出て肩甲部を巡ったあと頚に上がる。こうした穴位に刺鍼すれば、頚肩背部の経脈を疎通させ、行気活血の効果がある。経気がスムーズに流れれば、気血は流通するので、頚肩背部が怠く痛み、板のように堅くなるなどの症状は自然に解消する。

以上の穴位に刺鍼するときは、深く刺入しないようにし、肺および頚部の血管や神経を傷付けないようにする。

3. 天突などへ刺鍼して、喘息を治療する

患者、男性、43歳、農民。喘息で繰り返し発作が起きるようになって16年。アレルギー性鼻炎を伴い、日頃から汗が多く、風邪をひきやすい。いつも煙やガス、トウガラシなどの匂いを嗅いだり、天候が変わったりするとクシャミや咳が出て、胸悶してゼイゼイ喘ぎ、息喘霊（テオフィリン、塩酸エフェドリン、アモバルビ

タール)、プレドニゾンなどを飲まなければ緩解しない。症状は年々、激しさを加え、20日前に風邪をひいて発病したために来院した。症状として、気促(頻呼吸)、咳、痰が多い、胸苦しくてゼイゼイ喘ぐ。顔が紫色、舌が暗淡、白膩苔、弦滑数脈などの症状があり、聴診すると両肺の呼吸音が粗く、少し喘鳴音がある。心拍数は105回/分。アレルギー性喘息と診断した。天突、両側の定喘、肺兪、脾兪を取って刺鍼治療した。5回治療して、以上の症状は消え、治療効果を固めるため、さらに3回治療した。半年後に再調査したが、鼻炎や喘息の再発はない。

喘息は多発する疾患である。臨床治療ではステロイド剤などの薬物を常用して抑えるが、再発率が高い。このカルテでは刺鍼治療のみで、5日で持病が消えたので、実に推奨する価値がある。ここで注意すべきは、天突などの穴は胸腔の前後にあり、刺鍼で刺入深度を把握していなければ肺を刺傷する恐れがある。

3、まとめ

1. 講評

ここでは、頚項部と肩部の諸穴に刺鍼して事故を起こした24例の報告を取り上げた。事例を分析してみると、事故の発生原因は、主に解剖知識の不足、それに加えて不注意でいい加減、操作マニュアルの無視などであり、そのため多くの医療事故が発生している。救急治療を受けて後遺症の無いものもあれば、死亡したり後遺症の残ったものもある。こうした誤刺の教訓は、医療従事者を目覚めさせる。治療中はいい加減にすることなく、マニュアルに従って刺鍼操作することが要求される。

2. 救急治療の方法

頚項部と肩部の穴位を誤刺して起きるのも気胸、血胸、膿胸であり、重症のものは死亡する。そして気胸と血胸に対する治療方法も、前の二節で述べた胸背部の誤刺によって起きた気胸や血胸の救急治療方法と同じなので省略する。

3. 前の二節を参照する。

（朱徳礼）

付編：古書からの抜粋

　中国医学の文献には、刺鍼療法の詳しい系統的な理論、ならびに豊富な臨床経験だけでなく、誤った刺鍼によって起きた事故の教訓も数多く記載されている。胸背部の腧穴に刺鍼して起きる気胸については、取穴や辨証はもちろん、予後や転帰などのあらましが明らかにされている。例えば『素問・刺禁論』には「刺膺中、陷中肺。為喘逆、仰息」とあり、その「膺」とは胸部で、「胸膺」とも呼ぶ。明代の馬玄台は「ここでは胸中を刺して、肺を誤刺すると、喘逆して上を向いて呼吸することを言っている。刺膺中とは……肺経の雲門や中府を誤刺し、肺気が上に漏れるので、ゼイゼイ喘いで咳が出て、上を向いて息をすることである」と言っている。馬氏は「刺膺中、陷中肺」を「雲門」と「中府」だと考えている。この両穴は胸の前上方にあり、深刺すれば肺を傷付ける。清代の高世栻は「膺とは、前胸部の膺窗穴である」と考えている。膺窗は胸部の「屋翳」穴の下で、「乳中」穴の上にあり、深刺すれば肺を損傷する。いずれにせよ胸部の穴位を刺して肺を損傷すれば、喘ぎや咳、呼吸困難となり、ゼイゼイ喘ぐたびに肩を上下させ、身体を前後に大きく揺するような症状が現れると言っている。

　『素問・刺禁論』は「刺缺盆中、内陷、気泄、令人喘咳逆」とも言う。缺盆の深部には肺尖があるので深刺できない。清代の張景岳は「肩の前にある横骨上の陷中」と言っているので、やはり鎖骨上窩の陷凹部である。中国医学では肺を華蓋（日除けの傘）に喩えており、臓気は息を管理するので、肺の気は咳である。缺盆を刺して気を外に漏らせば、咳嗽や喘息、呼吸困難などの気胸症状となる。

　『素問・刺禁論』には「刺掖下肋間、内陷。令人咳」ともある。掖は腋のことである。王冰は「掖は肺脈である。肺の脈は、肺系から横行して掖下に出る。真心臓脈で直行するものは、心系から逆戻りして肺に上がり、下がって掖下に出る。陷脈を刺せば、心肺がともに動じて咳となる」と注釈している。

　『素問・刺禁論』には「刺中肺、三日死。其動為咳」ともある。つまり刺鍼が深すぎて肺を傷付ければ、ひどければ3～5日で死亡すると言っている。これ

に対して張景岳は「肺の気は咳にある。咳があれば、肺の気が絶えている」と注釈している。臨床では、肺を刺傷して気胸が起きた患者は、いずれも咳喘や呼吸困難などの症状があり、X線所見で肺が圧迫されている。死亡したものを検死すると、ほとんど肺を圧縮されたため窒息しているので、それが張氏の言う「肺気絶矣」の意味であろう。

第 3 章

循環系

心、脾、血管の解剖位置と腧穴の関係

　循環系とは、心臓を動力とする器官であり、血管やリンパ管など通り道が複雑な、密閉された脈管系である。
1. 心臓は、主に心筋によってできている。心筋の内側には心内膜が貼り着き、外側は心外膜に被われている。心外膜と心膜壁側板の間に挟まれて心膜腔があり、その内側に少量の漿液を含み、両層を滑らかにして摩擦を減らしている。
　　心臓の左上界は、左側なら第２肋間で、前正中線から２～３cm離れたところ。心臓の右下界は、右側の第６胸肋関節のところ。心尖は左側の第５肋間で、前正中線から７～９cmほど離れたところ。
2. 脾臓は長楕円形の実質性臓器であり、左季肋部で胃の左後側、第９～１１肋骨の間にある。脾臓の長軸は肋骨と平行で、正常ならば肋骨弓の下に触れることはない。脾臓の前縁には２～３の切痕があって、脾臓を触知するときの指標となる。
　　脾臓は体内で最大のリンパ器官であり、血庫でもある。それは軟らかくて脆く、強い衝撃を受けると、破裂して大出血する。なんらかの原因によって脾臓が肥大すると、肋骨弓の下に触知できる。こうした状態のときに、左側の腹哀や章門などへ刺鍼すると、脾臓を刺傷する恐れがある。
3. 血管：左心室から起きる動脈を上行大動脈と呼ぶ。大動脈弓の上端には３つの分枝があるが、それが左鎖骨下動脈、左総頸動脈と腕頭動脈である。腕頭動脈は、さらに右総頸動脈と右鎖骨下動脈に分かれる。左と右の総頸動脈は、上行して内頸動脈と外頸動脈に分かれ、左右の鎖骨下動脈は、腋窩動脈、上腕動脈、橈骨動脈と尺骨動脈になる。大動脈弓の下行枝は、胸大動脈と腹大動脈となる。胸大動脈は肋間動脈、食道枝、気管支動脈に分かれる。腹大動脈は、腹

● 胸腔前頭断面図（前面）

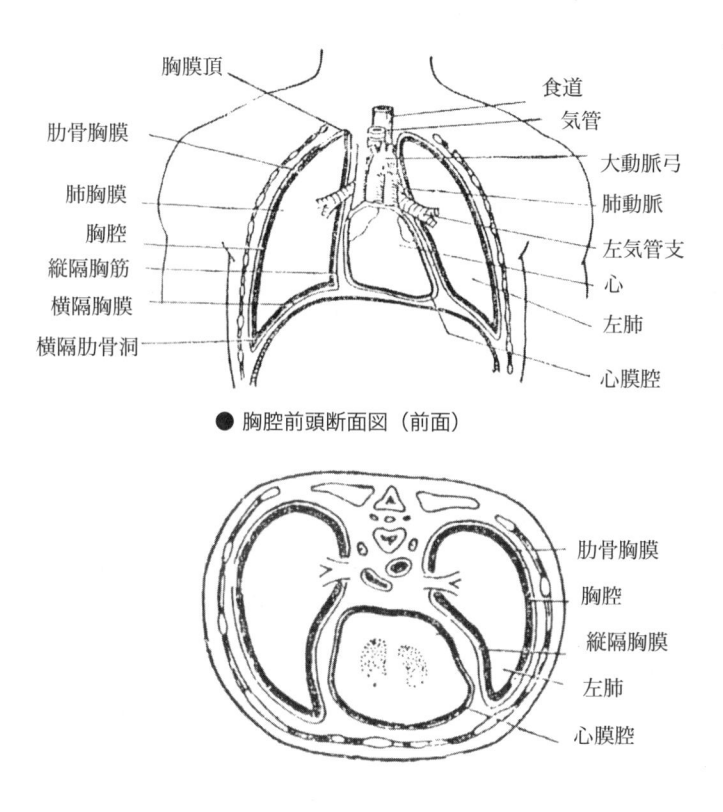

（図中ラベル：胸膜頂、肋骨胸膜、肺胸膜、胸腔、縦隔胸筋、横隔胸膜、横隔肋骨洞、食道、気管、大動脈弓、肺動脈、左気管支、心、左肺、心膜腔）

● 胸腔水平断面図（上面）

（図中ラベル：肋骨胸膜、胸腔、縦隔胸膜、左肺、心膜腔）

腔動脈と腸間膜動脈、左右の腎動脈に分かれる。腹大動脈の下行枝は、左右の総腸骨動脈に分かれ、さらに内腸骨動脈と外腸骨動脈に分かれ、内腸骨動脈の分枝は骨盤腔へ行く。外腸骨動脈は下行して大腿動脈、膝窩動脈となり、さらに前脛骨動脈と後脛骨動脈に分かれる。

　毛細血管は全身に張り巡らされ、互いを連絡してネットワークを形成している。肺や腎臓のように代謝が盛んな器官は、毛細血管も多い。そして平滑筋や筋腱のように代謝機能が低いところは毛細血管もまばらである。

　静脈は、運んでいった血を心臓へ戻す脈管系であり、その数も多く、存在する部位により深静脈と浅静脈に分けられる。深静脈は、深筋膜の深部と体腔内にあ

り、ほとんどが同名の動脈に随行していて、動脈によっては２本の静脈が随行している。浅静脈は皮下にあるため皮静脈とも呼ばれる。大きな浅静脈は、皮膚から透けて見える。深静脈と浅静脈の間には、交通枝や静脈網、静脈叢が形成されている。

　静脈の大循環は、冠状静脈洞系、上大静脈系、下大静脈系に分けられる。上大静脈系は、左右の腕頭静脈が一緒になり、前縦隔内に沿って昇る上行大動脈の右側を下降し、右心房へ注がれる。上大静脈系は、上肢や頭頸部、胸壁の静脈血を集める。下大静脈系は、左右の総仙骨静脈が一緒になったもので、後腹壁にある腹大動脈の右側に沿って上昇し、肝臓の後方を通って横隔膜を貫き、胸腔へ進入する。下大静脈系は、下肢や骨盤腔、腹部の静脈血を集め、最後に右心房へ注ぎ込まれる。

　まとめると循環系は、心臓や脾臓、穴位などが分布する場所に集中している。血管は全身に分布しているが、これらは全身の穴位と関係している。臨床に当っての循経取穴はいうまでもないが、痛む部位を取穴する「天応穴」でも、しっかり心臓や脾臓、血管の解剖部位を頭に入れ、取穴方法や刺入方向、深度や手法を正確に把握しなければならない。本章に収録した刺鍼事故は、鳩尾穴や部位不詳な穴位を取り、心臓に刺さって死亡させている。また梁門穴に刺鍼したり、胸腔穿刺や上腹部の穴位（具体的な穴位は不明）を取り、脾臓へ刺入して内出血し、手術して治癒した患者もある。血管を刺傷した事例より、上は頭から、下は足に至るまで、刺鍼が不適切ならば大小の動静脈を突き破る。

　かなりの経穴や経外奇穴が、比較的大きな動静脈上に存在する。たとえば人迎は総頸動脈の分枝部にあり、手少陰の極泉や足陽明の衝陽なども動脈上にある。また動脈上にはない穴位でも、術者の刺鍼が誤っていれば、動脈を損傷して出血事故となる。だから臨床では慎重にならざるをえない。

第1節　心臓疾患

1、誤刺の事例

1. 鳩尾を取って心臓に刺鍼し、死亡させた事例　I

　患者、男児、9歳。肺結核と心臓病のため、鍼灸療法をおこなった。隔日に1回刺鍼し、6回めの刺鍼を着衣の上からおこなった。鍼柄は衣服から出ていたので、鍼柄が上下に揺れるのが見えた。患者は泣いて騒ぎ、痛いと叫ぶので、しばらくして抜鍼した。患者は呼吸困難となり、口唇が紺色になって、両手を握り締め、苦悶の状態だった。ただちに人工呼吸をおこなったが、救急措置もむなしく、すぐに死亡した。

　死体解剖：死者の栄養状態は悪く、痩せている。背部に2つの鍼孔があり、胸腹部の剣状突起の下2cmと3.5cm（少し左に寄っている）に鍼孔が1つずつあった。ほかに特別な所見はない。

　腹腔にはピンク色の血性漿液が約20mLある。胸壁を切開してみると、心臓の体積が明らかに増大し、心膜は極めて張りつめて膨らんでいる。心臓が胸腔の大部分を占め、右側胸腔の肺が、わずかに外へ露出しているほか、肺全体は心臓に圧迫されて、ほとんど見えない。心臓の右界は、胸骨剣状突起下で右側肋軟骨外縁に達し、左側は左胸腔を満たしている。心膜は淡い青緑色をしており、くっきりした1つの鍼孔がある。それと近い胸骨剣状突起下の横隔膜面にも1つの鍼孔があり、その周囲は充血している。横隔膜上の筋肉間にも、くっきりと鍼孔があって、比較的大きな面積の斑状出血がある。心膜を切開すると膜内に血と凝固した血が溢れており、その量は430mL程度であった。左右の心室前壁には大きさ6×4mmの破裂孔があって、その周囲は3×1.5cmで充血して赤く、心尖

から約5cm離れている。皮膚、横隔膜上、筋肉間、心膜および心臓の鍼孔から推測すると、鍼は剣状突起下から胸腔に向け、40度の傾斜で刺入されていた。

死因：鍼が胸腹部から、やや左上方に向け、右心臓壁へ刺入され……そのために機械的な心臓破裂が起きて、多量の血液が心膜内へ流入し、心膜内圧が急激に高まり、それによる心タンポナーデおよび心臓貧血のため鼓動が停止し、呼吸が途絶したため、すぐに患者は死亡した。

――――― 葉遷珖『中医雑誌』1956;（8）:433

鳩尾は尾翳、鶻骭、臆前、神府などとも呼ばれ、任脈の絡穴である。前胸部で剣状突起の下0.5寸にある。局部解剖は、胸骨剣状突起先端の白線上で、腹直筋の起始部にあり、上腹壁動脈や上腹壁静脈の分枝があって、第6肋間神経前皮枝の内側枝が分布している。この穴位は、腹腔内では肝の左葉に対しており、少し左上方には心臓がある。

鍼法と主治：仰臥位で、剣状突起下0.5寸を取穴する。剣状突起がはっきりしなければ、胸骨体下端の1寸下を取る。0.5寸刺入する。鍼尖を少し下へ向けて45度に刺入するが、患者に両手を挙げさせてから切皮する。鍼尖を上に傾けたり左右に傾けて、心臓や肝臓などを刺傷することのないようにする。胸満（胸部の膨満感）、胃脹（胃の膨満感）、気逆上衝による咳嗽、喘息、心痛、翻胃（嘔吐）、癲狂（鬱状態と躁状態）、癇疾（癲癇）などを主治する。

この事故例の苦い教訓は、次の点にある。

1. 辨証の間違い：この子供は9歳で、精気も充実しておらず、肺結核と心臓病も患っており、形気不足である。みだりに刺鍼し、正気を傷付けて本の治療としているが、この病気を治療するのに鳩尾は必ずしも必要ではない。『霊枢・邪気蔵府病形』には「諸小者、陰陽形気、俱不足、勿取以鍼……（小さな者は、陰陽形気ともに不足しており、鍼で治療してはならない……）」とある。鳩尾穴は、頑強な人にでも慎重に使うのに、このように弱った子供に使うとは、どうしても納得できない。さらに心宮を直接攻めれば、死をもたらすことはいうまでもない。『素問・診要経終論』に「凡刺胸腹者、必避五臓。中心者、環死（胸腹部へ刺すときは、五臓を避ける。心臓に中れば即死する）」とある。
2. 衣服を着たまま刺鍼している：『霊枢・九鍼十二原』は「持鍼之道、堅者為宝。

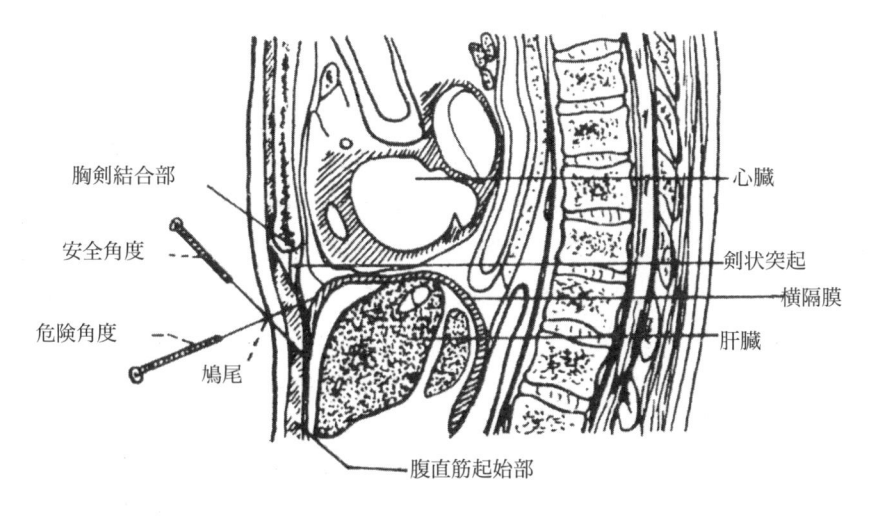

```
                胸剣結合部
        安全角度
        危険角度
                鳩尾
                            腹直筋起始部
                                                心臓
                                                剣状突起
                                                横隔膜
                                                肝臓
```

● 鳩尾穴の刺入矢状断面図

正指直刺、無鍼左右(鍼を持つには、しっかり持つことが重要である。正しく直刺し、左右に片寄る事なかれ)」という。これは刺鍼の法則であるが、そこで重要なのは穴位へ正確に直刺し、鍼を左右に傾けないこととしている。着衣のままの取穴は、必然的に不正確になるので間違いやすい。この例では鍼尖が、やや上を向いていたために心臓を傷付けた。

3. 正常と異常が判らず、自分で撒いた種である：この子供は6回も鍼治療を受けているので、喜んでいるか嫌がっているか、正常な状態か異常な状態か判っていなければならない。今回は刺鍼したあと2つの点でおかしいのに警戒していない。まず第1に子供が泣いて痛みを訴えているが、それは普通ではない。第2は、鍼柄が上下に揺れ動いているが、その原因は明らかである。術者は、それを変に思わないで大きな事故を起こしてしまったのだから、その責任は自分にあって、何もいうことはない。

2. 鳩尾を取って心臓へ刺鍼し、死亡させた事例　Ⅱ

　患者、女性、19歳。統合失調症のため入院し、毎日1回刺鍼して、すでに何回も治療している。最後の1回では鳩尾穴を取り、2寸の鍼を剣状突起下0.5寸へ垂直に切皮したあと、さらに胸骨正中線に向けて1寸ほど平刺（横刺）した。そして G-6805 電気治療機を使って曲池と鳩尾の鍼柄をつなぐと、鳩尾穴が大きく跳動しているのが見えた。数分後に患者は急に叫び声を上げ、頭を後ろに反り返らせ、白眼を剥いて嘔吐した。すぐに抜鍼したがチアノーゼが起きており、呼吸も鼓動も停止していた。開胸して心臓マッサージをおこない、呼吸と鼓動は相次いで回復したが、昏睡状態のままだった。最後には肺に重大な感染を起こして20日後に死亡した。

――――　劉信基『神経精神病雑誌』1981;7 (5) :317

　鳩尾穴は古来から、みだりに鍼灸してはならないとされてきた。腕を挙げて取穴せよとか、冷水を顔に吹きかけてから取穴せよというが、それらは内臓の位置を少しでも引き上げることにより、肝臓や心臓などの臓器を刺傷しないようにとの配慮からである。『銅人腧穴鍼灸図経』では、この穴を「大妙手（名人）」が取穴することを求めている。そうでなければ「難鍼（鍼が難しい）」とか「令人夭亡（人を早死にさせる）」といっているが、それは的確である。この例では3点の間違いがある。

第1：2寸の鍼を毎日1回刺入するのは、常軌を逸している。「難鍼」の穴位では慎重にすべきで、一般の穴位のように取穴刺鍼すべきではない。『銅人腧穴鍼灸図経』は「鍼入三分」としており、0.5～1寸の鍼で十分である。

第2：報告では「胸骨正中に向けて1寸の平刺（横刺）」とある。一般に、この穴位は鍼尖を少し下へ向ける。平刺（横刺）は、心臓が肥大して下垂した患者では、刺傷する恐れがある。

第3：鳩尾の通電で鍼柄が「跳動」しているのは、明らかに心臓の拍動が伝わっているもので、このような強烈な刺激を数分間も続ければ、心臓麻痺や梗塞が起きるのはやむを得ない。だから心臓は停止した。

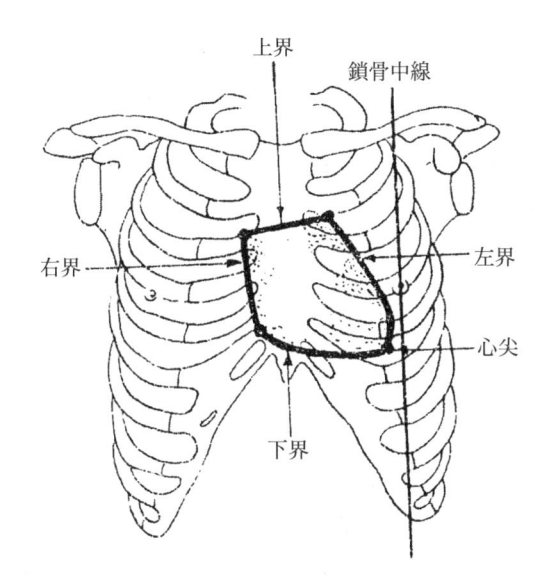

● 心臓の体表部位

3. 左胸部の穴位へ刺鍼して心臓を刺傷し、死亡させた3例

例1:彭才万が1962年8月の『中医雑誌』に発表した文章では、朱(孫明)氏の「毫鍼が心臓を刺傷して死亡した死体の解剖」を引用していた。このカルテに使われた資料が発表されたものが見つからなかったので、これだけを記載するに留める。

例2と例3:葉廷珖が1983年の『甘粛中医・増刊号』に、心臓を刺傷して死亡させた2つの事例を発表していた。1例は、蘭州市のある労務者が、自分で鍼灸技術を学んでいた。自分の妻を治療するため う1例は、某教授から聞い たものだが、西安医学院法医教研室で「刺鍼医療のもめごとが1例あり、解 剖した結果、心臓を刺傷して死亡したことが実証された」というものだった。

こうした3例の心臓刺傷による死亡例は、具体的に詳しく提示できないので、ただ教訓として、漫然と刺鍼している術者に、同じ失敗を繰り返さないよう注意を促すだけである。

2、臨床経験

1. 鳩尾の皮下へ置鍼し、神経性嘔吐を治療したカルテ

　鳩尾穴へ切皮し、得気があれば鍼尖を皮下まで引き上げ、2〜3cm 平刺（横刺）して鍼柄をバンソウコウで止めた。また天突や中脘も加えて4〜24時間ほど置鍼し、ベッドで休むようにいった。55例を治療し、うち男性14例、女性41例だった。この治療法により1回で治癒したのは45例、2回で治癒したのは9例、3回治療しても無効だったのは1例だった。これとは別に、食後や嘔吐前の1〜2時間前に置鍼して、3例の神経性嘔吐を治癒した。病歴は、それぞれ2年、4年、18年で2〜3週間治療した。3例のうち2例は再調査し、2〜3年は再発がない。

　鳩尾穴は、胸満（胸部の膨満感）、胃脹（胃の膨満感）、咳嗽、翻胃（嘔吐）、癲癇などを主治する。上述した例では、この穴位で神経性嘔吐を治療しているが、特殊な治療ではない。その治療が成功したポイントは、刺鍼して得気があってから鍼尖を皮下まで引き上げ、2〜3cm 平刺（横刺）して置鍼した。こうすれば皮下の平刺（横刺）は固定され、心臓を刺傷することなどありえない。

2. 鳩尾と三脘（上脘、中脘、下脘）に刺鍼して、胃軸捻を治療した例

　患者、男性、34歳。暴飲暴食のあと重労働に参加し、突然2時間後に胃痛がした。数分すると痛みが激しくなり、我慢できなくなって救急治療へゆくと「胃痙攣」と診断され、対症療法をおこなった。1週間は、胃が軽くなったり重くなったりして飲食できない。胸が詰まった感じや胃の膨満感があり、イライラして驚きやすく、息切れし、夜に眠るときも落ち着かない。顔色はくすんだ黄色、疲れた様子で元気がなく、上腹部の少し左側が明らかに膨れ、舌質は赤くて、舌苔は黄厚膩、声は小さく、腹部の膨隆した部分を触ると硬くて痛み、脈は弦促。X線のバリウム造影では、胃がイセエビのような形になり、胃軸捻は180度。この患者は飲食が胃を傷付け、労働と食が気を傷付けたため、気が中焦の腑に滞り、障害されたものである。破気理中（食気を破って中焦を理し）、養胃益陽（胃を養って脾陽を助ける）の治療をする。鳩尾、三脘、梁門、足三里などに刺鍼する。

1回の治療で痛みは軽減し、その晩は安眠できた。2回の刺鍼治療で食事ができるようになり、食後も痛まなくなった。7回の刺鍼治療で、症状は完全に消えた。X線バリウム造影で胃を再検査すると、すでに正常な形に回復していた。

　この病気は、消化器系の疾病の中では珍しい。発病した原因は1つには暴飲暴食、2つには食事してすぐ激しい労働をしたために、気が胃腑で滞ったことである。病機は単純で、治療では胃経の穴だけでなく、鳩尾—任脈穴を取ったが、その目的は胃腑の経脈の気を通じさせることにある。治療カルテには、どのように鳩尾を取穴したかは書かれておらず、ただ瀉法とだけ言っている。しかし治療が成功していることから、その取穴が正確なことは言うまでもない。

3、まとめ

1. 講評

　鳩尾穴は、任脈の絡穴である。それは剣状突起の下方で、臍上7寸にある。その解剖位置は、心臓や肝臓に近いことから、古来からみだりに刺灸をしてはならないと主張されている。また同様に胸郭部の穴位は、慎重に刺鍼しなければならない。そして必要であれば、その取穴部位、刺入深度と角度を正確に把握していなければならない。また鍼を刺入したあとは注意深く観察し、患者を静かに横たわらせ、鍼を押さえたり、ぶつけたり、電気刺激など、鍼尖の方向が変わるような行動を絶対にさせない。そうでないと治療がうまくゆかないだけでなく、臓器を刺傷することすらありえる。誤刺の事例では、鳩尾穴を少し左上に向けて心臓を刺傷し、大事故につながったり、右に片寄っているため肝臓肥大などの肝臓を刺傷したり、左胸の穴位では心臓だけでなく肺まで刺傷して気胸を起こしたりする。こうした事故があるので、臨床取穴では慎重にならざるをえない。

2. 救急治療の方法

　心臓を刺傷しても、一般に傷口が小さく、血餅が塞いでいれば、すぐに手術することで助かる。心臓損傷によって心膜腔に血洞が溜まり、出血量が多ければ、ショックで死亡する可能性が高い。心臓損傷によって心膜腔に血洞があると、胸苦

第3章　155

しくて落ち着かず、顔面蒼白となって、四肢が湿って冷たく、呼吸困難などの急性出血性ショック症状が出現する。検査すると、頸静脈が怒張し、脈が速くて細く、それに奇脈（呼吸時に脈拍が小さくなり、ときには触知できない脈）を伴い、血圧が低下するものの静脈圧が上昇し、心尖拍動が消失して、打診すると心濁音界が拡大し、聴診では心音が遠くて微弱に聞こえ、不整脈となることがあり、心膜穿刺で鮮血が抽出されれば確定診断できる。救急処置では、抗ショックと心膜腔穿刺による減圧をおこなうと同時に、開胸手術の準備をする。手術の原則は、切開により心膜腔の血洞を除去することと、心臓裂口の修復であり、縫合では冠状血管を傷付けないようにする。術中、術後ともに血液量を補充し、抗生物質を使用して感染を防ぐ。

　心臓損傷による発作は急激で、生命の危険に及ぶ。したがって心臓付近の刺鍼では、もし異常が現れたら、できるだけ早く診断し、すぐに発見できれば誤診が起きず、救急処置が間に合わなくて失血性ショックで死亡する事態を免れる。

3. 予防措置

　鳩尾や左胸部の穴位へ刺鍼するとき、誤刺しないようにするには、まず正確に取穴することと、刺入深度を正確に把握することにより、臓器を回避する。『素問』は「凡刺胸腹者、必避五臓。中心者、壊死（胸部と腹部を刺すときは、必ず五臓を避ける。心臓に当たれば、すぐに死ぬ）」と指摘している。つまり重要な臓器がある部位の穴位では、深すぎる刺鍼をしてはならず、術者は意識を集中させ、大きく提挿しないだけでなく、鍼柄を押したり動かしたりなど、鍼尖が変な方向へ行きやすい操作もしない。そうした注意をすれば、臓器を刺傷する事故などは完全に防げる。

第2節 脾臓疾患

1、誤刺の事例

1. 梁門などを取って脾臓を刺傷し、内出血を起こした事例

患者、女性、17歳。1年以上の腹痛のため、2日前に刺鍼治療を受けたが、そのあとから病状がひどくなり、入院治療にきた。

現在の症状：1年前から左上腹部に、はっきりしないがシコリがあるように感じ、少し動いて、いつもシクシク痛む。4カ月前に風邪をひいて上腹部が痛みだし、寒けと発熱が数日続いたが、治療してよくなった。それ以来、常に軽い痛みがあったが、いつもの通り学校へ通っていた。入院する2日前の午前、また上腹部と臍の周囲が激しく痛み、悪心嘔吐を伴って、寒けがしたが発熱はなかった。そのときすぐに診察を受け、左上腹部に鍼灸治療された。全部で4鍼刺入して15分ほど置鍼したが、何も不快感を感じなかった。しかし抜鍼してしばらくすると、左上腹部の痛みが徐々に激しくなり、それが腹全体に広がったが放散痛はない。そして徐々に腹が膨れるように感じ、呼吸困難となって喉が渇き、2日間は寝たきりで起きれなくなって、食欲もなく、夜も眠れない。排尿回数も減り、尿の色は淡い黄色、排便は正常。

身体検査：発育と栄養状態は劣り、血圧は 13.1/9.3kPa、体温 37.7℃、脈拍 134回/分、呼吸 26回/分。軽度の脱水症状があり、顔色と口唇は蒼白で、重症の容貌である。胸は対称で、肺は呼吸音が粗いが異常はなく、心音は速くて弱いが雑音はない。腹部は少し膨隆しており、左上腹部の梁門、関門、太乙、滑肉門の4穴に、それぞれ鍼孔がある。触診：全腹筋が緊張していて、圧痛および反跳圧痛があり、それが左上腹部ではっきりしている。シコリは触知できず、移

動性の濁音があって、脾濁音界が拡大し、上は第 7 肋間、下は肋骨縁に達しており、腸鳴が少し亢進している。

　臨床検査：赤血球 350 万/μL、ヘモグロビン 9.5g/dL、白血球 22100/mm³、好中球 82%、リンパ球 14%、好酸球 2%、単球 2%。

　治療：腹腔穿刺したところ、鮮紅色の血液を抽出したため脾臓破裂と診断した。そこで外科に転入させ、全身麻酔して脾臓部を T 形切開した。腹膜を切開すると鮮血が溢れ出し、脾部には少量の凝固した血液がある。脾臓は正常の 2 倍近くまで腫れているが、癒着はなく、少し三角形をしていて、臓側面近くの下縁に傷口があり、外に血が溢れ出しているが、それがちょうど梁門穴の鍼孔と一致している。脾臓を切除して、腹腔内に溢れた血を吸い出すと、それが約 1000mL あった。肝臓、胆嚢、胆管、胃などの器官は正常だったが、回腸内に少数の回虫がいた。腹腔を縫合した。術中に 1000mL 輸血し、経過は順調で、傷口は第 I 期癒合で、持続性の発熱もなかった。脾の重量 300g。切片では脾洞が拡張し充血しており、慢性脾炎が疑われるが、マラリア原虫やカラアザールの病原体は発見されなかった。治癒して退院した。

————孫国良ら『中級医刊』1958;（2）:101

　梁門は、足陽明胃経の穴である。穴位は承満穴の下 1 寸にある。局部解剖：第 8 肋軟骨下部で、腹直筋およびその腱鞘部。深層には腹横筋があり、第 7 肋間動静脈の分枝、上腹壁動静脈があり、第 8 肋間神経の分枝が分布している。

　鍼法と主治：仰臥位で、上腹部の承満穴下 1 寸、中脘穴の外側 2 寸を取る。鍼は 0.5～1 寸刺入する。脇脹や胸満、脇下の積気、食欲不振、大便滑瀉、気塊疼痛を治療できる。

　術者は、左上腹部を取って 4 鍼ほど刺入し、15 分ぐらい置鍼しているが、腧穴の位置や刺入深度には触れられてない。検査時に左上腹部の梁門、関門、太乙、滑肉門に相当する部位に、それぞれ 1 つずつ鍼孔が発見された。開腹所見と考え合わせると、脾臓の横隔膜面近くの下縁に刺鍼の傷口があり、外に血が溢れ出している。これは梁門穴の鍼孔と一致しており、取穴と刺入方向が少し上向きだったため脾臓を損傷したことを裏づけている。

　この事例の患者は慢性脾炎のため脾臓が肥大しており、脾臓が腹腔左部に下垂

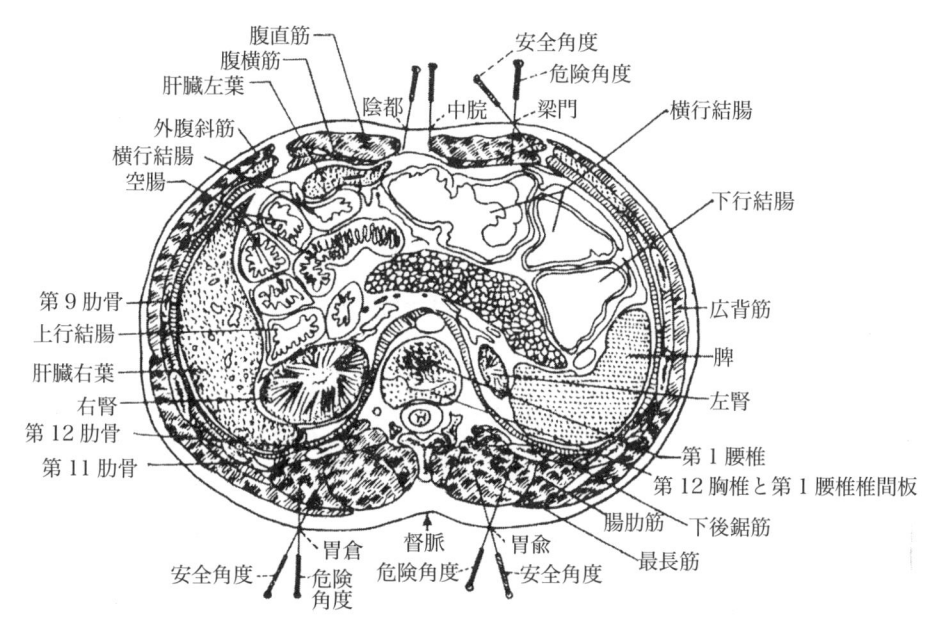

●中脘、陰都、梁門、胃兪、胃倉5穴の刺入水平断面図

して梁門穴と接近していた。脾臓組織は脆いため、刺鍼によって破裂して出血した。もし手術が遅れていたら非常に危険なところだった。

2. 左上腹部の穴位を取り、脾臓破裂が起きて内出血した事例

　患者、男性、36歳。8年前に住血吸虫症となり、その後は左上腹部にシコリができて徐々に大きくなった。入院の3日前に上腹部が痛み、某術者に2回の鍼治療を受けた。1穴めは心窩部（剣状突起の下）、2穴めは左上腹部である。2回めの刺鍼で、10分ほど置鍼したが、刺鍼時に少し咳をし、刺鍼したあとから痛みが激しくなり、数時間後には腹部全体が痛くなった。さらに口乾や心慌（心臓がドキドキする）などの症状も現れた。臨床検査は、脾臓破裂による内出血の診断と一致していた。ただちに抗ショック治療をおこない、審査開腹をおこなって、腹腔から800mLの鮮血を吸い出した。術中に脾臓が正常の1.5倍に膨れ

第3章　159

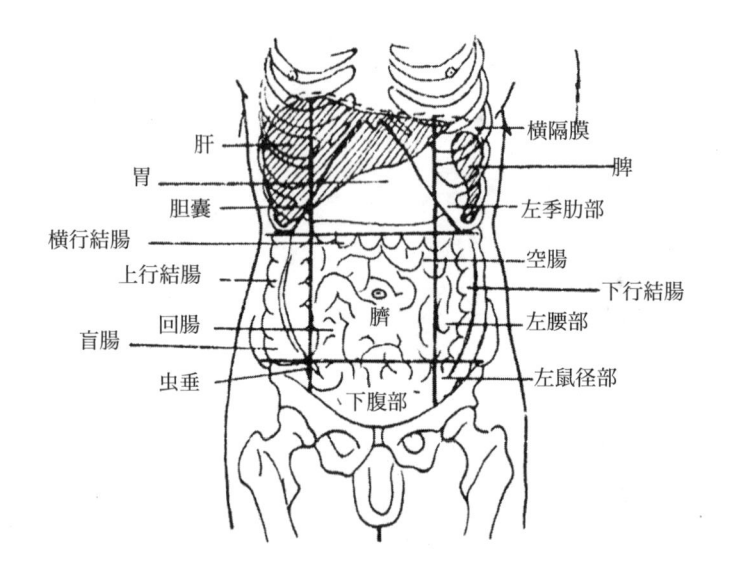

● 腹部

ていることが発見された。左上腹部に鍼孔があり、それが脾臓の破裂面と相対しており、裂け目は2cm、深さ1cmで、裂け目からは出血が続いていた。脾切除術をおこなって治癒して退院した。

陳漢威『中医雑誌』1963;（4）:36

　この例では数年前に住血吸虫症となっているので、肝脾の肥大を考慮して慎重に取穴すべきだった。それを癥瘕と思い込んで刺鍼し、さらに左上腹部の穴位に刺鍼したため脾臓破裂を招いた。マラリアやカラアザール、住血吸虫症などは脾臓を肥大させ、ひどいものでは、その下界が骨盤腔に達することすらある。こうした病理的な脾臓は、移動範囲が正常より小さく、また脆くなっている。さらに脾臓が肥大しているため、体表から刺傷する可能性のある穴位も増えて損傷しやすい。深刺のプロセスでは、腹筋と内臓が呼吸運動によって上下移動しているため、脾臓に刺さった毫鍼は上下運動により鍼孔を縦に広げ、止めようのない内出血となる。

救急治療：刺鍼して脾臓を傷付ければ、はっきりした痛みが左上腹部にあり、内出血が多ければショックが起きる。腹腔穿刺して凝固してない血が抽出されたら、ほとんどのケースで脾切除術が必要である。軽微な刺傷であれば、ただちに適切な鎮痛や止血、抗感染などの治療をおこない、ベッドで安静にしていれば治癒する。しかし常に観察を続け、もし異変があれば、ただちに手術など他の措置を取らねばならない。

3. 胸腔穿刺により脾臓を損傷し、内出血した事例

患者、男性、25歳。腹部全体の発作性仙痛が十時間以上続いたため、某医療機関から我々の病院へ転院してきた。患者は左側の結核性胸膜炎があったが、転院する十数時間前に突然、腹部全体の発作性仙痛が発生した。右上腹部がひどく、放散痛はないが、2回ほど失神した。悪心嘔吐はないが、寒がって発熱する。入院時の患者の意識は、はっきりしていたが、急性の苦痛な様相で、体温は37.0℃、脈拍88回/分、血圧14.7/9.3kPaだった。左肺下部の呼吸音が少し減弱しているが、はっきりした膨隆は腹部になく、腸のものではない。腹部全体に軽度の筋緊張があり、中度の圧痛があって、右の中上腹部で圧痛がはっきりしている。左上腹部の圧痛は最も軽く、反跳圧痛もなくて、シコリも触知できない。肝臓や脾臓は触知できない。腹部の打診音は少し濁音だが、はっきりした移動濁音界はない。X線透視では、左肋骨横隔膜角が鈍角になっており、横隔膜の動きが制限され、腹部の腸曲には少量の気体が見られる。ヘモグロビン11.6g/dL、赤血球400万/μL、白血球14000/mm^3、好中球86%、リンパ球8%、単球6%、血小板26万/μL、出血時間1分半、血液凝固時間2分。入院時の印象診断では急性虫垂炎であり、虫垂炎性腹膜炎だった。そこで入院して2時間後に、脊椎麻酔のもとで手術した。すると術中に腹腔内に血液があるのを発見したので、全身麻酔に切り替えて切口を拡大し、ただちに輸血して腹腔内の血洞を吸い尽くすと約2000mLあったが、それは古くなった血で、凝血があった。検査して見たが腹腔臓器に出血している個所は発見できず、脾臓の大きさや硬さも正常だった。しかし脾臓上縁の横隔膜面に小さな黒点があり、それは鍼孔だった。それ以上の出血がなかったので、腹腔を処置して閉じた。術後は輸血と輸液をおこない、

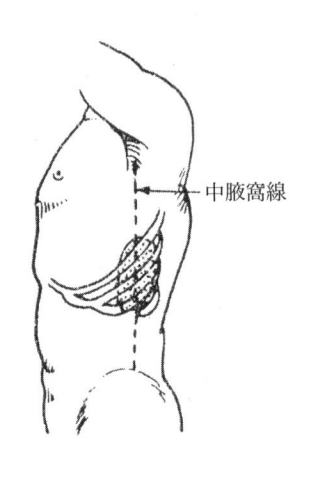

抗生物質と止血薬を投与し、順調に回復して入院25日で退院した。術後に病歴を尋ねたところ、入院する4日前に患者は胸腔穿刺をおこなったが、わずかな鮮血だけで他の液体は抽出されず、穿刺を中止したことが判った。穿刺した20分後に左上腹部が激しく痛みだし、アトロピンを注射して緩解したが、2～3時間後にめまいや動悸がした。それは翌朝には治まったようだ。われわれが術後に身体検査をおこなったところ、左第10肋間の後腋窩線に穿刺点があった。最後の確定診断は、① 胸腔穿刺による損傷で、脾臓に内出血を起こした。② 左側の結核性胸膜炎。

　教訓：胸腔穿刺の正確な位置は、後腋窩線の少し後ろは第7肋間、肩甲骨下方なら第8肋間である。ここで穿刺しているのは後腋窩線の少し後ろの第10肋間であり、しかも穿刺時に血液を抽出し、穿刺後に腹痛を訴えたら、内臓を刺傷して内出血を起こしている可能性を考えて、ただちに処置しなければならない。転院したときも穿刺の状況を詳しく説明すべきである。診察したときも病歴を尋ねたり、細かい検査をしなければならない。この例でも、病歴を尋ねて胸腔穿刺の状況を知り、身体検査で穿刺点を発見していれば誤診を避けられた。

関長発『中級医刊』1965; (9) :585～586

　この例では胸腔穿刺によって脾臓破裂が起きたので、刺針部位が脾臓の周囲であることは間違いない。例えば左側の梁門や章門、あるいは阿是穴などで、刺入方向が間違っていたり刺入が深すぎれば、腹腔に達して脾臓を刺傷する。

　脾臓を刺傷すると、ほとんどのケースで内出血により失神し、ショックが起きる。もし誤診して治療するまでの時間がかかれば、生命の危険性もある。関係する報告によれば、救急治療の方法として鎮痛、止血、輸血があるが、その効果がなければ、すぐに修復手術や脾切除しなければならない。

2、臨床経験

1. 章門や期門へ鍼灸して、急性膵炎を治療したカルテ

　患者、男性、46歳。急性の腹痛で入院した。主訴：上腹部の痛み、悪心、嘔吐が十時間以上続き、特に食後は痛みが激しいが、持続性の痛みである。体温36.9℃、脈拍80回/分、血圧17.3/12kPa。検査：上腹部にはっきりした圧痛があり、腹直筋は強直している。肝臓、脾臓とも触知できず、シコリもない。腸鳴音はあるが移動濁音界はない。臨床検査：WBC（白血球）17000/mm^3、好中球97％、リンパ球3％、血中アミラーゼ128SoU、尿中アミラーゼ2048IU/L。診断は急性膵炎。治療：章門、期門を主穴とし、足三里と中脘を配穴して鍼灸治療する。1回の鍼灸で、腹痛はかなり軽くなり、腹筋の緊張がなくなって、尿中アミラーゼは1224IU/Lに下降した。5回の鍼灸で腹痛は消え、白血球数も正常になり、血中アミラーゼも64SoUに下降して治癒した。

　章門と期門は、いずれも肝経の穴位であり、章門は側腹部で第11浮遊肋骨先端の下際、期門はそれより上にある。したがって左側章門穴は、深刺したり脾臓肥大があれば、脾臓を刺傷する恐れがある。だから施術者は膵臓炎の身体検査だけでなく、肝臓や脾臓についても重点的に触診をおこなわなければ、安心して刺鍼できない。

2. 章門や期門などへ刺鍼して、胆嚢炎や胆石症を治療したカルテ

　胆嚢炎と胆石症45例を刺鍼治療し、治癒33例、著効7例、好転4例、不明1例だった。取穴では、章門、期門、日月、肝兪、胆兪を主穴とし、皮内推鍼法を使って、穴位表層で圧したり揺らしたり、強く奮わせる刮法を施すが、毎日5分ほど手法を使う。毎日1回、痛みが激しいものは一日2回治療すれば、1週間ぐらいで治癒する。鍼治療期間は抗生物質や鎮痛薬を使わなくてもよい。

　このカルテの術者は左上腹部の穴位を取るとき、カルテの中で脾臓肥大には触れられていないが、刺鍼時に沿皮刺を採用すると同時に、穴位表層には手法を施

している。このような方法なら体表からの深度が浅いので、体腔内臓器を傷害することはありえない。

3、まとめ

1. 講評
　脾臓は、人体の左季肋部で、ほぼ第9～11肋間に位置する。一般の状況では肋骨下縁に脾臓を触知することは難しいが、何らかの原因で脾臓が肥大していれば肋骨下縁で触知でき、肥大がひどければ臍と水平になる。チフスや敗血症などによる肥大は軽く、脾臓も柔らかいが、住血吸虫症やマラリア、カラアザール、そして肝硬変などによる肥大は顕著で、脾臓も硬くなる。左上腹部の穴位に刺鍼すると脾臓を刺傷するが、その原因として脾臓の肥大があり、正常な範囲を超えているため刺傷する体表穴位も増加する。もう一つは肥大すると臓器が脆くなり、移動できる範囲も小さいため刺さりやすい。さらに術者の刺入が深すぎれば、腹筋は呼吸に伴って動くので、脾臓に刺入された毫鍼部分は往復運動によって、脾臓の鍼孔が切れて傷口となり、脾臓破裂による出血という急病になる。

2. 救急治療の方法
　刺鍼により脾臓を刺傷しているかは、腹腔穿刺やエコーなどで簡単に診断できる。その救急治療は、急性外傷性脾臓破裂と同じである。ふつうは全身麻酔下で脾臓部分を切開し、脾切除術をおこなったあと腹腔内の出血をきれいにする。脾臓破裂と確定診断したのなら、術前の重要な問題は大出血であり、すぐに輸血して血液量を補給するとともに、抗ショック治療をおこない、できるだけ早く手術する。一般的な状況では、すぐに救急治療すれば、患者は危険な状態から脱する。

3. 予防措置
　刺鍼治療は、体表に分布する穴位に刺鍼し、経絡の伝導によって治療する。だから刺鍼では深いのがよいのではなく、気が得られたらよい。左上腹部で刺傷する臓器は、主に脾臓である。脾臓が正常な生理状態であれば、柔軟で脆くない

が、マラリア、カラアザール、住血吸虫および他の疾患などでは明らかに肥大し、かつ脆くなる。だから左上腹部の穴位に刺鍼するときは、まず病状を明らかにし、脾臓が肥大していないか検査し、また刺入深度を深くしないことが肝要である。もし脾臓が肥大して、脆さが増していれば、慎重な上にも慎重にならなければいけない。

第3節 血管の疾患

1、誤刺の事例

1. 頸部の穴位を取り、上甲状腺動脈を刺傷して出血した事例

　患者、男性、35歳。頸部が腫れて5年。前に鍼灸治療を受け、人迎、水突、翳風、天突、気舎を取穴して、刺鍼したときに患者が叫び声を上げた。刺鍼したあとから右側頸部の腫れが徐々にひどくなり、それが左頸部まで広がって、呼吸困難を伴ったので、2時間後に救急で入院した。検査：顔面蒼白、呼吸困難、呼吸26回／分、血圧17.3/12kPa。意識は、はっきりしている。頸部はひどく腫脹し、喉頭蓋軟骨と鎖骨上窩が消失し、頻呼吸である。

　手術中、右側に桃の種ぐらいの甲状腺腺腫が見つかった。上甲状腺動脈の主要な分枝が破裂して大出血し、腺腫の下方1cmの長さに破裂している。そこで甲状腺腺腫摘出と止血術をおこない、術中に400mL輸血する。術後は8日で退院した。

―――― 成志芳ら『江蘇中医』1963;(10):24

　人迎は足陽明胃経と足少陽胆経の交会穴である。本穴は、喉頭隆起の両側1.5寸に位置する。局部解剖：胸鎖骨乳突筋前縁と甲状軟骨の接触部にあり、ほぼ外頸動脈と内頸動脈の分岐部に当る。少し外側には、舌下神経と迷走神経があって、頸横神経が皮膚感覚を支配している。

　鍼法と主治：椅子に腰掛けて天井を見上げるか、仰臥位にし、胸鎖骨乳突筋前縁近く、喉頭結節の両側、圧すると動脈が手に応えるところが穴位である。0.3寸刺入する（あるいは動脈を避けて、外方近くに刺入する）。喉の腫痛、喘息、胸満、霍乱吐逆、頸腫瘰癧を主治する。

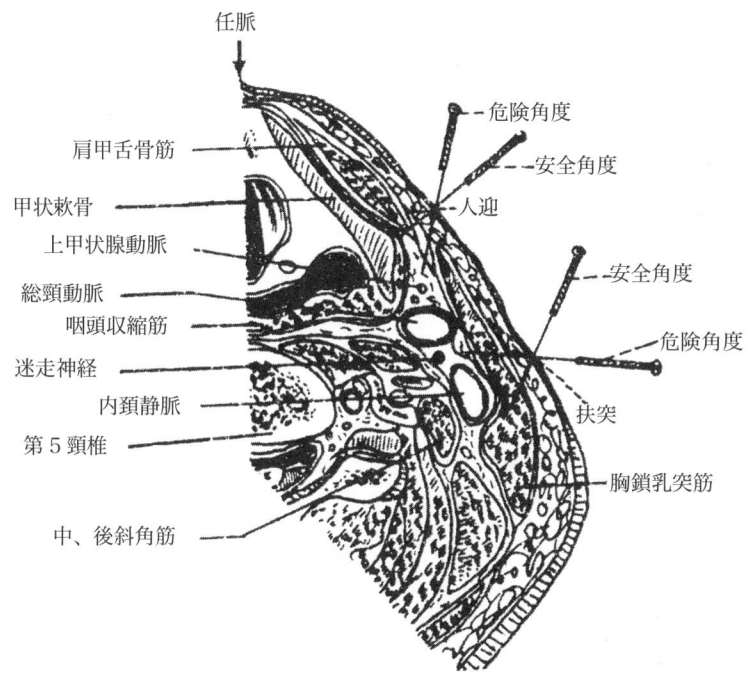

```
        任脈
         ↓
肩甲舌骨筋                        危険角度
                                 安全角度
甲状軟骨                          人迎
上甲状腺動脈
総頸動脈                          安全角度
咽頭収縮筋
迷走神経                          危険角度
  内頸静脈
                                扶突
  第5頸椎
                                胸鎖乳突筋
  中、後斜角筋
```

● 人迎、扶突の刺入水平断面図

　水突は、足陽明胃経の穴である。前頸部の外側で人迎の下、気舎の上に位置する。局部解剖：甲状軟骨下縁の外方で、胸鎖骨乳突筋の前縁にある。深部には総頸動脈がある。この動脈の前に沿って舌下神経下行枝があり、動脈の外には迷走神経が通っている。鍼法と主治：人迎穴と気舎穴の中間を取り、0.3〜0.4寸ほど刺入する。喉の腫痛、咳嗽などを主治する。

　人迎と水突は、甲状腺付近にある2つの穴であり、深部には総頸動脈およびその分枝がある。この2穴や、その付近では、注意しないと動脈を突き破るおそれがある。人迎を『鍼灸甲乙経』は「四分刺入。深すぎれば不幸に人を殺す」と書いており、みだりに刺鍼できない穴と判る。

　上甲状腺動脈に刺鍼して出血する事故では、処置が不適切であれば危険がある。甲状腺体は「H」形をしており、喉頭結節の下方と気管上方の両側に付着している。甲状腺腫では甲状腺上の血管が、さらに暴露される。報告によると、甲状腺は血

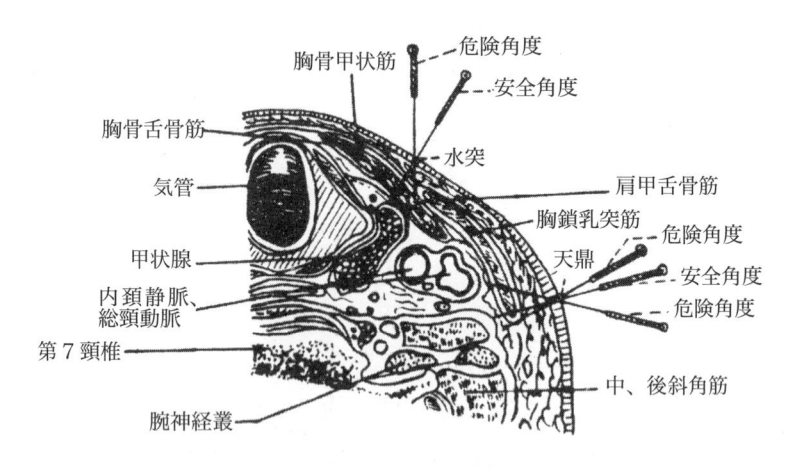

● 水突、天鼎2穴の刺入水平断面図

管が豊富なうえ、組織が脆弱であり、嚥下運動に伴って上下に移動する。患者が刺鍼時に叫び声を上げたのは、刺鍼が不適切であることを物語っており、刺入が深すぎたか、手法操作が激しすぎたかによって損傷したものである。局部解剖からすると、水突穴には頸皮神経の分枝が通っており、深層には交感神経から出た上心臓神経と交感神経幹があり、外側は総頸動脈である。気舎穴には鎖骨上神経前枝と舌下神経の筋枝が通り、血管は前頸静脈、深層には総頸動脈がある。以上の両穴へ刺鍼するとき、深刺したり、少し外側に刺入すれば、交感神経を刺傷して激痛が走る。そして総頸動脈を突き破れば、大出血して危険となる。

以上の説明により、頸部の穴位に刺鍼するときは、とくに慎重にすべきだと判る。まず正確に取穴すること、次に深刺しないこと、手法操作も強くしないなどによって、局部の組織や血管を破らないようにする。そして刺鍼時に患者が痛みを訴えたり、呼吸が速くなったり、失神したりしたら、すぐに抜鍼して身体を起こし、しばらく休憩させる。そして出血傾向があったら、すぐに数分ほど按圧して止血したり（過敏症があれば按圧による止血ができない）、止血薬を塗って治療する。

2. 頚部の穴位を取り、頚動脈瘤が起きた事例

患者、女性、33歳。右側頚動脈に拍動性の瘤ができて20日あまり。救急で入院した。主訴は、20日前に喉が痛くて、地元の医者に刺鍼治療してもらった。前頚部へ刺鍼したところ、すぐにソラ豆大の瘤ができ、徐々に大きくなって、つっぱって痛く、呼吸が圧迫されて嚥下困難になり、口から流涎するようになった。

検査：頚部左に向けて歪めると運動制限がある。右頚部に15×10×5cmぐらいの拍動性瘤がある。気管は左へ移動しており、口を開けて舌を伸ばせず、圧迫や震顫がある。聴診すると、はっきりした吹鳴性雑音がある。外傷性総頚動脈瘤と診断した。入院して6日めに右総頚動脈瘤切除術をおこなったが、動脈瘤を切除すると気管に浮腫が現れた。気管切開術したあとは順調で、治癒して退院した。

————陳世謀『中医雑誌』1980;（7）:49

この例は、総頚動脈瘤が発生した原因は明らかであり、刺鍼歴があって、その取穴部位に出現している。人迎穴を取るときは慎重になる必要がある。もし刺入が深すぎたり刺鍼操作が激しすぎると、めまいがしたり失神する。人迎の刺鍼とは、頚動脈洞部へ刺鍼することであり、日本の代田文誌は「洞刺」と呼んで、正確に使用すればさまざまな疾患を治療できると考えている。この例では刺鍼が不適切だが、臨床では滅多にない。この例を今後の教訓としなければならない。

3. 血瘻（頚部の血管腫）に刺鍼して出血し、死亡させた2事例

血瘻は禁鍼であり、太い鍼を直接刺入することは絶対にしてはならない。ある医者が、年齢が60歳近い血瘻患者に鍼治療した。自作した24号の毫鍼（畳針ぐらいの太さ）を直接病巣に2本刺入した。深さは1寸ほどだったが、抜鍼すると出血により死亡した。また別の医者も血瘻患者を鍼治療するために、自作した24号の毫鍼を病巣に3本直刺し、内出血による窒息のため死亡した。

———— 李世珍『常用腧穴臨床発揮』871頁、人民衛生出版社、1985

中国医学には五瘻が記載されているが、その1つが血瘻である。それは糸を束ねた房のように、赤い脈が交わって現れるのが特徴である。血瘻の治療は、養血、涼血、抑火、滋陰、安斂心神、調和血脈であり、芩連二母丸で徐々に治してゆく。

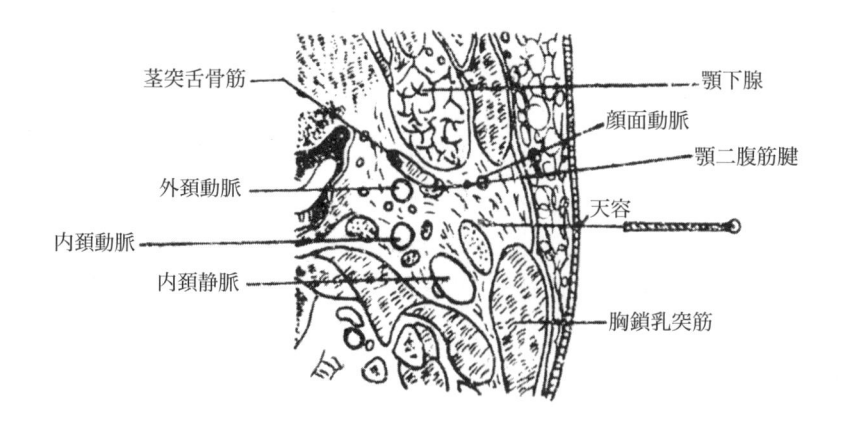

● 天容穴の刺入水平断面図

それを太い鍼で突き破れば、出血が止まらず、すぐに危険となる。例1では血瘻に2本の鍼を1寸ずつ刺入し、例2では病巣に3本を直刺している。これで死なないはずがあろうか？　まさにヤブ医者は人を殺すである。

4. 乳房が赤く腫れたところを取り、動脈を刺し破って出血した事例

　患者、女性、26歳。患者は右側乳房が赤く腫れて痛み、発熱が3日続いている。某所で刺鍼治療を受けたが、もっともひどく腫れたところを皮膚の消毒もせずに、三稜鍼で直刺した。刺鍼したあと痛みが激しくなった。抜鍼したとき鍼孔から真っ赤な血が流れ、短時間で出血量は200mLになった。すぐに患者は、頭がフラフラして目がかすみ、喉が渇いて冷や汗が出、心臓がドキドキして失神した。そのあと強く圧迫して、やっと出血が止まった。翌日の検査でも出血し、さらに痛みがひどくなった。4日目にも出血し、前後した3回で約500mL出血したので診察にきた。

　検査：体温37.8℃、脈拍90回/分。両乳房は対称で、右乳房の外上方に3×4cmの硬結があり、赤く腫れて圧痛があり、中心には鍼孔が見える。身体検査では5mLの流血で、腋窩リンパ節は腫れてない。

　入院してからは圧迫により出血しなくなった。翌日の午後、咳したため再び

50mL出血したので手術する。皮膚を切開すると桃の実大の死腔があり、内部に凝固した血塊が詰まっていた。出血塊を取り除いたところ、第3肋骨下縁から鮮血が噴出しており、噴出リズムは心臓拍動と一致していた。第3肋骨上を圧迫して血が止まった。検査により肋間動脈からの出血が証明された。出血部位は、もともとの刺鍼部位と一致しており、縫合により治癒して退院した。

————李厳ら『中医雑誌』1962; (1) :30

　刺鍼療法は、急性乳腺炎に効果があるが辨証を必要とする。急性乳腺炎の初期（化膿してないとき）は、足三里や合谷など遠隔の穴位、および乳房周囲の穴位を取って刺鍼する。乳房周囲の穴位にも主と副がある。デキモノが乳房上部にあれば膺窓を刺し、乳房下部なら乳根を刺し、デキモノが内側ならば神封を刺し、外側ならば天池を刺す。乳腺炎で化膿していれば、膿点に鈹鍼を刺して排膿してもよい。この場合は膿が出ればよく、深く刺入しないようにする。深すぎれば良肉や血管を刺傷してしまう。

　この患者は発熱して3日目だから、まだ化膿していない。もっとも炎症を起こしている部位は、毒気が集中している点だから、もしそこへ深刺して毒を血に入れてしまうと、毒が全身にまわって「走黄」と呼ばれる危険な状態になる。また深刺して動脈を突き破れば出血が止まらずに別の症状が発生する。この例が示すように「阿是穴」を盲目的に取れば害ばかりで益がない。

　デキモノの外科処置では、無菌操作に注意しないと逆に感染を起こして病状を悪化させる。この例では消毒もしていない鍼を使っている。

5. 章門を取って肋間動脈が破裂し、出血した事例

　患者、男性、36歳。半年前から両季肋部に少し腫れぼったい痛みがあり、食後は上腹部に膨満感があって肝炎と診断された。ある日の正午に病院で鍼灸治療を受けた。刺鍼中に咳が出て、抜鍼すると息切れし、そのうえ腹痛があって徐々にひどくなり、右側臥位になると痛みがはっきりする。そして嘔吐と下痢があった。その晩にわれわれのところへ入院した。

　検査：脈拍は微弱で140回／分、呼吸36回／分、血圧は音がはっきりしない。顔面蒼白で、イライラした顔付きで右側臥位を好み、腹部が膨隆しているが、腸

性の症状や蠕動波はない。剣状突起下と肋骨部に刺鍼の痕跡があり、腹全体に中程度の筋緊張があって、はっきりした圧痛と軽度の反跳圧痛がある。肝臓と脾臓は触知できず、明らかに腹水の徴候があって、腸鳴はないが肝濁音界はある。腹部穿刺で血の混じった液体が抽出された。救急治療したが効果なく、入院して4時間ほどで死亡した。

死体解剖：腹腔を開いてみると多量の血が外に溢れており、腹腔内の洞血は全部で2700mLだった。右側腹膜の後ろに4×1.4cmの血腫があり、それは右側第10肋骨下縁に位置し、それが体表の章門穴の鍼孔と一致していた。左側の対称部位にも3×3cmの斑状出血がある。

最終診断：肋間動脈の破裂で腹腔内に大出血が起こり、ショックを起こして死亡した。

——————————李楽天ら『中華外科雑誌』1960;（4）:406

章門は別名を肘尖、脇髎、季肋などとも呼び、足厥陰肝経の穴であって、少陽と厥陰の交会穴でもあり、臓の会穴で、脾の募穴である。穴位は季肋の端にあり、下脘と水平である。

局部解剖：側腹部で第11肋骨先端、内外腹斜筋中にあって、肋間動脈があり、肋間神経が分布する。右側は肝臓下縁に当たり、左側は脾臓の下方である。

鍼法と主治：側臥位で、上側の膝を曲げ、下になる膝を伸ばし（側臥位では足を上下に分ける）、ちょうど第11肋軟骨先端を取る。0.5〜0.8寸ほど刺入する。脇が痛くて寝られない、腸鳴、消化不良、嘔吐、尿が多くて白濁する、腰背の冷痛などを主治する。

章門は平刺（横刺）して、深刺しない。直刺で1寸を超えれば、肋間神経や血管を刺傷する恐れがある。鍼尖が少し上向きならば、左側では脾臓を刺傷する恐れがあり、右側ならば肝臓を刺傷する可能性がある。技術が未熟なうえ取穴が不正確で、鍼の方向が悪ければ事故につながりやすい。章門を深刺すれば、深部に肋間動脈や臓器があるので、慎重に刺入しなければならない。もし間違った刺鍼により激しい反応が発生したら、ただちに救急治療をしなければならない。さもなくば悪い結果となる。李氏の報告では、胸腹部の穴位に刺鍼したあと、患者に激しい反応が起きているが、これを臨床症状と参照し、神経や血管、臓器などを

傷付けたことにより、ショックや気胸、出血および他の併発症が発生した可能性を考えねばならない。この例ではショック症状があり、はっきりした腹部の陽性徴候があり、腹腔穿刺で血液が抽出されたので、もっと早くに内出血の可能性が浮かんだはずである。そこですぐに輸血（動脈からの輸血を含む）など救急治療をすれば、恐らく命は助かったであろう。

6. 中脘に刺鍼して吸玉を加え、腹部の血腫が起きた事例

患者、男性、29歳。主訴：上腹部がシクシク痛み、食欲がなく、水様便が2日続いている。中脘などの穴位を取って刺鍼し、抜鍼後に吸玉をしたところ、ナツメの実ぐらいの血腫が発生した。

分析：この患者の血腫は、術者が注意して操作しなかったため、腹壁の血管を刺傷して発生したものである。こうなるので刺鍼時には血管を避けねばならず、血管の豊富な穴位では、大きく提挿や捻転してはならず、抜鍼時に針孔を少し按圧しておく。

――――――蒋作賢『陝西中医学院学報』1988；（1）：26

中脘に刺鍼して血腫となることは少ない。腹壁は血管が豊富にあっても、大きな血管は少なく、毫鍼を刺入しても少量の血しか出せないからだ。この例では抜鍼したあとで吸玉し、陰圧によって皮下や皮内に出血したのが原因である。

7. 腎嚢ブロック注射により腹膜後血腫を起こした事例

患者、男性、27歳。十二指腸潰瘍により入院した。入院後は一般の薬物治療を受けたが、好転しなかったので腎嚢ブロック注射をおこない、病状が徐々に好転した。2回めの腎嚢ブロック注射をした（刺入点が少し下外方だった）。最初は順調でピストンを引いても血が逆流してくることはなかったが、0.5％プロカイン溶液を10mLほど注入したとき、ピストンを引くと血が逆流したので、針を少し後退させ、吸入しても血が逆流しなくなったとき続いて注入して薬を入れ終わった。術後は患者に横になって休むように言ったが、すぐに患者は食堂へ食事に行った。その日の午後から腰部が腫れぼったく痛みだしたが、翌日の午後には腰痛が軽くなったので、2時間ほどピンポンをした。その夜の10時ごろ右腹

部に針で刺すような痛みを感じたが、放散痛はなく、エビのように身体を曲げると痛みが軽くなる。悪心はあるが嘔吐はない。検査：腹部は軟らかいが、右中腹部にはっきりとした圧痛と反跳圧痛があり、閉鎖筋と大腰筋のテストが陽性だった。白血球数 14500/mm^3、好中球 86％、血小板 176000/μL、出血時間 2 分、血液凝固時間 30 秒、尿は正常。急性虫垂炎と診断して手術する。開腹すると上行結腸の上 1/2 にあたる腹膜後壁に、約 7×2cm の血腫があり、虫垂に急性炎症はなく、病理検査も慢性虫垂炎だった。

教訓：腎嚢ブロックでは、刺入する部位を把握しなければならない。刺入する深さは人によって異なるが、薬剤を注入するときは針を固定しなければならない。吸入して血が逆流したときは、針を後退させるだけでなく、少し方向も替えねばならない。そして術後 24 時間は激しい運動をさせないようにして、出血を防ぐ。

周武燮『中級医刊』1965;（9）:586

この事例は、腎嚢ブロックをおこなうときは、いいかげんに事に当らず、順序を踏んで慎重にしなければならないと諫めている。

8. 曲沢を点刺し、出血が多すぎて反応が起きた 2 例

例 1. 以前に某術者が、太い鍼を曲沢に刺して出血させ、ある絞腸痧（腹部が絞るように痛く、イライラして悪心嘔吐する）患者を治療した。刺鍼が深すぎて出血が多過ぎ、すぐに絞腸痧は良くなったものの、顔面蒼白となり、心臓がドキドキして息切れし、手足に力が入らなくなり、数日したのち、やっと徐々に回復した。

例 2. 患者。嘔吐のため某術者が、太い鍼で右側曲沢を取って出血させたが動脈血管に当ったため出血が止まらなくなった。鍼孔を按圧し、肘を曲げて血管を圧迫することで止血したが、すでに患者は失神しており、救急治療によって蘇生した。その後は何日も養生し、やっと回復した。左側の曲沢に刺鍼したところも血腫となり、半月後から徐々に消えていった。

李世珍『常用腧穴臨床発揮』人民衛生出版社 1985：569

曲沢は、手厥陰心包経の穴位である。それは肘窩正中に位置し、上腕骨と前腕骨の関節部で、上腕二頭筋腱の尺側縁にあり、上腕動脈と正中神経の通路に当

り、皮下には肘正中皮静脈がある。一般に0.3〜0.5寸ほど刺鍼する。心痛、身熱、喉が渇く、吐瀉、霍乱（コレラ）、傷寒（チフス）、気逆嘔吐などを治療する。点刺すれば、すべて急性吐瀉、熱射病による高熱を治療できる。

　吐瀉で正気を消耗しているのに、さらに曲沢を取って出血させている。出血が多すぎて気血の両方が傷付き、そのために失神した。幸いにもすぐに治療したため、危険な状態から脱した。

　曲沢の点刺は、急性の吐瀉には効果的だが、多く出血させてはならず、深刺してはならない。深刺すると上腕動脈を傷付けて出血が止まらなくなる恐れがある。浅刺して少量の血を出すなら退熱降逆（解熱したり吐き気を止める）作用がある。

9．手のひらに挫刺して、動静脈瘤となった事例

　患者、女性、38歳。頭頸部の痛みのため、同村の人民公社員が、合谷穴と落枕穴に縫針を刺し、指で刺入部位をつまんだ。合谷を挫刺したときの出血は多かったが、圧迫したら止まった。その1日後から針を刺した部分が斑状に皮下出血した。1カ月後ぐらいから徐々に左手の浅静脈が怒張し、中指と薬指が紫色になって機能障害が現れ、だんだんひどくなっていった。そして偶然に左手中指へ棘が刺さり、真っ赤な鮮血が流れ出して止まらなくなり、感染を併発して治らなくなり、痛みがひどくなった。臨床検査：肝機能は正常。血液凝固時間は各1分。外科所見：左手が腫脹して、中指と薬指の浅静脈が怒張し、紫色になっている。触診：握ると細くなり、緩めると充満する。中指の先端に直径1cmの皮膚が黒くなった部分があり、爪床小溝に膿性の分泌物が少量ある。合谷穴には持続性振戦がある。聴診：局部に持続性の雑音があり、それが心臓の収縮期に増強する。レントゲン写真では、中指末節に骨髄炎状の病変が見られる。動静脈瘤と診断する。治療：瘤の四隅を結紮し、指を切断した。

　　　　　　　　　　　　　　　　　　　　―――― 邵廷彬『天津医薬』1977;（12）:613

　挫刺療法は農村で流行しており、手順通り施術すれば効果がある。これは民間療法であり、見た目は簡単だが、挫刺法には一定の手順と原則があり、臨床辨証や経絡の分類があって、専用の鍼と厳格な消毒が揃い、初めて安全で効果的な治療法となる。

邵氏が報告した事例は、施術者に医学知識がなく、専用の器具もなくて、消毒の知識もない。ある人達は「挫刺は百病を治療できる」と考え、内科だろうが外科だろうが、婦人科であろうが小児科であろうが一律に挫刺で治療し、さらには急病に使うものが多い。ほとんどは四肢末端に施術し、効果がなければ肘窩や膝窩を挫刺し、それでも効果がなければ前胸部や背部に施術する。病状が軽くて浅くとも、挫刺したあとから疲れ切って耐えられなくなったり、少し好転したりする。激しい病気に挫刺し、危篤になることもある。また元の病気が治らないのに身体中に傷を付けたり、感染してデキモノになったりもしている。邵氏が報告したのは後者である。その言によれば「動静脈瘻は動静脈瘤とも呼ばれ、後天的には外傷によって発生する。挫刺した合谷穴付近には橈骨動脈の分枝があり、それは表層にある。選穴が不正確であれば、刺入が深すぎると血管を損傷し、大なり小なりの血腫を発生させる。血腫の器質化プロセスで、動静脈の圧力によって動静脈瘤となった。結局は手術したが、指を切断したので一生身体障害者になった。

10. クロルプロマジンを神門へ注入し、指が壊死した事例

患者、男児、5歳。高熱と傾眠により、ヒキツケが起きてもがくため入院し、重症の日本脳炎と診断された。総合クロルプロマジンを臀部へ筋注し、6日後に薬を止めた。それからは失語、嚥下できない、肢体の振戦、筋張力過度、四肢の屈曲、右手関節が掌屈したままなどの後遺症が残った。入院して1カ月後から小用量のクロルプロマジンを両側の神門穴にブロック注射した。各穴位に2.5%クロルプロマジン溶液を0.16mLずつ、毎日1回、3日間注入した。すると右前腕の中段から指先まで浮腫となり、注射部位の皮膚が赤紫になって壊死し、水疱ができた。組織の壊死は尺側手掌面に添って小指と薬指まで達しており、その2本の指先は黒紫となって、右側橈骨動脈は拍動しているが対側より弱い。2日目にも病状は悪化し続け、浮腫がひどくなり、それが右肘部までおよび、壊死は小指と薬指全体だけでなく、人差指と中指の末節まで広がり、親指手掌面にも赤紫の斑点が散在している。発病してすぐ手首尺側動脈の血栓形成が考えられた。ただちに肢体を高くして局部に冷湿布し、ヘパリンを静脈内滴注、0.25%プロカインで右上腕を環状にブロックするとともに、抗生物質を使って局部に包帯し

た。4日めから浮腫が徐々にひき始め、皮膚の赤紫の斑も消え、限局性の壊死になった。20日後に右小指と薬指全部、そして人差指と中指の先が乾性壊疽となり、指を切断した。

———— 劉水渠『新医学』1973;（11）:557

　神門は、中都、鋭中、兌衝、兌骨とも呼ばれ、手少陰心経の穴であり、心脈が注ぐ所で輸穴である。心経の原穴でもある。穴位は手掌後ろ鋭骨端の陥中にある。局部解剖は、豆状骨と尺骨の関節部で、尺側手根屈筋腱の橈側、尺骨動脈と尺側神経の通路に当たり、内側前腕皮神経と尺骨神経掌枝が皮膚感覚を支配している。

　鍼法と主治：患者は手掌を上に向け、小指と薬指の掌側を外方に向けて、豆状骨下で尺骨端の陥中を爪先で取穴する。鍼は0.3寸刺入する。心痛やイライラ、痴呆や癲癇、健忘、怔忡（動悸）、驚悸（びっくりして動悸する）、不眠、嘔血や吐血、目黄（目が黄色くなる）、脇痛、喘逆身熱を治療できる。

　劉氏の報告では、日本脳炎後遺症による失語や四肢の震えに神門を取るのは、対症療法である。おそらくクロルプロマジンの濃度が高すぎるために、うまく薬剤が吸収されず、局部が強く刺激されて壊死したものと思われる。劉氏は「この例は、恐らく神門により、クロルプロマジンを尺骨動脈に直接注入したことによる壊死であろう。この部位は筋腱や靭帯が多くて組織が緻密である。そのうえ患者の腕関節は屈曲状態であり、そのため血行障害を起こして薬物吸収を妨害し、最初に局部が壊死し、それが尺骨動脈に影響して動脈内膜炎となり、血栓ができて四肢末端が壊死したと考えられる。局部へ注射したが、炎症性滲出液が静脈を圧迫しているため、還流現象が起きて浮腫となった。左手の神門注射は、恐らく尺骨動脈まで達しておらず、さらに左手首の屈曲が右手ほどひどくないため、血流に対する影響が小さく、薬液の吸収と分散がスムーズだったため壊死にいたらなかったと思われる」と指摘している。これが両側の神門穴へ同時に注射していながら、右側局部は壊死しても左側が壊死しなかった理由である。この原因を分析して「緻密な組織で、かつ大きな動脈や神経幹が通っている部位では、クロルプロマジンなど刺激性の強い薬物を使った注射やブロックは避けるべきである。そうでないと事故につながる」とも述べているが、こうした意見は適切である。

11. クロルプロマジンを橈骨動脈に注入して反応が起きた事例

患者、女性、21歳。統合失調症のため本院へ入院して電気ショック療法を受け、同時に早朝、総合クロルプロマジン50mgに生理食塩水20mgを加えて静脈内注射した。患者は太っており、抵抗するため、肘部と前腕の血管に何度も注射し、すでに硬くなっていた。そこで左手橈側で手首の上6cmに注射した。そのとき術者は弾力性に富んだ血管に触れた感じがし、針を刺入したとたんに血がシリンダー内部に流入し、その色は鮮紅色だったが気にも止めなかった。7〜8mLほど注入したとき刺針した周囲の皮膚が蒼白になり、すぐに注入を止めたが、まもなく皮膚が赤くなったため、やはり血は流入していたものの2mLの注入を続けた。しかし周囲の皮膚が隆起してきたため、ついには注射を止めたが、周囲の皮膚は再び蒼白となった。6時間後に患者は激痛を感じ、すぐに局部へホットパックをおこなった。その夜は痛みのため眠ることができなかった。翌日は注射部位の皮膚が、辺縁の不規則な2〜8×3〜5cmの暗赤色の斑となった。血管およびその分枝に沿って、親指と人差指にも斑状の色素沈着が散在している。はっきりと前腕が腫脹し、腫れが手背面でひどく、激痛がある。左親指と人差指は、さらにひどくて運動制限がある。処置すると腫れが7日後に消えた。1カ月後に退院したとき、注射した周囲の皮膚は色素沈着が残っており、左手の脈拍は右に比べて明らかに弱く、温度も低くて握力も少し劣り、左親指が少し痺れているが、手の機能は正常に回復している。この例では処置が早くて的確だったため、障害が残らなくて済んだ。報告の「討論」の中では、薬物を誤って橈骨動脈の分枝に注入したために起こった反応であると認定された。

――――――龔祥亭『中級医刊』1965;(10):649

注射部位の選択およびクロルプロマジン注入過程での反応により、薬物を誤って橈骨動脈へ注入したことで起きたものと判断できる。ここでは手首の橈側で6cm上を取っているが、それは橈骨動脈の分枝が体表にある部位である。そのため血管は見えなくとも圧力によって血管が感知でき、刺入時に弾力性があって、すぐに血が流入し、血の色も鮮紅色など動脈と一致している。注射しているときに周囲の皮膚の色が変化したが、それは恐らくクロルプロマジンの化学反応が加

わったことにより、血管が刺激されて痙攣したため起きたものである。薬物が動脈に入ると、非常に早く分散し、及ぶ範囲も広い。それが静脈や皮下ならば薬物の分散も遅く、非常に長い期間一カ所で留まり、ホットパックなどで腫れや痛みが消える。

　薬物の穴位注射は、非常に慎重を要する療法である。それは多くの穴位に血管や神経があるため、一度でも傷付けてしまえば局部の機能障害をもたらすからだ。静脈注射でも同様に部位を選ばなくてはならず、静脈なのか動脈なのかを見分け、探り当てた血管のすべてが静脈だと思ってはならない。四肢末端では、手足の小動脈は表層にあって拍動も小さいが、薬物を注入するとき逆流する血の速度や色を観察すれば、静脈か動脈かは区別できる。

12. 秩辺と環跳を取り、上腕動脈が破裂して出血した事例

　患者、男性、22歳。左側臀部が怠く痛むため刺鍼治療を受けた。穴位は、秩辺、環跳、阿是穴を取り、提挿刺激したあとパルスで20分ほど通電した。その夜は、左側臀部の痛みがひどくなったと感じられ、悪寒や発熱し、体温は38℃となった。スルピリンを服用し、ペニシリンやストレプトマイシンを筋注したが、数日すると疼痛範囲がかえって広がり、左下肢は歩きにくくなって、体温が39.5℃になった。わが院へ救急で入院し、局部穿刺をおこなうと、約0.5mLの膿汁が抽出され、左臀部の深部膿瘍のため入院した。

　検査：体温38℃、左臀部は右臀部に比較して明らかに腫れており、皮膚表面は少し火傷したようになり、深部には圧痛があるが、あまり脈打つような感じはない。臨床検査：白血球11500/mm^3、好中球81％。左側臀部の感染と深部の膿瘍が考えられるので、抗感染の治療を主とする。

　患者は入院して17日の間に、相次いで3回の左側臀部穿刺をおこなったが、いずれも膿汁はなく、20mLの血液だけを抽出した。穿刺液の培養：細菌は成長しない。再び局部を穿刺すると暗褐色の血液を抽出したので、血腫の感染が疑われる。ただちに脊髄麻酔下で血腫切開ドレナージをおこない、膿性の液体500mLを抽出した。術後は2カ所の切口に、各1本の葉たばこ式ドレーンを設置した。

患者がトイレに行くとき、傷口を塞いでいたガーゼが落ち、300mL ほど出血した。検査したとき傷口の筋層に溢血があったが、出血し続ける病巣が見あたらなかったので、溢血の多い筋層部を 2 針ほど縫合した。

入院して 1 カ月ほど経過したある午前、患者は急に便意を感じるとともに、臀部の傷口から再び出血し、その量は 400mL ぐらいであった。まず圧迫して止血すると同時に、整形の立ち会い診察を頼んだ。出血の原因として大血管の破裂が考えられるので、手術をおこなった。手術中に、大臀筋の深層で、梨状筋の水平以上に多量の血塊があり、組織に浮腫があって、血腫の底部は坐骨結節に達している。血腫を排除すると上臀動脈から出血しているのが見つかり、縫合して止血すると同時に 800mL ほど輸血した。術後は患者の体温が徐々に下がり、食欲も増して、23 日後に傷口の手当して、二カ月入院したのち治癒して退院した。病理診断では、左上臀動脈の偽性動脈瘤だった。

———秦亮甫ら『上海中医薬雑誌』1986;(12):22

環跳と秩辺の両穴は、いずれも臀部にあって、環跳は大腿外側面の上部で、大腿骨大転子の後上方にある陥凹、秩辺は臀部後上方にあり、2 つの穴位は近く、両穴とも深部に上臀動静脈があるので、2 つを一緒に解説する。

この例では環跳と秩辺、阿是穴を取って、提挿手法で強刺激を加えたあと、恐らく刺激量が足りないためか 20 分のパルス通電まで加えているので、ある程度は局部組織が破壊されてしまう。その損傷が小さな血管や周囲組織ならば、自己修復能力によって自然に治ってしまうが、上臀動脈のような大血管では自然治癒が難しい。それで何カ月も長引いたすえ、最後は手術によって治癒した。

環跳と秩辺は、明らかに異なるところがある。環跳は「回陽九鍼」の一つで「要穴」であり、常用される穴位ではあるが、深刺しなければ効果がない。『霊枢・九鍼十二原』の「長鍼」は、主に環跳のような穴位で使われる。『霊枢・官鍼』に「凡刺之要、官鍼(規格のある鍼)最妙。九鍼之宜、各有所為。長短、大小、各有所施也。不得其用、病弗能移。疾浅鍼深、内傷良肉、皮膚為癰。疾深鍼浅、病気不瀉、又為大膿(刺鍼のポイントは使用する鍼の選択にある。九鍼は各々に使用目的がある。長短、大小、それぞれ使い方がある。選択が悪ければ、病は治らない。病気が浅いのに深く刺入すれば、皮膚の潰瘍となる。病気が深いのに浅く刺入すれ

ば、病気が瀉されないばかりでなく膿瘍となる)」とある。環跳を取って1寸だけ刺入すれば、浅刺だから「疾深鍼浅」で病気は瀉されず、かえって刺鍼が害となる。一般に環跳で要求される深度は1.5〜2.5寸、あるいは3寸である。それと秩辺は異なり、臀部の後上部にあるので、筋肉は薄くて深刺できない。もし深刺すれば「疾浅鍼深」で良肉を傷付ける。この例は環跳と秩辺を取ったとだけ述べており、刺入深度や発病部位に触れられてないが、状況を分析すると、おそらく秩辺を深刺して上臀動脈から出血させ、鍼の消毒が不完全だったため局部が感染して化膿したと思われる。環跳ならば必ず大転子の動きに影響するが、秩辺は「上層が大臀筋、下層は梨状筋」だから、この事故は環跳によるものではない。

13. クロロマイセチンを穴位注射して、四肢末端が壊死した3事例

例1. 4歳。嘔吐と発熱、粘液膿性の便で、裏急後重を伴い、毎日20回以上排便する。検便:赤血球4+、白血球4+、粘液4+。診断:細菌性赤痢。12.5%クロロマイセチン0.5mLを右足三里へ注入した。翌日に右下肢が痛みだし、足三里穴が赤く腫れて、はっきりした圧痛があり、右足首から末端が蒼白となって、足背動脈の拍動が触知できなくなった。1週間後に足関節から下5cmが乾性壊疽となり、壊死した足の切断手術をおこなって1カ月後に癒合した。

例2. 男児、6歳。粘血便が毎日10回以上あって、裏急後重と腹痛を伴う。検便:赤血球3+、粘液4+、白血球3+。12.5%クロロマイセチン0.5mLを使って、足三里穴に穴位注射した。翌日に左下肢痛を感じ、足三里の穴位注射した場所が赤く腫れて激痛があり、左足趾が蒼白になっていることが判り、5日後に足趾すべてが乾性壊疽となり、壊死した足趾を切断した。

例3. 男児、5歳。鮮血が混じった粘液膿様の便で、毎日10回以上排便し、裏急後重と発熱がある。検便:多量の赤血球と粘液、膿球がある。両側の足三里に12.5%クロロマイセチンを各側に0.25mLずつ穴位注射すると、症状が徐々に緩解した。しかし3日後に左側の穴位注射した部分が赤く腫れて痛み、左脛骨の前中段の皮膚が蒼白となり壊死した。1カ月後のレントゲンにより、すでに脛骨が腐骨となっていたことが判り、最後には手術して治癒した。

――― 楽平県人民医院外科『天津医薬』1978; (5) :234

以上の3例は、いずれも膿便を下痢し、発熱したなどによりクロロマイセチンを足三里に注入し、下肢に乾性壊疽を起こしたため、手術により足を切断した。この事実は、足三里へのクロロマイセチン注射は有効ではあるが、危険を伴うことを教えている。3例の患者は、クロロマイセチンを足三里に注入してから四肢末端が白くなった。その1つの現れとして足背動脈の拍動が触知できなくなったが、それは薬物注射によって血管が痙攣し、病変局部に血液供給障害が起きたことを示している。

　四肢末梢の壊死3例を、報告者はクロロマイセチンの刺激によって、反射性の局部の血液供給障害が起きたことと関係があると考えている。したがって局部や穴位にはクロロマイセチンを注入すべきでなく、特に小児では注意すべきである。

14. クロルプロマジンを前脛骨動脈に注入して脈管炎を起こした事例

　患者、女性、35歳。半年前に胆嚢炎を患い、胆嚢切除術を受けた。術後はしょっちゅう腹脹（腹部の膨満感）、腹痛、嘔吐があり、数日しても排便もオナラも出なかった。来院して術後の腸癒着と診断され、輸液や食事制限などの治療を経て、腹痛は徐々に緩解したが、嘔吐は残ったままだった。そこでクロルプロマジンを両側の足三里へ穴位注射した。左足三里へ注射したとき、注射針の穴位刺激反応が強かったので、ピストンを引いて血の流入を確認することもせず、12.5mgのクロルプロマジンをすべて注入した。すると患者の気分が悪くなり、顔面蒼白となって白目を剥いたので、ただちに針を抜くと、針孔から流血していた。圧迫して止血し、患者の脈を診ると、遅いものの力強かったが、患者は眠りたがった。2日めから患者の嘔吐は治まったが、左足第1趾の痛みと痺れを訴えた。検査すると、左足第1趾が赤紫色となって腫れ、指先1×1cmの部分が暗赤色となって知覚が消失しており、左足背動脈の拍動もなかった。5日めに左足第1趾の異常だけでなく、第2と第3趾の指先も痛くなって痺れ、赤くなっていることが判った。閉塞性血栓血管炎と診断された。患者は酒も煙草もやらない。発病経過から分析すると、クロルプロマジンを誤って前脛骨動脈に注入したことで起きたものである。そこで漢方薬の四妙勇安湯（双花、玄参、当帰、甘草）を加減して服用させ、2.5%硫酸マグネシウムを静注するなどの治療をし、ビタミ

ンB₁を足三里へ穴位注射し、生肌膏（煅石膏、煅炉甘石、朱砂、煅龍骨、冰片、ワセリン）を湿布するなどして徐々に好転し、潰瘍は癒合した。105日前後で正常に動けるようになって退院した。

———— 祝天経『新医学』1973;（11）:558

　近年では足三里穴の注射に関する報告が多いものの、クロルプロマジンを足三里へ注入するときに、誤って前脛骨動脈へ注入した例は少ない。発病経過からして、両側の足三里を取っているのに、左側だけ反応が起きている。また注射針を抜いたあとも流血し、動脈の拍動も遅くなり、左足趾が潰瘍となったことから、薬物を誤って左前脛骨動脈に注入して起きた結果である。

15. 穿刺針による埋線療法は、慎重に行う

　『中国鍼灸』1985年第1期の「穴位埋線治療250例小児麻痺症」という一文を読むと、そこで紹介されている方法は簡便で、治療効果が高く、非常にメリットがある。方法は2種類あって、1つが三角針埋線法、もう1つが穿刺針埋線法である。筆者は以下の理由により、後の方法は慎重に用いるべきと考えている。

　1980年、筆者は外来にて1例の患者を診察した。その患者は腰椎穿刺針にて羊腸線を左環跳穴へ埋線した結果、左下肢に「閉塞性動脈炎」が発生し、5本の足趾が黒く壊死した。だから深部組織に腰椎穿刺針を使って埋線することが、果たして「さらに普及させる」価値があるかどうか真剣に考えてみる必要がある。またこうした「穿刺針埋線法」を使って小児麻痺を治療した場合、もし穿刺が深すぎれば、羊腸線が誤って血管に入ってしまう。したがって、この方法を使うときは特に慎重になり、正確に取穴し、局部解剖を熟知して、深く刺入し過ぎないようにする。そして羊腸線を血管に入れないように気を付ける。

———— 曾広沛『中国鍼灸』1985;（5）:45

　報告者は、穿刺針埋線法によって羊腸線を血管に入れられ、「閉塞性動脈炎」となった患者を実際に診察し、穿刺針埋線法には至らぬところがあり、果たして推奨する価値があるかどうか慎重に考えねばならないとしている。さまざまな実験方法によって繰り返し検証し、十分に安全性が確認されたうえでなら推奨してもよい。

穿刺針埋線法には2つの注意すべき点がある。1つは直下に大血管のない穴位であること。もう1つは刺入が深すぎないようにすることである。

2、臨床経験

1. 人迎などの穴位に刺鍼して甲状腺機能亢進症を治療したカルテ

20例の甲状腺機能亢進症に刺鍼治療した。男性1例、女性19例。病歴は最短が2カ月、最長7年。すべての症例に、憂鬱やイライラがある。刺鍼治療をおこなう。取穴：肥大した甲状腺体の中心（人迎に相当する）を取る。刺鍼するときは、腺体を左手で摘み上げ、右手で鍼を持ち、25度で腺体中心部に斜刺し、提插補瀉をおこなう。症状に基づいて絲竹空、内関、神門などを配穴してもよい。手法は一律に軽く速刺し、平補平瀉で提插する。強い手法は使わず、置鍼もしない。毎日1回、あるいは隔日に1回治療する。

治療結果：20例のうち、臨床的治癒10例、著効4例、有効6例だった。治療期間が最短なものは22日、最長124日だった。治療期間が長いものほど効果がよかった。

甲状腺機能亢進症は、現在は薬物で制御できるものの、薬を中止すると再発しやすい。また併発症に対する治療効果は、あまりはっきりしない。鍼灸治療は併発症を軽減し、すみやかに薬物を減量するための助けとなるだけでなく、長期にわたって治療を続ければ再発率を低下させる。しかしながら腺体穴（人迎）は頸部にあるため、頸動脈洞を刺傷しないようにする。

2. 頸部の穴位を取って、急性咽頭炎を治療したカルテ

89例の急性咽頭炎に刺鍼治療した。いずれもさまざまな程度で喉が痛み、咽頭粘膜が充血しており、口蓋垂が少し腫れている。廉泉と天突を取って、利咽穴（耳垂と下顎角の中点にある陥凹）および遠端の穴位を配穴した。刺鍼では強刺激の瀉法を主とし、30〜60分ほど置鍼する。置鍼の間は1〜2回ほど刮法をおこない、鍼感を増強してもよい。治療した結果、有効率96％以上。2〜3回の刺鍼で明らかに好転し、一般に3〜6回で治癒する。多くの患者は刺鍼した

翌日に、はっきりと白血球数が減少する。慢性化と再発を防止するため、長期にわたって刺激物を摂らないようにし、スムーズな排便を心がける。

現在では急性咽頭炎に、あまり刺鍼治療をしない。刺鍼治療の主穴は頚部なので、臨床では慎重に取穴する。まず正確な取穴と深刺しないこと、次に軽い刺激で局部の組織や血管を破壊しないことが重要である。

3. 乳根などに刺鍼して、乳腺房増殖を治療したカルテ

乳根を主穴として刺鍼し、耳介の内分泌や乳腺を配穴して、65例の乳腺房増殖を治療した。乳根穴は、胸壁と平行になるよう上と外上方に向けて刺入し、大きく捻転する。治療したあと8カ月ほど観察したところ、治癒44例、好転19例、無効2例だった。治癒した44例のうち、刺鍼回数が最少は5回、最多は33回だった。

乳腺房増殖は、婦人科に多い疾患で、中医の「乳癖」と酷似している。多くの資料により癌化しやすいと考えられ、現在は手術で切除する以外に治療法がない。この病気に対する刺鍼治療には一定の効果があるものの、刺鍼治療期間では注意深く観察を続け、きちんと消毒し、正確に取穴することで末梢血管を傷付けたり局部を感染させないようにする。

4. 期門などへ穴位注射して慢性肝炎を治療したカルテ

ビタミン$B_1$100mgとビタミンB_{12}100μgを期門、肝兪、胆兪などへ隔日に1回、順番に穴位注射し、3週間を1クールとする。これで56例の難治性慢性肝炎を治療した。治療前は3項目の肝機能（チモール混濁試験、セファリン-コレステロール絮状試験、グルタミン酸ピルビン酸トランスアミナーゼ酵素活性試験）が異常なもの17例、2項目が異常なもの14例、1項目が異常なもの25例だった。治療後に肝機能がすべて正常に回復したもの11例、まだ1項目に少し異常があるもの7例、肝機能の数値が治療前に比べて好転したもの20例で、好転がみられないものは18例だった。

慢性肝炎は中西医結合させた薬物治療が一般的で、鍼灸のみで治療した報告は現在では少ない。穴位注射は一定の効果があるものの、期門や章門などを取穴す

るときは深刺しないようにし、近隣の臓器や肋間動脈などを損傷して大血管から出血させないようにする。

5．章門と天枢などを取って、慢性結腸炎を治療したカルテ

　患者、男性、31歳。5年前に寒さに犯されて腸の疾患となり、繰り返し症状が起きていたが、この1週間はひどい左腹痛があり、1日に4～7回排便する。患者は疲れ切ったようすで、顔色が黄色くて痩せ衰え、食欲がなく、未消化便で、便には粘液があり、舌は淡くて赤く、薄白苔で膩、緩弱脈。各検査項目：粘液便だが、ほかに異常はない。寒滞腸腑、中州失運（腸腑で寒が滞り、中焦が健全に運化しなくなった）と辨証した。健運中焦（中焦を健全に運化させる）の治療をする。章門、天枢、足三里を主とし、2週間治療すると諸症状がすべてなくなり、1日1回の正常な排便となって、追跡調査でも再発がない。

　この病気は寒邪によって発生し、攻撃されて日々に元気が弱り、腸が固渋（留めておく作用）を失って、五味を瀉すようになってしまったと、治療者は考えている。『霊枢・経脈』に「大腸主津」「小腸主液」とあるので、大腸の募穴ならびに臓会の章門で正気を培えば、大便は実となって小水が出るので病気は癒える。

　章門穴は脾の募穴で、脇肋痛、泄瀉、消化不良などを主治する。治療では天枢を配穴する。ただし章門は腋窩線の第11肋骨端やや下にあり、左右の両穴は臓器と隣接して肝臓、胆嚢、脾臓がある。そのため0.5～0.8寸に直刺あるいは斜刺するだけで、深刺できない。この穴には灸を3～5壮すえるか、棒灸で5～10分温める。

6．中脘などへ刺鍼して急性胃炎を治療したカルテ

　中脘や足三里などの穴へ刺鍼して、56例の急性胃炎を治療した。うちわけは男性30名、女性26名。最高齢65歳、最年少14歳で、20～50歳が多かった。すべての患者は発病して1～5日以内に診察にきた。毎回、病状に基づいて2～4穴を取り、捻転瀉法か平補平瀉法を用いる。全ての症例のうち最多治療回数は10回、最少治療回数は1回で、平均すると3.5回だった。短期治療効果は、すべての症状が消えたもの40例、著効10例、好転6例だった。一般に1～3

回の刺鍼で疼痛が緩解した。

　急性胃炎は、上腹部の脹ったような痛み、悪心、嘔吐、食欲不振、ゲップして胃液が込み上げるなどが主な症状である。急性発作期では刺鍼療法が効果的である。このほかに灸法や吸玉なども効果がある。しかし吸玉は局部を陰圧とすることから、刺鍼した直後に吸玉することは、鍼孔から出血させたり内出血させるので注意すべきである。

7. 曲沢を点刺して腸感冒を治療したカルテ

　患者、男性、39歳。この2日ほど全身が不快だったが、当日の午後に症状がひどくなったため診察した。症状として悪寒発熱、顔が黄色くて艶がなく、全身が重く痛み、頻繁に嘔吐し、腹部が痛くて水様便。舌苔は白厚、数脈。検査：体温39.5℃、脈拍100回/分、腹部が少し隆起していて打診すると鼓音。風寒が体表を拘束し、体内で陽明に迫ったと辨証した。清熱降逆の治療をする。曲沢と委中などを取り、圓利鍼で点刺して少量ほど出血させた。点刺すると患者は嘔吐しなくなり、体温も38℃に下がって、翌日には体温が平常になり、脱力感だけ残して他の症状は消えた。

　刺血療法には解熱作用があるが、それは古代の書物にも記載されており、『内経・刺熱』は「肺熱病者……刺手太陽、陽明、出血如大豆、立已」と、刺血による熱病治療を主として論述している。『内経』以降の医学書には、ほぼ刺血療法が記載されている。刺血する部位で、もっとも臨床に使われているのは末梢の点刺であり、末梢血管を浅刺する。静脈を刺血することもあり、それは出血量が多い。曲沢と委中を取っている本例も、その一種であり、一般の状況なら自然に出血させていれば、自然に血が止まる。しかし多量に出血して止まらないものには、綿球を使って圧迫止血する。また小動脈を点刺する方法もあるが臨床で使われることは極めて少なく、習熟するのも難しい。刺血するときは、まず禁忌症を知らねばならない。また小静脈を点刺するときは圓利鍼で緩刺し、出血を少なくしないと内出血になりやすい。静脈の刺血で吸玉を併用するときには特に慎重にしないと、出血量が多すぎたり、内出血を起きやすくする。

8. 曲沢を点刺して気管支喘息を治療したカルテ

　点刺によって 10 例の気管支喘息患者を治療した。曲沢と委中などを取穴し、各穴は交互に使用する。各刺血点からの出血量を 1～2mL とし、毎日 1 回おこなう。10 例のうち最少治療回数は 1 回、最多が 10 回だった。喘息がなくなった者 4 例、著効 3 例、好転 3 例だった。

　刺血療法は、鍼灸医学で伝統的な刺法の一つである。退熱（解熱）、平喘（喘息発作を鎮める）、救急などに効果がよい。刺血療法では事故を防止するため、出血性の疾病、血管腫、重度の貧血などではおこなわない。また操作する前は患者に説明し、協力的な態度を取ってもらう。出血量については、病因や患者によって異なるので、一概には論じられない。

9. 列缺と後谿へ刺鍼して、後頚部の痛みを治療したカルテ

　患者、女性、12 歳。1979 年 8 月初診。

　発病して 2 カ月あまり。発作性の左後頚部の痛みがある。長年に渡って午後 1 時間ぐらい発作が起きる。毎日発作が起こり、痛みで泣いて頭を左側にひねる。長いこと治療しているが治らない。検査：栄養状態が悪く、顔色に艶がなく、痩せている。手で左下顎を支え、後頚を左側に傾斜させて抵抗があり、胸鎖乳突筋は痙攣状態で、舌は淡く、薄白苔、弦細脈。気血不足で、風が絡道に中り、血脈が不和となって筋脈が引きつったため痙攣したと弁証する。治療は、気機を通じて、絡道を疏通させ、引きつりを緩めて止痛する。列缺と後谿を取って、すばやく刺鍼し、気が得られたら同歩鍼法を施し、1 分ほど運鍼すると、すぐに痛みが和らぐ。そして 30 分ぐらい置鍼し、その間は 3 回ほど運鍼する。夜は風を避けて寝るように申し付ける。さらに 4 回ほど刺鍼すると発作が起こらなくなり、5 年後に再調査したが再発はない。

　列缺は、手太陰肺経の絡穴で、別れて手陽明へ走る。八脈交会穴の一つでもあり、任脈に通じているだけでなく、四総穴の 1 つでもあり、疏風解表、宣肺平喘、通経活絡、止痛の効能がある。後谿は手太陽小腸経の輸木穴で、小腸の脈気が注がれるところである。八脈交会穴の 1 つでもあり、督脈に通じて、宣通陽気、

寧心安神、清利湿熱、通絡止痛の効能がある。両穴を併用すれば、任脈と督脈の二脈を通調させ、太陽の経気を宣通し、活絡止痛の効果を強め合う。

10. 神門などの穴へ薬物注射して、ナルコプレシーを治療したカルテ

　患者、男性、40歳。びっくりして恐怖を感じたことから急に発病し、昼間の仕事中に我慢できず、すぐに眠って、10分ほどしたら目が醒める。それからしょっちゅう発作が起こるようになり、日毎にひどくなる。数日後には頻繁に発作が起こり、眠っている時間も長くなる。1年ほど現代薬で治療したが、悪くなるばかりで効果なく、日頃から頭がフラフラし、記憶力が減退して、よく眠れずに夢ばかりみる。検査しても陽性徴候はない。ビタミン$B_1$2mLに、3mLの注射用水を加え、神門と神道などへ交互に注入する。3クールほどで睡眠発作が起きなくなった。治療効果を安定させるため、さらに1クール治療したが、治療を終えたときには、頭のフラつきや夢ばかりみるなどの症状は消えていた。

　この病気は、臨床では珍しい。しかし患者は非常に辛く、仕事や勉強に影響する。一般に薬物治療しても満足できるような効果がないが、鍼灸治療は優れている。穴位注射は、症状に合っており、きちんと消毒して、薬物濃度や用量を把握してさえいれば、順番に注射して優れた治療効果がある。

11. 環跳や秩辺などへ刺鍼して坐骨神経痛を治療したカルテ

　例1.　318例の坐骨神経痛を刺鍼治療した。うちわけは男性261例、女性57例、最年少19歳、最高齢84歳である。軽症89例、重症229例。原因：腰椎椎間板の病変87例、腰椎の骨棘形成76例、脊柱管内腫瘍2例、抗ストレプトリジンOが高いもの6例、血沈速度の速いもの11例、その他136例。そのうち1群は秩辺を主穴とした。手法：秩辺穴へ3〜4寸ほど刺入して、鍼感が足趾に放散すればよい。補法を多用する。治療結果：臨床的治癒294例、著効53例、好転20例、無効4例。病歴が短くて原発性の坐骨神経痛ほど治療期間が短くて治療効果も良いが、病歴が長くて続発性の坐骨神経痛は治療期間が長びいて効果も悪い。

例2．284例の坐骨神経痛を刺鍼治療した。病歴の最も短いものは1日、最長が30年だった。原因：風湿131例、外傷60例、筋炎によるもの10例、腫瘍によるもの4例、産後2例、その他の原因77例だった。取穴では環跳と陽陵泉を主とし、一定の深さまで刺入したら痺れるような腫れぼったさがあるまで捻転する。そして鍼感が上下に放散したら捻転を止め、30分以上置鍼して、5〜10分ごとに1回捻転する。毎日あるいは隔日に1回治療して、15回を1クールとする。結果：治癒52例（18.3％）、著効89例（31.7％）、改善140例（49.3％）、無効3例（1.1％）だった。

坐骨神経痛に対する刺鍼治療の効果はよい。環跳や秩辺は、皮下の筋肉が厚いため、かなり深く刺入する。ただ注意すべきことは、正確に取穴して、血管や神経を避け、血管損傷による脈管炎や運動障害を起こさないようにする。

12. 足三里の穴位注射で、慢性洞胃炎を治療したカルテ

足三里と胆嚢穴へ徐長卿注射液を注射し、40例の慢性洞胃炎を治療した。すべての症例を全部で3クール治療した結果、著効19例、好転18例、無効3例だった。胃腸のX線造影では、好転あるいは正常に回復したもの11例、少し好転したもの14例、無変化15例だった。中医分類によると40例のうち24例が虚寒型で、著効10例、好転11例、無効3例。40例のうち37例が有効で、有効率は92.5％だった。

胃炎の穴位注射には、一般に徐長卿注射液の用量4mL（8gの生薬を含む）、0.25〜0.5％塩酸プロカイン8〜10mLを使い、交叉配穴法をする。また小用量の塩酸ペチジンかアトロピンの希釈液も使われる。この治療法で、すみやかに症状が緩解する。ただし穴位注射の操作では、きちん消毒することが必要で、また一緒に使う薬物の配合禁忌にも注意して、薬物に過敏な患者ではアレルギーテストとしなければならない。

3、まとめ

1. 講評

　血管は人体の全身各部に分布しており、動脈と静脈に分けられる。頸部には総頸動脈およびその分枝が分布し、その中間に甲状腺が位置する。頸部の刺鍼では動脈を避けることが重要で、深く刺入しないほうがよい。古人は「深すぎれば不幸にも人を殺す」と言っているが、まったくその通りである。甲状腺腫には、さまざまな原因があって、機能が亢進しているもの、甲状腺嚢胞、甲状腺癌などがある。中医では瘻と命名し、五瘻に分けている。文中で述べた血瘻は禁鍼であるが、現代医学からすると甲状腺には血管が多いので、たとえ他の四瘻にせよ慎重に刺鍼して事故を起こさないようにする。ましてや中医の甲状腺疾患については、鍼灸が主な治療法ではない。体幹や四肢の穴位では、刺鍼にしろ、施灸にしろ、穴位注射にしろ、いずれも動脈を避け、きちんと消毒する。事故の事例では、動脈を刺傷して出血させたり、動静脈瘤にしたりはもちろんのこと、不完全な消毒で感染させて他の病気を引き起こした例もある。特に穴位注射では注意しなければならない。それは事故の発生が、選択した薬物や濃度、取穴処方などと関係があるからで、特に一部の薬物は血管を強く刺激するという報告がある。穴位注射で薬物を誤って血管に入れれば、反射性局部血液供給障害を引き起こし、結局は局部が壊死してしまう。

2. 救急治療の方法

　刺鍼による血管損傷には、軽度と重度がある。軽度は静脈や小動脈を刺傷したもので、圧迫止血法を使えば、しばらくして止まる。しかし重度なら絶対に手術しなければならない。動静脈瘤となったものは局部を切開し、結紮か修復する。深部の血管を損傷した場合も、手術によって結紮止血する。感染を引き起こしたものは、まず局部を処置し、併せて抗菌治療をおこなう。穴位注射によって四肢末端が壊死したものは、現在でも有効な治療方法が報告されていない。クロルプロマジンを穴位注射して閉塞性血栓血管炎が起きた報告では、四妙勇安湯を使って助けられているが、漢方薬を用いた治療手段のヒントになる。

3. 予防措置

　誤刺によって発病した事例では、血管損傷を防止することが第一である。まず術者には責任ある態度が求められ、正確に取穴し、重要部位では短鍼を使ったり、浅刺や斜刺し、幼児には軽刺して置鍼しない。出血性疾患や慢性疾患末期、診断できない危篤患者には慎重に刺鍼する。刺血療法は、出血性疾患に対して慎重に用いるだけでなく、病状による出血量を把握し、多くし過ぎないようにする。穴位注射では、薬物の種類や濃度を正確に把握し、薬物アレルギーの有無を尋ねる。挑治（挫刺）や埋線も同様で、合理的に応用しなければならない。いかなる方法にせよ、きちんと消毒し、治療後は鍼孔から出血の有無を観察して、しばらくは鍼孔部を衛生的に乾燥するよう保持する。こうしたことをおこなっていれば、一般に予想外の事故は起こらない。（趙宇明　鄧培徳）

付記：古典からの抜粋

　中国医学では、刺鍼によって循環器系を損傷したケースについて論述している。
　刺鍼して出血する事故は、もっとも早期から知られており、またもっとも多いケースである。内臓を刺傷して重大な事故となるケースも、たくさん論述されている。『素問・診要経終論』には「凡刺胸腹者、必避五臓。中心者、環死。中脾者、五日死……」とある。環には2つの解釈がある。王冰は「気が環のように行くが、それが一周すると死ぬ」といい、一昼夜である。もう1つは呉昆の「約二刻で経気が循環するのを一周という」といい、4時間である。『素問・刺禁論』に「刺中心、一日死」とあるので「環」は一日が正しいとする。『素問・刺禁論』にも「刺中心、一日死。其動為噫……刺中脾、十日死、其動為呑（心臓に刺されば一日で死ぬ。それが動じるとゲップになる……脾臓に刺されば十日で死ぬ。それが動じると嚥下になる）」というような似た記載がある。血管を刺傷して大出血させ重症ならば死ぬ。『素問・刺禁論』には「刺陰股中大脈、出血不止死（大腿内側の大脈を刺し、出血が止まらねば死ぬ）」とある。
　『素問・刺禁論』に「刺乳上、中乳房、為腫根蝕（乳部を刺して乳房に当たると、乳房が腫れたり、乳根が潰瘍になったりする）」「刺気街、中脈、血不出、為

腫鼠仆（気衝を刺して脈に当り、血が出ないと鼠が伏せたように腫れる）」とある。乳房の上下には乳中、乳根、神封、天池などがあり、不当な刺鍼ならば肋間動脈を刺傷して大出血を起こす。気街は気衝とも呼ばれ、鼠径部で浅腹壁動静脈の分枝があり、外側には下腹壁動静脈があるので、刺鍼して動脈から出血させれば血腫となったり、跛行となったりする。

　『素問・刺禁論』に「刺手魚腹、内陥、為腫（母指球を刺して内陥させれば腫れる）」と記載されている。手魚腹とは魚際で、親指本節後ろで散脈裏にある。穴位の下には橈骨動脈の分枝があり、刺鍼して橈骨動脈を傷付け、血が皮下に溢れると血腫となる。また「刺臂太陰脈、出血多、立死（手の太陰脈を刺し、出血が多ければ、すぐに死ぬ）」とある。経渠穴は寸口陥中にあって手太陰肺経に属すが、三稜鍼や太い鍼で血管を破り、流血が止まらなければ生命の危険もありうる。「刺腨腸、内陥、為腫」とある。腨腸は、承山や魚腹とも呼ばれ、深部には後脛骨動脈があるので、刺傷して血が皮下に溢れれば局部の血腫となる。「刺郄中大脈。令人仆、脱色」とある。郄中とは委中のことで、膝窩横紋中央の動脈陥中にある。深部には膝窩動脈と膝窩静脈がある。膝窩動脈を刺し破って、出血が多過ぎれば、顔面蒼白となって失神する。また「刺跗上、中大脈、血不止、死」とある。太衝脈、行間、衝陽などは足背に位置し、深部には動脈があるので、刺傷して動脈からの出血が多すぎれば死亡することもありうる。「刺足下、布絡。中脈、血不出、為腫（足底に分布する絡脈を刺し、脈に当たって内出血すれば腫れる）」とある。つまり全身のいかなる穴位にせよ慎重に刺鍼しなければならないと解説されている。しかしながら中国医学の歴史は長く、事故が起きるのは、その万分の一である。操作基準を正確に守り、責任ある態度で治療すれば、ほとんどの穴位は安全有効なので、「因噎而廃食（むせたことにより食を断つ：失敗したから止めてしまう）」となり、鍼灸をタブー視することのないようにする。

第 4 章

消化器系

胃、腸、肝、胆の解剖部位と腧穴の関係

　消化器系は、消化管と消化腺の2つから構成されている。消化管は、部位や構造、形態、機能の違いにより、口腔、咽頭、食道、胃、小腸（十二指腸、空腸、回腸）、大腸（盲腸、虫垂、結腸、直腸）、肛門に分けられる。消化腺の主なものには、唾液腺、胃腺、小腸腺、膵臓、肝臓と胆嚢などがある。

　消化管で口腔を除く各部分は、かなり外観が異なるものの組織構造には共通点がある。たとえば消化道の断面は、腔の内部から外側へと順序よく分かれている。一般に消化管壁を粘膜層、粘膜固有層、筋層、漿膜層の四層に分ける。

　胃は消化管のうち最も膨らんだ部分である。その形態と位置は、人の体型、体

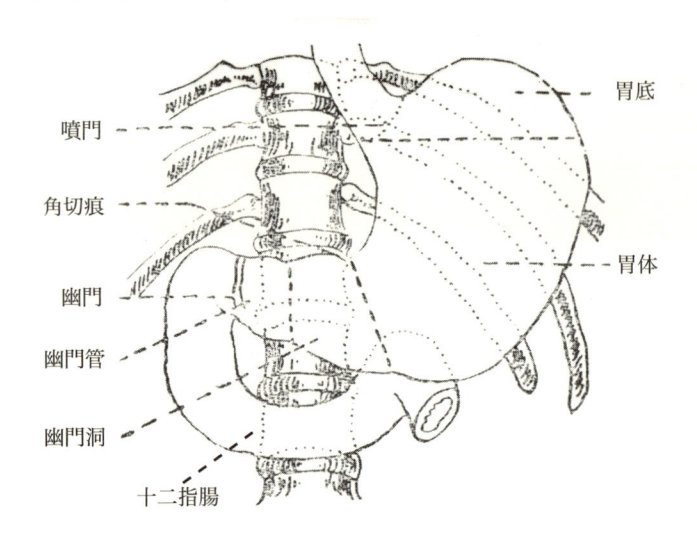

● 胃の位置と部分

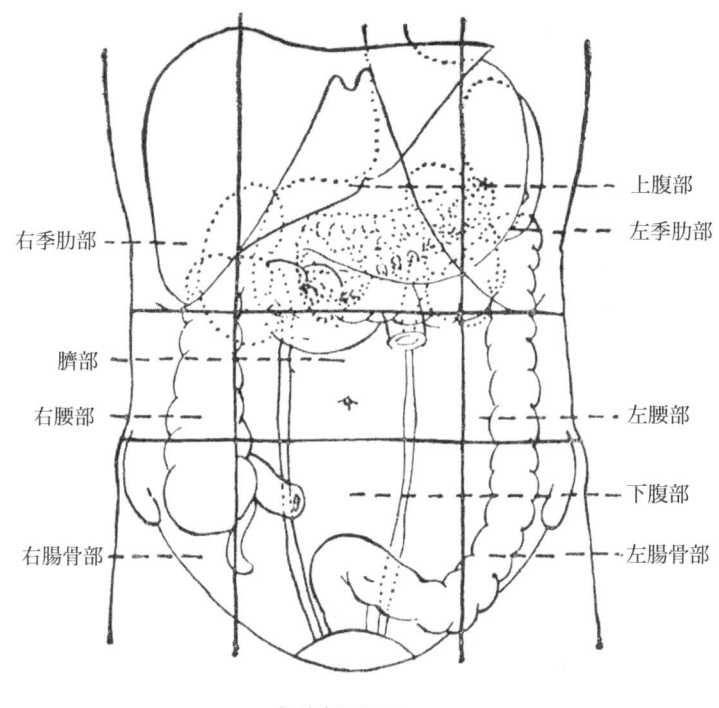

● 腹部の区分

位、胃内容物の充実度などによっていくらか変化する。一般的には、胃の大弯部は左季肋部にあり、小弯部は上腹部にある。その5/6は正中線の左に位置し、噴門は第11胸椎体の左側、幽門は第1腰椎体の右側にあって、胃に内容物があるときは、大弯が臍まで下降する。胃がからっぽのときは小さくなって管状となり、位置も高くなる。

　胃の右側前壁は、肝臓の左葉左側に貼り着いており、横隔膜と隣り合い、左肋骨弓に覆われている。中間部は前腹壁層に貼り着いており、胃後壁は左腎および左副腎、膵臓と隣り合っている。胃底は、横隔膜や脾臓と隣り合っている。胃大弯の後下方には横行結腸が横ぎっている。

　腸は、十二指腸、小腸、大腸に分かれる。十二指腸は小腸の最初の部分で、長さは約30cm、大部分は後腹壁に貼り着いて位置が固定している。全体は馬蹄形をしていて膵頭を取り囲み、上は胃の幽門と繋がり、下は空腸に続き、部位の違

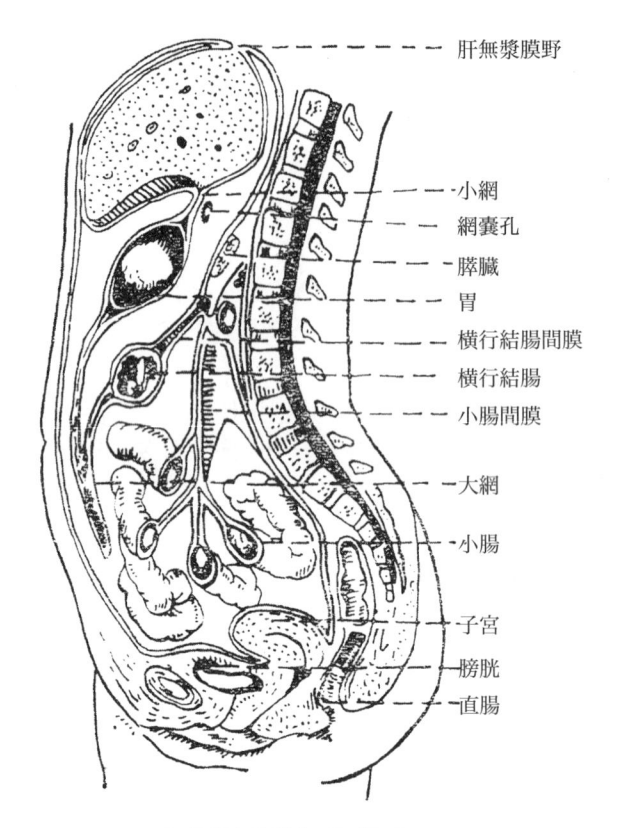

（図中ラベル）
肝無漿膜野
小網
網嚢孔
膵臓
胃
横行結腸間膜
横行結腸
小腸間膜
大網
小腸
子宮
膀胱
直腸

● 腹膜と腹膜腔（矢状面）

いによって4つに分かれている。上部（球部）は最も短く、ほぼ第1腰椎と水平で、幽門から始まって右へ水平に行き、肝臓下面で曲がって下に向かい、下行部へと続く。下行部は最も長く、第1〜2腰椎体の右側に位置し、膵頭に沿って下行し、第3腰椎体の高さで左に向かい、下部に移行する。下行部後内側壁の粘膜には小さな隆起があって、それを十二指腸乳頭と呼んでいる。総胆管と膵管が、ともにそこへ開口している。下部（水平部）は下十二指腸曲から始まり、第3腰椎と水平に、右から左へ下大静脈および腹大動脈を横切って、上行部へと移行する。上行部は腹大動脈の前方から起こり、左前上方へと上昇し、第2腰椎体の左側に至った後、鋭角で前下方へ湾曲し、十二指腸空腸曲を作り、空腸へと続く。

小腸は空腸と回腸からなる。空腸は十二指腸空腸曲から始まって、終わりは回腸が盲腸と接している。空腸と回腸には、はっきりした境目がない。一般に始まりの2/5を空腸とし、左上腹部に位置する。終わりの3/5は回腸とし、右下腹部に位置する。空腸と回腸は、いずれも腸間膜によって後腹壁と繋がれているので可動性が大きい。

　大腸は右腸骨窩で回腸と繋がり、最後は肛門で終わる。全長は約1.5m、盲腸、結腸、直腸の3つに分けられる。盲腸は大腸の始まりで、右腸骨窩内に位置し、回腸の末端が盲腸と繋がっている。虫垂は盲腸の後内側に繋がり、遠端は遊離していて長さは約2〜20cm、虫垂間膜がある。結腸は四角な枠形をしており、空腸と回腸を取り囲んでいる。それはさらに上行結腸、横行結腸、下行結腸、S状結腸の4つに分けられる。上行結腸は盲腸に続いて上行し、肝右葉の下方へ至ると、左へ曲がって右結腸曲を作り、横行結腸へと移行する。横行結腸は左季肋部から下へ向かい、下行結腸へと移行するが、その折れ曲がる部分を左結腸曲と呼ぶ。下行結腸は下へ向かい、左腸骨稜でS状結腸に繋がる。S状結腸はSの字状に湾曲して下へ向かい、第3仙椎上縁あたりで直腸へと繋がる。直腸は大腸の末端で、全長は12〜15cmほどある。上はS状結腸と繋がり、下に向かって骨盤底部を貫き、肛門で終わる。女子では直腸の前方が子宮や腟と隣り合っており、男子では膀胱、精嚢、前立腺と隣り合っている。

　肝臓は人体で最大の腺である。肝臓の大部分は、右季肋部と上腹部にあり、小さい部分が左季肋部にある。上界は一般に、右中腋窩線では第7肋骨と水平、右鎖骨中線では第5肋骨と水平、正中線では胸骨体下端と同じ高さ、左側は鎖骨中線の少し内側で第5肋間に達する。肝臓の下界は肝臓前縁と一致し、右中腋窩線で第11肋骨と水平、続いて右肋骨弓下縁に沿って上がり、右側は第8第9肋軟骨接合部で肋骨弓を離れ、斜めに左上方へ向かい、左側第7第8肋軟骨接合部で左季肋部に進入し、肝臓上界の左端と繋がる。肝臓の下界は前正中線で剣状突起の約3cm下にあり、そこで腹壁と接しているので、剣状突起の下でならば肝臓が触知できる。

　胆道は胆嚢と胆管からなる。胆嚢は肝臓下面の胆嚢窩に位置し、上面は結合組織によって肝臓と繋がるが、下面は遊離しており、表面は腹膜で覆われている。

第4章　199

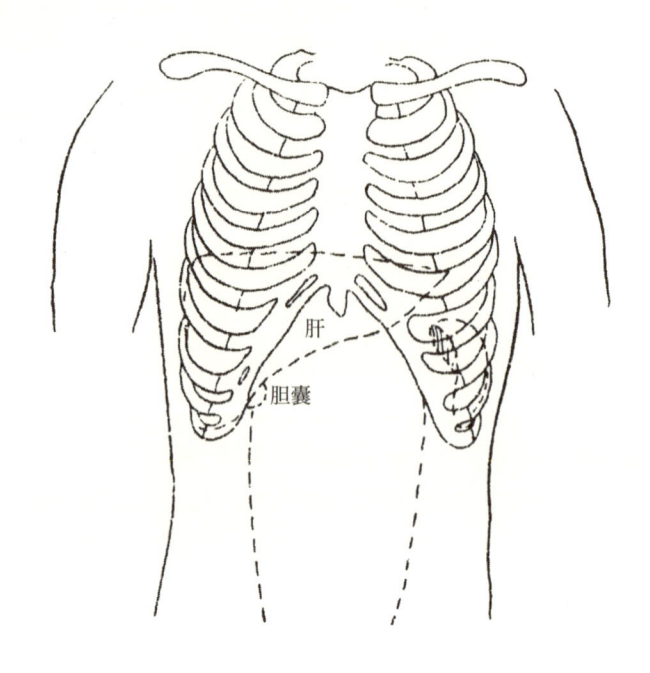

● 肝と胆の位置

　胆嚢は底・体・頚の3部分に分かれる。胆嚢底は肝臓前縁から少し突出しており、前腹壁に接している。体表における胆嚢底の投影部分は、右側腹直筋外側縁と肋骨弓の交点の下方である。胆嚢炎では胆嚢が腫れ、ここに圧痛が現れる。胆嚢体は肝門に向けて徐々に細くなり、胆嚢頚へ移行して、胆嚢頚の下に胆嚢管が続いている。

　総肝管と胆嚢管が一緒になって総胆管となる。総胆管は、膵頭と十二指腸下行部の間から十二指腸下行部の左後壁に進入し、そこで膵管と合流して十二指腸乳頭に開口する。開口部には括約筋が取り囲んでいる。肝管、胆嚢、胆嚢管と総胆管を一緒にして、臨床上は胆道と呼んでいる。

　腹部は胸郭の下、骨盤の上に位置する。腹壁とは腹腔の外壁のことで、後腋窩線を境界とし、その前部は前腹壁、その後ろを後腹壁と呼ぶ。前腹壁の上界は胸骨剣状突起・肋骨弓・第11第12肋骨の遊離縁であり、下界は恥骨結合・鼠径部・腸骨稜である。腹壁によって取り囲まれた腹腔は、実際には腹壁の境界より

大きい。それは腹腔の上界が横隔膜円蓋であり、下界が小骨盤と接するからである。腹腔臓器は、しばしば腹壁の境界からはみ出るので、胸部の穴位で刺入が間違っていれば、肝臓や脾臓などの腹腔臓器を刺傷する恐れがある。

　腹膜は、腹部や骨盤内面、腹腔と骨盤腔臓器の表面を覆っている一層の漿膜であり、腹壁や骨盤壁内の漿膜を壁側板、各臓器の表面を覆っている漿膜を臓側板と呼ぶ。壁側板が臓側板へ移行する部分に間隙ができるが、それを腹腔と呼ぶ。腹膜は炎症や損傷、異物などの刺激によって周辺組織や器官と癒着し、たとえば腸癒着などを起こす。

　腹腔内は消化器官が大部分を占めているが、それ以外にも循環器系の脾臓・血管・リンパ管、泌尿生殖器官の腎臓・膀胱・子宮などがある。この章では刺鍼により損傷しやすい胃・腸・肝臓・胆嚢などについて少し解説するだけで、脾臓・腎臓・膀胱・子宮など隣接する臓器については、それぞれ関係する章節を設けて、それぞれ解説する。

　肋骨弓下縁（第10肋骨下縁を最低点とする）と上前腸骨棘は、それぞれ一本の水平線を引き、さらに両側の鼠径靭帯中点から一本ずつ垂線を引く。水平線と垂線によって腹を9の部分に分ける。それが上腹部（上中央）、左季肋部、右季肋部、臍部（中央）、左腰部、右腰部、下腹部（臍下部あるいは恥骨上部）、左腸骨部、右腸骨部である。各部分の腹腔には、すべて相応する臓器がある（解剖と鍼灸学が参考になる。ここでは省略する）。これは臨床検査や診断と鍼灸治療に重要な意義がある。

　腹部の腧穴は、確かに各部に分散しているが、主に上腹部、臍部、下腹部に集中しているので、刺鍼が間違っていれば相応する部位にある臓器を損傷する。

第1節　胃疾患

1、誤刺の事例

1. 中脘を取って胃穿孔し、腹膜炎を起こした事例

　王×、男性、20歳。飲酒すると腹部に不快感があり、中脘穴へ刺鍼した。約10分すると腹部全体に持続性の激痛が始まった。30分後に検査すると白血球18000/mm^3、好中性顆粒球82%。発病して10時間後に救急で入院した。

　検査：体温38.6℃、脈拍88回/分、呼吸22回/分。腹式呼吸は消え、腹部は板状となり、腹部全体に圧痛及び反跳圧痛があって、腸鳴音は消失している。臨床検査：ヘモグロビン13.3g/dL、白血球18500/mm^3、好中球96%、リンパ球4%。腹部のX線検査では、両横隔膜の下に半月形の遊離気体があり、左の上腹部と中腹部に幾つか小液面が見られ、一部の腸管にガスが溜っている。穿孔による腹膜炎と診断した。入院して1時間後に手術すると、胃および結腸にガスが溜り、右肝臓部と骨盤腔窩に、白色で粘稠な膿液が100mLほど溜っていた。胃小弯部は4cm×4cm×4cmの洞血があり、局部の大網は充血していて、すでに穿孔は大網によって覆われていた。巾着縫合で修補し、膿汁を吸引してきれいにし、それぞれ左肝臓部分と骨盤腔窩にドレナージを設置した。11日で退院した。

　　　　　　　　　　　　　　　――――― 肖雪塘『中国農村医学』1985;（1）:9

　中脘は、手太陽と手少陽、足陽明と任脈の大会で、胃の募穴である。上腹部に位置し、上脘の下1寸、臍の上4寸にある。局部解剖：腹部白線中にあり、上腹壁動脈、上腹壁静脈、第7と第8肋間神経の前皮枝と内側枝が分布し、腹腔の深部は胃小弯である。

鍼法と主治:仰臥位で、臍の上4寸を取る。直刺で0.8〜1寸。胃痛、腹脹（腹部の膨満感）、瀉泄（下痢）、痢疾（細菌性下痢）、反胃呑酸（胃液を吐く）、食物難化（消化不良）。

中脘穴は、消化器系疾患の常用穴である。この例では飲酒後に腹部の不快感があり、胃体が膨らんで胃部が薄くなっていることが想像できる。そこへ刺鍼すれば穿孔する。胃穿孔による大出血、あるいは続発性の腹膜炎による事例が報告されている。これは警告であり、常用穴位なら安全だと考えてはならない。

中脘穴へ刺鍼したために、かえって激痛が起きたのなら、まず取穴が正確であったかどうかを検査し、次に刺入が深すぎないか考える。もし確かに胃壁を刺傷したものならば、患者を仰臥位にして安静にし、激しく動かないようにさせ、胃部を圧迫して胃内容物を穿孔から腹腔内に溢れさせないようにする。そして雲南白薬のような化瘀止痛の漢方薬を与える。食事は半流動食にし、生モノや冷たい食品、油っぽい食事を禁止する。2〜3時間して痛みが治まり、元気がよくなれば、観察を続けるだけで他の処置をする必要はない。逆に痛みがひどくなって進行するようであれば、さらに検査し、必要があれば手術探査して思い掛けぬ事故を防ぐ。

2. 上腹部の穴を取り、胃穿孔と腹膜炎を起こした事例

患者、男性、28歳。入院する1日前に、仕事したあと暴飲暴食すると腹脹となり、上腹部が発作的に痛みだし、悪心や嘔吐があって、少量だが食べた物を吐き出す。現地で上腹部に数カ所ほど刺鍼したところ、かえって症状が悪化したため入院した。

検査:患者は元気がなく、もがいて落ち着かず、急性症状の容貌で、皮膚は脱水している。血圧14.63/11.97kPa、脈拍105回/mim。上腹部は膨れ、腸蠕動音は弱い。上腹部にはっきりした圧痛と反跳圧痛がある。X線所見:両側の横隔膜が高く挙がり、横隔膜の下に遊離気体があって、心臓は少し移動している。臨床検査:赤血球542万/μL、白血球26000/mm^3、好中性顆粒球82%、リンパ球18%、ヘモグロビン14g/dL。

手術治療:腹膜を切開して液体を排出すると、胃は弛緩して広がった。軽い浮腫があって蠕動はない。胃前壁に4カ所ほど孔があり、そこは膿液によって覆

われている。手術処置して15日後に治癒して退院した。

最後の診断：急性胃拡張、外傷性胃穿孔腹膜炎。

———— 張祥ら『中医学術会議資料選編』内蒙古1980

『素問・刺禁論』に「無刺大労人、無刺新飽人、無刺大飢人……（疲れ切った人に刺すな、満腹の人に刺すな、空腹の人に刺すな……）」とある。この例は、肉体労働により力を使って気が乏しくなり、運化が滞っているところへ暴飲暴食し、入ってきた食物が消化されず、運化が滞って積滞し、それが塞いだために嘔吐や腹痛している。こうしたケースでは刺鍼してはならず、特に胃腸部分の「天応穴」を直接取穴してはならない。胃腸に内容物が詰まっているときは、膨らんで胃壁や腸壁が薄くなっている。そこへ刺鍼すれば破れて穴が穿き、内容物が穴から溢れ出る。旧病が去ってないのに、さらに病気をもたらすことになった。

3. 腹部を取って、幽門梗塞腹膜炎を起こした事例

患者、女性、58歳。入院の3日前に、胃痛と腹脹、嘔吐のため腹部（穴位は不明）へ刺鍼治療した。刺鍼後は悪化するだけで好転せず、転院して入院した。

患者には7年の胃痛歴がある。検査：患者は元気がなく、栄養状態も悪くて瘦せている。軽い脱水症状があり、血圧は14.63/11.97kPa、脈拍90回/分。上腹部は膨隆し、胃の形と蠕動波がある。上腹部には圧痛があって、軽度の筋緊張と反跳圧痛があるがシコリはなく、肝臓脾臓とも触知できない。右側の肺肝境界は消失し、移動性濁音はなく、腸蠕動音は弱い。X線所見：両側の横隔膜下に多量の遊離気体がある。臨床検査：赤血球379万/μL、白血球14000/mm^3、好中球62%、リンパ球38%。ヘモグロビン9g/dL。幽門梗塞、腹膜炎。

手術：腹腔を切開し、気体および少量の淡黄色な液体を排出する。胃体は拡張し、下界は腹腔に入っており、胃壁は弛緩して充血し、浮腫となり、胃の前壁と大網は癒着している。

まだ鍼痕は見つからないが（刺鍼して3日後に入院手術）、幽門部に瘢痕による狭窄と閉塞がある。胃部分切除術および胃腸吻合術をおこなう。術後2週間で治癒して退院した。

———— 張祥ら『中医学術会議資料選編』内蒙古1980

この患者は7年の胃痛歴があり、刺鍼治療は対症療法である。刺鍼したあと痛みは強くなったが和らぐことはなかった。これが刺鍼によるものとは確定できないが、刺鍼ミスにより腹膜炎が起きた可能性も否定できない。民間には「肚の皮は山の如し、背は紙の如し」という言葉があり、それを信じてヤブ医者は腹への刺鍼を恐れない。だが実は腹部の穴位に深く刺入できず、一般には0.8～1寸であり、1寸以上刺入すると胃や腸、腎臓や肝臓、脾臓などの器官を刺傷する。

2、臨床経験

1. 中脘穴に刺鍼して胃痙攣を治療したカルテ

　患者、女性、17歳。1992年3月15日初診。
　主訴：昼食時に肉や冷たいものを食べ過ぎたため腹痛が起こり、発作的に痛みが激しくなって3時間になる。以前に腹痛歴がある。検査：患者は前かがみになり、苦痛の表情を浮かべて顔色が白いが、もとは黒い。患者は両手で胃を押さえて身をよじらせ、しきりに呻いている。腹筋は平らで軟らかく、はっきりと胃部に圧痛があり、暖めると気持ちがよく、下痢も嘔吐もない。白膩苔で、沈弦脈。診断：急性胃痙攣。中医辨証：胃脘痛で、寒凝気滞型。治療：2寸の毫鍼を中脘穴に約1.5寸ぐらい直刺し、気が得られたら置鍼する。10分後に痛みが完全に消えた。治療効果を安定させるため、40分ほど置鍼したが、その日の再発はなかった。半年後の追跡調査では、腹痛の再発はない。
　中脘穴は、胃の募穴であり「八会穴」の1つ、腑会でもあって、古今の治療家が胃痛を治療する常用穴でもある。この穴位には、経絡を疎通させ、風や寒を散らせ、陰陽を調節するなどの作用がある。実験よれば、中脘へ刺鍼すると胃腸に双方向性の調節作用が起こる。それで中脘穴へ刺鍼すれば胃痙攣に優れた効果がある。

2. 中脘穴へ刺鍼して急性胃炎を治療したカルテ

　患者、男性、38歳、幹部。1993年8月18日診察。
　本人によると慢性胃炎の病歴が3年あり、多くは冷えたり、飲食の不注意によ

って胃痛が起きる。今回は冷たいものを食べたことによって、胃部に急激な痛みが2時間続き、嘔吐を伴う。嘔吐物は胃の内容物である。検査：患者は苦痛の表情をし、ときどき呻いている。腹部を触診すると、左側胃兪穴に硬結と圧痛があり、強く圧迫すると患者に気流が胃に向けて放射するような感覚があると同時に、痛みも前よりはっきりと軽くなる。中脘穴も同様に敏感な圧痛がある。診断：急性胃炎。すぐに中脘穴へ刺鍼する。15分後に症状が全て消える。

　中脘穴は、胃の募穴であり、臓腑の経気が集まる処でもある。『難経本義』は「陰陽経絡、気が互いに貫いて交わる。臓腑腹背、気が互いに通じる道である」という。つまり内臓の疾患は、募穴や背兪穴に現れ、また募穴に刺鍼することによっても内臓の疾患を治療できる。寒邪を感受したり生ものや冷たいものを過食して起きた胃痛に対しては、中脘穴へ刺鍼して、経を温め絡を通じさせ、気を行かせて血を活発にし、湿や寒を追い出すことができるので、胃痛も一刀両断に消える。

3. 関元と天枢へ刺鍼して、癌の化学療法による胃腸反応を治療したカルテ

　患者、男性、49歳、労働者。肺癌を切除してから2カ月。化学療法科へ転院してカルボプラチンVp-16により化学療法をおこなう。薬物治療すると、患者に悪心、嘔吐、食欲不振、疲労感、横たわったまま起きられないなどの症状が現れ、支持療法したが緩解しない。そこで関元と天枢の両穴へ鍼灸した。刺鍼したあと灸を加えて30分ほど治療すると、腹部がすっきりして悪心や嘔吐も軽くなり、3回の治療から症状が明らかに好転し、4回の治療で症状が消え、食欲は正常に回復した。続いて5～6回の施灸により治療効果を安定させた。3カ月後の再調査では、施灸を止めた後、一回も症状の再発はない。

　癌の化学療法では、胃腸粘膜に対する薬物の刺激と損傷により、胃腸機能が失調して一連の症状が発生する。そこで関元と天枢の両穴に刺鍼のあと灸を加え、気血を温めて通じさせ、経を通じさせて絡を活発にし、胃腸粘膜上皮細胞の栄養とともに胃腸の血液循環を改善して、胃腸の働きや機能を正常に回復させる。

4. 中脘や期門などの穴位を取り、急性胃炎を治療する

　急性胃炎56例を治療した報告がある。うちわけは男性30例、女性26例だ

った。年齢は最高齢65歳、最年少14歳で、20～50歳が多かった。症例は、いずれも発病して1～5日以内に来診し、刺鍼治療を受けた。取穴は、中脘、期門、胃兪、内関、足三里、内庭などで、病状に基づいて毎回2～4穴を取り、捻転瀉法か平補平瀉法を採用した。全症例のうち治療回数がもっとも多いものは10回、最少が1回で、平均3.5回だった。短期治療効果は、症状がなくなったもの40例、著効10例、好転6例だった。一般に1～3回の刺鍼後に痛みが緩解している。

　急性胃炎は、さまざまな原因による胃粘膜の急性炎症性病変である。この病気は、急激に発病し、上腹部に持続性の痛みがあって、悪心、嘔吐、下痢、発熱などの症状を伴う。中脘、期門、胃兪などの穴位へ刺鍼し、経気を疎通させて脾胃を調理し、足陽明胃経の遠端穴である内関と足三里を配穴する。多くは1～3回の刺鍼により効果が得られる。

5. 局部穴と遠道穴を組み合わせて、胃および十二指腸潰瘍を治療したカルテ

　局部穴と遠道穴を組み合わせて刺鍼し、胃や十二指腸潰瘍71例を治療した。遠道穴は足三里、三陰交、内関、中封を取り、局部穴は中脘、上脘、鳩尾、脾兪、胃兪を取る。選穴は、症状によっていくらか変更したり増加する。第1群の配穴：足三里、上脘。第2群の配穴：内関、胃兪。両群の配穴は交互に使用する。急性期では毎日1回あるいは隔日1回とし、慢性ならば毎週1～2回とする。結果：71例のうち45例で、痛み、悪心、嘔吐、食欲不振が完全に消えた（63％）。一部の患者は、数日後あるいは数年後に時折再発したが、刺鍼を繰り返すと治まった。20名の患者は痙攣性の痛みが消えたが、圧迫感と偶発的な悪心は残っている。効果がなかったのはわずか6名の患者であった。

　遠道穴とは上下肢にある有効な穴位のこと、局部選穴は脊髄分節の位置と解剖に基づいたもので、ある種の系や器官と関係のある穴位である。遠道穴は、主に全身の自律神経機能を調節するが、とりわけ血管運動に対して作用する。局部穴は、身体の特定器官や部分に指向性のある作用をする。遠道穴と局部穴を刺激すれば、自律神経のバランスを正常に回復することができ、患部の血液循環を調節して癒合を促す。それと同時に視床および脳下垂体を通じてホルモンを調節し、

機能が正常となるよう促し、身体を刺激することで自然に回復するように促す。

6. 腹部の長鍼透鍼法で胃下垂640例を治療する

　長鍼を使った透鍼法で640例の胃下垂を治療した報告がある。治療前にバリウムを飲んで透視し、胃角が腸骨稜の下6cm以上の患者であるが、うちⅠ度（6〜7.5cm）が112例、Ⅱ度（7.6〜10cm）が322例、Ⅲ度（10.1cm以上）が206例だった。治療法：28号8寸の毫鍼を剣状突起の下1寸から刺入し、皮膚と30度の角度で、皮下に沿わせて捻鍼しながら刺入し、臍の左側0.5に到達させる。このとき患者には、腰が腫れぼったく、下腹が引き上げられる感じがあり、術者が鍼を引き上げる時には重く引っ張られる感じるがする（術者が重く引っ張られる感じがなくなったり、脱落感があったときは、再び捻鍼して刺入し、重く引っ張られる感じが再度発生してから鍼を引っ張り上げる）。そして15度角にして、捻鍼せずに40分かけて鍼を引き上げる。抜鍼する前には鍼を震わせる手法で10〜15回ほど運鍼する。毎週1回治療して全部で2回治療するが、隔日に1回刺鍼して10回を1クールとしてもよい。結果：治療して3カ月後にバリウム透視をおこなったところ、治癒243例（38%）、著効160例（25%）、好転188例（29.4%）、無効49例（7.9%）で、総有効率は92.4%だった。うち150例を長期にわたって訪問調査したが、ほとんど短期効果と差がなかった。そのうえ治療1年後では治療3カ月後に比較して有効率が上がっており、効果が安定していた。

　長鍼は、一鍼で多経や多穴へ刺鍼でき、強い補法作用がある。動物実験では、長鍼は消化道の平滑筋張力を高め、蠕動運動を増強して、胃下垂の位置を上昇させ、消化機能を強める。たとえアトロピンを静注して迷走神経の興奮を抑制している場合であっても、長鍼で刺激すれば、やはり平滑筋張力は増して胃体が収縮する。この方法を使った患者にも同様な結果が現れている。ただし鍼は必ず横刺し、体内へ深く刺入することのないようにし、事故の発生を防ぐ。

3、まとめ

1. 講評

　上脘、中脘、期門、関元、天枢などの腹部穴は、胃部の疾患を治療する常用穴である。例えば臨床治療1～6の胃痙攣、急性胃炎、胃および十二指腸潰瘍、胃下垂などを治療したカルテでは、臨床時には適応症か否か、刺鍼の深度と鍼尖の方向などを把握し、相応した配穴を加えさえすれば、だいたい鍼が病巣部へ達すれば症状が治まるといった効果がある。特に胃痙攣や急性胃炎などでは、優れた臨床効果があって、一般に事故などあり得ない。それで上述した穴位は、胃部の疾患を治療する常用穴となる。しかし刺鍼の禁忌症だったり、刺鍼方向や刺入深度を正確に把握していなければ、臨床中に刺鍼の誤りによって事故が発生することもある。例えば誤刺の例1、例2だが、前者は飲酒後に胃部の不快感があり、その刺鍼治療で胃を損傷し、胃に穿孔して腹膜炎となった。後者は疲労したあと暴飲暴食したために、腹部の膨満感と上腹部の痛みが発生し、刺鍼治療によって胃穿孔して腹膜炎を起こしている。この2つの例は、飲酒や暴飲暴食したあとでは胃体が膨らんでおり、胃壁が薄くなって弾力性が低下しているため、そうしたときに腹部で刺入深度および刺入方向、刺鍼操作を少しでも誤れば、簡単に胃体を損傷して併発症が起きる。そこで誤刺の事例を通して、腹部取穴の臨床では適応症と禁忌症を正確に把握し、患者に細かく病歴を尋ねて、詳しく身体検査をおこなう。飲酒後や暴飲暴食によって胃に不快感がある患者には、腹部の穴位を取穴せずに、四肢にある遠端の穴位を使うようにする。腹部の穴位を取らなければならない患者には、必ず刺鍼深度と刺入方向を把握し、手法にも注意して、提插で強く押し込むことのないようにして、内臓を損傷しないようにする。

2. 救急治療の方法

　上腹部の穴位に刺鍼して胃部を損傷した疾病では、主に胃体自体の損傷である。つまり胃穿孔および穿孔によって内容物が腹腔内に溢れて起きた腹膜炎であるが、重症の患者では炎症性のショックが発生する。損傷した鍼孔の数量と鍼孔の大きさによって、胃穿孔の症状も急性と慢性に分かれる。急性では、刺鍼して数

分から数時間内に腹痛が起こり、それが徐々にひどくなって進行性に激しさを増し、ひどい場合には腹部全体が痛くなる。こうした患者は手術できる病院であれば、すぐに外科医の立ち会い診察を要請し、確定診断のあと外科病棟へ移して手術治療する。基底層にあれば積極的な抗炎症、対症治療をおこなうと同時に、さらに大きな病院へ転送する。本節では胃穿孔によって起きた腹膜炎、さらに感染性ショックの救急治療について重点的に紹介する。

　胃穿孔による急性腹膜炎患者には、積極的に抗炎症および持続的な胃腸減圧をおこなって、腹腔の汚染を減少させたあと、入念に血圧変動と全身状態を観察し、ショックの発生を慎重に予防する。血圧が突然低下したり（収縮期圧が11.97kPa より低い）、末梢の血液循環が悪い、例えば手足が冷たかったりチアノーゼなどの患者には、抗ショック治療を行わねばならない。

　まず患者を仰向けに寝かせるか頭を低くし、ただちに酸素吸入や輸液、輸血するとともに代謝性アシドーシスを是正する。一般の患者は、24時間あたりの液体総入量を 1800〜2500mL とするが、そのうち 1000mL は生理食塩水で、2〜3g の塩化カリウムが含まれてなければならない。輸液治療をすると、ただちにショックが是正される患者がある。それでも回復しなければ、すぐに血管収縮剤を投与する。

(1) 血管収縮剤の応用

　軽度なショックであれば、フェニレフリン 10mg、メトキサミン 20mg、あるいは酒石酸水素メタラミノール 10mg を筋肉注射してもよい。それで血圧が 11.97〜13.33kPa まで上昇し、それが 1〜2時間以上維持できれば、それを続けてよい。

　もし筋注の効果がなかったり、ショックがひどい患者ならば静脈注射する。酒石酸水素メタラミノール 10mg あるいはノルアドレナリン 1mg に 100〜200mL の液体を加えて、静脈に点滴注入する。2〜3分ごとに血圧を測定し、1分間に 8滴の注入速度に調節し、血圧が 11.97〜13.33kPa まで上昇したら、このレベルで安定させる。血圧が安定したら、毎分必要な酒石酸水素メタラミノールあるいはノルアドレナリン用量に基づいて、溶液および注入速度を調整し、輸液量が過多とならないようにする（一般に 15〜40滴/分であればよい）。以

上の治療を行えば、血圧は一般に是正される。
(2) 抗生物質の応用
　輸液と同時に積極的な抗感染治療をおこなうが、できるだけ静脈投薬する。そして薬物は、腸内細菌を抑制する抗生物質などを使う。
(3) その他
　高熱のある患者には、物理的に冷やして温度を下げる。例えばアルコールで頭部や腋窩、鼠径部などを拭く。頭部に氷嚢を置くなど。

3. 予防措置

　腹部刺鍼の適応症および禁忌症を把握する。特に患者に対して詳しく病歴を尋ねたり、細かく身体検査し、日頃から胃腸疾患があったり、飲酒したあと、および暴飲暴食に対しては慎重に施術する。こうした患者には腹部の穴位を取らず、四肢の遠端穴を使って治療するのが最善である。
　腹部に刺入する鍼の深度や刺入方向を掌握し、刺入が深すぎないようにする。さらに運鍼手法にも注意して、強く提挿や捻転するなどの手法はおこなわない。
　施術したあと腹痛がひどくなったり不快感があれば、横になって休むように言い、激しい運動をしないようにする。胃部を圧したり按摩すると、損傷部位から胃の内容物が体内へ溢れる恐れがあるので禁止する。また同時に雲南白薬など、活血化瘀の漢方薬を与えて予防的な治療もする。そして半流動食にし、生ものや冷たい食品、油っこい食品を禁止して、胃腸に対する刺激を減少させる。（陳玉華）

第2節 腸道疾患

1、誤刺の事例

1. 天枢と神闕を取って腸を穿孔し、腹膜炎を起こした事例

　患者、男性、42歳。腸痙攣のため、中脘、天枢、神闕、足三里へ刺鍼治療した。抜鍼したあと、すぐに痛みがひどくなり、続いて発熱して3日後に入院した。

　検査：以前は健康だった。体温38℃、脈拍86回/分、呼吸27回/分、血圧13.3/9.31kPa。苦痛な表情だが、両肺の呼吸音は鮮明で、肺肝境界は第6肋間にある。心拍は規則的で雑音はない。腹部は平坦で、腸の蠕動波もないが、全腹筋が緊張し、はっきりした圧痛および反跳圧痛がある。肝臓や脾臓は触知できない。移動濁音界はなく、腸鳴音が弱い。臨床検査：ヘモグロビン14g/dL、白血球15000/mm^3、好中球88％、リンパ球12％。印象：化膿性腹膜炎。胃腸減圧し、大用量の抗生物質を与え、電解質を補充して、保存療法をする。2日目は病状がさらに悪化し、血圧6.65/5.32kPa、脈拍100回/分となり、手足が冷たくなって中毒性ショックの症状を示している。前の治療に加えて血管作動性薬物を増加し、血圧が11.97/7.98kPaに上昇するのを待って、すぐに診査開腹をおこなう。開腹してみると、腹腔内には黄色く混濁した液体が充満しており、糞便の臭いがする。アスピレーターで750mLの液体を排出すると、回腸の中段に鍼孔が1つあり、その周壁は黄白色の膿瘍が覆っている。鍼孔を巾着縫合し、包埋して閉じ、外側は漿膜筋層断続縫合する。さらに腹腔を探索したが異常なく、生理食塩水で腹腔を洗い流し、ドレナージを置いて腹腔を閉じる。術後も大用量の抗生物質を継続投与し、支持療法を強化する。1週間後に抜糸してドレナージを抜き、半月後に回復し、治癒して退院した。退院時の診断：腸穿孔に化膿性腹膜炎を併発。

———————段群禄ら『河北中医』1984; (1) :36

　天枢は、長谿や長門、谷門、循際、循元、補元とも呼ばれる。足陽明胃経の穴、大腸の募穴である。穴位は、腹部で、臍の傍ら2寸にある。局部解剖：上層は腹直筋腱鞘前葉、下層は腹直筋であり、下腹壁動脈があって、肋間神経が分布する。
　鍼法と主治：患者を仰臥させ、神闕の傍ら2寸を取る。鍼は0.5～1寸刺入する。嘔吐、下痢、消化不良、臍周囲の切るような痛み、腸鳴腹脹、細菌性下痢、黄疸、便秘、赤白帯下（血と膿が混じった帯下）、生理不順を治療できる。
　神闕は、臍中、気合、気舎、命蒂とも呼ばれ、任脈の穴であり、臍の中央に位置する。局部解剖：上腹壁動脈があり、肋間神経前皮枝が分布して、深部には小腸がある。
　鍼法と主治：患者を仰臥させ、臍中央を取る。古代の文献には「禁鍼」と記載され、施灸するが、少なくて七壮、多ければ二百～三百壮すえる。施灸は隔塩灸をおこなう。回陽救逆の効能があり、中風（脳卒中）、尸厥（仮死）、人事不省、腸鳴腹痛、下痢が止まらない、脱肛、小児の下痢を治療できる。『鍼灸説約』は0.5寸刺入できると主張している。
　この例では、中脘、天枢、神闕、足三里へ刺鍼して腸痙攣を治療しているが、これは正確である。四穴のうち天枢と神闕だけが回腸を傷付ける可能性がある。そのうち神闕は、ほとんどの古代文献が「灸がよく、鍼は悪い」と言っている。『甲乙経』は「臍中は刺鍼してはならない。刺せば人を悪瘍にする。それが潰れてオナラの出る者は死ぬ。不治である」とあり、『素問・気穴論』の「臍一穴」を、王冰は「臍中である。刺してはならない。刺せば人の臍を悪瘍とし、それが潰れてオナラの出る者は死ぬ。不治である」と解説しており、両者とも刺鍼してはならないと記載しているが、それは小腸を傷付けるからではなく、刺鍼すると潰瘍ができるからとしている。これは消毒の概念が当時はなかったため、刺鍼して化膿したものと思われる。
　天枢と神闕は、深部に腸があるので、刺鍼が深すぎるうえ提挿捻転を加えると腸管を傷付け、腸の内容物が外に漏れて腹腔内感染を起こすので、化膿性腹膜炎が起きるのは必然的である。

2. 関元と天枢へ火鍼して腸穿孔が起きた事例

患者、女性、56歳。回虫による腸閉塞で腹痛が起きて2日。関元と天枢へ火鍼治療した。翌日は腹部全体が激しく痛みだし、脱水症状とショック症状が起きた。検査：腹部すべての筋肉が緊張し、圧痛がある。手術すると回盲部から80cm離れた部位に円形の鍼孔があるのを発見し、修復手術したあと腹腔ドレナージを加えた。入院して24日後、治癒して退院した。

——————咸志芳ら『江蘇中医』1963;（10）:25

関元は、丹田、次門、下紀、大中、三結交、脖胦、血海、命門などとも呼ばれる。任脈に属し、小腸の募穴、足三陰と任脈の交わるところである。穴位は臍下三寸にある。局部解剖：臍下の白線中で、下腹壁動脈があって、第11と12肋間神経の前皮枝が分布して、深部には小腸がある。

鍼法と主治：患者を仰臥させ、臍下3寸を取穴し、鍼を0.8〜1寸刺入する。生理や帯下の疾患、不妊、無子（不妊）、悪露不止（産後の悪露が止まらない）、失精（精液が漏れる）、淋濁（尿の疾患）、下痢、血尿、遺精、臍下絞痛、疝気（鼠径ヘルニア）、頻尿や小便不通、卒中、脱症（脳卒中による昏睡）、諸虚百損を治療できる。

腸が塞がっているため、腸内には糞便が滞って充満し、膨らんでおり、火鍼で深刺すれば穿孔しやすい。火鍼は虚寒や積聚、陰症などに対する優れた伝統療法だが、その刺激性はきわめて強く、この例のように火鍼で深刺すれば腸穿孔が起きる。鍼孔が大きくて自然に癒合することは難しく、手術治療した。

3. 天枢と下脘へ火鍼して腸穿孔した事例

1955年、亡き父が南陽県王村鋪人民公社の結証（腸閉塞）患者に鍼治療した。火鍼（太さ24号）を天枢と下脘へ刺入したが効果がなかった。そこで我々の病院に入院させて外科手術し、腹腔を開いてみると腸管壁にいくつかの火鍼による傷痕があり、軽い炎症があった。

————— 李世珍『常用腧穴臨床発揮』人民衛生出版社、1085：828

下脘は幽門とも呼ばれ、任脈穴であり、足太陰と任脈の交わるところでもある。

穴位は建里の下1寸で、臍の上2寸にある。局部解剖:臍の上腹部で白線中にあり、上腹壁動脈があって、肋間神経前皮枝が分布し、内部に胃や腸がある。鍼は0.8〜1寸刺入する。

この両穴は深部に胃腸があり、刺入は1寸までとする。この例では火鍼で腸管を傷付けた。これから判るように、天枢と下脘は1寸以上刺入してはならず、火鍼を使ってはならない。

4. 腹部の穴位を取って、小腸に穿孔した事例

患者、女性、50歳、農民。腹部の痛みが8日続き、肛門から排気や排便がなくて3日入院している。発病して2日目の早朝、現地の術者が上腹部に鍼灸治療をおこなった。鍼の長さは3〜5寸、ほぼ鍼の2/3を刺入して20分ほど置鍼した。上腹部の剣状突起下は、上述した長鍼を3本の使い、他には短鍼を使っているが、その数は判らない。当日の午後4時に、上腹部の痛みが両下腹部に広がり、痛みがひどくなったうえ腹脹まで始まった。3日目は県の某病院で、両側腎部へブロック注射したが痛みは良くならなかった。5日目は漢方の湯液を服用し、その夜1回だけオナラが出たが、その後も痛みは良くならず、オナラも便も出ない。8日めにわが院へ来た。入院して診査開腹すると、盲腸が遊離して左下腹部へ移行し、しかも逆時計回りに320度よじれていたが、盲腸は壊死してない。小腸は全体が広がっており、回腸上段に4×3cmと2×3cmの壊死した穿孔があって、それは剣状突起と臍の間に位置する。また回腸中段にも2カ所に5mmぐらいの円形穿孔があって壊死しており、2つの穴は2cmぐらい離れている。付近の腸管には壊死や炎症を起こした組織はない。術後の経過は良好だった。

———周霆『鍼灸雑誌』1966;（2）:41

この患者は腸捻転だから、当然にして腑気は通じておらず、腸管には内容物が充満している。腸壁は内容物が詰まっているため、薄くなって損傷しやすい。長鍼が腸管を2カ所刺傷した。一般に腹部では1寸までの深さに刺入する。

5. 腹部の複数カ所に刺鍼し、腸穿孔による腹膜炎が起きた事例

　患者、男性。右側鼠径ヘルニアが1年あり、平時は自分で元に戻している。入院の7日前、鼠径ヘルニアが腫れ、突出して戻らなくなり、腹痛や嘔吐を伴って、オナラや排便ができなくなった。入院の5日前に、現地の術者が腹部に10カ所ほど刺鍼し、提挿捻転した。穴位は臍の傍らや下腹部、上腹正中部などであった。刺鍼した夜から腹痛が続き、圧すると痛みが激しく、発熱して、それからは日を追ってひどくなり、4日目に治療しに来院した。腹部のX線撮影では、両側の横隔膜が第7肋骨後部まで上がり、右側横隔膜下に遊離ガスがあり、腸曲はガスで膨らんで、下腹部には幾つかの液面がある。臨床診断：右鼠径部の嵌頓ヘルニアおよび腹膜炎。一般の保存療法をしたあと、ヘルニア修復とともに診査開腹をしたところ、腹腔内に糞便臭のする多量のガスを発見し、膿が混じった滲出液を約100mLほど吸出した。臍の傍ら及び臍の上両側、右下腹部などの腸間膜に7カ所ほど癒着した膿瘍があり、その膿量は数mLから数十mLであった。膿の溜った腸管を細かく検査すると、太い毫鍼の穿孔が少なくて1つ、多ければ数個も見つかり、それは腹部の施術部位と一致していた。腸壁の穿孔した部分を1つ1つ修復し、恥骨の上にドレナージを設置したうえ、腹腔内にはペニシリン20万単位とストレプトマイシン1gを入れ、術後18日で治癒して退院した。

―――――陳漢威『中医雑誌』1963; (4) :26

　腹部の大部分は消化器系の臓器が占めている。腹部の穴位に刺鍼するときは、まず解剖部位および内臓までの距離を考えて、鍼尖が内臓を損傷しないようにする。鍼灸治療の有効と無効を分けるポイントは正確な診断と取穴にあり、鍼の本数で決まるものではなく、さらに深ければ深いほど効果があるというものではない。一般的にザラザラした鍼、太い鍼、また深刺して上下に提挿したり左右に捻転したりなどは、臓器が穿孔する原因となる。例えば腹部の腫瘍、腸の閉塞、腸の嵌頓、強い施術では、さらに危険がある。この嵌頓ヘルニアは、判りやすく問題点を説明している。

　腹部の刺鍼で気を付けるのは古人の経験であり、刺入深度は熟知していなければならない。使う手法もマニュアル化して傷付けないようにする。一般に刺激を強めるため深刺が必要な場合は、臓器を避けて刺入するか斜刺する。もし刺入時

に患者が痛みを訴えたら、ただちに刺入をやめるか、鍼を引き戻す。すでに腸管を損傷し、嘔吐が起きたり、腹痛がひどくなったり、腹筋が緊張するなどの状態が現れたら、ただちに患者を横たえて安静にし、保存療法をしながら観察を続け、ひどければ手術する。

6. 腹部の穴位を取って、腸穿孔を起こした事例

患者、女性、46歳。発作性の腹痛により18時間の入院をした。悪心嘔吐があり、排便やオナラがない。腹部へ刺鍼治療したことがあるが、取穴は不明である。腹部のレントゲンで腸閉塞が確定した。手術すると腸間膜根が、時計方向に360度ねじれていた。整復して検査すると、回腸で回盲部から60cm離れたところに3つの鍼孔があり、そこから腸の内容物が外に溢れていた。修復して術後に創傷が感染し、20日入院したのち治癒して退院した。

———成志芳ら『江蘇中医』1963;（10）:25

この例は取穴が判然としないものの、手術により回盲部付近の回腸に鍼孔があった。これは腹部へ深く刺入しすぎたため腸管を損傷し、痛みがひどくなったことを表している。カルテで成氏は「患者は経産婦である。だから腹壁組織は非常に薄く、さらに腸捻転があるため腸管は広がり、腸管表面の張力が増加して蠕動が緩慢となっている。そのため腹部へ深く刺入すると、腸管を傷付けやすい。そこで腹痛の原因が判らないときは慎重に刺鍼すべきであり、経験不足なのにデタラメな刺鍼をし、深すぎる刺鍼をすれば内臓を損傷するのは当り前だ」と解説している。

7. 腹部を取穴して腸管を損傷した事例

患者、女性、38歳。突然、臍周囲に発作性仙痛が始まり、頻繁に嘔吐する。排便とオナラが12時間もない。以前に腹部へ鍼治療を受け、刺鍼後に痛みが激しくなって、すぐに病院へ駆け込んだ。

身体検査：血圧14.63/13.3kPa、脈拍100回/分。急性症状の様子で、四肢は冷たくて腹部が隆起し、腹筋が緊張している。上腹部に十数個の鍼痕がある。腹部全体に圧痛と反跳圧痛があり、肝濁音界は消失し、グル音が聞こえる。腹部

の透視：さまざまな大きさの階段状液面があり、横隔膜下に遊離ガスがある。診断：急性機械的腸閉塞、腸穿孔、ビマン性腹膜炎と診断した。開腹手術する。術中に回腸末端が時計方向へ180度ねじれており、腸管がひどく含気し、暗赤色となっていたので、すぐに整復した。そのあと細かく小腸を検査すると、12個の鍼孔を発見し、そのうち3つから絶えずガスと液体が漏れだし、腸穿孔となっていた。修復して腹を閉じ、14日で治癒して退院した。

———— 薛志強『広西赤脚医生』1979;（10）:24

　この例は刺鍼により腸穿孔と腹膜炎を起こしたが、これは術者の鍼灸知識が乏しく、頭痛ならば頭を取り、足痛なら足へ鍼するなど、デタラメに刺鍼した結果、小腸管に十数カ所の鍼孔を残した。つまり術者は、多く刺鍼して深く刺入すれば痛みが止まると考えているが、腸閉塞では腸管内が内容物で膨らんで管壁が薄くなっているため、何度も提挿すれば、一鍼でも多くの部分が損傷する。

8. 腹部の穴位を取って回腸に穿孔し、腹膜炎を起こした事例

　患者、男性、57歳。腹部全体の痛み、悪心、嘔吐などで救急入院した。患者は入院する15時間前に上腹部が不快になり、押さえると痛み出した。1時間もすると、腹痛は持続性発作的に激しくなり、悪心、嘔吐を伴って排便がない。以前に人民公社衛生院で痛み止めの注射を打った。既往症として胃疾患がある。

　検査：体温36℃、脈拍86回/分、血圧17.29/9.31kPa。急性症状の様子で、苦痛な表情を浮かべているが意識ははっきりしている。心肺に異常はない。腹部は少し膨隆し、腹式呼吸に軽度な制限がある。腹部全体に中等度の筋緊張があり、圧痛および反跳圧痛があるが、肝臓と脾臓は触知できない。打診すると鼓音で、移動濁音界の疑いがあり、肝濁音界は消失し、腸鳴音は弱くてグル音が聞こえない。神経系に異常は見られない。臨床検査：ヘモグロビン11g/dL、赤血球396万/μL、白血球8300/mm^3、好中球86％、リンパ球14％。尿検査は正常。X線検査：両肺の透明度が増加して、横隔膜の運動度が減少し、右横隔膜下には高さ約0.5cmの遊離ガスがあり、左横隔膜下の約二横指に胃泡があって、左腹および右下の腸係蹄には含気空間と液平面が見える。診断：胃十二指腸潰瘍による急性穿孔とビマン性腹膜炎。

入院して 2 時間後に診査開腹術をおこなった。術中に回腸上段が時計方向に360 度ねじれていることを発見し、すぐに整復した。回腸の腸壁に 8×6mm の鮮血が流れている部位があり、その中央部分に小さな穴があって、圧迫するとガスが穴から漏れる。すぐに結節縫合法をして腹腔を閉じた。病歴を問い詰めた結果、患者が腹痛のとき人民公社衛生院が腹部へ痛み止めの刺鍼をおこなっていたことが判った。X 線検査で横隔膜の下に遊離ガスが発見されたが、これは刺鍼によりできた腸管の裂け目から溢れたものであった。

————趙九相『広西赤脚医生』1978; (4) :34

　腸捻転の刺鍼治療では病状に基づいて選穴するが、深刺できない局部穴があるので、遠隔穴で治療するのが最善だ。この例では手術により右回腸壁上に鍼孔が見つかったが、それは局部に深刺しすぎたことが原因である。

9. 腹部の穴位を取って腸壁を損傷した事例

　患者、男性、28 歳。急に発作性腹部仙痛が発生し、激しく嘔吐（吐き出したのは多量の黄緑色の液体）して、排便やオナラが 10 時間も止まっている。現地で腹部に 5〜6 回ほど刺鍼治療を受けたが、逆に痛みは腹部全体へ広がって入院した。

　検査：血圧 14.63/10.64kPa、脈拍 100 回/分、腹部が膨隆して腸の形が見える。腹筋が緊張し、圧痛と反跳圧痛があり、特に臍周囲がひどい。シコリは触知できず、グル音が聞こえる。透視すると液面があるが、横隔膜下に遊離ガスはない。

　診断：急性機械的腸閉塞、ビマン性腹膜炎。

　治療：診査開腹してみると、腸間膜根部が時計方向へ 360 度ねじれ、3 カ所に 3×3cm の出血斑がある。腸管は全体的に含気と浮腫があり、十二指腸提筋から約 2cm 離れた腸管に 3 つの鍼孔があるが、圧迫してもガスや液が漏れなかったので処置せず、整復および減圧して腹を閉じた。病状は徐々に好転して退院した。

————薛志強『赤脚医生雑誌』1979; (10) :24

　腸捻転では刺入が深過ぎると腸管を刺傷しやすいことに関して、多くの事例を挙げた。ほとんどの患者は、刺鍼が乱暴だったり提挿を繰り返したため腸を穿孔

し、腸の内容物が腹腔に溢れて穿孔性腹膜炎を起こしている。この例では毫鍼が細かったため穿孔が起きず、わずかに3つの出血斑があったのみである。つまり腸閉塞などの疾患では、腹部の穴位に浅刺して穏やかな運鍼をすれば、ひどく損傷しないことが判る。

10. 腹部の阿是穴を取って、腸穿孔による腹膜炎を起こした事例

患者、男性、14歳。入院する2日前に、めまいと頭痛がし、発熱して喉がイガイガし、悪心する。入院当日の午前中、腹痛のため診察した。急性虫垂炎と診断し、右下腹部の阿是穴へ火鍼を刺入したが、午後になると腹痛がひどくなり、救急で入院した。

検査：患者は元気がなく、苦痛な表情だが、診察に協力的だ。体温38℃、脈拍90回/分、血圧11.97/7.32kPa。右下腹部にシコリはないが、明らかな圧痛があり、腹筋は緊張しているが移動濁音界はなく、腸鳴音は亢進している。臨床検査：赤血球390万/μL、ヘモグロビン11g/dL、白血球18000/mm³、好中球85％、リンパ球15％。

手術結果：腹膜を切開すると、黄色く混濁した異臭のする液体が、少量だが流出し、虫垂間膜には軽い充血と浮腫があって、虫垂間膜のリンパ節は膨れている。回盲部から離れた回腸前部に2×2mmの鍼孔があり、それを腸内の残渣物が塞いで、表面は線維で覆われていた。虫垂を処置し、鍼孔を縫合して腹腔をきれいにした。術後7日で治癒して退院した。

結論：外傷性腸穿孔と限局性腹膜炎

──── 張祥ら『中医学術会議資料選編』内蒙古1980

急性虫垂炎に直接火鍼を刺入する治療などおこなってはならない。たとえ虫垂炎でなくとも火鍼を深刺してはならない。火鍼による創傷面は大きくて癒合しにくいので、腸穿孔による腹膜炎を起こす可能性が高い。この患者は最初に頭痛、発熱、悪心があり、続いて腹痛が起こったので虫垂炎が考えられる。急性虫垂炎では刺鍼治療ができるが、操作マニュアルを守らねばならない。そうでないと患者の苦痛を増やすだけである。この例は実際に誤った教訓である。

11. 下腹部の穴位を取り、虫垂による化膿性腹膜炎を起こした事例

患者、女性、18歳。入院の5日前に、胃の不快感や悪心があり、4時間後に下腹部へ転移した。3日後に右下腹部にシコリがあることを発見し、出汗と発熱を伴う。ペニシリンやストレプトマイシン投与したが無効だった。入院する前日の午前、医者が右下腹部の阿是穴へ2カ所ほど火鍼を刺入したところ、腹痛がひどくなって入院した。

検査：患者は元気がないが栄養状態はよく、苦痛の表情である。体温37.8℃、脈拍92回、血圧12.64/9.31kPa。右下腹部がわずかに膨隆し、シコリが触知できるが境界がはっきりしない。局部にはっきりした圧痛と反跳圧痛があり、腹筋が緊張して腸鳴音は弱く、右下肢に運動制限がある。臨床検査：赤血球410万/μL、ヘモグロビン12g/dL、白血球18000/mm^3、好中球89%、リンパ球11%。

腹膜に黄色くベトベトした臭い膿汁が流出しているのを手術中に発見した。塊と周囲が癒着し、塊の上部の膿瘍が潰れて、膿汁が腹腔へ流入している。虫垂を処置し、腹腔をきれいにしてドレナージを設置し、手術を終えた。20日で治癒して退院した。

結論：虫垂周囲の膿瘍が爛れて、限局性腹膜炎となっている。

―――― 張祥ら『中医学術会議資料選編』内蒙古1980

火鍼で右下腹部のシコリを刺し、虫垂の化膿を引き起こした。虫垂部分に膿瘍があり、そこから膿汁が腹腔へ流入していることが腹膜炎の原因だったと、診査開腹によって判明した。刺鍼と焼灼は化膿と穿孔を促すことから、虫垂炎の火鍼治療では病巣局部に直刺してはならないことを物語っている。

12. 刺鍼により腸を穿孔した4例

ここでは急性腹部症状を4例ほど集めた。いずれも臨床で詳しく検査し、消化道の穿孔あるいは腹膜炎と確定診断したのち診査開腹した。1例を除いて、いずれも穿孔部分が見つかり、補綴手術した。そのうち1例は重篤で、手術後36時間で死亡したが、他の3例は治癒して退院した。

4症例の発病機序を分析した後、刺鍼事故の発生を防止するため、以下の6点

が重要だと報告した。
1. 鍼灸書に述べられている刺鍼の適応症と禁忌症を熟読する。
2. 鍼灸を学習する上で、まず正確な刺鍼穴位を把握し、禁鍼穴に注意すること。
3. 鍼具と穴位の皮膚をきちんと消毒し、鍼は一般に26号を限度とする。
4. 刺入する深さや速度に注意し、捻転による運鍼は強過ぎず、提挿は速すぎないようにする。
5. 手法に熟練し、マニュアル通りに操作する。いい加減にすると不幸な事故が起きる。
6. 腹部に刺鍼した患者で、体温が高くなって腹痛がひどくなり、悪心嘔吐を伴って腹部に圧痛や筋緊張があり、白血球と好中球が多ければ精密検査し、消化道穿孔による腹膜炎と確定診断されたり、その疑いがあれば手術をおこなう。術前に　十分な準備をし、患者の脱水症やショックを改善しておく。術前に抗生物質を　使うことも重要で、それによって手術後の死亡率を低下させられる。

————————張逢吉ら『陝西医薬衛生』1959;(3):255

報告に述べられている措置は、妥当なものである。

2、臨床経験

1. 天枢と神闕を取って、慢性結腸炎を治療した症例

患者、男性、48歳。1994年5月8日初診。

主訴：頻繁な排便が3年あまり。患者は3年前に赤痢となり、治療して治ったが、毎日の排便が発病前の1～2回/日から約4～5回/日に増加し、毎日明け方4～5時に1回排便し、疲労すると排便の回数が明らかに増加し、腹脹（腹部の膨満感）、全身の疲労感、冷えやめまいなどを伴い、某病院で慢性結腸炎と診断された。漢方薬と現代薬を投与されて症状が少し軽減したものの、治療を中止するとすぐに再発する。患者の排便は4～5回/日、軟らかくて棒状で、量は中等度、腹脹や脱力感、頭痛やめまい、食欲不振などを伴い、舌質は淡くて舌苔は薄白、沈細脈。慢性結腸炎と診断された。中医診断：泄瀉（中焦の陽虚で、胃腸が温められず、大腸が機能しなくなった）。治療原則：腸胃を温補する。刺鍼：

（両）天枢と神闕に刺鍼補法して、30分置鍼する。4回の治療で、排便回数は2～3回／日となり、あとは効果安定のため20回あまり治療すると、1日1回の正常な排便回数となった。

　天枢穴は足陽明胃経の穴位だが、この穴には脾胃を調える作用があり、大腸の募穴でもあって、大腸の経気も調える。そこで、この疾患の治療には天枢穴を主とし、神闕を配穴すれば優れた治療効果が得られる。

2. 天枢と神闕に刺鍼して、急性腹痛を治療した症例

　患者、女性、16歳。1987年7月16日に突発性の腹痛に襲われ、職場の医務室で2mgのアトロピンを筋肉注射されたが効果がなかった。診察すると腹部が膨隆し、腸の形が見えて顔色は青紫、額から粒のような汗をかいて手足は冷たく、まさにショックが起きかけていた。すぐに天枢へ鍼を1～1.5寸、神闕へ0.5～0.8寸（刺入方向は、臍下腹壁筋層内へ向けて斜刺）刺入し、どちらも平補平瀉した。鍼が入ると腹痛は直ちに止まった。そのまま10分ほど置鍼して、患者にオナラが出たような感覚があったがオナラは出ず、腹部の膨満感はかなり消え、腸の形も見えなくなった。そのまま更に10分置鍼して、腹痛が再発しなくなった。

　神闕穴は、古今の文献には禁鍼穴である。それは、この穴が重要な臓器や動脈の近くにあるため、刺鍼が悪いとよくない結果になりやすいからである。現在の鍼は改良され、それに加えて解剖部位が明確になったので、きちんと消毒して、刺入方向や深度が適切でさえあれば、悪い要因を回避したり消去できるので、やはり治療が達成できる。

3. 腹部の穴位を取って、40例の習慣性便秘を治療する

　腹部の穴位を取って、40例の習慣性便秘を治療した報告がある。うち男性16例、女性24例で、年齢は20～40歳が多い。刺鍼する取穴は、1回目が支溝と足三里、2回目が大腸兪、3回目が天枢と豊隆である。軽刺激による興奮法を採用して、腸の蠕動を促す。腸痙攣による便秘に対しては、強刺激の瀉法を用いる。刺鍼したあと怠いとか痺れるなどの感覚があれば、搗鍼法（鍼尖でつ

つく手法）で 3 ～ 5 分刺激したら抜鍼する。また一部の症例では 15 分の置鍼をしたり、棒灸で両側の大腸兪を 5 ～ 10 分温めるだけの方法を採用した。毎週 3 回治療し、6 ～ 12 回を 1 クールとする。鍼灸治療の期間中は、下剤の使用を中止する。結果：刺鍼した当日に排便があったのは 9 名、刺鍼する前は 5 ～ 6 日に 1 回だったのが刺鍼した後は 1 ～ 2 日に 1 回と短縮したものも有効とした。全患者のうち有効だったのは 36 例、無効 4 例だった。刺鍼回数のもっとも少なかったのは 4 回、最多で 20 回だった。

　排便回数の減少は、糞便を乾燥させて出にくくするが、排便間隔が 48 時間を超えたものを便秘とする。刺鍼は、主に腸の蠕動運動を盛んにすることで治療する。しかし病歴の長さが一様でなく、臨床効果にも速効性のある患者と遅い患者がある。一般に罹患期間が短いほど効果もあるが、そうでないと治癒率が悪い。

4. 中脘と天枢などを取って腹下しの治療をする

　鍼灸治療によって 40 例の腹下しを治療した報告がある。うち児童が 30 例、成人が 10 例だった。罹患期間のもっとも短いのは 3 日、最長 3 カ月、排便回数の少ないもので 1 日 3 ～ 5 回、多ければ 10 回以上である。刺鍼では中脘、天枢、大腸兪、気海、足三里を主穴とし、脾兪、腎兪、然谷、太衝を配穴して、1 ～ 2 日に 1 回刺鍼する。実熱証には透天涼、虚寒証には焼山火を使って治療する。1 ～ 12 回治療した結果、28 例が治癒し、9 例が改善された。

　中脘は胃の募穴で、天枢は大腸の募穴であり、両穴は消化器系疾患を治療する常用穴である。特に小児で消化不良によって腹下しとなり、あまり薬物治療で効果のなかった患者に刺鍼治療すると明らかな効果がある。但し、刺入の深さと方向に注意し、深すぎたり強く提挿して内臓を損傷することのないようにする。

5. 天枢や腹結などを取り、腸閉塞を治療する

　本群 51 例のうちわけは、44 例が回虫性腸閉塞、麻痺性腸閉塞 4 例、腸重積 2 例、癒着性腸閉塞 1 例だった。刺鍼は天枢と腹結を主穴とし、大腸兪、足三里、中脘を配穴して、神闕には施灸した。刺鍼して得気があれば強刺激し、30 ～ 60 分置鍼して 5 分ごとに捻転し、棒灸で 30 分温める。この方法で治療した

ところ、47例は1回の鍼灸で閉塞がなくなった。1例の腸重積だけが、腸切除した60時間後に高熱によるヒキツケで死亡した。治癒率は98.3%だった。

　腸閉塞に対する鍼灸治療は、主に補助的作用であり、多くは漢方薬を併用して治療する。このような軽い症例に対してなら鍼灸のみでも治癒する。多くの臨床資料によって、刺鍼の機能的イレウスに対する優れた鎮痛効果、そして効果の持続時間が長いことが証明されている。機械的イレウスについても鎮痛効果がある。一般に鍼灸して3～5分で腸蠕動と腸鳴があり、一部の症例では30分で悪心や嘔吐があり、2時間で下痢やオナラが始まる。

6. 腹部の穴位を取って腸重積を治療する

　本群の腸重積は8例（いずれも現代医の外科で確定診断され、現代医学の厳密な観察のもとで鍼灸治療した）である。関元、気海、中脘、百会、大敦、天枢、三陰交を主穴に取り、合谷、太衝、足三里、大腸兪、小腸兪、胃兪を配穴する。焼山火を主な刺鍼手法とし、刺鍼して患者に酸麻重脹感（怠い、痺れる、重い、腫れぼったいなどの感覚）がはっきりあるようにする。一般に2時間置鍼し、置鍼中は15分間隔で捻転すると同時に雀啄術を使う。刺鍼したあとは棒灸で1時間ほど温める。それ以後は12時間ごとに施術し、施灸を加える。痛みがひどければ1時間置きに治療し、症状と徴候が消えるまで続ける。この方法で治療を続けると、8例のうち6例が鍼灸で整復治癒され、2例は満足な効果が得られずに手術した。整復治癒された6例のうち、最も鍼灸回数の多かったものは6回、最小が2回、平均4回で、施灸回数の平均は3.6回だった。入院日数が最も長かったのは11日、最短が3日、平均6.8日だった。

　腸重積の保存療法は、必ず外科の観察のもとでおこなう。外科手術の設備がない末端病院では絶対に施術してはならない。

3、まとめ

1. 講評

　腹部穴を使った腸疾患治療では、三脘（上脘、中脘、下脘）、天枢、気海、関

元などの穴位を取る。臨床では胃腸炎、結腸炎、便秘や下痢などの疾患治療に使われるが、そのためには刺鍼の適応症と禁忌症、刺入する深さや方向などを判っていなければ優れた効果を上げられない。とりわけ上述したような疾患では、薬物治療の効果がみられない患者でも、鍼灸治療ではたちどころに効果が現れたりする。ただし腸閉塞や腸重積では、適応症と刺入深度を判っている必要がある。こうした患者は閉塞により腸腔が膨れ、腸壁が薄くなっているので損傷しやすい。このような場合は、刺鍼の深さや刺鍼手法を正確に把握していないと、きわめて腸腔を損傷しやすい。例えば誤刺の事例1～12は、いずれも腹部の穴位へ刺鍼したことにより腸穿孔したり虫垂を損傷し、腹膜炎を併発させた事例すらある。そのため腹部の穴位を取って腸疾患患者を治療する場合は、慎重の上にも慎重に対処し、悪い結果を残さないようにする。

2. 救急治療の方法

腹部の穴位に刺鍼して腸腔を損傷した疾病では、腸腔自体の損傷および腸腔を損傷したことによる腹膜炎、重症の患者では感染によるショックを治療しなければならない。

刺鍼で損傷した面積および部位によって、臨床症状も緩急軽重に分けられる。一般に損傷した面積が大きくて損傷部分も多ければ、手術できる病院にて、ただちに外科手術が必要であるが、末端の病院で手術できなければ、対症療法をするとともに、ただちに手術できる病院へ転送しなくてはならない。損傷面積が小さくて損傷部分も少なく、全身状態もよくて腹部症状のはっきりしない患者なら、外科の入念な観察下で保存治療する。ベッドで安静にし、動きを少なくして胃腸減圧を続け、抗生物質や活血化瘀の漢方薬を服用し、半流動食にして胃腸に対する刺激を減らして自然治癒を待つ。

急性腹膜炎により細菌性ショックとなった患者に対する治療は、第1節に挙げた胃疾患の救急治療を参照する。

3. 予防措置

腹部の穴位を取って腸腔を損傷する原因は、きちんと刺入する深さを把握して

いなかったことである。そこで本病の予防では、腹部の刺入深度を正確に把握し、手法に注意して提挿などにより内臓を損傷しないことが重点である。また、さまざまな原因による閉塞患者で、腹部の穴位を取って治療するときには、外科手術の整った施設において厳重に観察しながら治療しなければならない。万一の場合を考えずに治療すれば、事故が起きたとき手遅れになる。　　（陳玉華、王治隆）

第3節 肝臓疾患

1、誤刺の事例

1．鳩尾などを取って肝臓を刺傷し、内出血となった事例

　患者、女性、40歳。急性の腹部脹痛のため、12時間後に救急で入院した。患者は入院する前、食後に胃が痛むため某生産大隊衛生所にて刺鍼治療を受け、上腹部の3カ所（鳩尾、上脘、中脘）へ刺した。刺入と置鍼中、患者は激しい痛みを感じ、抜鍼したあとで2錠の薬物（薬物名は不明）を飲んで、痛みが一旦緩解して眠った。だが夜間に腹痛のため目が覚めた。腹部全体が持続的に痛み、呼吸困難や口渇、悪心がある。入院時は口唇が蒼白で煩躁不安（もがく）、腹部全体が少し隆起し、剣状突起の下に3つの鍼孔があるが、溢血や血腫はなく、腹壁全体が緊張していて、広範囲に圧痛と反跳圧痛があり、腹筋反射が消失している。血圧10.64/7.98kPa。白血球16000/mm^3、杆状核球2％、分節核球88％、リンパ球18％、赤血球202万/μL、ヘモグロビン5g/dL、出血時間と血液凝固時間は正常値内、血小板25万/μL、腹腔浅刺にて鮮血が抽出された。診査開腹では腹腔内に鮮血が溜っており、肝臓は右鎖骨中線で季肋下4〜5cm、剣状突起の下5〜6cmにあり、柔らかくて表面がツルツルしている。腹腔内の血液をきれいにすると、肝臓左葉（剣状突起下）に5mm×5mmの出血孔が3つ並んで鮮血を噴射しており、出血周囲の組織細胞が壊死している。すぐに肝臓左葉を切除し、十分に止血したあと縫合する。術後は輸血や輸液、感染予防および肝保護剤で治療する。1カ月半で治癒して退院した。それぞれ3カ月、半年および1年後に外来で再検査したが、状態は良好だった。

　教訓：鍼灸治療する前に、既往歴を詳しく尋ねるとともに身体検査をする。も

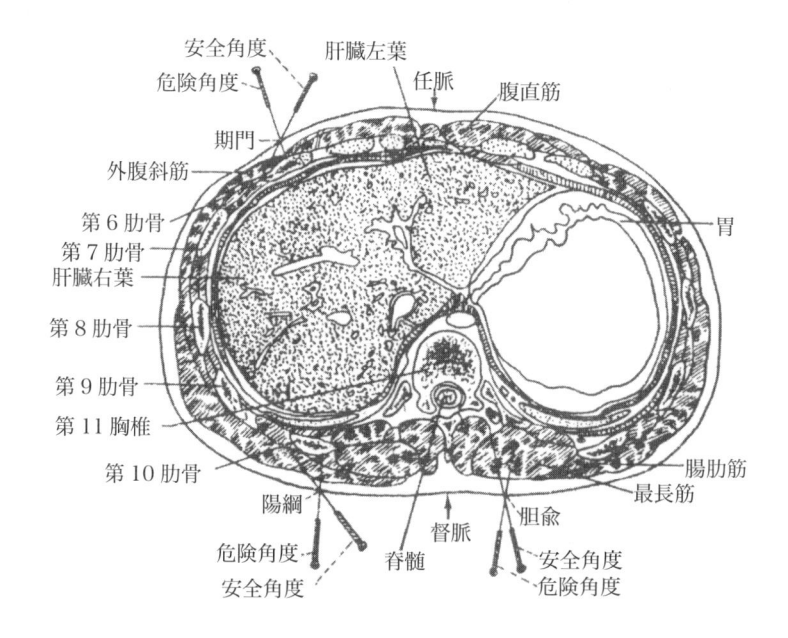

● 期門、胆兪、陽綱3穴の刺入水平断面図

し肝臓病の既往歴があり、検査して肝臓や脾臓が肥大していれば、慎重に穴位を選択することによって肝臓や脾臓を刺傷しないようにする。

———— 馮立忠『中級医刊』1965;（9）:585

　この事例は、病歴や理学検査をいい加減にしたため、でたらめな刺鍼をしたというのが教訓である

2. 梁門を取って肝臓を刺傷し、死亡させた事例

　梁門穴を取って刺鍼する前に、まず肝臓や脾臓が肥大していないか調べる。そして肥大して縁が梁門穴より下にあれば刺鍼できない。刺傷する危険がある。

　数年前、ある30歳過ぎの肝炎患者（肝腫大）が、某医師に「久鬱積塊」の治療を受け、右側梁門へ刺鍼（24号の毫鍼を2寸刺入）され、肝臓を刺傷したため内出血で死亡した。

———— 李世珍『常用腧穴臨床発揮』人民衛生出版社、1985:155

梁門は承満の下1寸にあり、第8肋軟骨下で、右側深部は肝臓下縁に当たり、胃の幽門部である。ここに深く刺入し、特に鍼尖を少し上へ向けて刺入すると肝臓を刺傷する。もし肝臓が肥大していれば、ここへ直刺するとやはり肝臓を刺傷する。この患者は肝炎であり、問診もはっきりせず、検査もたらめで、梁門へ深刺して肝臓を刺傷し、内出血のため死亡した。

梁門穴を取り、肝臓、胆嚢、胃腸を刺傷した報告はある。刺傷が軽微で、出血が多くなければ保存治療でよい。しかしひどく損傷していれば救急手術しかない。李氏は「身体が虚していたり正気不足には梁門穴を取る。さらに胃を患っていたり、慢性の胃症状があるため、破傷正気の薬物を多く服用して正虚邪実となった患者には、上腹部の梁門、上脘、承満、中脘などの穴を取って24号の毫鍼を2寸ぐらい刺入する。もし刺入しているとき気閉（息が詰まる）や頻呼吸、顔面蒼白、言葉が出にくい、身体の力が抜けるなどの症状が現れたら鍼を数分から1寸ほど引き上げる。もし鍼を引き上げても状態が変わらなければ、すぐに抜鍼するか、いそいで合谷や足三里へ補法し、益気固脱（気を補って身体から脱けないように固める）する」と言っているが、これは一般的な救急措置である。もしショック徴候や心悸（心臓がドキドキする）、頭がぼーっとする、血圧降下などが現れたら診査開腹すべきで、グズグズしていると取り替えしのつかないことになる。

3. 上脘を取って肝臓を刺傷し、死亡した事例　I

何年か前、ある少年が田んぼで作業していると、急に胃が痛みだした。当時の一術者が、すぐに草むらへ座らせ、服の上から刺鍼し、刺入してすぐ抜鍼した。数分後に患者は頻呼吸になって胸が苦しくなり、2時間後には胸や脇が脹って、もがいて落ち着かず、汗をダラダラかいて2日目に死亡した（術者は、24号3寸の手製の毫鍼を使い、上脘穴を上に向けて2寸あまり刺入している。おそらく肝臓を刺傷したのであろう）。

————李世珍『常用腧穴臨床発揮』人民衛生出版社、1085：852

上脘穴は胃脘とも呼ばれ、任脈穴の常用穴である。その位置は巨闕の下1寸、臍の上5寸にあって、深部には上腹壁動脈があり、胃部に当たる。刺鍼するとき鍼尖を少し上に向け、刺入が深すぎれば肝臓を刺傷する。李氏が報告したこの

例は、解剖による裏づけがないものの、2寸以上に深刺しており、すぐに死亡したことから、内臓を刺傷して起きたものと思われる。この穴位は胃腸に属しているが、胃を刺傷しても、こんなにすぐには死なない。やはり患者に平素から肝腫大があったか、あるいは刺入が深過ぎるうえ鍼尖も少し上向きだったことにより、肝臓を刺傷して内出血したものであるが、正確な診断と救急治療がなかったため死んでしまった。

4. 上脘を取って肝臓を刺傷し、死亡した事例 II

1例の40代の肝炎患者で、肝腫大がある。某医師が「久鬱積塊」により上脘穴へ24号の毫鍼を2寸ほど刺鍼した。そのため肝臓が内出血して死亡した。

――――― 李世珍『常用腧穴臨床発揮』人民衛生出版社、1985：851

肝臓の大部分は右季肋部と上腹部に位置し、小さい部分だけが左季肋部にある。肝臓の上界は横隔膜と完全に一致しており、右鎖骨中線では第5肋骨に達する。肝臓の下界は肋骨下縁に一致している。正常ならば右肋骨弓の下には肝臓が触知できないか、少し触れられる程度である。しかし肝腫大では、肝臓下縁が肋骨縁より数センチ下に達する。この例では上脘を取って痞塊（しこり）へ直刺しているが、術者は痞（しこり）に刺鍼することは知っていても、その「痞」が肝臓であることを知らず、刺傷して内出血を起こし、さらに救急措置も知らないため患者は非業の死を遂げた。

2、臨床経験

1. 急性黄疸性肝炎 206 例を刺鍼治療する

206例の本群は、男性109例、女性97例。3〜30歳が多く、児童125例、成人81例である。全員が肝機能検査で確定診断され、黄疸が現れてから10日以内に治療を始めている。刺鍼取穴は3グループに分ける。第1グループは中封を主穴とし、後谿、合谷、足三里を配穴する。第2グループは中封と後谿。第3グループは中封。ほとんどは瀉法する。すべての操作過程において複式瀉法（複数の瀉法術式を組み合わせたもの）を使い、抜鍼時には鍼孔を閉じな

第4章　231

い。後谿へ刺鍼するときは、深刺して労宮へ到達させる。合谷に刺鍼するときは合谷から労宮へ透刺してもよい。毎日一側を取穴治療し、左右を交互に使用する。2週間を1クールとして、必要があれば1クールほど治療を継続する。スタートは第1穴位グループへ刺鍼して、黄疸が消えたら第3穴位グループだけを使う。治療中には、栄養不良および他の状況のため保存的療法をとる以外には、いかなる薬物も使用しない。肝機能検査を毎週おこなう。結果は短期治療効果で、著効と有効が成人群で95.3％、児童群が92.7％であった。長期治療効果は成人群で96％、小児群で98.9％に増加した。主要な症状の消失は、発熱が消えるまでの日数が成人で平均4.2日、小児で2.9日。食欲不振が消えるまでは成人で平均3.8日、小児で3.2日。倦怠感が消えるまでは成人で平均4.5日、小児で3.5日。肝臓の痛みが消えるまでは成人で平均3.5日、小児で4.2日。黄疸は90％近い症例で半月内に消え、成人群の平均は10.1日、児童群の平均が8.9日で、黄疸の自然消失日数が25～30日であるのと較べて明らかに短い。肝腫大の消失状態は、刺鍼前は肝臓を触知できなかった患者が30例、肝臓が3cm以上腫大している患者が41例あったが、刺鍼後は触知できない患者が177例に増え、3cm以上腫大している患者はゼロになった。これは刺鍼が肝臓の縮小に効果があることを示している。肝機能の回復状況は、血清ビリルビン測定で、刺鍼して1週間後に回復した患者は成人群が48.2％、小児群が60.8％であり、正常まで回復する平均日数は成人群で1.8週、小児群で1.6週だった。チモール混濁試験は、2週間内に正常まで回復した患者が両群とも60％前後だったが、一部は4週間以上しないと正常まで回復しなかった。セファリン-コレステロール絮状試験が4週以内で正常に回復した患者は、成人群で86.1％、小児群で94.4％だった。硫酸亜鉛混濁試験は、前の2項目とだいたい同じである。血清中のグルタミン酸ピルビン酸トランスアミナーゼ（グルタミン酸焦性ブドウ酸アミノ基転移酵素）の回復も顕著で、なかでも児童群は際立っており、2週間で正常になった患者が63.2％だったが、成人群では少し劣っていた。追跡調査は、患者が退院後、1カ月、3カ月、6カ月および1年におこなう。ただし調査間隔が長期なので、延べ208人だけを調査したが、その結果は黄疸が再発した患者はおらず、肝臓が退院時より大きくなった患者は、児童群の1例だけだった。退院時は正

常に回復していなかった症例では、いずれも程度は異なるものの肝腫大が縮小していた。肝臓は正常を保ち、肝機能は少数の症例でまだ正常に回復していなかったが、症状面では一部の症例だけに倦怠感や食欲不振があるのみだった。

　急性や慢性肝炎を刺鍼だけで治療することは、臨床では少なく、だいたいは総合治療する。この報告は刺鍼だけで急性黄疸性肝炎を治療し、症状が軽減や消失したばかりか、徴候や肝機能検査でも著効があり、しかも長期治療効果が短期治療効果より高い。これは刺鍼が身体の防衛能力と代謝機能を高めること、および組織器官の生理機能を調整する作用があることと関係するのだろう。

2. 急性A型肝炎 63 例を治療した症例

　本群 63 例は、いずれも入院患者であり、うちわけは男性 53 例、女性 10 例である。年齢は 15 〜 40 歳。63 例全員に強膜黄染があり、倦怠感 62 例、肝臓部の圧痛 61 例、食欲不振 33 例、肝臓が 1 〜 4cm 腫大 53 例、発熱 49 例、腹部の膨満感 45 例、寒け 38 例である。刺鍼は、肝兪、胆兪、足三里、太衝を主穴とし、発熱には合谷、咳には列缺と肺兪、脇痛には期門、腹痛には天枢、便秘には大腸兪、不眠には三陰交、腹脹（腹部の膨満感）には中脘を加えて複式瀉法を使う。治療期間は、いかなる薬物も使用しない。7 〜 10 日ごとに肝機能検査をおこない、臨床症状がなくなったり、肝機能測定で正常に回復するか正常近くになり、発病してから 30 日以上経過した患者を退院の目安とした。そして退院したあと、長期の治療効果を追跡調査で観察する。結果は、退院の目安に一致したのは 56 例で、残りの 7 例は薬物治療か総合治療に切り替え、治癒して退院した。56 例の治癒して退院した患者は、入院平均日数が 21.6 日、黄疸消失までが最短で 3 日、最長で 25 日、平均 10.9 日だった。肝機能が正常に回復するまでは最短で 5 日、最長 32 日、平均 17.4 日だった。肝臓の圧痛消失までは最短で 3 日、最長 30 日、平均 8.1 日だった。長期にわたる治療効果は、2.2 年の追跡調査によると、退院時より肝臓が腫大した患者は 1 例もなく、黄疸も起きなかった。少数の患者に、食欲が少しなかったり、倦怠感がある以外、他の不快感はない。食欲がなかったり倦怠感のある患者も、再度の肝機能検査をすると正常だった。

報告によると、中国では多くの地域でA型肝炎に刺鍼治療しているが、そのほとんどは急性黄疸性A型肝炎である。漢方薬や現代薬を使った薬物治療を鍼灸治療と比較し、刺鍼治療が薬物治療より効果が優れていることを証明した機関もある。

3、まとめ

1. 講評
　急性や慢性の肝炎を刺鍼療法だけで治療した臨床報告は少なく、だいたいが薬物治療を主とし、刺鍼治療を補助としている。本節に収録した2例は、いずれも肝炎の急性期を治療しており、黄疸の有無にかかわらず優れた効果があり、とくに長期的治療効果が短期的治療効果よりも勝っていた。これは穴位への刺鍼が身体の防衛能力と代謝機能を高めること、および組織器官の生理機能を調整する作用があることに関係するのだろう。そのため現在でも肝臓治療の薬物が多数あるなか、依然として鍼灸治療を併用しているが、鍼灸が薬物治療を補ったり、薬物の及ばない効果を持っているためであろう。
　しかし急性や慢性の肝臓病では、肝臓自体が腫大しており、正常な肝臓に比較して脆くなったり硬くなったりし、それに伴って体表に現れた内臓状態も変化しているので、きちんと触診せず、誤った刺鍼操作をすれば、腹部の穴位に刺鍼したとき極めて肝臓を損傷しやすい。それが誤刺の事例1～4である。4例の取穴は、いずれも肝臓疾患を治療するものではなく、上腹部の不快感を治療するために中脘や梁門などの穴位を取り、肝臓を刺傷している。事例を分析してみると、施術者が施術前の細かい身体検査を怠っている。こんなざまでは肝臓に病変や腫大があったとき、施術して取穴が少しでもズレていれば、肝臓破裂が起きて、場合によっては死亡するといった痛ましい教訓である。逆に臨床経験に収録した『急性黄疸性肝炎206例を刺鍼治療する』や『急性A型肝炎63例を治療した症例』の報告では、刺鍼手法を把握しているだけでなく四肢の穴位を多用し、腹部の選穴は少ないが、臨床では同様に優れた効果を上げている。つまり肝臓疾患がある患者に施術するときは、四肢遠端や背部の穴位を取るべきで、腹部からは選穴し

ないほうがよい。どうしても腹部から取穴する場合は、きっちりと刺入深度を覚えなくてはならない。また、いかなる疾病であろうと腹部の穴位、とりわけ中脘、期門、梁門、日月などの穴位を取るときは、第1に詳しく病歴を尋ねる、第2に細かく身体を検査するが、そこで肝臓や胆嚢、脾臓が腫大していないか調べることである。両者は事故の発生を断つキーポイントである。

2．救急治療の方法

　刺鍼による肝臓損傷は、おもに肝臓破裂と肝臓出血であるが、重篤な場合は失血性ショックを起こして死亡することもある。そこで腹部に刺鍼する術者は、腹痛が突然始まって悪化していったり、頻呼吸になったり、喉が渇いたり（口渇）、悪心、ひどければ口唇が蒼白、もがいて落ち着かないなどの状態が現れたら、内臓を損傷したかもしれないと考えて、手術できる条件が整った病院にて、外科医の立ち会い診察を要請し、診断が確定したら外科に移して手術する。もし末端の診療所ならば、最初に穴位の位置に基づいて理学的検査などをおこない、内臓損傷の有無および損傷部位を特定せねばならない。肝臓損傷の特徴は腹痛だけでなく、顔色や口唇、眼瞼が蒼白となるなどの失血症状と、腹部全体が隆起したり腹壁が緊張したり、広汎性の圧痛および反跳圧痛があり、腹筋反射が消失するなど腹部の出血症状があり、血圧、赤血球、ヘモグロビンが低下するなどの失血徴候がある。そして臨床症状や身体検査、理学検査などで診断できる。そのため末端の診療所では、まず止血や抗炎症、失血性ショックを予防すると同時に、すぐに条件の整った病院へ送って手術しなければならない。ここでは失血性ショックの治療にポイントを置いて紹介する。

　まずは止血しなければならない。腹部には止血帯を巻き、ダイシノン、アグリモニン（仙鶴草から得られる止血成分）、云南白薬（雲南白薬）など、血止めの薬を飲んだり筋肉注射する。

　輸血と輸液：条件と出血量によって決定する。輸血できれば最善だが、輸血できなければデキストランを輸液してもよい。しかし出血量が多ければ、やはり一定量の全血を輸血しなくてはならない。もしデキストランがなければ5％ぶどう糖食塩水でもよい。血液量が十分に補充されていないのに、ノルアドレナリン

および他の昇圧薬を与えてはならない。血圧が少し低下し、心拍が少し速く、皮膚が乾燥して寒けがなく、失血量が全血液量の 20 〜 30％ならば、一般に 1000 〜 1500mL を補充するが、6％デキストランだけでもよい。症状が重篤な患者は、出血量が 30％以上であるが、6％デキストランと全血を 5 割ずつにして輸液してもよい。多量に出血した場合は、デキストランの総量が 2500mL を超えないようにし、残りはすべて全血とする。収縮期血圧は 11.97kPa 以上、尿量が毎時 25 〜 30mL 以上であれば、病状が好転してショックが治まったことを表している。ショックが治まらず、静脈血圧が高くなっていれば、心筋機能の不良が疑われるので、K-ストロファンチン 0.25mg を 50％ブドウ糖 40mL に加え、ゆっくりと静脈に注入し、適宜に輸液量を制限することも考慮しなければならない。血液量が十分に補充されているのに血圧が低ければ、低濃度のノルアドレナリンか酒石酸水素メタラミノールなどを静脈点滴してもよい。そして効果が悪ければヒドロコルチゾン 100mg を静脈点滴してもよい。

　抗生物質：広域感性抗生物質を使って、腸内細菌を抑える。

3．予防措置

　腹部の穴位へ刺鍼する場合は、刺鍼する前に身体を細かく調べ、肝腫大があれば梁門、期門、日月、中脘、上脘などの刺鍼は避け、肝臓を損傷しないようにする。

　刺鍼したあと、特に梁門や期門など、肝臓付近の穴位に刺鍼して腹痛が始まったり、腹痛がひどくなった患者には、ベッドで安静にして動かないよう指示し、止血の薬物を与える。これは予防的治療の目的が一つと、もし肝臓を刺傷しても、鍼孔が小さくて出血量が少ない患者には治療作用があるからだ。（陳玉華）

第4節　胆道疾患

1、誤刺の事例

1. 期門、日月、不容を取って、胆嚢穿孔を起こした事例

　患者、男性、60歳。たびたび右上腹部が痛み、嘔吐や胃液を吐くため某病院に入院して治療した。1日前に、右の期門、日月、不容などに刺鍼され、刺鍼したあと痛みが激しくなり、数時間後に腹部全体が痛くなってショック状態となった。当時は、血圧7.98/5.32kPa、体温38.8℃、脈拍120回/分だった。我々の病院で立ち会い診察し、胃穿孔および広汎性腹膜炎の疑いで、こちらに転院して治療した。X線では遊離ガスはない。腹腔穿刺により、淡黄色で胆汁のような液体5mLが抽出されたので、胆嚢穿孔による胆汁性腹膜炎と診断した。抗ショック治療のあと診査開腹し、約200mLの胆汁を吸い出した。肝腫大が右肋骨縁の下4横指に達し、胆嚢は成人の拳大に肥大していた。胆嚢壁は充血して浮腫となり、胆嚢底が穿孔して胆汁が漏れ出している。穿孔した部位は、刺鍼した体表の穴位と一致していた。胆嚢切除の術中に、総胆管にピーナッツぐらいの石が3個、回虫1匹があり、胃小弯に1.5×1cmの穿孔してない潰瘍があった。潰瘍は処置せず、総胆管にT字管を留置し、腹腔ドレナージをおこなう。3週間後に治癒して退院した。

————陳漢威『中医雑誌』1963;（4）:26

　期門は足厥陰肝経の穴位で、肝の募穴、足の厥陰と太陰、陰維の会である。穴位は乳から2肋間ほど直下にある。局部解剖：第6と第7肋骨の間に位置し、肋間動脈があり、前胸神経と肋間神経が分布する。

　刺鍼法と主治：仰臥位で、乳の直下2肋間。ちょうど第6と第7肋骨の間を取

る。鍼は0.3寸刺入。女性の熱入血室、傷寒が治ったのに胸脇の痛みが消えない、飲食不下、胃液を嘔吐する、咳逆、哮喘などを治療できる。

日月、またの名を神光と呼び、足少陽胆経の穴で、胆の募穴である。期門の下1.6寸にある。局部解剖：第7と第8肋軟骨の間に位置し、肋間動脈があって、前胸神経と肋間神経が分布する。

刺鍼法と主治：仰臥位で、乳の直下3肋間。つまり期門の下1.6寸（互いに1肋骨離れている）を取る。鍼は0.3～0.5寸刺入する。脇肋の痛み、嘔吐、呑酸、呃逆（シャックリ）、黄疸を主治する。

不容は足陽明胃経の穴位で、巨闕の傍ら2寸にある。局部解剖：第8肋軟骨付着部の下縁に当たり、皮下には腹直筋鞘前葉で、その下には腹直筋がある。上腹壁動脈があって、肋間神経が分布する。

胆囊は、右肝葉下面の胆囊窩に位置し、胆囊底は右側第9肋軟骨と腹直筋外縁が交わる角に露出しているので、胆囊を傷付ける可能性がある穴位には、期門、日月、不容、承満などがある。もし肝腫大や胆囊自体に、胆囊結石、胆管閉塞、胆汁うっ滞、胆囊体積の増加があれば、体表に刺鍼すると胆囊を損傷するかもしれない穴位は増加する。この患者は胆囊が膨らんでいたため、不適当な刺鍼によって胆囊が破裂した。

右上腹部が痛む患者は、胆囊疾患を考慮すべきである。詳しく病歴を尋ねるだけでなく細かく検査し、肝臓や胆囊が膨らんで触知できないかを調べ、そのあとで刺鍼する穴位を選択し、刺入方向と深度を決める。もし肝臓や胆囊が膨らんでいれば、その付近を取穴すべきでない。

刺鍼により肝臓や胆囊を損傷した可能性があれば、見ただけでは判断できないので、右腹部の痛みが激しくなったり、腹部が板のように硬い、腹筋の緊張、局部の圧痛があったり、ひどければショックとなるなど、随伴症状のいくつかに注意すべきである。もし損傷していれば、腹腔穿刺で淡黄色の胆汁を抽出し、X線で右側肋骨横隔膜角の動きが緩慢になるなどの現象がみられる。病状の進行状態を観察し、重篤で症状が明らかに進行したり悪化していれば、すぐに手術が必要である。

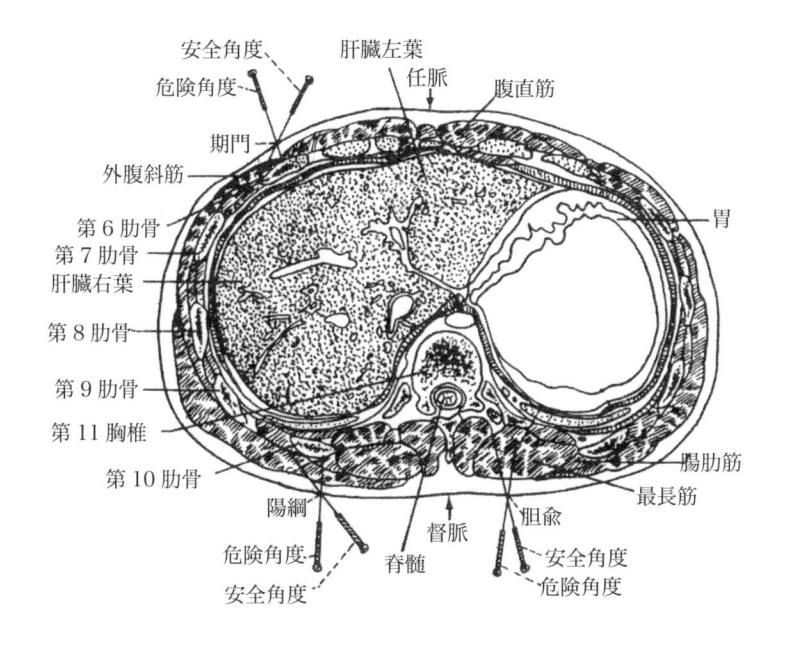

● 期門、陽綱、胆兪 3 穴の刺入水平断面図

2. 期門と日月を取って、胆嚢穿孔させた事例

　患者、男性、33 歳。胃痛のため救急で入院した。主訴：二日前、胃痛のため刺鍼治療を受けてから急性腹痛が 1 日あまり続いている。最初の鍼灸で胃痛が少し軽減し、いつもどおり仕事したが、やはり半日後も軽微な痛みがあった。そこで 2 度目の鍼灸を受けた。抜鍼すると上腹部がシクシク痛み、徐々に痛みが腹全体から肩に向かって放散し、腹部が段々と膨らんできた。痛みが激しくなり、発熱して寒けがし、見るものが黄色くなった。そして 2 日目の夜、緊急に病院へ治療を求めてきた。検査：発育は正常で、栄養状態は普通、やつれた容貌で、半昏睡状態である。しゃべりたがらず、低い声で応答するのみである。体温 37.9℃、脈拍 120 回 / 分、血圧 13.3/9.3kPa。頭頚部は正常で、強膜黄染があり、

皮膚に軽度の黄染があるが、リンパ系は正常、肺部も正常、脈拍は速く、心音は弱くて雑音はない。上腹部の両肋骨縁下（期門と日月に相当する）に、灸後の円い火傷が数カ所あり、腹部は膨満し、緊張して、抵抗があって触れると痛み、特に右肋骨下の症状が最もはっきりしている。そのうえ腹腔に波状の衝撃感があり、マーフィ徴候が陽性で、腸鳴音がない。臨床検査：白血球 20400/mm^3、好中球 73％、杆状核球 12％、リンパ球 14％、単球 1％、ヘモグロビン 9g/dL、赤血球 485 万 /μL。尿ウロビリノーゲン陽性、尿蛋白（+）、反応は酸性。X 線の腹部透視により、左側肋骨横隔膜角が鈍角になり、明らかに動きが減弱していることが判った。腹部に遊離ガスはない。しかし気腫で拡張した腸と液面が見える。病歴と検査に基づいて、急性びまん性腹膜炎と診断した。エーテル麻酔下にて、急病の診査開腹をおこなった。腹膜を切り開くと、草緑色した多量の腹水が溢れ出て、腹膜内壁と大網が充血しており、全部で 800mL の腹水を排出した。見ると胆嚢底部の前壁に縫針のような穿孔（穿孔辺縁は整っており、裏返ったり炎症浸潤などはない）があって、そこから胆汁が溢れ続けているが、胆嚢の大きさや色は正常である。患者の状態が悪いので、胆嚢造瘻術に加えて巻タバコ式ドレーンすることを決定した。腹壁を縫合し、術後は 2 日ほど胃腸減圧し、8 日間ドレナージを留置した。黄染は徐々に消失し、体温と食欲も日ごとに回復して経過は良好だった。術後 20 日で治癒して退院した。4 カ月後に、他の病院で胆嚢造影し、胆嚢に結石や他の異常のないことが証明された。

劉錫桐、于新民『中華外科雑誌』1959;（10）:36

　患者は胃痛であり、肝臓と胆嚢に病気がなく、検査でも胆嚢は大きくもなく結石もなくて、解剖位置にも異常がみられない。胆嚢を刺傷したのは刺入が深すぎるためである。劉氏は「右上腹部の季肋下縁に灸痕があり、それが期門と日月の位置に当たる」と報告している。日月は乳頭の下 3 肋骨で、第 7 と第 8 肋骨の間にあり、その深部には胆嚢がある。鍼灸文献の記載によれば、この穴は 0.3 〜 0.5 寸のみ刺入でき、深刺すれば胆嚢を刺傷する。

3. 梁門などを取って胆嚢穿孔した事例

　患者、男性、35 歳、農民。上腹部の痛みで 2 日間入院した。2 日前に朝食を

食べてから、急に胃が痛くなった。痛みは持続性で、最初はそれほどひどくなかった。発病当日の午後2時頃、上腹部に鍼灸治療を受けた。梁門あるいは三脘と思われる部位に3寸ぐらいの鍼を全部刺入され、30分ほど置鍼した。だが腹痛はよくならず、夕方5時頃は右下腹部に持続性の痛みを感じ、しばらくすると腹全体が痛くなった。入院したあと診査開腹したところ、腹腔内に多量の胆汁があるのを発見した。胆嚢体の内側には、2カ所ほど粟粒ぐらいの穿孔があり、2つの孔は5mm離れ、斜めに並んでいて、穿孔した部分から胆汁が外へ漏れ出していた。胆嚢の大きさは7×5×5cmで、嚢壁は柔らかく、壊死や明らかな炎症はなく、胆道にも異常がなかった。術後の経過は良好である。

———— 周霆『鍼灸雑誌』1966; (2) :41

　この報告では、ある術者が、患者の上腹部の痛みに対して、梁門と三脘を取った。解剖部位からすると、三脘へ刺鍼して胆嚢を刺傷する可能性はないが、梁門は胆嚢部に近い。診査開腹によって胆嚢体の内側に2つの穿孔が発見され、それは刺鍼によるものと認められたので、これは梁門を刺鍼したために間違いない。梁門は第8肋骨の下にあり、中脘の傍ら2寸であり、刺鍼して肝胆を刺傷する可能性がある。

4. 右上腹部の穴位を取って、胆嚢を貫通した事例

　患者、男性、62歳。20年近い気管炎歴があり、冬はひどいが、夏に好転する。入院する3日前に鍼灸治療を受け、そのうち1本は右上腹部だったが、刺入した直後に耐え難い痛みを感じた。1時間後に抜鍼した。それでも患者の腹痛はよくならず、腹全体に広がって、激しい悪心や嘔吐を伴う。嘔吐物は胃液と黄水である。治療しても効果がなかったので、2日後にわれわれの病院で診察した。

　検査：体温38.2℃、脈拍102回/分、血圧17.29/11.97kPa。腹部は平坦で、腹部全体に圧痛と反跳圧痛、および筋緊張があり、特に右下腹部で明らかである。腸鳴音は減弱しているが、その他の徴候はなし（−）。白血球14900/mm^3、好中球86%、リンパ球14%。

　X線検査：両側の肺紋理は粗くなり、横隔膜下には遊離ガスがなく、腹部に液面もない。

入院経過：入院してすぐに多量の抗生物質を投与し、輸液とともに300mL輸血した。脊髄麻酔下で診査開腹すると、腹腔に多量の黄緑色の液体があり、胆嚢は9×5×5cmに膨らみ、表面の充血には断片壊死と膿瘍がある。胆嚢底に刺鍼点があって、それが胆嚢側壁を貫通し、肝十二指腸間膜の外縁まで達している。虫垂に明らかな病理変化はない。胆嚢切除する。術中の経過は順調で、術後40日で治癒して退院した。

　この例は慢性気管炎の患者で、右上腹部を取穴している。穴位には言及していないが、刺傷の状態からすると日月か不容、阿是穴などであろう。こうした穴位は、気管炎と全く関係がなく、逆に胆嚢を刺傷してしまった。選穴では、穴位の作用および刺鍼した結果を考慮することが重要である。

2、臨床経験

1．腹部を取穴して胆嚢炎と胆石症を治療する

　本群は14例であり、そのうち入院患者は10例、外来が4例である。入院している症例のうち、上腹部の突発性疼痛があって筋性防御するものは10例、寒けがしたり発熱するものは9例、腹脹、悪心、嘔吐は10例、食欲減退10例、強膜黄染10例、肥満体質4例、マーフィ徴候が陽性10例、胆嚢過敏徴候（恐らく胆嚢管症候群）が陽性4例、胆嚢腫大2例、胆嚢蓄膿を併発したもの2例、術後に胆汁が残留したもの2例、白血球数の多いもの7例、肝機能の正常なもの8例、尿ウロビリノーゲン・ビリルビン・ケトン体が正常なもの10例、黄疸指数が正常より高いもの10例だった。病歴1年が2例、2年が1例、4年が3例、16年以上が3例、30年以上が1例である。章門、期門、日月、肝兪、胆兪、足三里、合谷、太衝、陽陵泉、行間、足臨泣を取穴する。刺鍼操作：最初に患者を仰臥位にして取穴し、次に腹臥位か左側臥位にて取穴する。主穴の章門、期門、日月、肝兪、胆兪は、いずれも皮内鍼を使い、穴位表層では按揺重震刮鍼術をするが、各穴の手法は5分間だけとする。四肢の穴位は、毎日2穴を取り、普通の毫鍼を深刺して、しばらく（30分ぐらい）置鍼して活血鎮痛をおこなう。毎

日1回治療するが、痛みが激しければ1日2回施術してもよい。治療期間中は、抗生物質や鎮痛剤を使わなくてよい。結果は、10例（入院患者）のうち2例は肝機能が悪いため漢方薬を内服しており、6例は他の治療法では無効だったので、鍼灸治療に改めた。鍼灸後、患者は軽快で気分がよくなってきたと感じ、痛みも軽減したり消失した。平均して3日刺鍼すると、食欲が出てきて痛みが消え、体温も下がって、脈拍、黄疸指数、白血球数およびその種類が正常に回復し、強膜黄染も消えた。10例のうち1例は刺鍼前に胆石があったが、7日の刺鍼治療で胆石は消えてしまった。平均入院期間は1週間、しかも刺鍼治療した患者には再発がない。

　章門は脾の募穴、期門は肝の募穴、日月は胆の募穴である。臨床は、胆嚢系の感染や胆石症へ刺鍼治療すると、鎮痛作用があるだけでなく、胆石の排出にも有利なうえ、身体の防衛能力と代謝機能を増強し、組織や器官の生理機能に対しても、はっきりした調整作用のあることを証明している。

2. 腹部の穴位を取って、胆道蛔虫症を治療した症例

　本群は271例である。刺鍼では、中脘と上脘を主穴とする。右側の腹痛には右梁門を加え、左側の腹痛には左梁門を加える。痛みが肩背部に放散する患者には、痛む部分を阿是穴として加える。刺鍼では強刺激したあと20〜30分置鍼し、虫下しも併用して治療する。結果は、臨床的な治癒231例で、85.2％を占めた。この疾患に対する刺鍼の治療効果は良く、一般に3〜5回の刺鍼で治癒した。そのうち60例はアトロピン、グレラン、安痛定（フェナセチン・アミノピリン・フェノバルビタール）などを注射したことがあり、17例にはアトロピン、モルヒネ、塩酸ペチジンなどを注射したことがあったが、腹痛は緩解しなかった。だが刺鍼治療では、2例を除いて刺鍼後は痛みが止まった。

　この病気は回虫が胆道へ入り込むことにより、胆道に機械的刺激が加わって、痙攣や収縮が起きるため、発作性の激痛が発生する。回虫体の刺激、および回虫が持ち込んだ腸内細菌によって、胆道に炎症が起こり、体温が上昇して、胆汁の排出が障害されると黄疸になる。刺鍼はオッディ括約筋弛緩を促し、痙攣を緩解させることによって痛みを軽減させ、回虫を排出しやすくする。

3、まとめ

1. 講評

　章門は脾の募穴、期門は肝の募穴、日月は胆の募穴である。この3穴は、胆道疾患を治療するための常用穴の1つである。報告によれば、これらの穴位に刺鍼するとオッディ括約筋を弛緩させ、穴位によっては胆嚢収縮を促す。そこで臨床では、胆嚢炎、胆石症、胆道蛔虫症などで、しばしば刺鍼治療が選択され、胆嚢に利かせて排石したり、胆嚢痙攣を緩める補助治療としても使われる。臨床経験の例1と例2は、胆嚢自体の病変ではないが、局部取穴もして、同様に優れた効果を上げている。だが刺鍼の手法と刺入深度は、把握しなければならない。臨床では、それらを把握していなかったり、施術時に腹部を詳しく検査していなかったりすることが多い。そのため胃部の不快感などが主訴であるとき、腹部の穴位に刺鍼すると、胆嚢穿孔や胆嚢貫通を起こして腹膜炎となってしまう。誤刺の事例1～4であるが、この4例は、いずれも胃腸の不快感が主訴であり、術者は胃腸の疾患だと考えて、胆道系の疾患を無視し、詳しい身体検査をしなかった。そのため胆嚢に疾患があると考えられるのに、その付近の穴位へ刺鍼し、刺入深度を知らなかったために胆嚢穿孔などを起こした。したがって腹部の穴位を取るときは、どんな疾患であれ、詳しく病歴を尋ね、細かく身体を検査して事故を起こさないようにする。

2. 救急治療の方法

　刺鍼による胆嚢穿孔は、ひどければ腹膜炎を起こし、重篤ならば細菌性ショックを起こす。こうした場合の治療は胃腸損傷の救急治療と同じで、最終的には手術が必要となる。手術前の重点は、胃腸の減圧と抗炎症、抗ショックであり、いずれも最初にあった胃損傷の救急治療方法が参考になる。

3. 予防措置

　本事故の予防は基本的に前の3節と同じで、病歴を尋ねることと身体検査に重

点を置き、胆嚢が腫大していたり、結石や回虫があるなど、胆嚢自体の病変があったら、腹部からの取穴には十分注意し、できるだけ胆嚢付近からは取穴しない。もし腹部を取穴するのならば、刺入深度や刺入方向に注意して、事故を起こさないようにする。

　腹部を取穴した患者は、刺鍼後は安静にし、激しく動かないようにする。(陳玉華、王麗)

付記：古典からの抜粋

　中国の医学文献には、刺鍼治療が間違ったため消化器官を損傷したという記載が多い。『霊枢・終始』には「已飽勿刺、已刺勿飽。已飢勿刺、已刺勿飢。已渇勿刺、已刺勿渇（満腹の人に刺すことなかれ、刺した人は満腹になることなかれ。飢えた人に刺すことなかれ、刺した人は飢えることなかれ。喉が渇いた人に刺すことなかれ、刺した人は喉を渇かすことなかれ）」とある。さらに「已酔勿刺、已刺勿酔（酔った人に刺すことなかれ、刺した人は酔うことなかれ）」とも言っている。飢、飽、渇、酔は、人間の精力と胃腸機能に影響を与える。満腹すれば胃の体積も大きくなり、胃壁も薄くなるので、刺鍼により傷付きやすい。空腹では、胃腸の蠕動運動が活発になるので傷が大きくなる。喉が渇いたり、酒に酔ったりしても同様な結果となる。

　『素問・刺禁論』には「刺中肝、五日死。其動為語（肝臓に刺して当たると、五日で死ぬ。それが動じると、よく喋る）」「刺中胆、一日半死。其動為嘔（胆嚢に刺して当たると、一日半で死ぬ。それが動じると、よく嘔吐する）」とあって、臓器を刺傷してはならないことが述べられている。各臓には、それぞれ特殊性があり、ひどく刺傷していても日数を引き伸ばせる臓器もあるが、刺傷すると間も無く死ぬ臓器もある。だから手術して究明することが急務である。

　『霊枢・玉版』で「人之所受気者、穀也。穀之所注者、胃也。胃者、水穀気血之海也。海之所行雲気者、天下也。胃之所、出気血者、経隧也。経隧者、五臓六腑之大絡也。迎而奪之、而已矣（人は穀から気を受ける。穀が注がれるのは胃である。胃は、水穀気血の海である。海があって雲が行くところは天下である。胃から気血が出たのが経隧である。経隧とは、五臓六腑之大絡である。迎えて奪え

ば、終わる)」と歧伯が述べている。これは胃腸が水穀を収め、食物を腐熟消化して、気血を作り出すことを語っている。仮に、経隧大絡（大血管）のような重要な部位を刺鍼により損傷させ、迎而奪之の刺法を施せば、天真の気を奪うことになり、誤治で人を殺す。それを明代の馬元台は「その気が来るときに迎えれば、それを奪う。それは生きている人を殺すことができる」と注釈している。刺鍼治療では、絶対に正気を討って邪気を助けることをしてはならず、ましてや水穀を化生する源である胃などの臓器を損傷してはならない。

第 5 章

泌尿、生殖器系

泌尿器と生殖器の解剖位置および腧穴の関係

　泌尿器系は、腎臓、尿管、膀胱、尿道などである。生殖器系は、男性は睾丸、精巣上体、精管、精囊であり、女性では卵巣、卵管、子宮、腟などである。両者は発生学的に関係が深く、位置も近いため、刺鍼が間違っていると一緒に損傷することが多い。それで一つにまとめて述べる。

腎臓　左右に一つずつあるソラマメ形をした実質性臓器である。腎臓の外側縁は凸隆し、内側縁は凹彎する。内側縁の中央部は腎門であり、腎動脈と腎静脈、尿管が出入する。腎門が腎内に向けて深く入る陥凹を腎洞と呼び、内側に腎杯と腎盂、腎血管などがある。

　腎臓は後腹壁で、脊柱の両側にあり、第11胸椎と第3腰椎の間にある。右腎は肝臓があるため、左腎に比べて椎体半分ほど位置が低く、第12肋骨が斜めに右腎上部を横切っている。両腎の上内側は副腎が隣接している。右腎前面外側の上2/3は肝臓右葉と隣接し、下1/3は右結腸曲に隣接し、その内側は十二指腸下行部である。左腎前面内側の上1/3は胃と隣接し、中1/3は膵体に寄りかかり、下1/3は空腸と接していて、外側は脾臓、左結腸曲と隣り合っている。両腎の後上方は横隔膜に貼り付き、横隔膜の後方は横隔肋骨洞であり、胸膜の下界は腎の上1/3まで達する。

尿管　左右に1本ずつある、細くて長い筋性管道で、長さは約25～30cm、直径4～7mmである。上端は腎盂に繋がり、後腹壁の脊柱両側に沿って下行し、下端は膀胱の後下方から斜めに膀胱壁へ入り、膀胱に開口する。

　膀胱は、囊状の尿を貯留する器官であり、伸縮性に富み、成人の膀胱は約700mLの尿液を貯存できる。膀胱が空のとき、それは骨盤腔内で、恥骨結合の後方に位置し、やや錐体形をしていて、尖端は前上方を向き、恥骨結合の上縁に

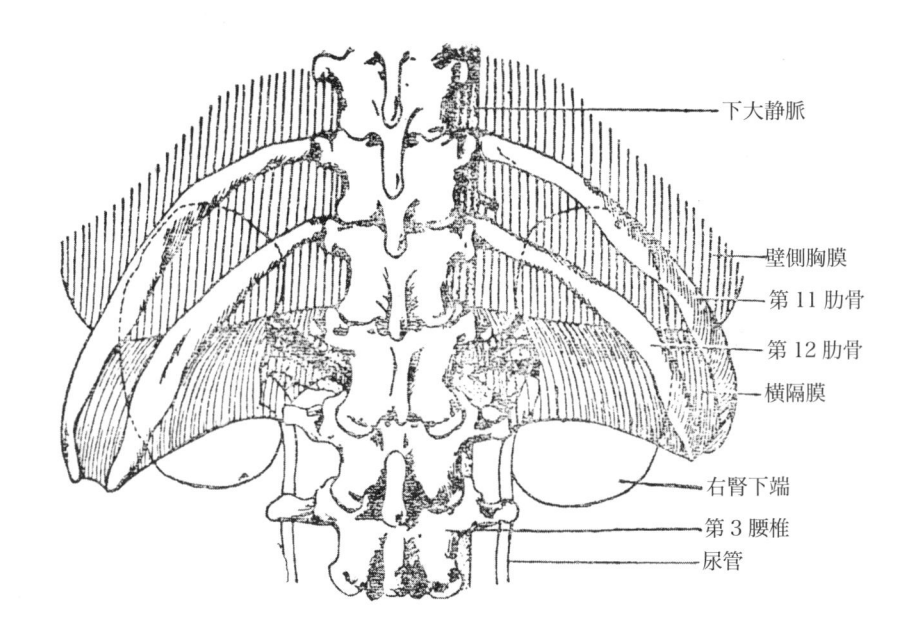

● 腎臓の位置（後側）と肋骨、椎骨の関係

達する。後下部は膀胱底と呼ばれ、底部の下角は尿道へと移行する。膀胱が充満していると、腹膜は恥骨結合の上まで推し上げられ、膀胱前壁は前腹壁と接近する。膀胱底の後方は、女子では子宮下部や膣と接し、男子では精嚢腺、精管の末端、直腸と接する。

男性生殖器　内生殖器には睾丸、精巣上体、精管、精嚢腺と前立腺が含まれ、外生殖器には陰茎と陰嚢が含まれる。睾丸は左右に一つずつあり、少し扁平な卵円形で、表面は滑らかであり、後縁を除いて漿膜に被われて、陰嚢内に位置する。精巣上体は、睾丸の後上方に位置する。

女性生殖器　内生殖器には卵巣、卵管、子宮、膣が含まれ、外生殖器は外陰である。卵巣は左右に1つずつあり、扁平な楕円形をしている。骨盤腔側壁で、総腸骨動脈と交差する所に位置し、子宮後広膜後葉に包まれている。卵巣上端は卵巣提索によって骨盤側壁と繋がり、卵巣下端は固有卵巣索で子宮底に繋がる。子宮は筋性中腔性器官で、一般に長さは7〜8cm、幅3〜4cm、厚さ2〜3

cm である。子宮上部は膨らんで子宮体となり、両側は輸卵管と繋がり、子宮下部は円柱状になって子宮頚と呼ばれる。子宮は骨盤腔内で、直腸と膀胱の間に位置する。

　腎臓は後腹壁で脊柱両側にあり、第 11 胸椎から第 3 腰椎の間に位置するため、胃兪や三焦兪、胃倉、肓門のような、この区間にある腧穴へ深刺すると腎臓を損傷しやすい。

　子宮は妊娠期を除いて、ほとんど事故は起こらない。しかし妊娠期では絶対に禁鍼である。卵巣を刺傷することも稀だが、卵巣嚢腫では極めて損傷しやすい。

第1節　腎臓疾患

1、誤刺の事例

1. 腰部の穴を取って腎周囲炎を起こした事例

　患者、男性、37歳。上腹部の痛みと胃病のため鍼灸治療をおこない、2回目、3回目とも腎臓部の左右へ刺鍼した。鍼灸して3日後、某病院で検査を受けたところ、右下腹部に塊が発見され、腎周囲炎と診断された。多量のペニシリン注射により発熱は消えて、塊も縮小した。しかし数日前から再び悪寒発熱し、腰が疼いて頻尿となった。ペニシリンとストレプトマイシンで抑え、本院へ転入した。その日に逆行性腎盂造影すると、右腎が少し外下方へ遷移していた。翌日は右腎穿刺すると、古い血液が200mL抽出された。身体検査により右腎部に再び塊が発見されたが、その大きさは穿刺する前と同じ程度だった。入院して6日目に腎診査手術し、腎被膜内に古い血液が約100mLあまり溜っているのが見つかった。腎内上方にはクルミ大の囊胞が1つあり、なかには血が混じった液体があり、腎臓後面中部には長さ6〜8cm、深さ0.5〜1cmの横裂口があったが、すでに出血は止まっていて、腎臓周囲はかなり癒着していた。右腎と周囲の肥厚した被膜を一緒切除した。半月後に回復して退院した。

劉士怡『中級医刊』1957; (10) :11

　腎臓部分には深刺できない。腎臓部に分布する胃俞、三焦俞、胃倉、腎俞、肓門などを取るときは必ず慎重にし、0.5〜0.7寸の深さなら刺入できるが、1寸以上刺入すると危険である。刺入深度は報告されてないが、結果からすると鍼尖が腎臓実質に至っており、裂口の深さは0.5〜1cmに達している。劉氏は「手術および病理により、腎上部の囊胞だけでなく、腎体中部にも長さ約6cmの裂

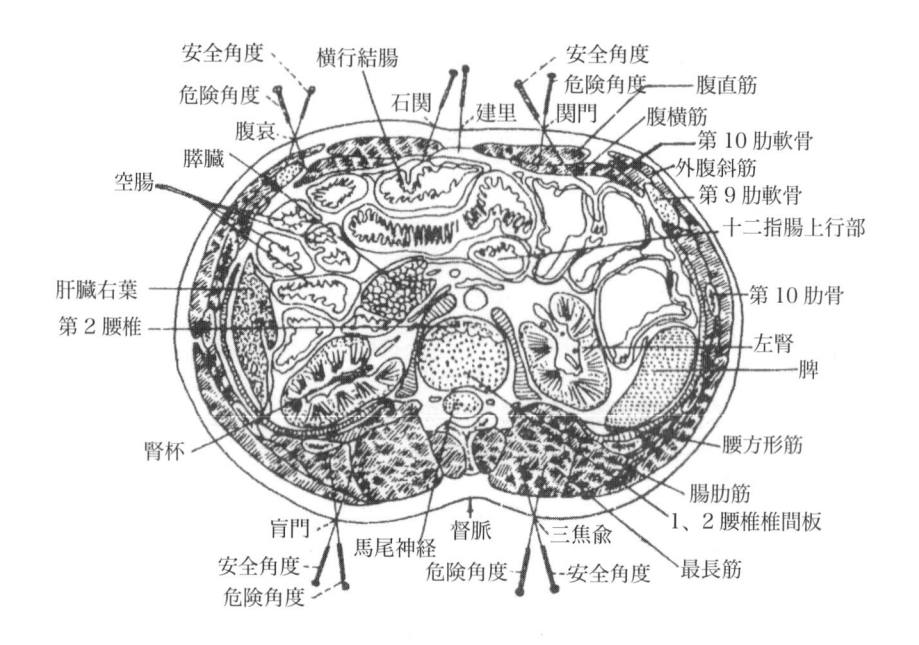

●石関、腹哀、肓門、三焦兪、関門、建里6穴の刺入水平断面図

傷口があったので、明らかに刺鍼による損傷が裏づけられた。鍼を腎臓に深く刺入すれば、患者は痛みのために力を入れて呼吸するだけでなく、術者も刺入した鍼を強く握っているため裂傷となりやすい。また患者が痛みのため体位を変えたり、術者が腎体へ鍼を刺入したあと方向を変更しても裂傷が起きる。そうでなければ鍼が腎臓へ入ったにせよ、こんなことにはならない」と語っている。

2. 腰部にノボカインブロックをして、血尿を起こした事例

　患者、男児、生後8日。両下肢の皮膚に赤い硬結ができ、動けなくなって1日目に入院した。午前中、左股間部の外側に赤い腫れを見つけ、それがすぐに両側股間部へ波及して、左側の皮膚が黒くなった。フレグモーネ（蜂巣炎・蜂窩織炎）と診断された。局部からの滲出物を細菌培養するとグラム陽性杆菌があったが、血液および咽頭部の塗抹培養はいずれも陰性、母親の梅毒反応も陰性。

入院1日目は、ペニシリンとストレプトマイシンを注射すると同時に、両側腰部をノボカインブロックした。その夜、尿に血が混じっているのが発見され、全部で3回あった。翌日もひどい血尿が続いていたので、輸液と50mL輸血した。3日目は、血尿が少し軽くなり、腎臓部位にホットパックした。半月過ぎても尿の顕微鏡検査では、赤血球が視野全体に散らばっているが膿細胞はない。26日ほど入院して、局部の壊死組織は脱落し、潰瘍面も徐々に癒合して、尿の鏡検でも赤血球が消え、1カ月で退院した。

―――― 劉士怡『中級医刊』1957;（10）:11

　新生児の病気に対し、ノボカインで腰部をブロックするのは非常に危険である。新生児の筋肉は柔らかく、腰部の体壁は薄くて、浅く注射された薬液は吸収されにくく、注射が深すぎれば腎臓を刺傷する。劉氏が報告した患児は、刺針によって腎臓を傷付け、血尿となった。幸いにも、すぐに処置したので病状は治まった。

3. 腰部をノボカインブロックして腎炎を起こした事例

　患者、男性、28歳。外来番号92624、X線写真番号25736。主訴：左腰部にシコリが1カ月ぐらいある。以前、肺結核のため某病院に入院して療養していた。そのとき腰痛で、2カ月前に左側腰部をノボカインブロックをした。注射したあと、すぐに高熱となり、それが1カ月あまり続いたのち、熱が下がり始めた。そして注射して2日目、左側腰部が腫脹して痛みだし、触診すると硬結塊がある。本院の外来に来た。触診すると左季肋下に、子供の頭ほどの瘤があって硬い。尿および血液検査は陰性。5日目に膀胱鏡検査すると、粘膜は正常だった。それぞれ両腎から尿道カテーテル法により尿を採取し、鏡検すると赤血球が視野全体にあり、白血球も少しある。逆行性腎盂造影の所見では、左腎が極度に腫大しているが、腎盂腎杯の辺縁は滑らかである。胸部透視によると両側肺結核で、左側胸膜肥厚がある。外来の印象では左側損傷性腎炎（実質性？）だが、腎結核も排除できない。抗結核薬で治療し、左腎部はホットパックする。3カ月後に再検査すると、やはり左腎部には腫瘤が触知できるものの、逆行性造影では左腎が、以前に比較して明らかに縮小し、右腎は正常だった。ルーチン尿検査も異常なし。10カ月後の再検査では、左腎部の触診でも異常がなく、尿沈渣の鏡検

第5章　253

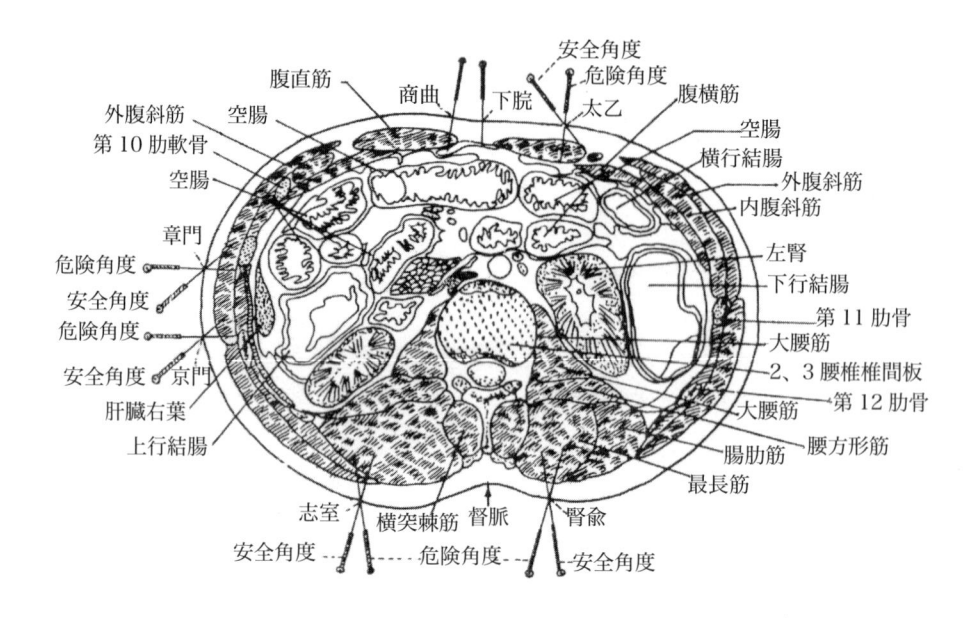

● 下脘、商曲、章門、京門、志室、腎兪、太乙 7 穴の刺入水平断面図

では少量の赤血球があるものの、両腎の逆行性造影の所見は正常だった。

―――― 劉士怡『中級医刊』1957; (10) :11

　報告によると腰痛のノボカインブロックには一定の効果がある。医者は病状の緩急に基づいて選穴したり薬物を選ぶことはもちろんだが、深く刺入しすぎて腎臓を損傷しないようにする。この患者は肺結核があって抵抗力が弱いのだから、腰痛や倦怠感、盗汗、微熱などが現れれば、続発性の腎結核なのか、刺鍼による損傷なのか決められないので、さまざまな検査をしないと鑑別できない。まさに劉氏は「注射のあとで発熱して腎体が腫大し、尿検査でも結核菌および他の異常が見られないので、腎腫大の原因は結核ではなく、注射による損傷である。逆行性腎盂造影の所見で腫大していることは滅多にないが、この例は薬液が腎実質をびまん浸潤したため均一に膨らみ、腎盂腎杯も異常に拡張している。これを実質

性全腎臓炎と呼ぶのが適切か判らないし、病理面での証明も欠いている」と述べている。劉氏の意見は、かなり参考になる。

2、臨床経験

1. 三焦兪、腎兪、膀胱兪に刺鍼して、虚淋を治療する

患者、女性、39歳、労働者。1993年4月8日診察。主訴：頻尿があり、尿意逼迫するようになって半年あまり。この患者は、半年前に急性尿路感染になり、抗生物質で治療して症状が緩解した。それからは疲れると病状が軽くなったり重くなったりし、漢方薬や薬物を長期にわたって服用しているが治癒しない。現在は1日12～13回以上排尿し、出し切りたいが出し切れない。いつも仕事をすると下腹が腫れぼったく、腰が怠くなって、尿がタラタラ出て止まらない。検査：患者は顔面蒼白で、元気がなくて痩せている。舌質は淡くて舌苔は白、脈は沈細で弱。尿のルーチン検査では、白血球が5個/高倍率視野、赤血球4個/高倍率視野で、他は正常。現代医学の診断では、慢性尿路感染。中医診断では虚淋だった。30号3寸の毫鍼を、両側の三焦兪、腎兪、膀胱兪へ直刺して、すべて平補平瀉したあと30～40分置鍼する。毎日1回治療して、4回ほど治療すると、患者の排尿は1日7～8回に減り、下腹部の腫れぼったさも消えたが、タラタラと尿が出きらない感じは残っている。15回の鍼治療で、尿は正常になり、1日約3～4回になった。他の症状もすべてなくなり、半年後に再調査したが再発はなかった。

虚淋は中気不足や脾腎両虚が主であるが、湿熱の象が混ざったりしている。そこで足太陽膀胱経の穴位を取ることで脾腎を補益して腎関を固め、三焦兪を調えて、膀胱の気機を通らせ、水道を清利する。こうして虚を補えば、淋（尿の疾患）に利かせる効果がある。

2. 胃兪穴に穴位注射して、急性胃炎を治療する

患者、女性、35歳、労働者。1992年8月16日診察。本人によれば、慢性

胃炎歴が3年あまりあり、常に冷えや飲食に気を付けないと胃痛が起きる。今回は、正午に冷たいものを食べた後、胃が激しく痛み出して3時間、嘔吐するが吐瀉物は胃の内容物である。患者は苦しそうな様相で、時たまうめいている。検査：舌質は淡く、薄白苔、沈緊脈。診断：急性胃炎。すぐにディスポの5mL注射器と5号注射針を取り、ビタミンB₁2mLと当帰注射液2mLを混合して、両側の胃兪穴へ注入する。15分後に上述した症状は、すべて消失した。

胃兪は胃の兪穴であり、臓腑の経気が背部に注がれる部位である。穴位付近には胃の腑があり、胃脈の経気が輸送されて、胃の諸疾患を主治する。薬物で胃兪穴を刺激することで、健脾和胃（脾を健全にして胃を和ます）し、降逆の効（上逆する胃気を降ろす効果）があり、さらに身体の機能も調整するので病理状態を改善する。

3. 腎兪と腰眼穴に穴位注射して腰痛を治療する

患者、男性、36歳、労働者。1993年5月19日診察。主訴：1年前に過労のあとで冷やしたため腰が痛くなった。現在は天候が変わるたびにひどくなり、仰向けに寝たり、うずくまることができない。検査：腰部の前屈が70度までで、第4腰椎の右側にはっきりした圧痛がある。舌質は淡く、薄白苔、沈細脈。X線写真と尿検査により、骨の病変と腎臓の病変が除外された。診断：腰筋疲労。中医診断：腰痛。5mLディスポ注射器と5号針を使い、2％プロカイン注射液2mL、デキサメタゾン1mL、当帰注射液1mLを吸入させたあと振って均一にし、両側の腎兪と腰眼穴へ注入した。3回の穴位注射により、腰部は自由に屈伸できるようになり、6回の治療で治癒した。1年後に追跡調査したが再発はない。

腰は腎の府であり、腎兪は腎臓と対応していて、腎脈の経気が送られる部位である。腰は腎の府だから、腎兪穴を取って腎気を調補し、腰脊を通利して扶正祛邪をする。腰眼は奇穴であり、腰を強くして腎を補い、経を通じさせて寒を散らすことから、臨床での腰痛治療に必要な穴位である。この2穴を併用すれば、経を温めて腎に益し、絡を通じさせて痛みを止める効果を発揮する。

4. 腎兪穴に穴位注射して生理痛を治療する

患者、女性、26 歳、労働者、未婚。1994 年 8 月 6 日診察。主訴：16 歳で初潮があったが、月経期に冷やしたため生理痛になって 4 年あまり。漢方薬や薬物を服用して治療したが好転しなかった。今は月経が始まって 3 日になり、腹が痛くてたまらない。3 時間前に某診療所でアトロピン 0.5mg を筋肉注射したが、痛みは続いている。検査：舌質は淡く、薄白苔でわずかに膩、沈緊脈。診断は生理痛。すぐに 5mL ディスポ注射器と 5 号針を使い、当帰注射液 1mL を吸入させ、両側の腎兪へ注入する。穴位注射して 10 分後に腹痛は緩解した。3 日後に患者が、生理は順調になり、痛みが再発しなくなったことを告げにきた。半年の追跡調査で、生理は順調で、すでに治っていると告げられた。

生理痛は婦人科疾患に多い症状である。生理痛に対する鍼灸治療は、満足できる効果がある。そこで本カルテの治療では、腎兪穴へ注射して肝腎の不足を補い、気を調えて血を行かせた。気が調えば血は自然に流れるようになるので「通則不痛」となる。穴位注射は穴位に対する機械刺激だけでなく、しばらく穴位に留まることにより、穴位刺激を強くして持続させるので、経脈を疎通させ、活血祛瘀の作用で「通則不痛」の効果を得られる。

3、まとめ

1. 講評

本節では、腰部の穴位へ刺鍼したりブロックして腎臓を損傷した 3 例を報告した。腰部の経穴は深刺できず、一般に 0.5〜0.7 寸ほど斜刺できる。各部の解剖的特徴に基づき、筋肉の厚みによって、下方へ斜刺したり、背骨の傍らに向けて斜刺したり、外側から背骨に向けて斜刺することによって腎臓を損傷しないようにする。つまり刺鍼や穴位注射を安全で効果的におこなうには、正確な取穴だけでなく、穴位下の解剖構造がよく判っており、問題を知ったうえで、鍼尖が到達する部位の組織構造を把握していなければならない。事例 1 では、医者が腰

部の穴位へ刺針するとき、患者の体型や刺鍼部位の個人差を考慮せず、深く刺入しすぎて起きたものである。事例2は、新生児の皮膚や筋肉は柔らかく、腰の筋肉も薄いのに、医者が深く刺入しすぎて起きている。事例3も腰部ブロックで深く刺入しすぎて発生している。

　三焦兪、腎兪、膀胱兪、胃兪、腰眼などの穴位は、臨床で使われる常用穴である。こうした部位に刺鍼するとき、刺鍼の注意事項をきちんと守りさえすれば、事故が起きようはずがない。

2. 救急治療の方法

　腎臓損傷の軽いものは、すぐに絶対安静を2週間続ける。短期間で安静を止めて動き回れば、損傷がひどくなって続発性の出血が起こる危険性がある。この期間は観察を続け、症状が現れたらすぐに対症治療をおこなう。もし出血徴候が現れたら、臨床症状を注意深く観察し、腎臓の損傷程度を判断するとともに、血圧の変化にも注意して、止血薬を飲んだり筋肉注射すると同時に、局部を冷湿布で圧迫して止血し、涼血止血と利尿通淋の漢方薬である小薊飲子を服用させる。また感染を防止するため多量の抗生物質も服用する。

　広範囲で重傷の腎臓損傷に対しては、できるだけ早く手術する。

3. 予防措置

　刺鍼して腎臓を損傷したときは、刺傷した状況と症状に基づいて、負傷の軽重や緩急を分析判断する。一般に損傷が軽微で、傷口も小さく、出血が少なくて病状も安定していれば保存治療でよい。だがひどく刺傷して傷口が大きく、内出血も多くて、はっきりした症状があり、だんだんひどくなりそうな様子だったら警戒し、病状変化を観察して一般的な処置をすると同時に救急手術の準備をする。こうした状況では、たとえば人工気腹では臓器を損傷したり血管に刺入しないなど予防面を強化する。（回克義）

第2節 卵巣と子宮の疾患

1、誤刺の事例

1. 腹部の穴位を取って、卵巣嚢腫破裂を起こした事例

　患者、女性、25歳。入院の4カ月前、下腹部に成人の拳大のシコリがあることを発見したが、痛みがなく、推すと移動する。この1カ月はシコリの成長速度が速くなり、シクシク痛むようになった。入院する2日前に、急に腹痛がひどくなり、悪心と呼吸困難を伴う。現地の医者が腹部に刺鍼した（穴位は不明）が効果はなく、腹痛が激しくなったので救急で来院した。

　検査：患者は元気がなく、痩せていて、苦痛の表情である。腹部は膨隆しシコリは妊娠8カ月ぐらいの大きさになり、表面は滑らかで弾力性があり、境界がはっきりしていて、推すと移動する。腹壁は少し緊張し、はっきりした圧痛と反跳圧痛がある。肝臓と脾臓は触知できず、肺と肝臓の境はあり、移動濁音界はなく、腸音減少がある。診査開腹：切開すると、多量の黄色な粘液が腹腔にあって、それが約300mL流出した。液体には少量の凝血がある。腫れ物は巨大な多房性卵巣嚢腫であり、表面は破れて大網と癒着していた。術後の患者は状態がよく、2週間後に治癒して退院した。

　結論：巨大性多房性卵巣嚢腫の腹腔内破裂。

————張祥ら『中医学術会議資料選編』内蒙古1980

　刺鍼治療の辨証治療は明確でなければならず、治療する時期も正確さが必要である。鍼を使うのが早すぎれば毒が血行とともに全身を周り、遅すぎれば毒が出ないで癰ができる。鍼を瘰癧に使うのは禁物である。この患者は卵巣嚢腫であり、それは腹腔の腫瘤だから、局部を深刺すれば破れて事故につながる。

2. 妊婦に人工気腹をおこない、空気栓塞が起きて死亡した事例

患者、女性。患者は肺結核のため人工気腹をおこない、腹部に刺鍼して死亡した。解剖したところ、針は不幸にも妊娠中の子宮底部にある静脈内に刺さっていることが証明された。多量の空気を注入し、心臓および冠状動脈の空気栓塞を起こして死亡している。

この例は刺鍼治療ではないが、刺鍼治療にも注意を促すことになる。妊娠5カ月以内の妊婦では臍以下の腹部が禁鍼であり、5カ月以上では臍以上の腹部も禁鍼である。もし子宮動脈に刺入すれば、内出血を起こして死亡する危険がある。

――――――― 葉廷珖『江蘇中医』1965; (6) : 封2; (7) : 封2

妊婦の腹部が禁鍼だという原則は、どうしても守らねばならない。そうでないと二人の命が危なくなる。

2、臨床経験

1. 関元と子宮穴に刺鍼して、癥瘕（腹部のシコリ）を治療する

患者、女性、41歳、幹部。1994年10月6日初診。主訴：子宮筋腫になって1.5年。活血化瘀の漢方薬を100剤あまり飲んだが、筋腫が小さくならないので来院した。Bモード超音波診断法：子宮の大きさが6.7×7.1×7.3cm、筋腫6.1×4.3×5.1cm。この患者の現在の症状は、元気がなくて怒りっぽく、夜に眠っていると落ち着かず、顔色は胱白（虚証の白さ）、舌質は淡く、薄白苔、脈は沈細で渋。診断：子宮筋腫。中医診断：癥瘕。30号3寸の毫鍼を使い、関元と子宮穴に直刺し、足三里を配穴する。これらの穴位へ刺鍼して気が得られたら、少し提挿捻転したあと40分置鍼する。30回の鍼治療のあとBモード法で再検査すると、子宮は4.2×4.2×4.9cm、筋腫は4.1×4.3×4.0cmと小さくなっていた。患者は精神状態がよくなったと感じていた。80回あまりの鍼治療により、Bモード法での子宮筋腫は見えなくなった。半年後に再びBモード法をしたが、前と同じ報告だった。

子宮筋腫は、中国医学では「癥瘕」である。中医では本病の発生原因を、月経期や産後に胞脈が空虚になって邪毒が侵入したり、臓腑機能が乱れて気機（気の

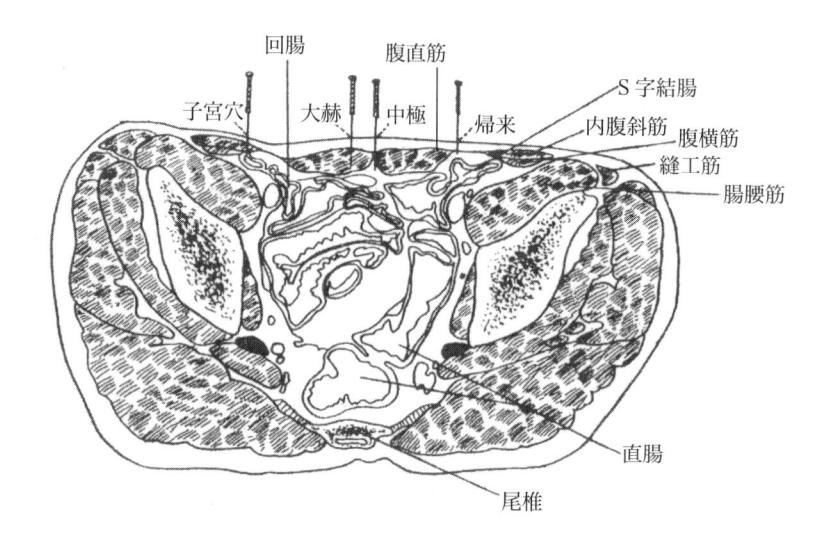

● 中極、大赫、帰来、子宮4穴の刺入水平断面図

流れ）が滞り、衝脈と任脈が失調して、痰凝血瘀となり、それが下腹部に停滞して発生したものと考えており、気滞血瘀が主な病機である。このカルテでは任脈経の関元穴を取っているが、この穴は人体強壮の要穴であり、衝脈と任脈を調整して扶正祛邪の作用がある。子宮穴は経外奇穴であり、臨床で子宮腔の治療に多用される経験穴である。足三里は足陽明胃経の合穴だが、陽明経は多気多血の経である。本穴に刺鍼すれば脾胃の機能を調整し、後天を充実させて気血を化生する源ができるとともに、強壮保健の作用もある。こうした穴位を組み合わせれば臓腑の気血を調整するので、癥瘕や積聚を消す効果がある。

2. 会陰と関元に刺鍼して、陽萎（インポテンツ）を治療した症例

患者、男性、28歳、既婚、幹部。1990年12月19日初診。主訴：インポテンツになって2年あまり。結婚する半年前から陰茎の勃起が弱々しく無力になった。少年時代にオナニー経験があり、結婚して1年後に性生活ができなく

なった。プロピオン酸テストステロンや鹿茸片、亀齢集、男宝および補腎湯薬を飲んだが効果なく、現在では頭がクラクラして目がぼんやりし、記憶力が減退して、心悸（動悸）や不眠があり、盗汗（寝汗）があって、腰が痛み腿が怠く、顔色はくすんだ黄色で、咽がいがらっぽく口が渇く。舌質は暗で、舌尖が赤く、舌苔は黄色で、細数脈。精液のルーチン検査は正常。診断：陽萎（腎陽虚型）。30号3寸の毫鍼を会陰に2寸ほど直刺し、軽く捻転して、患者に電撃が亀頭部へ伝わるような感覚があれば、平補平瀉で1分運鍼する。そのあと関元へ1.5寸ほど直刺して、気が得られたら提挿捻転手法で運鍼する。これらの穴位には30分置鍼する。8回の刺鍼治療から陰茎が勃起するようになったが時間が短く、明け方の排尿を我慢していると無意識に勃起するようになって、他の症状もなくなった。21回の刺鍼治療により陰茎は勃起するようになり、正常な性生活が営めるようになった。鍼治療を止めて1年あまり観察しているが、インポテンツの再発はない。

　会陰と関元は特定穴である。会陰は『鍼灸甲乙経』に「任脈の別絡で、督脈を挟み、衝脈との会」とある。関元は「足の三陰経と任脈の会」であって、募穴でもあり、補腎益精（腎を補って精に益する）の作用がある。両穴をインポテンツの治療に組み合わせれば、他では得られない効果がある。また会陰へ刺鍼すれば、局部の血管や神経機能を改善できるので、それが「陰部神経——脊髄神経分節反射弓」作用を調整して勃起に影響すると思われる。また関元穴が、生殖器である海面体の血液充満機能を調整することを観察した報告もある。

3. 関元、中極、水道穴へ刺鍼して淋証（尿の疾患）を治療する

　患者、男性、58歳、労働者。1993年6月8日初診。主訴：頻尿と残尿感が1年前からあり、最近ひどくなってから20日目。20日前に某病院で慢性前立腺炎と診断され、15日ほど治療したが効果がない。現在の症状：毎日10回ぐらい、夜間で5〜6回排尿し、下腹がシクシク痛み、会陰部が腫れぼったくて不快感があり、腰仙部が怠く痛む。検査：舌体が膨らみ、舌質は暗淡、薄白苔、沈細脈。前立腺液のルーチン検査：レシチン（+）、白血球（+）、膿球（+）。前

立腺液を培養すると、グラム陽性球菌が生長した。診断:慢性前立腺炎。中医辨証:淋証（腎虚夾瘀型）。30号2寸の毫鍼を、関元、中極、水道穴に1～1.5寸ほど直刺し、鍼感を会陰部に伝わらせたら30分置鍼する。10回の刺鍼治療により、排尿は1日5～6回、夜間に1～2回となって、下腹がシクシク痛むなどの症状も消え、前立腺液を再検査しても正常だった。半年後の追跡調査でも再発がない。

　慢性前立腺炎は、寒湿瘀阻、気滞血瘀、敗精阻滞（腐った精液が尿道口を塞いだ）などが原因となって発生するものが多い。そこで腎気を補益することに重点を置き、補助として運脾化湿（脾を健全に運化させて湿を代謝する）と活血祛瘀を併用する。関元穴で腎気を補益する。中極で腎気を補い、膀胱に利かせて湿熱を清める。水道穴で活血祛瘀し、脾を運化させて湿を除く。こうした穴位を組み合わせて、経気を疎通させ、気血を調和させ、人体の臓腑気血の機能を調節して回復させるため治療できる。

3、まとめ

1. 講評

　本節で報告した2例の患者は、いずれも腹部の穴位を取って刺鍼したとき、刺鍼が誤っているため発生した事故である。こうした事例によって、刺鍼治療の辨証治療は明確でなければならず、治療する時期も正確さが必要であると判る。臨床で腹部の塊を診断する場合は、塊のある部位や性状、痛みの性質に基づいて病種を確定しなければならない。中国医学には、五積、六聚、七癥、八瘕がある。それらは腹部の気滞、血瘀、寒凝、虫蠱などであり、臓器の腫大とは区別され、治療法も異なる。腎周囲炎や卵巣嚢腫は臓器自体の腫大なので、局部を直接取穴すれば、臓器に刺さって事故が起きる。妊婦に人工気腹をおこなうため、子宮底の静脈に針を入れ、冠状動脈の空気栓塞を起こして死亡させた。診断治療でミスをすると、なんとも傷ましいことになる。そこで臨床治療では「妊婦の腹部は禁鍼」とする原則を守るしかない。

2. 救急治療の方法

　刺鍼治療中に事故が発生したら、緊急を要することが多いので、まず冷静沈着となり、ただちに対症治療をおこなう。まず患者をベッドで安静にし、酸素吸入すると同時に、患者の全身状態と発生した症状に注意する。

　抗生物質を使う：できるだけ早く、十分な量の広域感性抗生物質を使う。たとえばアミノグリコシド抗生物質、ペニシリン類、セファロスポリン系抗生物質、そして嫌気性菌に敏感な抗生物質であるメトロダニゾールなどで感染を予防する。

　排尿困難な患者には、4〜6日、カテーテルを留置してもよい。

　出血がなかったり内出血の少ない患者には、止血薬を服用したり筋注する。内出血が多ければ、すぐに患者はショック状態になるので、抗ショックの処置をするだけでなく、手術の設備がなかったら、すぐに手術できる病院へ転送して救急治療や診査開腹をする。

3. 予防措置

　子宮や卵巣などの臓器を刺傷しないため、骨盤腔の穴位をとるときは深刺しない。特に器官が腫大していたり、妊娠中ならば、関係する局部から取穴するときに注意する。一般に妊娠3カ月以内ならば臍から下の穴位は取らず、妊娠3カ月以上ならば、下脘や水分など臍から上の穴位も使わない。刺入方向と深度に注意して子宮に刺さらないようにする。（回克義、刑亜斉）

付記：古典からの抜粋

　中国医学で、泌尿、生殖器系の刺鍼損傷に関する記述。

　泌尿系と生殖器系の器官は、中国医学では、すべて腎に帰属する。たとえば『素問・逆調』には「腎者水蔵、主津液（腎は水臓で、津液を管理する）」、『素問・水熱穴』に「腎者、牝蔵也。地気上者、属於腎、而生水液也。故曰至陰（腎は陰臓である。陰気が蒸発して上昇するものは腎に属し、それによって雨と化す。だから腎は至陰の臓である）」、『霊枢・本輸』に「膀胱者、津液之府也（膀胱は、津液の腑である）」とあるが、それらは泌尿器系に属す。

　中国医学の腎は、生殖器系も包括している。たとえば『霊枢・本神』に「腎蔵

精（腎は精を蔵める）」とあり、『素問・六節蔵象論』には「腎者、主蟄、封蔵之本、精之処也（腎は冬眠を管理するが、それは精気を封じ込める本であり、精が収蔵される処である）」、『素問・上古天真論』は「女子七歳、腎気盛、歯更髪長。二七、而天癸至、任脈通、太衝脈盛、月事以時下、故有子……丈夫八歳、腎気実、髪長歯更。二八、腎気盛、天癸至、精気溢瀉、陰陽和、故能有子（女子は7歳で腎気が盛んになり、歯が生え変わって髪が生長する。14歳で性ホルモンが出て、任脈が通じて太衝脈が盛んになり、生理が下りるので子が生める……男子は8歳で腎気が充実し、髪が生長して歯が生え変わる。16歳で腎気が盛んになり、性ホルモンが出て、精液が溢れるようになり、男女の性が交われば子ができる）」とある。そして中国医学では子宮を胞と呼び、『素問・奇病論』は「胞絡者、繋於腎（子宮の血管は、腎に繋がっている）」、『素問・評熱病論』は「月事不来者、胞脈閉也（月経がない人は、子宮の脈が閉じている）」という。以上の文は、男女の泌尿や生殖器系が腎と関係していることを説明している。つまり中国医学の腎は、現代医学解剖のいう腎臓ではなく、泌尿と生殖器系の機能を一緒にして腎と呼ぶと考えられる。

　刺鍼により腎臓を損傷した結果はひどいものである。『素問・刺禁論』には「刺中腎、六日死。其動為嚔（刺鍼して腎臓に当たれば六日で死ぬ。それが動じるとクシャミが出る）」とある。ここの「刺中腎」には、腎臓と卵巣、子宮を刺傷することも含まれている。「六日死」は、腎臓（子宮なども含め）を刺傷しても、「中脳」や「中心」のような「立死」とか「環死」と異なり、即死はしないことを表している。それには「刺少腹、中膀胱溺出、令人少腹満（下腹部に刺して、膀胱に当てれば、腹腔へ尿が出て、下腹部が膨れる）」や「刺陰股下三寸、内陥、令人遺尿（大腿内側の下3寸を刺し、落ち凹ませると人が遺尿となる）」と述べられており、膀胱を損傷すると、その機能に影響して尿がタラタラ流れる。本章で述べた事例以外にも、腎臓を刺傷する可能性のある穴位として滑肉門や天枢があり、深刺すれば腎臓に達する。また膀胱や子宮、卵巣などを刺傷する可能性のある穴位として、石門、関元、中枢、気穴、大赫などがある。こうした穴位には深刺せず、軽くて緩い捻転にする。強く捻転すると刺傷する範囲も大きくなり、傷もひどくなる。

第 6 章

視聴覚器

眼や耳と腧穴の関係

　眼球およびその付属器官は、額の下で、頬の上、鼻根の両側に左右対称についている。眼球は、眼球壁および内容物から構成され、眼窩の前半部に位置し、その前 1/3 は眼裂から露出し、眼瞼に覆われている。眼の付属器官として、眼窩、眼瞼、結膜、涙器、眼筋および眼窩内筋膜、脂肪、血管、神経などが含まれる。睛明、攢竹、陽白、絲竹空、瞳子髎、承泣など眼部の穴位、あるいは太陽、魚腰、球後、内睛明、外睛明などの経外奇穴を取ったとき、刺鍼が不適切だったり深すぎれば眼球や付属器官を損傷し、赤く腫れて痛んだり、出血、血腫、眼球突出などの症状が起きる。眼部は血管が豊富で出血しやすく、特に球後で出血すると、眼球突出や眼瞼が紫色になる、物がはっきり見えないなどの症状が起きる。もし眼球内部に入ったり、視神経や大血管を損傷すると、さらに危険性が大きくなり、重大な結果を招く。

　耳の刺鍼事故とは、主に耳介へ刺鍼して起きる事故である。耳介は耳甲介とも呼び、漏斗のような形で、皮膚、軟骨、靭帯などで構成されている。耳介は前外側面と後内側面に分けられ、耳介の下 1/3 が耳垂である。

　天容、聴宮、聴会、耳門、和髎、曲鬢、角孫、顱息、瘈脈、翳風、そして経外奇穴の耳尖、翳明、安眠、耳中、耳垂など、耳部の経穴の多くは、耳の前外側面およびその周囲に分布している。近年さかんになった「耳鍼療法」は、臓腑組織器官やその治療作用に基づいて命名された百あまりの「耳穴」が、耳介の特定部位に分布する。刺鍼療法では、経穴、奇穴、耳穴に限らず、消毒がいい加減だったり、刺鍼方法が不適切だったりすると、耳部に激痛や出血、炎症、腫脹、化膿などが起こり、ひどければ耳介が変形して容貌に影響を与える。報告によると化膿性耳介軟骨膜炎の手術では、これまで切開して排膿する方法がおこなわれてい

たが、その欠点として数日後に炎症が進行し、赤く腫れて痛み、ひどければ化膿して腐ることが時々ある。そこで耳廓方口切除術に改めたため、満足できる効果が得られるようになった。この方法は参考として応用する価値がある。

第1節 眼部疾患

1、誤刺の事例

1. 睛明などを取って、眼部の血腫を起こした事例

　患者、女性、28歳。両目が赤く腫れ、羞明するようになって2日あまり。頭痛を伴う。術者は、睛明、瞳子髎、陽白などを取って20分置鍼した。抜鍼すると、すぐに右睛明穴が出血し、だんだんとひどくなって、数分のうちに右上眼瞼全体が腫れ、目を開けていられなくなり、ピンポン玉を半分にしたような外観になった。まず冷湿布したあと、温湿布などの処置をして、3日後に腫れがひき、眼周囲の紫色の出血斑は半月後に消えた。

——— 楊元徳『陝西中医』1986; (7):319

　眼球周囲は血管が豊富なので、刺鍼は浅いほうがよく、刺鍼法が特に重要である。睛明の取穴方法と刺入深度については、李世珍氏の『常用腧穴臨床発揮』(人民衛生出版社1985年版) が参考となる。この例では睛明だけでなく、瞳子髎と陽白も取っているが、眼部の血腫発生と進行状況からして、この両穴の関係は薄いので省略する。

2. 睛明を取って、左眼の内眼角が感染した事例

　患者、女性、36歳、農民。「眼瞼痙攣」のため、現地で左睛明へ刺鍼した。刺鍼したあと左眼の内眼角が痛くなり、赤く腫れ、全身が怠くなり、体温は38.6℃、黄苔、数脈となった。後に西安の某眼科へ行き、刺鍼による感染と診断された。

　分析：睛明穴は涙丘にあるが、ここの結合組織はスポンジ状で、血液供給が豊富だから消毒が不十分だと感染しやすい。この例は無菌操作を守らなかったため

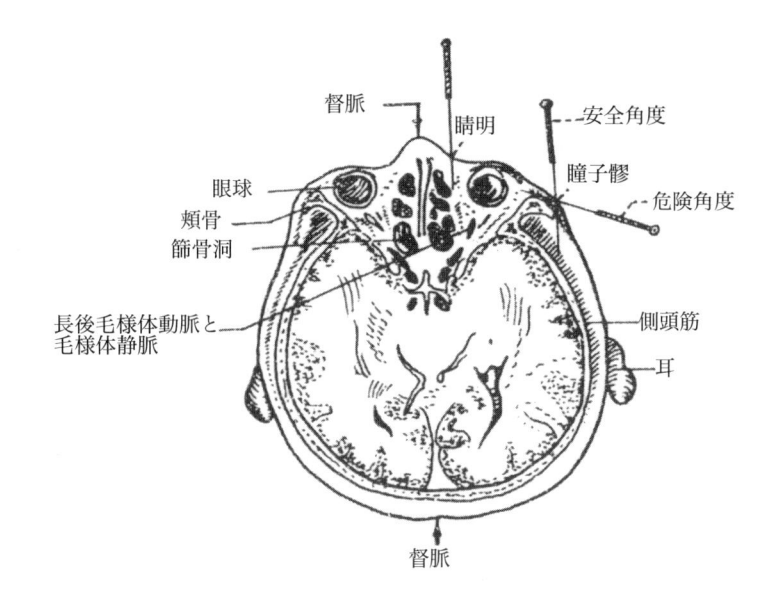

● 睛明、瞳子髎２穴の刺入水平断面図

起きた事故である。

——— 蒋作賢『陝西中医学院学報』1988;（1）:26

　眼部の刺鍼では、第１に消毒を厳格にして感染を防止する。第２に眼球や血管を刺傷しない、この２点を特に注意する。この事例では、患者は刺鍼したあと内眼角が赤く腫れ、痛み出したのだから感染したことは間違いない。一般に局部は消炎点眼薬を外用したり、清熱解毒の漢方薬を服用すれば効果がある。

3．睛明と球後を取って、眼球後部が出血した事例
　患者、男性、23歳。中心性網膜炎となって半月あまり。われわれの病院へ来て、睛明、球後、合谷、風池などを取って治療した。施術が悪かったため、抜鍼時に右目から涙が流れ、眼が痛くなって開けていられなくなり、物がはっきり見えなくなって、眼球が外へ突出した。急いで眼科医の立ち会い診察を要請すると、眼球後部の出血と診断された。そこで湿布や止血、鎮静などの対症治療をおこない、

半月後に治癒した。

―――王秀英『山東中医雑誌』1983;(6):20

　睛明は、別名を精明、涙孔、涙腔、目内眥、目眥外とも呼ばれ、足太陽膀胱経の穴であり、手足の太陽、足陽明、陰蹻、陽蹻の五脈が交会している。内眼角の外側0.1寸に穴位がある。局所解剖：眼窩内縁に位置し、眼角動静脈および滑車上動静脈、滑車下動静脈があり、深部の上方には眼動静脈の本幹があって、滑車上神経と滑車下神経が分布し、深部には眼神経の分枝、上方には鼻毛様体神経がある。

　刺鍼法と主治：腰掛けて目を閉じ、内眼角の内側約0.1寸の部位を圧し、鼻骨の辺縁を取る。0.1～0.2寸の深さに刺入する。目赤腫痛、胬肉攀睛、迎風流涙、内外の翳障、眼角の痒み、鳥目、視覚がぼんやりしたものを治療できる。

　眼球後部の出血は、主に球後穴へ深く刺入しすぎたため、眼窩下動脈を損傷して発生する。睛明穴の刺鍼法については定説がなく、『鍼灸甲乙経』は0.6寸、『鍼灸明堂』は0.15寸刺入すると主張している。これは取穴法の違いによる。一般の取穴法は、鼻骨の辺縁に沿ったところを切皮するため0.1～0.15寸刺入する。もし斜刺して眼球を避けるならば深く刺入できる。『聖済総録』には「両目大眥二穴、只可背睛斜飛、不得直鍼。直即傷睛攻瞎、不可治也（両目の内眼角2穴は、眼睛を背にして斜めに刺入できるが、直刺はできない。直刺すれば眼睛を傷付けて、目を見えなくさせる。そうなったら治らない）」とあり、睛明を取って直刺したり眼球へ向けて深刺し、眼角動脈や眼動脈を刺傷すると眼球後部が出血する。この穴位に刺鍼するときは必ず眼球を保護し、傷害しないようにする。

4. 承泣を取って、眼後部が出血した事例

　1970年に、ある近視患者を治療した。26号の毫鍼を承泣へ1.2寸の深さに刺入した。操作が不注意で、刺入が速くて捻転幅も大きく、すばやく抜鍼したあとも綿花で鍼孔を圧迫しなかったため、すぐに眼球が赤くなって突出し、物が見えにくくなった。眼科の検査では眼底に異常はない。眼部に冷やしたタオルで10分湿布し、帰ったら温湿布するよう申し渡した。半月後に眼球および視力が正常に回復した。

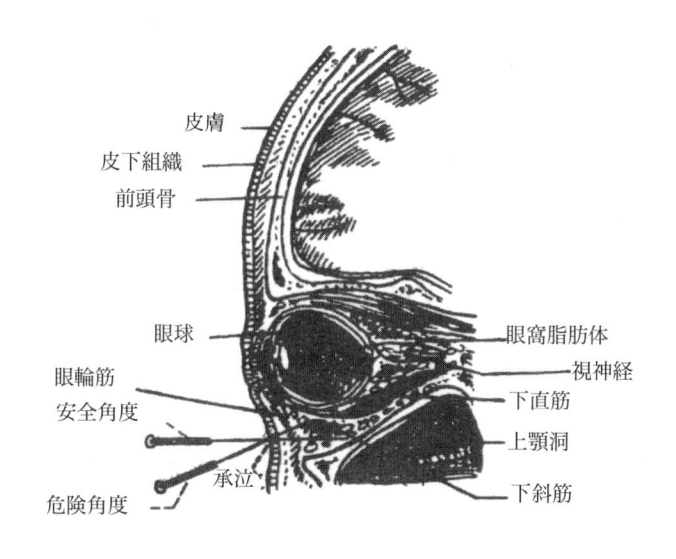

● 承泣穴刺入の矢状断面

本穴は出血しやすいので、抜鍼後は綿花で2～3分圧迫し、出血を予防する。

———李世珍『常用腧穴臨床発揮』人民衛生出版社 1985：133

　承泣は目の下0.7寸、瞳子の直下にある。解剖部位は、眼窩下縁と下眼瞼の境で、眼輪筋中にあり、眼窩下動脈と眼窩下神経が分布する。承泣穴は取穴を誤ると、眼窩下動脈を傷付けて出血させ、眼球後部の血腫を起こし、眼球突出して、目が腫れぼったかったり痛み、はっきり見えないなどの症状が出現する。こうした場合は、すぐに患者を安静にし、冷水に浸したタオルで湿布する。これを繰り返し取り替え、眼球の腫れぼったさがなくなったら、今度はタオルをお湯に浸して絞り、温湿布する。これを何回も繰り返すと、腫れは徐々に消えて治癒する。承泣や睛明、球後などを取って出血した人で、盲目になった人はないが、患者に肉体的苦痛と精神的負担を与えてしまう。

5. 球後と承泣を取って、眼球後部が出血した事例

　患者、女性、41歳。物がよく見えないので、球後と承泣を取って、2寸の鍼で提挿捻転した。施術中に患者の眼球が明らかに突出しだし、目の腫れぼったさや頭痛を訴える。すぐに抜鍼したが、ますます眼球の突出がひどくなった。誤って血管を刺傷し、眼球後部が出血したため、眼球が突出したと思われる。すぐに患者を安静にし、局部に冷湿布して数時間観察すると、それ以上ひどくならなかった。翌日は患者の顔面が紫色になったが、視力には影響がない。そのあと温湿布して、眼球は元に戻り、数週間後に内出血は吸収されて治癒した。

───── 葉廷珖『甘粛医薬』1983;（増刊）:44

　承泣は別名を面髎や谿穴とも呼ぶ。足陽明胃経の穴で、陽明と陽蹻、任脈の会である。

　穴位は目の下0.7寸にあり、瞳孔と垂直である。局部解剖：眼窩下縁と下瞼の境界で、眼輪筋中にあって、眼窩下動脈および三叉神経の第2枝があるが、それが眼窩下神経の分布である。

　刺鍼法と主治：正視して瞳孔直下で、下眼瞼の半月縁正中、骨の縁を取る。0.3～0.4寸刺入して、30秒ほど置鍼する。目がはっきり見えない、涙が出る、夜になると見えない、遠くを見るとぼんやりする、口眼歪斜、目がピクピク動くものを治療できる。

　承泣と球後は、どちらも眼窩下縁にある。承泣は目の下で瞳子と垂直、球後は眼窩下縁の外上方にある。どちらも深部には眼窩下動脈があって、不適切な刺鍼で眼球後部が出血する。古人は0.2～0.3寸と主張して、深刺しない。『聖済総録』に「承泣穴は0.3寸のみ刺入できる。刺鍼が深ければ目が落ち凹み、落ち凹んだら治療できない……深すぎれば人の血が黒睛に注ぎ、物が見えなくなる。治療できない」とあるが、これは恐らく眼球に刺入し、房水やガラス体が流失したか、眼内出血したためであろう。

6. 球後を取って、局部の血腫が起きた事例

　作者が以前に治療した眼病患者である。一側の球後に26号の毫鍼を1.2寸刺入した。刺入が速くて捻転幅が大きかったため動脈を刺傷した。抜鍼してすぐに

眼窩が膨らみ、眼球が赤く腫れて突出し、裂くような腫れぼったい痛みがあって、物がはっきり見えない。眼瞼は青紫になって閉じず、ひどい血腫となってしまった。眼底検査では視力に影響するような変化はない。患者に最初は冷湿布して止血し、そのあと温湿布で出血を消すように指示し、10日後に正常に回復した。

———— 李世珍『常用腧穴臨床発揮』人民衛生出版社 1985：367

　球後は経外奇穴である。穴位は眼窩下縁の少し上方にあり、眼窩下縁の外側1/4と内側3/4の交点にある。局部解剖で、刺鍼すると皮膚、眼輪筋、眼窩内の眼筋や脂肪などの組織層を通過する。眼窩下動脈、顔面神経の分枝、眼窩下神経が分布する。

　刺鍼法と主治：患者に前方を注視させ（眼球正位）、執筆式（鉛筆の持ち方）で鍼を挟み、眼窩下壁に沿わせて眼窩内に1〜1.5寸刺入する。鍼感は、眼球の腫れぼったい感じか、眼球突出感が多い。視神経炎、視神経萎縮、網膜色素変性、緑内障、白内障の初期、青少年の近視などを治療できる。

　中国医学は、眼睛の構造や機能、刺鍼による危害などについて詳しく記載している。たとえば『霊枢・大惑論』に「目者、五臓六腑之精也（目は、五臓六腑のエッセンスである）」とあり、『素問・脈要精微論』は「夫精明者、所以視万物、別白黒、審短長（目の精明は、万物を見て、白黒を判別し、長短を見分ける）」とある。眼部腧穴の刺鍼法を誤ると病変が起き、ひどければ盲目となる。『素問・刺禁論』に「刺眶上陥骨、中脈、為漏、為盲（眼窩部に刺入して脈を貫けば、漏となったり見えなくなる）」とある。張景岳は「涙が流れて止まらないものが漏である。見えないものが盲である」と解説している。眶上の陥凹（球後穴に相当する）へ刺鍼して脈絡を傷付けると、涙が流れて止まらなくなったり、ひどければ失明すると古人の経験は訴えている。

　李氏は球後穴で出血した場合は、まず冷湿布して血を止め、あとで温湿布して内出血を吸収させれば治癒すると報告している。

2、臨床経験

1. 睛明などの穴を取って、急性結膜炎を治療する

患者、女性、37歳。左目が焼けるように痛痒く、頭痛がして頭が腫れぼったく、羞明して涙が流れるようになって1日目。検査：眼瞼水腫となり、結膜は毛細血管が拡張して、少量の膿性分泌物がある。急性結膜炎と診断された。睛明、太陽、合谷へ刺鍼し、強刺激したあと30分置鍼する。抜鍼すると上述した症状は半分ぐらいになっていた。6時間後に再度刺鍼して、痛みはなくなった。翌日に再び刺鍼して治癒した。

睛明穴は足太陽膀胱経の第一穴で、すべての眼病を主治する。皮下には三叉神経の第1枝と第2枝、そして顔面神経の分枝があり、さらに眼角動脈があるので、刺鍼では軽く浅刺する。急性結膜炎は、眼科臨床で最も多い眼病の1つである。的確な治療をすれば3～5日で治癒し、臨床ではクロロマイセチン、エリスロマイシン、消炎点眼薬や消炎眼軟膏などが常用される。刺鍼治療は簡単で使いやすく、経済的である。とりわけ薬が不足して、経済的に貧しい農村に適している。多くの報告された資料によれば、この治療は本病に対して確かに効果がある。

2. 睛明の刺鍼を主にして、2例の夜盲症を治癒させる

例1. 患者、男児、8歳。毎晩、夜になると物が見えず、空が明るくなると正常になる。皮膚がザラザラし、焦げたように毛は枯れ、痩せていて食欲がなく、身体が弱くて臍が出っ張っている。睛明、肝兪、足三里へ毎日1回刺鍼し、5回で治癒した。

例2. 患者、男性、40歳。小さい頃から夜盲症で、薬物治療をしたことがあるが効果がなく、8回の鍼灸治療にて治癒した。睛明を主にして、瞳子髎、攅竹、魚腰などの穴を順番に配穴して8回治療し、視力は正常に回復した。

夜盲症は、体内のビタミンA類が欠乏して起きるもので、肝油などで治療する。だが、授乳期に母乳の栄養成分が欠乏することによって、幼児期に病気が形成さ

れるため、薬物を服用しても効果がないケースもある。そうしたときに刺鍼療法を併用したり、刺鍼治療を使うと、しばしば驚くような効果がある。以上の2例から、夜盲症に対する刺鍼の効果が伺い知れる。刺鍼療法は、神経を栄養するビタミンの吸収と利用効率を刺激すると思われる。

3. 球後を主穴として2例の視神経萎縮を治療する

例1. 視神経萎縮となり、いろいろと治療したが効果がない。左眼と右眼の視力は、それぞれ0.04と0.06。刺鍼療法を使う。主穴：球後、睛明。配穴：翳明、肝兪、風池など。主穴と配穴を毎回2～3穴取り、低周波の疎波を加える。毎回10分あまり治療し、毎日1回、10回を1クールとする。7クール治療すると、両目の視力は1.2になり、1年の追跡調査でも正常である。

例2. 患者、3歳。結核性髄膜炎のあと視神経萎縮が続発し、視力が低下して物がはっきり見えなくなり、薬物や漢方薬で3カ月治療したが効果なく、刺鍼治療に変更した。2組の穴位グループに分けて交替使用する。1組：球後、睛明、風池、足三里。2組：上明、承泣、翳明、足光明。毎日1回刺鍼して、置鍼はせず、10回を1クールとする。4クール治療すると、ほぼ視力が正常に回復した。1年半の追跡調査では、どちらも正常だった。

視神経萎縮は、眼科に多い難病の1つである。原発性視神経萎縮病変は、眼球後部から始まるので、下行性視神経萎縮とも呼ばれる。そして続発性視神経萎縮の炎症は、網膜神経節細胞から始まり、視神経乳頭部へと広がるため上行性視神経萎縮とも呼ばれる。臨床症状は、眼の外観は正常だが、視力は減退して、ひどければ全盲になる。近年の臨床報告では、刺鍼や灸法、梅花鍼などで治療し、いずれも満足できる効果があり、他の総合治療を併用すれば、さらに効果がある。ただし治療を3～6カ月は堅持し、1～2年は臨床観察しなければならない。また穴位のブロック注射で効果がある患者もある。薬用ビタミンB_{12}500mgと胎盤組織液2mLを混ぜ合わせたものを穴位に0.2mL注入する。球後、風池、絲竹空を取り、毎回1穴ずつ注入する。残った薬液にはイノシン、眼霊（牛の眼球から抽出した内容物）、ビタミンB_1を加えて筋注する。

4. 睛明と球後に刺鍼して近視を治療する

患者、男性、26歳。日頃、眼の健康に注意しないため、視力が徐々に低下し、それぞれ左右が0.4と0.5になった。睛明、球後、合谷、三陰交へ刺鍼する。球後には1.5寸刺入して、捻鍼も提插もせずに40～60分置鍼する。球後は睛明と交替に使用する。合谷と三陰交は補法する。全部で2カ月間の治療をし、視力は左眼0.9、右眼1.0に回復した。

近視は屈折異常による眼病で、近くははっきり見えるが、遠くはぼんやりする。遺伝性があり、他の眼病に続発することもある。しかし眼の健康に気を付けないことが、本病を引き起こす最大の原因で、青少年での発病率が高い。また仮性近視の治療は簡単である。刺鍼により近視が治癒した報告は非常に多く、すでに有効な措置だと公認されている。今後、さらに研究の発展が期待される。

5. 睛明と承泣へ刺鍼して、迎風流涙が治癒する

患者、男性、55歳。右目に風が当たると涙が流れるようになって数年。眼科で涙道検査した。鍼灸治療：右側の睛明、承泣、両側の合谷へ刺鍼し、いずれも瀉法する。3回の治療で涙が止まり、10回の継続治療で効果が安定した。以後に再発はない。

迎風流涙は涙管の狭窄や閉塞により、正常に涙液が涙嚢へ流入しなくなって起こるが、高齢のため眼輪筋が弛緩して涙が溢れる場合もある。刺鍼は局部の血行を刺激し、末梢神経を調節して眼輪筋を収縮させ、涙管の狭窄を緩解できる。118例の流涙症に刺鍼治療した報告では、治癒75例、好転31例で、総有効率は89.9%だった。

3、まとめ

1. 講評

　　眼部周辺の穴位は、さまざまな眼病治療に主穴として使われる。穴位は眼球の周辺にあり、刺入法や深度をしっかり把握していなければ、血管や神経、眼球を傷付けやすく、血腫や視力低下、ひどければさらに重大な結果を導いてしまう。臨床では血腫が最も多い。本章の誤って傷付けた症例では、睛明、球後、承泣を取って眼球後部の出血を起こし、1 例は内眼角を感染させている。この 3 穴は眼窩縁内と眼球の間にあるので、こうした穴位に刺鍼するときは慎重に行うべきだと判る。

2. 救急治療の方法

(1) 眼部を抜鍼して出血したり血腫が起きたら、すぐに冷湿布して止血する。血が止まったら眼の周囲に青紫の出血斑が残るが、これには温湿布で活血散瘀する。毎日 1～2 回の温湿布をすれば、一般に 10 日あまりで吸収されて治る。
(2) 出血があって、それがひどくなるようなら止血や鎮静剤を使う。
(3) 必要があれば、眼科医の立ち会い診察を要請する。

3. 予防措置

(1) 眼部の穴位は、マニュアルに従って刺入し、軽い手法を使って、一般に捻転も提插もしない。
(2) 眼部の刺入では、左手で眼球をきつく押さえ、鍼を眼窩壁に沿わせて刺入する。刺入中に抵抗感があれば、すでに眼窩床に達しているので止める。それ以上刺入すると視神経を損傷する。
(3) 出血性の疾患がある患者では、眼部の穴位は慎重に刺入して血腫を起こさないようにする。内出血すると、眼球を強く圧迫して突出させる。（劉海波）

第2節　耳部の疾患

1、誤刺の事例

1. 耳鍼により、耳介の化膿性軟骨膜炎を起こした9例

　耳介化膿性軟骨膜炎は、外傷による感染で起きることが多い。炎症が起きると症状が重く、すぐに治療しないと長引いて治らなくなり、耳介が変形して患者が苦痛を感じ、精神的に大きな負担になる。わが院では1966年から現在までに33例の耳介化膿性軟骨膜炎を治療し、そのうち入院治療は27例、外来6例だった。患者33例のうち9例は耳鍼によって起きている。そこで耳鍼は耳介化膿性軟骨膜炎の大きな原因の一つと考え、注意する価値がある。

　症例分析：9例は、いずれも耳鍼治療によって発生しているが、そのうち4例は自分で耳鍼を施術したことにより、残りの5例は術者が刺鍼したことにより発生している。9例のうち6例で、膿を細菌培養したところ、すべて緑膿菌が生長した。9例のうち1例は、他の病院で治癒したあと耳介が変形し、わが院で耳介の形整手術をおこなった。

　治療方法と治療効果：文献によると耳介化膿性軟骨膜炎の治療は、すべて切開排膿をおこない、患者の一時の苦痛を軽減していた。だが切開排膿術は数日すると炎症が進行し、再び耳介が赤く腫れて痛みだし、ひどければ化膿してテカテカになり、ひどい瘢痕となって収縮変形する。

　われわれの科では1968年より、この手術を耳廓方口切除術に改めた。9例のうち1例は何度も耳廓方口切除術をおこなったものの、その他は1～2回の手術で治癒し、治癒までの期間が短く、変形の程度もかなり減った。わが院の耳廓方口切除術をここに紹介する。

すべて１％ノボカインで耳介周囲をブロック麻酔する。麻酔薬を注射するとき、膿を健康な組織に入れないようにする。

　最もはっきりした耳介部分を病変のある範囲に基づいて、耳の前面と後面の皮膚を２～３カ所ずつ、メスと小さなハサミを使って方形（四角）に切り取る。各方形の一辺は７～12mmとする。

　壊死した軟骨が方形口の上にあれば、方形口の皮膚と一緒に切除する。方形口にあればキューレットを使って擦り取る。方形口周囲に壊死した軟骨がなければ、可能なかぎり2mmの厚さで剥ぎ取る。

　壊死した軟骨を切除したら無菌食塩水で洗い流してきれいにし、さらにアルコールで拭く。そのあと一方の方形口から別の方形口へと数本の皮膚弁を伸ばし、ドレナージする。方形口に血が凝固しないよう防止する。

　術後はガーゼで包んで、交差感染を防ぐ。薬を毎日取り替えて、方形口周囲の分泌物をきれいにするとともにドレナージも交換する。これは赤い腫れがひき、分泌物が治まるまで続ける。

　術後に方形口付近の正常な軟骨が、再び赤く腫れて炎症が進行するようならば、上述した方法で方形口切除を加える。我々の観察では、手術後に炎症の蔓延を防止し、術後は方形口のドレナージに注意を払い、局部に有効な抗生物質を使いさえすれば、多くの症例は10日以内に、ほぼ治癒する。治癒するとき、耳介は方形口に向けて均一に収縮して小さくなるが、もとの耳介の形状を保っており、変形はわずかである。

　そのうち１例は、他の病院で治癒したが、耳介は巻いて変形していた。プラスチックの耳介を使って形整し、満足できる効果があった。

　予防措置：耳鍼で耳介化膿性軟骨膜炎が起きるのは、消毒が不十分だからである。耳介は血管が浅く、皮膚が薄く、皮下組織が少ないので、耳介に刺鍼したり、割治したり、皮内鍼を貼れば、いずれも耳介軟骨に及ぶ。耳介軟骨は緑膿菌に対して特殊な親和性があって、緑膿菌は一般の抗生物質が効きにくいため、いったん感染すると炎症がすぐに広がり、耳介化膿性軟骨膜炎となる。予防のポイントは無菌操作である。無菌を意識して、刺入する前に耳介の皮膚をきちんと消毒し、抜鍼するときもアルコール消毒する。毫鍼は一回使うごとに消毒し、これを省略

したりしない。また教育も普及させ、医療従事者でないものが耳鍼治療をするときは、特に消毒に気を付け、いいかげんにしてはならない。刺鍼点に疼痛が現れたり、赤くなって腫れるなどの反応が現れたら、できるだけ早く処置し、細かく観察を続けて、耳介化膿性軟骨膜炎にならないようにする。

———————南京市鼓楼医院耳鼻咽喉科『新中医』1973;（7）339

　耳鍼療法では、消毒が不完全なために炎症が起きたり化膿する人が少なくない。しかし炎症が起こったり化膿したところで、消炎の方策を講じれば、すぐに治癒するため報告は非常に少ない。本文の9例は症状が重く、耳介が変形した患者もいる。耳鍼の臨床治療では、正確に取穴することや適切な刺入深度に注意するだけでなく、きちんと消毒することも重要である。

2、臨床経験

1. 両耳の腎穴に刺鍼して、5例の慢性腎炎を治療する

　毎日1回、0.5寸の毫鍼を捻転しながら刺入し、4～6時間置鍼する。治療期間中は利尿剤を使わない。治療後、5例の患者は浮腫が消え、自覚症状も消えた。4例は尿検査で陰性、1例が蛋白（+）、赤血球0～1個で、臨床的に治癒した。平均入院期間は6週間以内だった。

2. 耳鍼で寝違い39例を治療する

　頚、頚椎、肩、枕、神門、肝穴から毎回2～3穴を取り、毫鍼を刺入して、すばやく捻転し、強刺激したあと15～30分置鍼する。そして5分ごとに1回捻鍼し、その間は患者に頚を動かすように指示する。毎日1回治療する。

　39例の患者は、病歴の最も短いもので半日、最長3日だった。以上の治療法により1回で治癒したもの27例、2～3回で治癒6例、好転4例、中断1例で、総有効率は97.4％だった。

3. 耳鍼で生理痛40例を治療する

　40例の生理痛患者には原発性と続発性の生理痛が含まれる。治療回数は、最

少が1回、最多が5回で、平均3.2回だった。3経期を治療して、生理痛が消えたものは10例だった。1～3経期で生理痛が消えたのは12例、好転15例、無効3例だった。

選穴：子宮を主穴とし、内分泌、皮質下、交感、腰、腹を配穴した。

治療方法は、毫鍼を刺入して15～30分置鍼し、1～3回捻転する。毎日1～2回治療する。痛みが激しい者は円皮針を貼って24時間置鍼し、病状に基づいて円皮針を自分で按圧刺激する。

4. 耳鍼で2例の無月経症を治癒する

例1. 21歳、未婚。16歳で初潮があり、その後は3～5カ月に1回ほど生理があるが、量が少なく、2～3日続く。最後の1回の生理があってから現在まで1年以上になるが生理が来ない。いろいろと治療したが効果がない。上述した方法で3クール治療すると生理があった。治療効果を固めるため次の月経の5～7日前に同じ方法で治療し、月経量、日数ともに正常になった。半年の追跡調査では再発はない。

例2. 19歳、未婚。13歳で初潮があり、16歳で無月経となった。エストロゲン・プロゲステロン療法で生理があるようになったが、薬を止めると無月経となる。上述した方法で12回治療すると生理があり、さらに3クール治療すると生理が正常になった。

5. 耳鍼で86例の乳汁分泌不足を治療する

86例のうち1回で乳汁の分泌が増加したものは63例、2回の治療では全員に有効だった。一部の患者には3回治療して治療効果を安定させた。食欲不振、不眠、気分がすっきりしないなどの症状を伴えば、対症配穴をすればよい。治療法は、耳介の胸区から痛点を捜し、毫鍼を刺入して10～15分置鍼すればよく、その間は運鍼しなくてよい。状態に基づいて内分泌、交感、脾、胃を配穴する。

6. 2例の重症筋無力症を耳鍼で治療する

例1. 男性、26歳。重症筋無力症となって半年。眼瞼下垂、全身の疲労感があり、

ネオスチグミンを飲んだが効果が悪い。耳鍼療法：皮質下、脾、脊髄穴、脳幹を主穴とし、肝、腎、胃、眼を配穴する。主穴は深刺して、腫れぼったさや熱感を発生させるが、特に脊髄穴では必要となる。3～5時間置鍼する。毎日1回治療して、12回を1クールとする。3クール治療して、諸症状は消え、肉体労働に参加できるようになった。

　例2．　女性、19歳。重症筋無力症となって半年。この2カ月は症状がひどくなって、ベッドから起きられなくなった。身の回りのことも自分でできない。ネオスチグミンを飲んだが効果が悪く、耳穴の円皮針療法をした。左耳から脾、交感、神門の上1mmの敏感点を取り、右耳からは脳点、肝、内分泌、腎を取る。そして眼および四肢の相応する部分を配穴し、毎週1回ずつ円皮針を貼り、ネオスチグミンを飲む。全部で4回治療し、諸症状は消え、服薬もやめた。1年後の追跡調査では、すでに普通の肉体労働に参加していた。

7．耳穴刺血療法で急性結膜炎を治療する

　三稜鍼を使って耳背部の血管を点刺し、21例の急性結膜炎患者を治療した。そのうち2回で治癒したのは20例、1例は角膜潰瘍を伴っていたが5回の治療で治癒した。治癒率は100％。別の報告では、耳尖を点刺して65例の急性結膜炎を治療した。その結果1～2回で治癒したもの37例、3～4回で治癒したもの26例、4回治療したが治らないもの2例だった。

8．耳鍼で14例の尋常性疣贅を治療する

　選穴は、肺、皮質下、内分泌および相応する区。中刺激を使い、12回を1クールとする。14例のうち1回で治癒したのは13例だった。

　各種疾患を耳鍼療法で治療した報告は非常に多い。上述したのは各科疾病のうち一部を選んだものだが、耳鍼療法の適応症の多さを表している。以上の症例から、耳鍼療法は、確かに簡単で速効性があるなどの特長が判る。

3、まとめ

1. 講評

　視聴覚器の損傷は、皮下の血腫、感染、耳介の変形が主であり、誤刺した症例でも重大な結果を引き起こすことはなく、耳介の変形も外科で形整すれば満足できる効果がある。だが我々は軽々しく考えてはならない。ある１例の睛明へ刺鍼して内眼角を感染させた事例では、表層だったためすぐに治癒したが、もし深部や眼球後部の感染だったなら相当危険であり、失明や脳内感染となる可能性もある。

　眼周囲の穴位は、ほとんどが眼に関する疾患を治療し、穴位の選択も簡単である。そのため治療では配穴に注意しなければならないが、特に遠隔選穴が重要である。収録した臨床治験例でも、ほとんどが遠隔穴を配穴している。

　耳鍼療法は前にも説明したとおり、多くの長所があるため、臨床で最も普及している治療法の一つとなった。耳鍼による医療事故も主に感染であり、臨床で術者が正確に操作をしさえすれば完全に回避できる。また現在では耳穴圧迫療法が盛んになり、術者は一般に磁石粒や緑豆、王不留行の種を貼りつけるだけだが、患者によっては力を入れ過ぎて、それを按圧し、皮膚が破れて感染することがあるので注意が必要である。

2. 救急治療の方法

(1) 耳に炎症が起きたら、一般に消炎の薬物を塗布する。症状がひどければ抗生物質を飲んだり注射する。
(2) 耳軟骨膜炎は抑えにくく、蔓延しやすい。すぐに切開して排膿し、効果的な抗生物質を使って治療する。

3. 予防措置

(1) 耳部の刺鍼では無菌操作が重要である。きちんと消毒し、抜鍼したらアルコール綿花で拭く。
(2) 耳鍼したあとの鍼孔が赤く腫れたら、それ以上の刺鍼を中止し、腫れを処

置して治ってから刺鍼治療を続ける。
(3) 耳に感染や外傷があれば、刺鍼してはならない。
(4) 耳軟骨膜炎や軟骨炎があれば、刺鍼してはならない。

　耳介の円皮針は、外国の鍼灸師が常用する治療法の１つである。現在までに耳鍼による事故は、２例の耳軟骨膜炎と１例の耳軟骨炎が報告されたのみである。その軟骨炎の事例は病状がかなりひどければ、抗生物質を使い、外科の創面清掃術で治療したあと軟骨組織の大部分は繊維化し、耳介の変形が残る。

　耳部では刺鍼治療する前に、きちんと消毒して感染を防ぐ。中国でも何度となく、こうした事例の報告があった。耳軟骨膜炎を治療して耳介が変形し、一生の苦しみを背負うことになったケースが、２例ほど外国でもあった。同じ過ちを繰り返さないようにしなければならない。（劉海波、刑亜斉）

付記：古典からの抜粋

　『素問・脈要精微論』に「夫精明者、所以視万物、別白黒、審短長。以長為短、以白為黒、如是則精衰（目の精明は、万物を見て、白黒を判別し、長短を見分ける。長短が判らず、白黒も判らなければ、それは精気が衰えている）」とある。刺鍼が不当ならば、必然的に精明を傷付け、視力が悪くなる。また『素問・刺禁論』に「刺面、中溜脈、不幸為盲（顔面を刺し、溜脈を貫くと、不幸ならば見えなくなる）」とある。溜脈とは、眼球に通じる血管である。たとえば張景岳は「溜とは流である。血脈で目に通じるものは、すべて溜脈である」といい、また「刺匡上陥骨、中脈、為漏、為盲（眼窩部に刺入して脈を貫き、漏となったり見えなくなる）」とある。匡上陥骨とは眼窩骨の縁である。馬元台は「匡上とは眼窩である」と言っている。つまり球後などへの刺鍼は、それが眼窩縁からの刺入であったにせよ、刺鍼法が誤っていれば眼球後部の出血に繋がる。また眼窩周囲の血管を刺傷すれば、眼部の皮下出血を起こして眼瞼が青紫に腫れる。

　『霊枢・口問』に「耳者、宗筋之所聚也（耳は、全ての筋が集まる所である）」とあり、『霊枢・五癃津液別』は「五臓六腑、心為之主、耳為之聴、目為之候（五臓六腑は、心を中心とし、耳を聴覚とし、目を視覚とする）」という。これは耳と身体全体の密接な関係を表しており、耳部に刺鍼して多くの疾患が治療できる

のも、そこに理由がある。耳部の刺鍼を誤れば、難聴あるいは他の病変が発生する。耳鍼療法は耳介を取穴するが、感染による炎症や化膿が少なくない。そこで警戒心を高め、事故が起きないようにする。

第 7 章

皮膚感染と瘢痕拘縮

皮膚組織と腧穴の関係

　皮膚は身体と外界が接触する部分であり、冷、温、触、痛、圧など各種刺激を感じる。皮膚は表皮と真皮から構成されている。そして外界からの機械的な損傷、乾燥、微生物の侵入に対し、表皮は身体を保護し、感染を防止するだけでなく、深部の創傷を再生したり修復する。皮膚の血管は真皮にあるので、表皮の栄養と物質代謝は、真皮浅層にある毛細血管網の分散作用がおこなっている。真皮の深部は浅層筋膜の脂肪層である。脂肪層は熱の不良導体なので、外界の輻射熱が人体に入らないよう制限すると同時に、体内の熱が必要以上に体外へ発散されないようにしている。

　筋肉組織は、その位置や形態、機能の違いにより、横紋筋と平滑筋、心筋の3つに分けられる。そのうち横紋筋は筋肉組織の中で最大の比重を占めており、体幹や四肢各部に分布して、骨格と一緒になって運動系を構成する。そして神経に支配されて随意運動をするが、その基本的な運動様式は筋肉収縮である。

　皮膚と筋肉は広く分布しているので、刺鍼治療で施術が不適切であれば、どの腧穴であれ皮膚や筋肉を損傷して刺鍼事故を起こす。

　刺鍼療法は、清潔な衛生環境のもとでおこない、鍼の消毒はいうまでもなく、施術部位の皮膚および術者の手指なども、きちんと消毒しなければならない。ある一過程でも消毒が不十分であれば、鍼と一緒に細菌や微生物が、皮膚や粘膜に侵入して感染し、炎症が起きて、化膿したりただれたりする。

　四肢末端の刺鍼や穴位注射は、以前は広くおこなわれていた。しかし取穴が不適切だったり、刺入が深すぎたり、薬物濃度が高すぎたり、用量が多すぎたりして、穴位局部に強烈な刺激を与え、筋肉を損傷して瘢痕拘縮が起きた事例の報告が相次いだ。それは、こうした治療法をおこなった3週間から3年の間に発生

しており、なかでも半年から1年で発生した事例が多数を占めている。
　そうしてみると、こうした方法も改善し、安全でミスのない状況下で使用しなくてはならない。

第1節　皮膚感染

1、誤刺の事例

1. 肩部の穴位を取って、化膿性関節炎を起こした事例

　患者、女性、31歳。右肩関節が怠く痛み、冷えるので、某工場の医務室で鍼灸治療をした。治療を初めたときは効果がよかったが、10回目の刺鍼をした翌日、肩関節の痛みがひどくなり、動かしにくくなった。数日すると肩関節が動かせなくなり、発熱して局部が明らかに腫脹し、熱感がある。発熱して6日目に整形に来た。検査して右肩の化膿性関節炎と診断したが、穿刺しても膿は抽出されなかった。X線撮影では、軟部組織の腫脹だけでなく、関節間隙もはっきりしなかったため、初期の右肩化膿性関節炎と診断した。この感染は、刺鍼の消毒が不完全なため起きたと考えられ、テトラサイクリンなどで総合治療して治癒した。

　　　　　　　　　　　　　── 陳漢威『広東医学』祖国医学版 1965;（4）:39

　消毒が不完全で鍼が汚染されているため、病原菌が鍼と一緒に人体へ入って化膿性の疾患が起きることは、かなり臨床で多い。特に診療条件が悪い場所で、いい加減な仕事をして、着衣の上から刺鍼すると、皮膚が感染して化膿したりただれるなどの事故が起きる。

　この事例では何回も鍼治療し、効果がよかったが消毒がいい加減であり、手法も強すぎたため局部の組織を損傷し、細菌が入って増殖する条件が整った。

2. 小海を取って、尺骨神経炎を起こした事例

　患者、男性、35歳。1月前に某病院で、右腋のアポクリン腺を切除した。2週間後に傷口は癒合したが、肩関節の挙上障害が起こり、怠い腫れぼったさがあ

る。それで3回の鍼治療おこなったが、そのうちの2穴が小海と神門だった。1回目の刺鍼では肩関節の動きが好転した。2回目の刺鍼で、怠い腫れぼったさが薬指と小指に達し、刺鍼時には良かったが、刺鍼後に小海が赤い点となり、少し痛む。3回目の刺鍼で、その部分が赤く腫れ、数日後に薬指と小指の関節に伸展障害が現れた。中手指節関節は、少し指を屈すると爪形になり、小指と親指を対立できず、指の開閉伸展がスムーズでなく、尺側掌側面と背側の皮膚知覚が過敏である。肘内側の刺鍼部位（小海穴）に1×2cmの炎症性のシコリがあり、尺骨神経炎と診断した（おそらく刺鍼損傷と関係がある）。抗生物質と複合ビタミン剤で治療した。

——— 漢威『広東医学』中国医学版 1965;（4）:39

　小海穴は尺骨神経溝中にあり、刺鍼がいい加減だと感染して化膿し、尺骨神経の機能障害を起こして、中手指節関節をわずかに曲げたときに、鷹の爪状（ワシ手）となる。

　この例は小海と神門、および他の腧穴を取っているが、化膿した部位と現れた症状からすると、小海穴の感染で発生している。術者に刺鍼感染の知識があれば、小海穴に刺鍼したあと赤く腫れ、痛むことを発見した時点で、ただちに冷湿布したり消炎薬を使うとかして炎症を抑えるので、尺骨神経炎は起きなかった。しかし現実には何の処置もせず、やはり3回目も小海へ刺鍼している。それが炎症を進行させることになったが、幸いにも抗生物質など有効な薬物で治療したので回復した。

3. 手関節の穴位を取って、骨膜炎を起こした事例

　患者、男性、16歳。4カ月前に右手首を捻挫し、手関節が腫れて痛み、運動障害がある。1カ月あまりで腫れはひき、痛みも少なくなったが、手首を動かせない。のちに刺鍼治療をしてもらったが、穴位の多くは手関節付近で、特に橈側の手背が多かった。消毒はしてない。4回目の刺鍼から、手背と手関節付近が再び腫れだし、痛みも強くなって、局部の皮膚が赤くなって発熱した。半月しても好転せず、だんだんひどくなってきたので、わが院の整形外来で治療した。当時の検査では、手首伸側の軟部組織に、はっきりした炎症性腫脹があり、手関節が

動かせない。X線写真により、軟部組織の炎症性腫脹が確認され、右手関節は外傷性不完全脱臼、橈骨下端の骨膜には炎症性反応がある。抗生物質などで治療した。

この軟部組織および骨膜炎は、腕部の軟部組織が損傷したため抵抗力が弱まり、刺鍼時に消毒してなかったことも加わって、細菌が一緒に軟部組織へ入って感染したと考えられる。軟部組織炎症が骨膜へ波及し、骨膜に炎症反応が起きた。

――――陳漢威『広東医学』中国医学版 1965; (4) :39

陳氏の報告によると、この例は「穴位の多くは手関節付近で、特に橈側の手背が多かった」とあるので、恐らく陽谿であろう。

陽谿は、別名を中魁とも呼ばれ、手陽明大腸経の穴である。大腸脈が行くところが経である。穴位は手関節背側で、手関節横紋の前橈側、両筋間の陥中にある。局部解剖：舟状骨と橈骨の間で、橈骨手根関節の橈側陥中にあり、短母指伸筋腱と長母指伸筋腱の間、橈骨動脈の後方に位置し、橈骨動脈部の分枝があって、橈骨神経の浅枝が分布する。

刺鍼法と主治：手掌を側位にし、親指と人差指をまっすぐに伸ばし、親指を上に反らせ、歧骨（第1中掌骨と第2中掌骨）の後方に現れる陥凹を取る。0.3〜0.4寸刺入する。頭痛、目赤生翳（結膜炎や角膜白濁）、難聴や耳鳴り、喉痺、手首の痛み、歯痛を治療できる。

こうした穴位が感染すると、手首や手背部が赤く腫れて痛み、ひどいものは化膿してただれ、手関節の運動制限や機能障害などが起きる。手関節部には筋腱や腱鞘が多くて筋肉が薄いため、不完全な消毒で刺鍼すれば感染して化膿し、患者に苦痛をもたらす。

4. 四縫を取って、中指に障害が残った事例

患者、女児、5歳。発熱と咳のため、両側の四縫穴へ刺鍼した。刺鍼したあと両手を汚し、2日後に再び発熱した。右手の中指が腫れて痛み、動かそうとしない。消炎剤を飲んだが効果がない。某病院で腱鞘炎と診断され、ペニシリンとストレプトマイシンを筋肉注射し、局部を切開ドレナージしたが好転しないので、わが院へ来た。

検査：右手中指掌側の第2と第3指の横紋正中が縦に切開され、排膿管がある。

排膿管を取り去ると、血の混じった膿の中に筋腱が浸っている。指は、掌側、背側とも腫れ、はっきりと圧痛がある。刺鍼により感染し、腱鞘炎と指骨の骨髄炎を併発している。ペニシリンとストレプトマイシンを筋肉注射し、手掌中央腔を感情線に沿っても注射し、中指の中手指節関節両側で水掻きに近い部位を切開ドレナージと対向切開ドレナージする。20日後に炎症が徐々に治まり、患指の切口から1.5cmの腐骨が1つ出た。患指の遠位指節間関節は、つまんだり拳を握るなどの機能が失われた。

―――― 張景培『赤脚医生雑誌』1980;（2）:14

「四縫」は経外奇穴である。両手の親指を除く4指で、遠位指節間関節の掌側中点にある。解剖：刺鍼すると皮膚、皮下組織があり、固有掌側指神経と固有掌側指動静脈の分枝がある。

刺鍼法と主治：手掌を上に向け、短鍼で0.1寸ほど速刺し、少量の黄白色で透明な液体か、血液を絞り出す。小児の疳積（小児の栄養障害）や消化不良、下痢などを治療する。

この事例では、小児の発熱と咳を治療するため「四縫」を取り、症状は緩解した。小児の皮肉は柔らかく、穴位は浅くて肉が薄いため深刺できない。刺鍼したあとは、施術部を掻いたり、ひねったり、汚したりしないよう、必ず親に注意するよう指示する。この例では刺鍼後に汚したため、右手中指が腫れて痛くなった。何回処置しても効果がなく、ついには腐骨を手術で摘出し、中指に障害が残って、患者に一生の苦痛を与えた。こうした事態を予防することや、初期のうちに適切な処置をすれば、このような結果にはならなかった。

5. アトロピンで足三里をブロックし、ガス壊疽を起こした事例

患者、女性、42歳。胃痛歴がある。最近は、胃液を吐く、胃痛、悪心、嘔吐、食欲減退などがある。ある医者が、アトロピン1本で足三里をブロックすると、すぐに胃痛が止まった。だが翌日にブロックしたところが赤く腫れて少し痛み、だんだんとひどくなる。5回目には赤く腫れるだけでなく、悪寒戦慄があり、体温が高くなった。注射による感染と診断され、ペニシリンとストレプトマイシンを注射したが効果がない。局部の痛みが激しくなり、体温は40℃以上、局部の

腫れは下腿から膝に広がった。わが院でガス壊疽と診断した。のちに沈陽医学院付属病院に転院し、やはりガス壊疽と診断された。病状がひどく、保存療法も効果がなかったため、大腿切断によって生命を取り留めた。

―――肖素蘭『広西赤脚医生雑誌』1978; (10):19

　薬物の穴位注射あるいは刺鍼療法では、厳格な消毒が必要である。そうしないと思い通りに治療できず、新たな病気を加えてしまう。この患者は命を取り留めたものの、苦しんだあげく足を一本失い、終生の障害が残った。それもすべて消毒が不十分だったからであり、その重大さが判る。

6. 次髎を取って、膿瘍が起きた事例

　患者、女性、24歳。2年前に男児を出産してから常に腰仙部が痛怠い。1月前に痛みがひどくなり、半月前に腰仙部の怠い痛みが耐えられず鍼治療をした。膀胱経の次髎、秩辺、小腸兪を取り、刺鍼は順調だったが、右側を抜鍼したとき1つの鍼穴から出血し、すぐに自分の手で出血力所を押さえた。その後、そこが少し腫れて痛み、範囲が日に日に広がって痛みが激しくなり、1週間後には悪寒発熱、食欲がなくなって全身の不快感があるため外来で診察治療した。そこで毎日ペニシリンとビタミンB_1類を使って治療し、局部にホットパックして安静にするなど総合治療したが好転しない。

　局部のシコリは8×8cmぐらいになり、はっきりと脈打つような感じがある。のちに多量の抗生物質を使い、切開すると650mLほど排膿した。10日後に退院し、外来で薬を取り替える。

―――陳漢威『広東医学』祖国医学版 1965; (4):49

　次髎は仙骨部に位置し、正中仙骨稜の外側で、第2後仙骨孔に当たる。小腸兪は、第18椎下の両側で、背骨中央から1.5寸にある。秩辺は第21椎で、両側3寸の陥中にある。3つの腧穴は、すべて臀部にあり、座ったり横になれば圧迫され、歩けば擦れるので、それらは汚染の原因になる。1つの鍼孔が出血し、患者が手で押さえたのだから、それが汚染の直接原因と思われる。痛みや腫れなど前兆症状が現れているので、すぐに措置を講じれば炎症が治まったかもしれない。しかし処置が遅くて化膿した。

7. 腹部の穴位を取って、包虫が転移した事例

　女性、28歳。肝臓包虫症。半牧区から来た。8年前、右上腹部に鶏卵大の塊があり、年々大きくなった。1年前に塊のところへ2回の刺鍼治療を受けてから、右上腹部に2カ所の鶏卵大の塊が触れるようになり、右下腹部にもピンポン玉ぐらいの塊が3個触れる。手術してみると、肝門に鶏卵大の塊が1つあり、大網、小網、腸間膜、腸壁、卵巣などに灰白色の膿瘍があった。

── 謝定雄ら『中国農村医学』1983; (3):173

　この患者は包虫症（エキノコックス症とも呼ぶ）であったが、包虫囊胞へ鍼を直接刺入したため、包虫が転移してしまった。こうした事例に臨床で遭遇したら、鍼灸治療では絶対に塊へ刺入することを避けねばならない。

8. 刺鍼により硬膜膿瘍を起こした事例

　報告された外傷性硬膜膿瘍6例のうち、2例は刺鍼感染で起きている。この2例の患者は腰痛で、いずれも腰正中の疼痛部に刺鍼治療し、刺鍼したあと発病している。おそらく刺鍼の消毒が不完全で細菌を体内に侵入させたか、もともと感染があったものを鍼で深部へ押し込んだため起きたと思われる。いずれも適切な処置により治癒した。

── 翟為楨『中華外科雑誌』1962; (10):36

　腰痛に対して、疼痛局部に刺鍼治療するのは対症療法であるが、消毒が不完全なため病原菌を脊髄腔に入れ、硬膜膿瘍を起こす危険性がある。この2例の具体的な刺鍼状況は説明されてないが、いずれも適切な処置によって治癒している。つまり刺鍼によって起きた硬膜膿瘍は、適切な治療をすれば満足できる効果がある。

9. ウイルス性肝炎

　アメリカのバーミンガム地区で1977年に肝炎の小流行が発生した。現地の某鍼灸師が治療した患者のうち、ウイルス性肝炎と診断されたのは36例だった。その鍼灸師は、正式な中医教育を受けておらず、また現代医学の教育もなく、治

療所の衛生状態も基準に達していなかったが、もっとも問題なのは、鍼を消毒せずに繰り返し使用していたことだった。

スイスでは1978年、連続して3例の血清肝炎患者が発見されたが、発病前に全員が同一鍼灸師の治療を受けていた。すべての患者に同じ鍼を使用していたが、消毒されてなかった。

イギリスのロンドンで、鍼後に肝炎に感染した症例がまとめられている。この鍼灸師はイギリス国民が常用する消毒剤、キンセンカチンキに鍼を浸して消毒していたが、それでは明らかに肝炎ウイルスを殺すことはできない。

イタリアで1975年に、刺鍼治療を受けたことのある患者グループに血清肝炎の一般検診がおこなわれた。その結果、そのグループは6%でオーストラリア抗原（HBs抗体）が陽性だった。この高い陽性率は、刺鍼と肝炎流行の深い関係を表している。

——— 陳大仁「西方国家鍼刺意外分析（摘要）」『北京中医』1983；(3)：53

現在、世界中で肝炎が流行しているが、困った問題である。それは防ぎにくいだけでなく、治りにくいからである。刺鍼によって肝炎が感染することは、中国ではあまり報告されてないが、感染など軽視されているからであろう。しかし外国の報告から、肝炎が流行している地域では、刺鍼によって肝炎が感染している可能性がある。そのため術者と患者は、たがいに消毒の観念を強く持ち、注意して感染を未然に防ぐことが重要である。

10. 骨髄炎

韓国の某教会病院で18年働いていたアメリカ人医師は、「私が訪れたアジアの病院には、そのほとんどに骨髄炎患者の病室があったが、そうした骨髄炎は、みな鍼灸治療によって発生したものだった」と報告している。また現在も韓国で働いている別のアメリカ人医師は、1例の左足根骨の慢性骨髄炎が刺鍼治療によって起きたと報告している。しかし彼は、刺鍼と骨髄炎の関係を確実に証明することは難しいとも言っている。

——— 陳大仁「西方国家鍼刺意外分析（摘要）」『北京中医』1983；(3)：53

刺鍼療法は、術者が操作時に消毒が不完全であれば、感染して骨髄炎を起こす

可能性がある。だが「アジアの病院には、そのほとんどに骨髄炎患者の病室があったが、そうした骨髄炎は、みな鍼灸治療によって発生したものだった」という言い方は適切でない。われわれは、こうした報告に対し、彼が見た症例の原因は何かを分析し、真剣に受け止め、教訓とするため、臨床の参考として記載する。

11. 敗血症

イギリスで、刺鍼により全身の黄色ブドウ球菌性敗血症となり、広汎性血管内凝血を起こし、アンピシリン錠などの薬物で症状が徐々に緩解し、6週間も入院して治癒した1例が報告されたことがある。

──────陳大仁「西方国家鍼刺意外分析（摘要）」『北京中医』1983;（3）:53

刺鍼治療によって感染し、敗血症が起きた事例は、中国では報告されたことがない。この患者の報告では、刺鍼の過程で、鍼が消毒されていたかどうか？　どの穴位を取ったかなどに触れられておらず、ただ敗血症が起きたとだけあって、他の原因を考えずに、刺鍼によって起こったとしている。こうした報告は、注意するしかない。

12. 感染性肉芽腫

アメリカで1982年、刺鍼によって脊柱深部の感染を引き起こした1例が報告された。その患者は下部の腰痛により刺鍼治療を受け、2カ月後に坐骨神経痛が起きた。X線検査により、局部占拠性病変が認められたが、それは感染性肉芽腫組織であった。この病変は深部の細菌感染によるものだが、それは間違いなく刺鍼によって起きたものである。

──────陳大仁「西方国家鍼刺意外分析（摘要）」『北京中医』1983;（3）:53

刺鍼治療する前に、使用する刺鍼器具および患者の施術部位は、必ず消毒しなければならない。そうしないと細菌を体内の奥深くへ押し込んで感染させる。この患者は、取穴部位や消毒について述べてないが、2カ月後に坐骨神経痛が起こり、X線所見で局部の感染性肉芽腫が発見されたので、状況はきわめて悪い。いったい刺鍼との関係はどうだったのか？　われわれの臨床治療で参考にするとよい。

2、臨床経験

1. 肩局部を取穴して 50 例の肩関節周囲炎を治療する

　50例の患者のうち、発病1年以内が31例、1年以上が19例だった。いずれも肩髃、肩髎、肩貞など局部から取穴する。局部穴は両側に刺鍼する。この方法で治癒32例、著効12例、好転6例で、総有効率は100%だった。健康な患者は一般に1～2回で治癒し、虚弱な患者でも10～20回で治癒か好転する。一部の患者に追跡調査したところ、ほとんどの患者は治療効果が安定しており、再発はなかった。

　肩関節周囲炎の鍼灸治療は、最も効果があるうちの1つであり、これに類する臨床報告も多く、刺鍼方法や取穴にも、それぞれ特色がある。だが、ほとんどは肩部の局部取穴をしている。「肩三鍼」は鍼体を関節腔内へ直接刺入するため、もし消毒がいい加減だと細菌が簡単に関節腔内へ入り、閉鎖性の関節腔内感染が起きる。肩の局部取穴で化膿性関節炎を起こした誤刺の事例がそれである。そのため臨床では、必ずきちんと消毒しなければならない。

2. 尺骨神経麻痺の鍼灸治験

　3例の患者は、いずれも手首を屈する力が弱く、薬指と小指を曲げることができず、手が冷たくて知覚障害がある。小海、後谿、手三里などへ刺鍼した。1例は5回で治癒、1例は16回で治癒、1例は40回で治癒した。

　尺骨神経の損傷は、臨床で多く見られる。それは圧迫や外傷、骨折などで起きるが、消毒が不十分な鍼灸で起きる尺骨神経炎は少ない。本章では1例の誤刺を収録したが、重視する価値がある。尺骨神経損傷では、上述した症状以外にも、指先を強く揃えられない、親指を曲げにくい、小指や薬指を内側に曲げるとニワトリの爪のようになるなどの症状もみられる。鍼灸治療の効果はよく、患肢を暖かくしてリハビリをおこなう。

3. 手首の「阿是穴」へ刺鍼して、手首のガンクリオンが治癒する

　21例の患者は、男性8例、女性13例。年齢は、最年少7歳、最高齢56歳。

発病してから短いものは1週間、長いものは10年以上。ほとんどの患者は、他の療法で治療したが効果がなかった。治療法は、まず消毒綿花でガングリオンおよび周囲の皮膚を消毒し、さらに1寸の毫鍼をガングリオンの周囲から中心へ向けて刺し、嚢底を貫かないよう刺入して、提挿捻転を繰り返し、強い鍼感があれば抜鍼する。置鍼はしない。一般に2回の治療で明らかに縮小し、3回で消失して、隔日でさらに何回か刺鍼すれば治癒する。この群では3〜7回の刺鍼で全員が治癒した。2例は再発したが、この方法で再び1回治療すると治癒した。

　手首を外傷した患者が、刺鍼によって軟部組織および骨膜炎を起こした誤刺の事例を紹介したが、そのとき「穴位の多くは手関節付近で、特に橈側の手背が多かった」とあるので、同様に腫痛付近の「阿是穴」を取っている。だが刺入するとき消毒していなかったため感染させ、患者に新たな苦痛を与えてしまった。「阿是穴」は適切に使えば、さまざまな疾患が治療できるが、特に捻挫による腫痛には効果的である。「阿是穴」でガングリオンを治療した臨床報告は非常に多く、適切に使えば非常に効果がある。

4. 四縫穴の臨床治験2例

例1. 百日咳

　女児、生後14日。患児には百日咳患者との頻繁な接触歴がある。現在は発熱し、突発性の痙攣性の咳があり、息が詰まるようになって5日。毎日20回以上発作が起こり、1回の発作は数分続く。吐乳して口唇が青紫になる。血液像は高レベル、胸部X線は正常で、百日咳の痙咳期と診断する。当日に四縫穴へ刺鍼すると、翌日には咳が軽減し、息が詰まることも軽くなった。連続3回の刺鍼により諸症状は消え、3カ月後に追跡調査すると、すべて正常だった。

例2. 小児の栄養不良

　小児の栄養不良は、飲食の不節制、食事を与えすぎたり、空腹にさせすぎたり節度がないなどで起きる。四縫の刺鍼および長強の掛線療法（直腸にゴム管や薬線を入れる方法）を使って、小児栄養不良760例を治療したところ、治癒553例、好転181例、不明26例で、総有効率は96.6％だった。四縫の点刺は隔日に1回おこない、治癒するまで続ける。長強は2寸の掛線を1回おこなえばよ

いが、必要ならば2回目もする。

　四縫、上四縫、下四縫へ点刺して小児栄養不良220例を治療した別の報告もあり、205例が治癒して93.18％を占めた。毎日1回施術し、7～8回で治癒する。

　四縫は奇穴であり、小児疳積（小児の栄養不良）、小児の消化不良、腹下し、胆道回虫症などを主治する。刺鍼法は速刺で0.1寸刺入し、少量の黄白色で透明な液体か、血を絞り出す。太い毫鍼か圓利鍼を使う。本穴は、小児科で最も使用頻度の高い穴位の1つで、速刺速抜するので児童にもやりやすい。百日咳と小児の栄養不良に、四縫穴を使って主治した例は、代表的なものである。四縫穴に刺鍼し、バリウムを使って胃腸を観察したところ、確かに胃腸機能が改善されることが実証された。恐らく神経や体液によって、身体が全体的に調節され、それによって脾胃の機能が健全になり、身体の栄養物質に対する消化と吸収、中間代謝、合成、そして利用などが改善されるため、小児の栄養不良に治療効果があると考えられる。

5.「足三里」へ穴位注射した5例の治験

例1.　慢性洞胃炎

　足三里と胆嚢穴へ徐長卿注射液を注入した40例では、いずれも3クールの治療をした。その結果、著効19例、好転18例、無効3例だった。消化器造影により、好転と正常に回復したのが11例、少し好転14例、無変化15例と実証された。40例のうち有効が37例で、総有効率は92.5％だった。

例2.　胆嚢炎、胆石症、胆道回虫症による仙痛

　92例を治療した。胆嚢造影によると胆道回虫症71例、胆石症21例であり、それに対し0.5～1％の塩酸プロカイン5mLを各穴に2.5mLずつ注入する。毎日1～2回おこなう。痛みの激しい患者には、塩酸ペチジン10mgに2mLの注射用水を加えて両穴へ注入する。治療によって痛みが緩解したもの64例、軽減22例、無効6例であり、そのうち30例には塩酸プロカインと同時に少量の塩酸ペチジンを注入した。

例3.　急性虫垂炎

　42例の患者を治療し、40例が治癒し、2例は効果が無かったので手術した。

1例には虫垂に糞石が詰まり、1例は癒着していることを術中に発見した。この2例を分析したところ、治療法を把握していなかったため再発した。40例の患者の平均入院日数は4.5日であり、腹痛や反跳圧痛は、ほぼ1〜6日でなくなり、白血球は1〜2日で正常になる。治療期間は、患者の飲食は良好で、嘔吐や便秘もなく、本法の使用は虫垂穿孔を除いて特に禁忌症はなく、副作用もない。

注射の方法は、右足三里と両側の闌尾穴を取り、この3穴に4mLの注射用水を注入する。毎日1〜2回おこない、治癒するまで続ける。

例4. 手術後の腸麻痺

ネオスチグミン1mgを両側の足三里穴に注入するが、各穴に0.25〜0.5mgずつ注射する。全部で47例を治療した。そのうち40例は、注射して15〜30分後に明らかな腸の蠕動があり、20〜60分以内にオナラか排便があった。そして12〜24時間で腹部の膨隆がなくなったが、そのうち2例は再び腹が膨らみ始めた。そのほかの7例には効果がなかった。本法は無菌で操作し、24時間以内に治療を開始するとよい。

例5. 小児の食欲不振

ビタミンB_{12}注射液100mgを1mLの注射用水に溶かして、両側の足三里へ注入する。毎日あるいは隔日に1回注射し、5回を1クールとする。全部で72例の食欲のない小児を治療し、1〜2回で症状が消えたもの41例、3〜5回で症状が消えたもの18例、はっきりと好転したもの11例、1クール治療しても効果がなかったもの2例だった。2例は結核児童だった。総有効率は97.2%だった。

足三里は臨床で最も使用される穴位の1つであり、その主治範囲は広く、消化器系が主であるが、循環器、呼吸器、泌尿生殖器系に対しても優れた効果がある。本穴は、全身強壮の要穴の1つである。現在では足三里の治療効果について、多くの医療従事者が関心を持っている。以上に紹介した症例では、いずれも満足できる効果があった。

足三里の穴位注射は、一般に安全である。皮下には前脛骨筋と長趾伸筋があり、大腿神経の前皮枝、外側腓腹皮神経、深腓骨神経、前脛骨動脈などが走っている。誤刺の事例では、消毒が不完全な穴位注射によって患者が感染し、ガス壊疽とな

って生命が危険になり、大腿を切断することになって一生障害が残った。非常に教訓となる。

6. 次髎、秩辺、小腸兪に刺鍼し、6例の腰仙部痛を治療する

6例の患者のうち、4例はX線写真で仙骨の骨化が確認されたが、2例には異常がなかった。症状は腰仙部の痛怠さである。ときには痛みが臀部にまで及び、冷えたり過労によりひどくなる。次髎、秩辺、小腸兪の3穴を主穴とし、鍼灸治療を主とするが、病状によっては環跳、承扶、委中、陽陵泉なども加える。6例は、いずれも1回の治療で痛みが軽くなり、平均7回の治療で治癒した。

備考：腰仙部の痛みに対する鍼灸治療には確かな効果があり、臨床で主な治療法であるが、理学療法も組み合わせると更によい。腰仙部の痛みは、痔、生理痛、慢性骨盤炎症性疾患、後陣痛など、さまざまな疾患で発生するが、すべて本法で治療できる。

3、まとめ

1. 講評

本章では刺鍼によって感染した7編の報告を紹介したが、そのなかには化膿性関節炎、尺骨神経炎、骨膜炎、膿瘍、硬膜膿瘍、中指の感染による切除、下肢のガス壊疽による切断があり、ほかにも包虫症を播種した1例があった。選穴した部位は全身であるが、一部に不明な穴位もあり、阿是穴もある。いい加減な消毒が感染の直接原因だが、特に脳硬膜の感染は危険である。

2. 救急治療の方法

(1) 感染して赤く腫れ、熱を持って痛んだり、膿があって爛ていれば、すぐに鍼灸を中止し、抗生物質を外用したり、服用したり、注射する。
(2) 関節腔や脊髄腔、腹腔などの腔内感染があり、発熱や白血球の増加、関節が赤く腫れる、運動制限、神経検査の異常、外科的急性腹部症状などがあれば、すみやかに感染を抑え、必要があれば関係の科に回す。

(3) 化膿して爛れたら、すぐに切開して排膿し、外科的処置をする。

3. 予防措置

(1) きちんと刺鍼器具を消毒し、アルコールに浸す。ただ消毒綿花で拭いただけでは危ない。
(2) 皮膚の消毒は、アルコール綿花で中心から外に向けて2回擦る。もし腔内へ刺入するときは、最初にヨードチンキで拭き、それをアルコール綿花で拭き落とす消毒をする。
(3) 感染しても徐々に発病する場合がある。だから患者が不快感を訴えたら詳しく観察し、病因を捜して、それを治療する。(劉海波、王治隆)

第2節 瘢痕拘縮

1、誤刺の事例

1. 合谷を取って、手の小筋が拘縮した事例

　患者、女性、24歳。半年前にインフルエンザのため合谷へ刺鍼した。当時は局部に何の不快感もなかった。2カ月後に、左手親指と人差指の間が軽い浮腫となり、怠く痛んで親指の動きも悪い。半年後に我々の院で検査し、親指の外転と中手指節関節の屈伸が制限されていることを発見した。第1指の水掻き部分深部に、紐状の硬い物が1本触知できる。手術したところ、第1背側骨間筋深層および母指内転筋浅層に1.5×1.0×1.0cmの白い瘢痕がある。それを切除すると、親指の外転と伸展の受動運動は、健側と同じように回復した。10カ月後に追跡調査すると、左手の機能は完全に正常だった。瘢痕組織の病理切片を検査したところ、筋線維内の瘢痕組織だった。

————程緒西ら『中華外科雑誌』1962;（7）425

　この例は合谷へ刺鍼し、そのときはあまり反応がなかったが、2カ月後になって局部の病変を発見した。これは刺鍼後の感染はないものの、運鍼の提挿捻転によって筋組織を損傷し、瘢痕化して指の動きや知覚に影響を与えたのであろう。

　手の小筋肉の瘢痕拘縮では、初期なら七厘散を湿布して治療したり、局部を按摩したりリハビリなどでも治療できるが、長引くと硬結になって消えにくくなる。手術は簡単で効果がある。類似した事例も少なくないので、術者が合谷穴で大きく鍼柄を動かさないよう注意を促す。

● 合谷穴の水平断面図

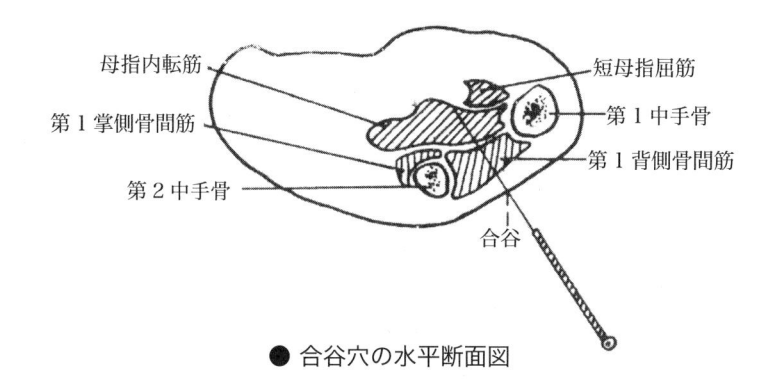

2. 合谷に穴位注射して、手の小筋が拘縮した事例　Ⅰ

　患者、男性、29歳。4カ月前に胆道回虫症となり、医者が両側の合谷へクロロマイセチン総合剤を1回注入した。そのときは局部に異常を感じなかったが、約3週間後に注射した部位に不快感が現れ、人差指で物を持つことが不自由になり、だんだんと右人差指の中手指節関節の伸展と内転が制限されるようになった。受動運動で伸展すると、その指の中手指節関節が痛むが、指節間関節の能動屈伸は良好である。合谷部にヒモ状の硬い物が触れる。

　手術中、第1背側骨間筋の第2中手骨起点に、2.0×0.5×0.5cm の瘢痕が隆起していることが判り、それを切除すると人差指の受動運動範囲は正常に回復した。術後7カ月目に追跡調査すると、患指の機能は完全に正常だった。

————程緒西ら『中華外科雑誌』1962;（7）425

　合谷穴にクロロマイセチンを穴位注射する方法は、小児の発熱、ヒキツケ、下痢などを治療できる。中国の一般の医者は、その方法が効果的なことは知っているが、その害を見ようとしない。

　程氏の報告によると、刺鍼あるいは薬物注射によって発生する病変部位は、それが浅層ならば第2中手骨の第1背側骨間筋だけである。それが拘縮すると主に人差指の中手指節関節を屈曲させ、第2中手骨を橈側に向けて歪める。病変は第1中手骨の筋肉に及んでいないため、指節間関節の屈曲には影響しない。

　深層に病変が起きれば母指内転筋を損傷し、親指が外転できないだけでなく、中手指節関節の伸展にも影響する。

手の構造は複雑で、機能も重要である。手部の刺鍼では消毒に注意するだけでなく、強すぎる刺鍼操作はせず、刺激の強くない薬物を使って穴位注射をすることである。

3. 合谷に穴位注射して、手の小筋が拘縮した事例　II

患者、女性、24歳。8カ月前に脊椎固定をおこなった。術後の痛みのため、両側の合谷穴にモルヒネなどの薬物を注射した。半月後、急に左右の人差指が伸展したまま内転しなくなり、中手指節関節が伸展できず、第1指の水掻き部分が痛み、拳を握るのが制限される。局部にヒモ状の硬い物が1本触れる。患者は手術に同意しなかった。

――――― 程緒西ら『中華外科雑誌』1962; (7) 425

合谷穴に穴位注射しても、しばらくの間は何の反応も起こらない。それは注射によって局部にはっきりした病理変化が起きないからである。しばらくの間、薬物の作用によって組織に無菌性炎症が始まり、それが進行してひどくなり、最後に瘢痕拘縮となる。そのときの症状は、指の拘縮、変形、機能障害、屈伸できない、外転や内転障害などである。病変は慢性に進行するので、すぐには気付かないことが多い。

4. 合谷への刺鍼と穴位注射により、母指内転筋が拘縮した事例

患者、女児、5歳。4年前に上気道感染により発熱し、左右の合谷穴に何回も刺鍼し、各側に0.5mLのアンチピリンを注射した。そのときは特に変わったことがなかった。1年後に両手の合谷穴部分に硬いヒモ状のものがあるのを発見し、親指の動きが悪くなった。4年後に我々の病院で検査し、親指の外転と中手指節関節の伸展が制限されていることが判り、第1指の水掻き部分にヒモ状の硬い物が触知できる。手術すると、両手の母指内転筋の中手指節関節停止部付近に、白い瘢痕隆起があった。左側が0.6×0.5×0.2cm、右側が0.5×0.3×0.3cmだった。それを切除すると、親指の受動運動は正常範囲になった。病理検査では瘢痕組織だった。2カ月後の追跡調査では、両手の機能は正常に回復していた。

――――― 上官存民『陝西新医薬』1979; (8) :60

5歳の幼児が上気道感染しても、漢方薬や薬物治療で効果がある。しかし医者は軽率にも、きちんと消毒しないだけでなく、その薬物のデメリットを考えもせず穴位注射をおこない、患児に苦痛を与えた。
　この事例を「筋肉注射できる漢方薬や薬物は、すべて穴位注射に使用できるが、使い方を誤れば必ず患者に危害を加える。刺鍼および穴位注射が、筋肉拘縮を起こす原因には3つある。1つには消毒が不完全で感染する。2つには注入した薬物が吸収されにくかったり、強い刺激性の薬物だったりして局部の組織が壊死する。3つには操作が不適切で、穴位局部の組織を損傷する」と検討している。

5. 承山を取って、長母趾屈筋と長趾屈筋が拘縮した事例

　患者、男性、24歳。右側の足底が変形して1年あまり。それで入院した。患者は入院する2年前の夏、水泳訓練の2～3日後に右フクラハギの「抽筋（こむらがえり）」を起こし、いつもコムラガエリが起きるたびに衛生員が「承山穴」へ刺鍼した。水泳訓練は40日あまりに及んだ。1年後に右母趾と第2第3趾が、歩くとき痛みを感じるようになり、足の裏が変形していることを発見した。足の背屈も制限される。入院時の検査では、右第1趾、第2趾、第3趾が「ワシ手」のように変形し、第1趾の足指節間関節は40°底屈して、第2趾と第3趾の足指節間関節は30°に底屈し、能動運動の背屈は制限がある。第1趾を受動運動で伸ばすと、フクラハギ中段後側に硬いヒモ状のものがある。臨床診断：長母趾屈筋と長趾屈筋の瘢痕拘縮。手術中、長母趾屈筋腱と第2趾、第3趾の長趾屈筋腱が接する部分に、2.5×1.5cmの紡錘形した硬結があり、周囲の組織と癒着していた。硬結を切開したところ、すべて瘢痕組織だった。筋線維の方向に沿って硬結を切除し、癒着を剥がした。術後は足関節と足趾を背屈する方向にし、石膏で固定した。
　病理報告：横紋筋組織の退行性変性で、多量の退行性変性した腱組織を伴っている。
　術後2カ月の再検査では、足趾の変形は矯正され、歩くときの痛みもなくなった。

——————梁雨田ら『人民軍医』1984;（5）:79

　承山は、別名を魚腹とか肉柱と呼ばれ、足太陽膀胱経の穴である。穴位は腓腸（腓

腹筋）の下で、肉が分かれる間の陥中にある。つまり腓腹筋の両側の筋腹が交わる下端で、アキレス腱の上端、後脛骨動脈があって、脛骨神経が分布する。鍼は 0.8 寸刺入する。腰痛、転筋（こむらがえり）、痔、便秘、膝の腫れや脚気などを主治する。この事例では、この穴位に毎日刺鍼したため、局部の組織が強烈な刺激を受けて退行性変性が現れ、固まって瘢痕となり、機能に影響した。これより、同じ穴位へ何度も繰り返し刺鍼してはならないことが判る。

6. 合谷に穴位注射して、手が変形した事例

　われわれの病院では 1975 年から 1978 年まで、合谷穴へ薬物注射したことにより、手が変形した患者 101 例を治療した。そのうち 9 例は両手が変形していたので、全部で 110 本の手である。全員に手術して、手術により変形が矯正され、手の機能も回復した。

一般的状況：本群 110 本の手のうち、2 本だけがクロルプロマジンを穴位注射して起きていたが、他はすべてスルピリン 0.1mL の穴位注射によって発生している。1 例の大人および年齢の大きな児童は、薬物注射した局部が赤く腫れて痛みが起きたことを鮮明に記憶しており、1 週間後に腫痛が徐々になくなった。変形が起きたのは、注射してから 1 カ月から数年とバラバラだった。

解剖の特長と変形の分類：合谷穴に刺鍼すると、浅層は第 1 骨間筋を通過し、深層の母指内転筋横頭を通る。局部に薬物注射すると、この 2 つの小筋肉が主として拘縮し、変形する。

　母指内転筋には横頭と斜頭があり、横頭は第 3 中手骨の手掌面から起こって、斜頭は横手根靱帯および有頭骨より起こる。2 頭は一緒になって筋腱となり、1 つは母指基節骨底の尺側に止まり、もう 1 つは母指伸筋腱の拡張部に止まる。そのため病変がこの筋肉に及べば、患側の指が内転し、中手指節関節は曲がって、指関節が過伸展するというように変形する。

　第 1 背側骨間筋には 2 つの筋腹がある。第 1 中手骨から起こって第 2 中手骨基底部背側の指伸筋腱板組織に止まる筋肉は、人差指を橈側に片寄らせたり、指関節を伸展させる。そして第 2 中手骨の筋腹から起こり、前者の深部を経て第 2 中手骨基底部橈側に止まる筋肉は、人差指を橈側に片寄らせたり、中手指節関

節を屈曲させる。だから障害されると人差指が橈側に片寄る変形ばかりでなく、障害された筋腹の違いによって中手指節関節が屈曲することもある。

　整形と手術のため、筆者は受損した小筋肉の違いに基づいて変形を3つに分類した。

第1類：手の小筋肉の拘縮が、深層の母指内転筋だけにあれば、親指の内転と中手指節関節の屈曲変形となる。検査時は、変形した反対側方向に親指を引っ張ると、第1指の水掻き手掌側に、ヒモ状の硬い物が1本横行している。こうした変形は最も多く見られ、本群で74本の手にあった（67.3%）。

第2類：手の小筋肉の拘縮が、浅層の第1背側骨間筋だけにあれば、人差指が橈側に片寄る変形となる。検査時は、変形した反対側方向に人差指を引っ張ると、第1指の水掻き背側に、ヒモ状の硬い物が一本縦行している。こうした変形は10本の手（9.1%）を占めており、そのうち7本の手は、示指の関節が屈曲する変形も伴なっている。

第3類：母指内転筋と第1背側骨間筋が拘縮すれば、親指の内転と中手指節関節の屈曲変形および人差指が橈側に片寄る変形となる。検査時は、二本の患指を変形と反対側へ引っ張ると、第1指の水掻きと背側に、ヒモ状の硬い物が触れる。こうした変形は26本の手にあった（23.6%）。そのうち14本の手に、人差指の中手指節関節に屈曲変形もあった。

　合谷へ薬物を注入すると、だいたい短母指屈筋の尺側部分の筋腹に拡散し、局部に瘢痕拘縮が発生するが、このとき親指の中手指節関節がはっきりと屈曲する。本群の6本の手の尺側縁に瘢痕拘縮があり、そのうち第1と第3類の変形もあったのは3例ずつだった。

手術方法

第1類変形：手掌面の短母指屈筋尺側縁を弧形に切開し、母指内転筋を露出させると、その筋に拘縮があるのが判る。拘縮を切除するか瘢痕を切断すれば変形は矯正され、手の機能は回復する。この型で74本の手のうち、4本の手は瘢痕が筋腹の一部分のみだったため、その瘢痕を切除するだけでよかったが、他の70本の手は筋腹全体から筋の停止部まで拘縮しているため、そこを切断しなければ変形が矯正できなかった。

第2類変形:背側の第2中手骨橈側縁を切開し、第1背側骨間筋を露出させると、瘢痕で腱のようになった組織が現れる。それを切除するか切断すれば変形が矯正でき、手の機能は回復する。手術して判ったことだが、人差指が橈側に片寄っているだけならば、瘢痕は第1中手骨の筋腹にのみある。しかし人差指の中手指節関節も屈曲していれば、瘢痕が第1中手骨の筋腹だけではなく、第2中手骨の筋腹あるいはその骨間筋の筋腹にもあることが多い。

第3類変形:切開する部分は第2類変形と同じである。まず第1背側骨間筋の拘縮瘢痕を切断したあと、さらに深層の母指内転の瘢痕を露出させて切断すれば変形は矯正され、手の機能は回復する。

手術の効果: 露出させた攣縮による瘢痕を切断したとき、術者に弦が切れたような感じがあれば変形は矯正される。我々は術後半年以上経過した症例を追跡調査したところ、58本の手のうち42本は、形も機能も完全に正常に回復していた(72.4%)。そして16本は手術前より明らかに好転しており(27.6%)、変化が無かったり悪化した人はみられなかった。

検討とまとめ: 手の筋肉は小さくてデリケートだが、機能は重要である。そして刺激性の強い薬物を局部注射すると、小さな筋肉は極めて拘縮しやすい。本群のうち記憶がある患者によると、局部へ注射してから赤く腫れて痛んだが、化膿した人は1例もなく、病理切片でも横紋筋の瘢痕が明かになった。薬物刺激によって小筋肉の無菌性壊死が起き、それにより瘢痕が拘縮して変形したとわれわれは考える。

本群では2本の手がクロルプロマジンにより拘縮しているが、そのほかはスルピリンを注射したことにより発生している。モルヒネ、塩酸ペチジン、プロメタジンなどを合谷へ注入しても悪い結果となる。

──────── 胡譜綿『中華児科雑誌』1980;(4):225〜227

胡氏は合谷穴へ薬物を注射し、手部の筋肉に瘢痕拘縮を起こし、変形した患者群を報告している。この文では発病原因、発生した症状、処置の経過を系統的に紹介している。それは合谷への薬物注射が重大な結果を引き起こすことだけではなく、手術により満足できる効果が得られることも示している。

7. 合谷穴へ穴位注射して、手の内転が瘢痕拘縮した事例

　これは四川省人民病院外科、南通医学院付属病院整形外科、慈渓県病院外科、新疆石河子医学院付属病院整形外科の4機関が、1974年以降の事例176例を総合分析したものである。その原因、治療、予防を抜粋したものが以下である。

　176例（217本の手）のうちわけは左手111本、右手106本であり、そのうち41例は両手だった。年齢は最年少1歳、最高齢44歳。11例は発病原因が不明、4例はウインタミン、コルチゾン、ビタミンB_6を穴位注射したことにより、1例は合谷へ電気鍼をしたことによって発生しているが、他の106例は全員がスルピリン、総合キニーネ注射液などを注射したため起きている。発病するまでの期間は、最短で3カ月、最長で12年であった。全員が手術によって変形が矯正され、機能もそれぞれに回復した。

　　　　　　　　　　　　　　　　　　———曹文安ら『中華外科雑誌』1979;（4）:267

　これは慎重に穴位注射をしなければならないことを報告している。

8. 合谷穴の穴位注射で、手の内転筋が拘縮して変形した事例

　内江地区の第1人民病院は1977～1979年8月までに、合谷穴へ薬物注射したため手の内転が拘縮変形した患者29例（41本）を発見した。その41本は、左手22本、右手19本であり、うちわけは男性12例、女性17例。年齢は9～16歳である。全員が発熱性の疾患により合谷穴に薬物注射され、熱が下がってから変形し始めた。そのうち24例で注射された薬物を調べてみると、スルピリン21例、ペニシリン1例、百乃定（異種蛋白が主成分）1例、ペニシリンとストレプトマイシンの混合1例であった。注射した薬剤量は、全員が不明である。患児14例の親は、薬物を注射した年齢が9カ月～3歳ぐらいだったと記憶していた。薬物を注射した翌日に、注射した局部が赤く腫れる反応があった患児もある。最も早く手が変形し始めたのは、薬物注射の後3カ月だが、多くは5～6歳になって注意を引き始める。

　本群41本の手を4つの型に分ける：親指が内転しただけの変形は手33本、人差指が橈側に片寄って中手指節関節が少し屈曲した変形は3本、親指内転と人差指の橈側変形は3本、親指内転に中手指節関節の不完全脱臼を伴うものは

2本。以上の4型には明らかに機能障害があるが、前3つの型が最も症状がひどい。

　すべての症例に手術治療した。3例は腕神経叢麻酔をしたが、その他は手首の神経をブロック麻酔するか局部麻酔した。止血帯は使わなかった。

　いずれの手術も拘縮した指の筋肉を切断するが、指の屈伸筋腱は傷付けない。それで機能は回復する。全てに感染はなかった。術後2カ月から1年で再検査したところ、親指は50～90度間で自動運動により外転でき、手術から時間が経過しているほど外転する角度も大きかった。もともと内転変形がひどければ（親指が手掌内に固定されている）、外転できる角度も少なかった。人差指の変形は、すべて矯正した。親指の能動内転と人差指の自動外転は、正常と大差がなかった。筋力が弱まることもなく、親指と人差指により掴む機能は、ほぼ回復した。1例は親指の内転変形がひどかったが、それは術中の溢血が多かったため、術後に合谷部分を圧迫止血し、圧迫が強すぎるため母指屈筋腱が中手指節関節付近で癒着し、親指を屈する動きが部分的に制限されるようになった。中手指節関節の不完全脱臼を伴った2例は、石膏で固定したが完全には整復できていない。

―――――楊璇宇ら『新医学』1980;11（6）:296

　本文では合谷の薬物注射により、手の併発症が起きた事例を型に分けて紹介している。損傷した筋肉によって治療法を分け、それぞれ優れた効果を挙げている。「1例は親指の内転変形がひどかったが、それは術中の溢血が多かったため、術後に合谷部分を圧迫止血し、圧迫が強すぎるため母指屈筋腱が中手指節関節付近で癒着し、親指を屈する動きが部分的に制限されるようになった。中手指節関節の不完全脱臼を伴った2例は、石膏で固定したが完全には整復できていない」という報告は、重視しなければならない。

9. 穴位に薬物注射して、重大な併発症を起こした6例

　6例の併発症のうち3例は、使用期限を過ぎたBCGワクチンを注射したため多発性寒性膿瘍を引き起こし、2例はクロルプロマジンを穴位注射したことによる正中神経損傷と外傷性気胸、1例はクロロマイセチンを穴位注射して起きた四肢末端の壊死である。

3例の多発性寒性膿瘍には5年間の追跡調査をおこない、うち1例は左下肢が筋萎縮して左足背動脈の拍動が消失し、左アキレス腱反射が減弱するなどの後遺症が残った。労働時に左下肢が痛み、間欠性跛行となる。四肢末端が壊死した1例は10年追跡調査し、左下腿と左足の発育不良、および左下肢が右下肢に較べて1cm短い、左足背動脈の拍動が消失するなどの後遺症が残っただけでなく、軽度あるいは間欠性の跛行がある。

――――――鄒運祺ら『中華外科雑誌』1986;（4）:48

　鄒氏は併発症の原因を「Ａ：術者が穴位注射する薬物を知らない、あるいは中途半端な知識しかない。Ｂ：薬物が多すぎたり、濃度が高すぎる。Ｃ：解剖部位を知らなかったり、操作方法がマニュアルからはずれている。Ｄ：提挿や捻転を何度も行ったり、刺入が深すぎるなど」と分析している。また予防措置を「Ａ：治療する人間が責任感を持つ。Ｂ：合理的な薬物の使い方。Ｃ：穴位を熟知する。Ｄ：神経や血管を損傷しないように注意する。Ｅ：背部の穴位は慎重に用い、斜刺したりする。深すぎてはいけない。Ｆ：同じ穴位へ何度も薬物注射をしない」としている。

2、臨床経験

1. 合谷を取穴して55例の難産を治療する

　55例の妊婦のうちわけは、早期破水、辺縁性前置胎盤、開口期の延長、妊娠中毒症、死胎、過期妊娠などである。主穴は両側の合谷と三陰交を主とし、支溝穴を配穴して、興奮させる手法で操作する。多くの患者は1回の刺鍼で効果があったが、なかには2～3回刺鍼しないと効果の見られない患者もあった。刺鍼して12～24時間後に分娩したのは21例、24～48時間後に分娩したのは18例で、有効率は70.8％だった。

2. 合谷を主に穴位注射し、212例の歯痛を治療する

　0.5～0.75％の塩酸プロカイン3～5mLを合谷穴へ注射する。多くは健側を取るが、患側を取っても両側を取っても構わない。鍼感があったら薬物を0.5

～1mL注入する。上歯痛には太陽と下関、下歯痛には頬車と下関を配穴してもよい。注射方法は前と同じで、毎日1～2回おこなう。

　経穴に注入して3分以内に痛みが消失したものは180例、軽減22例、無効6例だった。本法は象牙質知覚過敏症、炎症、抜歯後の痛みなどに対する効果はよく、壊疽性歯髄炎、齲窩による歯髄露出、上顎第三大臼歯が生えにくいなどの原因で起きた歯痛には効果が悪い。

3. 迎香と合谷穴へ穴位注射して鼻炎を治療する

　両側の迎香または合谷穴を取り、0.25%塩酸プロカイン2mLを毎日1回、各穴へ1mLずつ交替で注入し、10回を1クールとする。全部で24例の鼻炎患者を治療した。そのうち14例の単純性慢性鼻炎は、治癒9例、著効1例、好転2例、無効2例。10例のアレルギー性鼻炎では、治癒4例、著効1例、好転2例、無効3例で、総有効率は79.1%だった。

　合谷穴への穴位注射は、臨床で最も使われる方法であり、適応症も多く、多くの薬物が使われるため、本穴への穴位注射による医療事故は最も多い。

　合谷は大腸経の原穴であり、四総穴の1つでもあって、鎮痛や安神（精神安定）、通経活絡（経を通じさせて絡を活発にする）、疏風解表（風邪を追い出し、体表を邪から解放する）などの作用があり、鍼麻酔に使われる要穴の1つでもある。その深層は母指内転筋の横頭であり、手背静脈網があって、ちょうど橈骨動脈が手掌に向かう部分に当たり、橈骨神経の浅枝である背側指神経、深部は正中神経の固有掌側指神経がある。

　この章には、合谷穴への穴位注射により障害された7篇の報告を収録しているが、その症例数は310例である。うち手内転筋の瘢痕拘縮は176例、手の変形101例、手内転筋の拘縮変形29例、手の小筋の拘縮4例だった。こうしてみると合谷穴の穴位注射によって損傷することが多い。

4. 承山から条口へ透刺して、頸項部の不快感12例を治療する

　12例のうちわけは、寝違いが7例、冷えによるこわばりが3例、頸椎増殖2

例で、いずれも頚項部に怠い痛みがあり不快である。承山から条口へ透刺し、捻転提挿で 10 分ほど強刺激すると同時に、患者の頭を左右や前後に動かさせ、抜鍼したあと頚項部を数分間マッサージする。1 回の治療で、全員が好転するか治癒した。骨増殖では一般に 5 回治療する。

承山穴は足太陽膀胱経に属し、舒筋活絡（筋肉を緩めて絡を活発にする）と調理腸腑（腸を調える）の作用がある。条口は足陽明胃経の経穴であり、湿痺を除き、腸胃を調える効果がある。2 穴を併用して肩関節周囲炎によって起きた、肩背の怠い痛みを治療するために常用されている。条口から承山へ透刺して 470 例あまりの寝違い患者を治療し、満足できる効果を得た報告がある。また筆者も承山から条口の透刺で 12 例の不快な頚項部を治療し、満足できる効果があった。

5. 合谷穴へ刺鍼して重度の流涎を治療したカルテ

患者、女性、11 歳、学生。1996 年 9 月 16 日初診。主訴：この患者は幼い頃から眠りながら涎を流していた。その量が多いため、しばしば頭や枕、衣服を汚し、年齢とともに涎の量も増えて症状がひどくなっていった。患者は痩せていて発育が遅く、小食である。その舌質は淡、薄苔、沈細脈。そこで 1.5 寸の毫鍼を合谷へ 1 寸ほど直刺し、気を得たら平補平瀉法し、40 分置鍼して 10 分に 1 回運鍼する。刺鍼治療をしてからは、眠っているときに流涎することがなくなった。治療効果を安定させるため 2 回の治療を続け、4 カ月以降の追跡調査では再発はない。

合谷穴は大腸経の原穴であり、「手陽明大腸経は上がって頚部へ走り、面頬を経過する（手陽明大腸経、上走頚部、経過面頬）」、「これは津液の所に生じる病を主治する（是主津液所生病者）」とある。そうすると本穴は面口の各部を中心に通るので「面目合谷収（面目は合谷に収める）」が臨床の名言であると判る。だから本カルテでは、合谷穴に 5 回刺鍼しただけで治癒した。

3、まとめ

1. 講評
　本章では誤刺によって皮膚感染したり瘢痕拘縮した事例を紹介した。臨床では一般に軽微な感染が多いため、それによって重大な事態となることはなく、治療すればすぐに好転したり、治療しなくても自然に治るので、人々が関心を持たなかった。しかし感染がひどければ重大な事態を引き起こす。本文でも感染によって指に後遺症が残ったり、大腿を切断したり、硬膜膿瘍が起きた事例がある。

　瘢痕拘縮は穴位ブロックで多く、特に筋肉が薄くて浅い部位で発生しやすい。感染すると皮膚はただれ、再生のプロセスで瘢痕となることが多いが、特に瘢痕となりやすい体質だと起きやすい。

　治験例では治療した病状は違えども、ほぼ選穴は一致しているので、取穴が正確でマニュアル通りの操作をすれば瘢痕とならずに済む。

2. 救急治療の方法
　筋肉の攣縮には、漢方薬を湿布したり理学療法する。変形していれば外科で整形する。

3. 予防措置
　穴位注射したあと、皮下に結節や硬結塊、ヒモ状のしこりがあれば、漢方薬を湿布したり、ホットパック、理学療法などを使って、薬物の吸収を促す。（劉海波、金芳）

付記：古典からの抜粋
　『霊枢・寒熱病』に「凡刺之害……致気、則生為癰疽也（刺鍼の害とは……致気では、デキモノが生じる）」とある。ここで言う「致気」とは、病巣に当てなければ、逆に邪を内部に留めて蜂巣炎となることを指している。『霊枢・官鍼』は「疾浅、鍼深。内傷良肉、皮膚為癰（病が浅いのに深く刺せば、内の良肉を傷付けて、皮膚がオデキになる）」とも述べている。一般に軽い病に対して、太い

鍼で重刺し、しかも消毒していなければ、鍼と共に細菌を深部へ推し入れて、炎症を起こしたり、化膿して爛れたりする。『素問・刺禁論』にも「刺乳上、中乳房、為腫根蝕（乳に刺し、乳房に当てれば、そこが腫れ、乳根が腐ったりする）」とか「刺腨腸、内陥、為腫（フクラハギを刺し、奥へ入れれば腫れる）」とある。それらは刺鍼して皮膚が感染したときの状態を具体的に述べている。

『素問・刺禁論』には「刺手魚腹、内陥、為腫」ともある。手魚腹とは手魚のこと、魚際であり、穴位は手大指で本節（中手指節関節）の後ろ、内側の赤白肉際（手掌と手背の境）にある。ここへ刺鍼したり穴位注射すると、筋肉組織を損傷して瘢痕拘縮となる。さらに「刺肘中、内陥、気帰之、為不屈伸（肘窩を刺して深部を傷付け、そこへ気が集まると、屈伸できなくなる）」とか「刺関節中、液出、不得屈伸（関節の中を刺して、内部の液が出ると、屈伸できなくなる）」とある。それらは筋肉組織や腱鞘を傷付けて、局部に筋攣縮や骨痛が起き、関節の屈曲や伸展が障害されることを指している。

第 8 章

異常反応

刺鍼による異常反応の概述

　刺鍼の異常反応は、報告によると使用する穴位の決定が不完全であり、さらに患者の心理状態や個人の体質が関係している。だいたい刺鍼による予想外の事態には触覚、痛覚、温覚の異常、および折鍼や予見できない事故などがある。

　本章の第一節では、刺鍼できない患者に刺鍼したり補瀉の誤りによって発生した突然の死亡、第二節では辨証が不適切だったり刺鍼法の間違いによって起きた思わぬ傷害、第三節では不正確な取穴や不適切な手法による知覚異常、第四節では不適切な体位や不注意による折鍼事故について述べる。

　刺鍼で起きる異常反応は多種多様である。本章ではさまざまな事故について検討したり、有効な救急治療の方法を列挙するので参考にされたい。

第1節 病気で衰弱しているため突然死した

1、誤刺の事例

1. 長年の虚証で、怒り出したあと刺鍼して急死した事例

　ある成年男子は、日頃から肺結核を患っている。その彼が他人と口論して非常に気分が悪くなり、某医者に治療を求めた。刺鍼治療が終わった後、車に乗って帰った。車が約200m走ったとき、すでに車中で死んでいるのが発見された。解剖所見：取穴した位置は正確で、刺鍼した局部下の臓器には何の損傷もなく、他に異常もみられなかった。刺鍼と死亡は直接の関係はないが、刺鍼が患者を死亡させる誘因になったことは否定できない。

———— 葉廷珖『江蘇中医』1965; (6) : 封二; (7) : 封二

　報告には刺鍼した穴位と現れた反応について具体的に述べられてないが、死後の解剖によって取穴に誤りがなかったことと、臓器に損傷および異常のないことが立証された。それで報告者は「刺鍼と死亡には直接的な因果関係がないものの、刺鍼が患者を死亡させる誘因になったことは否定できない」と述べ、さらに「この事例から学び取るべき教訓は、慢性で長期的な病気では、かなり重病になっているので、体力が極度に衰弱していたり、悪液質体質に陥った患者には、できる限り刺鍼しないようにする」と続けている。もっともな意見である。もともと肺結核があり、そのうえ憤怒の状態だから、こうした患者には刺鍼するなと中国医学の文献は指摘している。たとえば『霊枢・根結』には「形気不足、病気不足。此陰陽気、俱不足也。不可刺之。刺之、則重不足。重不足、則陰陽、俱竭。血気皆尽、五臓空虚、筋骨髄枯。老者絶滅、壮者不復矣（身体が弱っていて、病気も衰えていれば、それは陰陽の気が、ともに足りない。刺鍼してはならない。刺鍼

すれば、さらに不足をひどくする。不足したものを不足させれば、陰陽は竭きてしまう。血気とも尽きて、五臓は空虚となり、筋骨髄は枯れる。そうなると老人ならば死亡し、壮年でも回復しなくなる）」とあり、『素問・刺禁論』には「無刺大怒。令人気逆（ひどく腹を立てている人に刺鍼してはならない。人を失神させる）」とある。こうした古訓は、胸に刻みつけておかねばならない。

2. 刺鍼したあとで脳溢血を起こして死亡した事例　Ⅰ

　患者、男性、59歳。15年の高血圧症があり、常に血圧は30.59～25.27/17.29～14.63kPaの間で変動している。10年前に急性の脳卒中となり、左半身不随になったが、治療して肢体の機能がほぼ回復した。今回は40日前に突然再発し、肢体の動きが悪くなった（左側がひどい）。救急で我々の内科へ入院して頭部のCTスキャンしたところ、脳内に多発梗塞があり、びまん性脳萎縮で24日入院して病状は安定した。

　退院してから鍼灸治療し、1回目と2回目は刺鍼後の感覚がよかった。3回目は太陽、百会、風池などを取っていると、患者は頭暈（頭がクラクラする）し、冷や汗をかいて、抜鍼するとすぐに嘔吐して、30分ぐらいで昏睡状態となり尿失禁し、3時間後に再び救急で我院の内科へ入院した。検査：深い昏睡状態で、体温39℃、血圧25.27/15.96kPa、脈拍92回/分、チェーン-ストークス呼吸で、はっきりした不整脈、両肺には異常なし。右瞳孔は直径3mm、左瞳孔が直径1.5mmで、両目は右上を向いて凝視し、両側のバビンスキー徴候は陽性、腰椎穿刺では血の混じった髄液が抽出された。脳溢血による脳ヘルニアと診断し、ただちに脳内血腫に簡易穿刺してドレナージする。右外耳輪上2cmで、少し後ろの頭蓋骨をドリルで穿ち、針を4.5cm入れると、鮮紅色の血が混じった液体を25mL放出した。シリコンゴムチューブを設置してドレナージすると、5時間後に血の混じった液体が再び10mL流出した。手術は順調で、術後に呼吸が好転し、瞳孔も左右等しくなり、対光反射も良くなった。術後2日目にも血の混じった液体が少量流出し、気管切開と鼻腔栄養、輸液による支持、脱水、チトクロームC、感染予防などで総合治療したが、病状は徐々に悪化した。2日目から時折り除脳硬直発作が始まる。術後3日目も古い血の混じった液体が絶えず流出し、

両眼球が漂う。術後4日目に呼吸不全と循環不全により死亡した。

——————— 周天祺ら『新疆中医薬』1985；(4) 24～25

　患者は高血圧となって15年になり、脳卒中を1回患っている。刺鍼治療では、患者の身体の条件や精神状態を考慮し、受け入れることのできる刺激の強さを決定する。特に病状が変動しているときは、さらに慎重にならねばならない。

3. 刺鍼したあとで脳溢血を起こして死亡した事例　II

　某男性、52歳、幹部。3カ月前に脳血栓のため、我院の内二科に入院して治療した。のちに左半身麻痺のため動きが不便で、鍼灸治療を求めた。左側の曲池、合谷、足三里などの穴へ鍼で補法した。4回刺鍼しても患肢がはっきりと好転することはなかったが、何の不良反応もなかった。5回目の刺鍼は、取穴と手法が前回と同じだったが、抜鍼して1～2分したとき患者の表情がおかしくなり、すでに喋れなくなっている。しばらくすると目がトロンとし、呼吸が速くなって痰鳴し、頭から汗が出て、嘔吐する。すぐに血圧を測定すると、収縮圧が39.9kPa（299mmHg）以上に達し、集中治療したが効果なく、約1時間後に死亡した。立ち会い診察によって脳溢血により死亡したと確定された。脳溢血となった本来の原因は、日常の血圧が不安定なところへ、当日早朝と朝食後の運動量が多く、さらに血圧が高くなった。午後5時に、血圧が高くなり過ぎており、極度に疲労した状況下で刺鍼し、左の曲池と足三里に補法したことが、血圧を高くして脳溢血を起こした。

——————— 李世珍『常用腧穴臨床発揮』人民衛生出版社、1985：105

　高血圧と脳溢血に対する刺鍼治療は、一般に優れた効果があるが、必ず辨証論治しなければならない。ゆっくりと鍼を刺入し、瀉法か平補平瀉がよく、急な補法は血圧を引き続き上昇させるので悪い。足三里、合谷、曲池などの穴位を取るときは、特に注意しなければならない。これらの穴位は敏感なため、強烈な刺鍼補法の刺激によって血圧が上下し、発症したと思われる。この事例では患者に脳血栓があり、そのうえ当日は過労状態だったので、それを刺鍼では考慮して刺鍼しないか、休ませて回復してから刺鍼すべきだった。『内経』には「勿刺大労人（疲労困憊してる人に刺鍼するな）」とあるが、ましてや高血圧患者でもある。以

上の2例は刺鍼したあとで脳溢血になっているので、取穴が正しければ事故が起きないとは限らない。

4. 天突を取って窒息し、急死した事例

　患者、男性、56歳。喘息、胸悶、頭暈（頭がクラクラする）が2年あまり続いている。某鍼灸班の医者が、天突、肺兪、百会、内関、期門を配穴処方し、別の術者が、まず期門に鍼を8cm以上刺入した。患者は不快感を感じたので、すぐにやめるよう求めたが、術者は相手にせず、今度は天突へ6cm以上平刺（横刺）し、10分ほど置鍼した。しかし患者が「ダメダ！ダメダ！」と連呼したので抜鍼した。患者は極度の呼吸困難に陥り、顔面が蒼白となって、全身痙攣、角弓反張、口唇や爪がチアノーゼとなり、手足が冷たくなって冷や汗をかき、大小便を失禁し、陰嚢が腫大し、悲鳴を上げたあと人事不省となった。集中治療したが効果なく死亡した。

　死体解剖：死者の発育は正常だが痩せており、喉頭には多量の血が混じった痰が塞ぎ、甲状軟骨下縁で、第3輪状軟骨の上に毫鍼の穴が1つあり、周囲は少し赤くなって腫れていた。大きさは3×2.8cmである。胸部で左右の乳頭内側3cmにも、1つずつ鍼穴がある。これは穴位、置鍼時間、刺入方法、刺入深度が全て間違っているため、喉の下の気管や神経を刺傷し、反射性痙攣を起こし、出血性の痰が喉頭を塞いで、窒息して死亡したのである。

──朱汲『江蘇中医雑誌』1986;（2）:28

　患者は喘息が2年あまり続き、痩せていることから肺機能が悪いと判る。鍼灸師は、天突や期門などを取るよう指導しているが、このように深刺すべきではない。特に天突は間違っており、この穴位は「璇璣の上1寸、喉頭結節の下の凹み」であるが、この例では「第3輪状軟骨上」を取っている。刺鍼方法もでたらめで、一般に天突は鍼尖を気管へ向けて0.1～0.2寸刺入し、そのあとは鍼柄を垂直にして下方へ刺入する。刺入深度が6cmとあるが、これでは喉下部の気管や神経を損傷しており、反射性痙攣が起き、そのうえ痰が塞いだため窒息して死亡した。

2、臨床経験

1. 高血圧症203例を鍼灸治療した臨床観察

203例の患者のうちわけは、男性123例、女性80例、40歳以下57例、40歳以上146例である。いずれも曲池、合谷、内関、足三里、三陰交、行間を主穴とする。そして心慌（動悸）や心痛があれば神門、心兪、肝兪、血海などを、頭昏（頭がふらつく）、頭痛、耳鳴り、不眠などには風池、太陽、翳風、列欠などを、蛋白尿や血尿があれば腎兪、関元などを、視力障害やイライラ、四肢の痺れがあれば委中、風池、睛明などを配穴する。全症例のうち著効52例、有効53例、改善52例、無効46例で、総有効率は77.3%だった。

高血圧症に対する鍼灸治療は、簡便で効果的な治療法の1つであり、特に高血圧症によって引き起こされた各種症状に顕著な効果がある。これに類する報告は多いが、主穴は上述した穴位を主にするものがほとんどである。

2. 脳血栓形成による後遺症の電気鍼治療カルテ

患者、女性、54歳、幹部、1996年5月17日初診。この患者は1996年3月12日、夕食後に頭暈（頭がクラクラする）、頭重、脚の軽さを急に感じるようになり、安定して歩けず、右側の上下肢を挙げられなくなったが、痺れ感はなかった。某病院のCT検査により、脳血栓と判った。1カ月ほど入院治療したが治らないので、今日は外来で治療した。検査：意識は明晰だが、言葉は出にくい。右の上下肢は不随で筋力は2級、口眼歪斜があって、鼻唇溝が浅くなり、舌質は赤く、膩苔、弦滑脈。診断：脳血栓の後遺症。取穴：マニュアルに基づいて、頭部、顔面部、上肢の肩髃、外関、合谷穴、下肢の風市、足三里などを取り、G-6805型鍼灸治療儀（パルス器）の出力コードを、それぞれ肩髃、外関、合谷、そして下肢の風市、足三里へ接続し、患者が耐えられるだけの出力電流にする。15回の治療により、患者はベッドを支えにして歩けるようになり、20回の治療で右手が少し動かせるようになり、40回の治療で右手が物を掴めるようになり、右下肢の筋力が5級まで回復し、自分で身の回りのことができるようになり、家事ができるようになった。半年後の再調査では、病状が安定していた。

3. 中風（脳卒中）1例の刺鍼治療

患者、男性、35歳。日頃から高血圧症がある。1カ月前に右半身が痺れ、物を持てなくなったが、最近急に右半身が麻痺し、口眼歪斜となった。左脈は弦で硬くて有力。右脈は沈細で無力。舌苔は白厚で少し燥。風中経絡（風邪が経絡に当たった）であり、疏経活絡（経絡を流通させる）の治療をする。曲池、合谷、環跳、陽陵泉、懸鐘、頬車などへ刺鍼する。1回の鍼で好転し、7回で1～1.5キロ歩けるようになり、手で物を持てるようになった。

中風症は、中経絡と中臓腑に分けられる。中経絡は軽症の中風であるが、一般には中臓腑の前兆である。中経絡の初期には鍼灸治療が効果あり、症状を緩解させて軽くするだけでなく、病気が進行して重くならないようにできる。

3、まとめ

1. 講評

本節では病気で衰弱したため、刺鍼したあと死亡した3件の事例を紹介した。1例は肺結核を長年患って身体が衰弱し、刺鍼したあと急死し、2例は高血圧による脳障害の後遺症で、刺鍼後に脳溢血を起こして死亡した。刺鍼が直接の原因となった事例は多くなく、併発症のため死亡している。しかし瘂門や大椎など、生命中枢と近い穴位では、刺入が深すぎると急死するので、こうした穴位を熟知してないと非常に危険である。身体に対する鍼灸の刺激は持続的だが、その刺激によって瞬間的に体内の神経や血管の機能が変化し、内分泌へも影響を与える。したがって身体が弱った患者、および刺鍼に敏感な人には、併発症を誘発する要因になることは間違いない。

2. 救急治療の方法

抜鍼したあと昏睡状態となった患者には、すぐに救急のルーチンな治療をおこない、できるだけ早く昏倒した原因を解明して、対症療法により集中治療する。

その場で治療することが多いが、移動させる場合は医者の指示のもとにおこなうと、病気を悪化させなくて済む。

3. 予防措置
(1) 高齢で身体の弱った患者に対しては、慎重に刺鍼するか、刺鍼しない。
(2) 刺鍼したあとは横になってしばらく休憩させ、無事であることを確認してから帰す。
(3) 突発性の疾患が起きる恐れのある患者には、刺鍼する前に予防のため薬を飲ます。(劉海波)

第2節 思わぬ事故を招く

1、誤刺の事例

1. 陽陵泉を軽刺して、皮下出血した事例

　患者、男児、7歳。1964年に発熱し、下腿が腫れて痛みだした。某病院で急性骨髄炎と診断されたが、右脛骨穿刺術とX線写真では確認されなかった。術後は14日ぐらい傷口から血がにじみ、右膝関節の屈伸に重い障害が現れて歩けなくなった。

　患児は4歳の時に、血が止まらない傾向があると判った。歩くときは2本の松葉杖で支え、右下腿が左下腿に較べ明らかに細くて痩せている。右膝関節は30度まで曲げられ、135度まで伸ばせる。右足関節の背屈は力がない。

　われわれの科では痿躄と診断した。通陽活血で論治し、皮膚鍼（梅花鍼）で関係する経絡の穴位を叩打する。10回の治療により、右脚が地面に着けられるようになり、松葉杖なしで数歩は行けるようになった。11回目は毫鍼で、患側の陽陵泉、足三里、委中の3穴を軽刺した。その夜、患児は右脚の苦痛をしきりに訴えて眠ることもできなかった。翌日、下腿上部が腫れて青紫になり、午後にはひどくなった。来診：始めは陽陵泉の周囲で、はっきり腫脹していたが、徐々に下へ広がった。48時間後に青紫の腫脹は、下腿中部まで達し、少し発熱した。体温38℃。

　患肢のX線写真で、右脛骨中部の骨質には軽度の炎症性反応がある。凝結時間（インビトロ）3時間（4〜12分が正常）。プロトロンビン時間16秒（12〜13秒が正常）。血小板3000万/μL。12時間で完全に血餅収縮する。血液凝固時間は明らかに長く、出血傾向があることから出血性疾患がある。プロトロンビ

ン時間が少し長いことから、血液凝固第3相には障害がなく、血液凝固第2相に軽度の障害があるものの、それだけでは本事例の出血傾向は説明できない。だから血液凝固障害は第1相にある。つまり血友病などである。条件が制限されているため、第1相のうち、いずれの因子が欠けているのか確定できなかった。血液凝固第1相を障害する抗凝血物質が存在する可能性も除外できない。

――――――李伯寧『成都中医学院学報』1979; (2) :66

血友病などの出血性疾患は、一連の遺伝性疾患である。組織に軽微な損傷を受けると、すぐに出血傾向となって簡単には血が止まらないことが特徴である。こうした患者には、刺鍼するとき特に慎重にすべきだが、できるだけ刺鍼しないことである。どうしても刺鍼する必要があれば、できるだけ少なく刺鍼して軽刺し、置鍼や捻鍼しない。さらに1日置くか2～3日開けて2度目の治療をおこない、刺鍼するかどうかを決定する。刺激が強すぎると大面積が出血したり、流血が止まらなくなる。

この事例では、まず梅花鍼治療により、ある程度の効果があったので、11回目は陽陵泉などへ毫鍼を刺入した。その夜、患児は苦痛を訴え、翌日には下腿が青紫に腫れた。X線で脛骨中部に炎症性反応が示された。これは血友病などの疾患による特徴と思われる。

2. 太陽に電気鍼して、大腿骨頸部を骨折した事例

患者、男性、40歳。慢性統合失調症のため太陽穴へ刺鍼した。50mAの電流で、3秒通電したが暴れて騒ぐので、3分後に再び同じ操作をおこなった。すると30秒後に、突然全身が痙攣し、それが35秒続いてから意識が徐々に回復した。術後は普通に歩けなくなり、3日後のX線写真で大腿骨頸部の骨折が確認された。

骨折した原因：A．操作者は、痙攣大発作が起きることに対して警戒心を持たず、肢体の保護を軽視していた。B．患者は10年近くも家に閉じ込められていたため、身体を鍛えられず、骨質がスカスカしているところへ、電気鍼の電流が強すぎた。今後の似たような治療をするときの戒めとなる。

――――――李玉明『神経精神病雑誌』1979; (2) :66

太陽は経外奇穴である。穴位は、眉尻の外側で凹むところにある。『鍼灸大成』

は「眉後ろの陥中で、太陽紫脈上が本穴である」という。局部解剖：三叉神経の第2、第3枝があり、顔面神経の側頭枝、浅側頭動脈の分枝がある。

　鍼法と主治：坐位で、刺入方向は病位に基づいて決定する。例えば、局部の疾患には直刺し、歯痛や三叉神経痛には下方へ向けて斜刺する。眼疾患には前方か上方へ向けて横刺する。片頭痛には耳尖に向けて横刺する。一般に0.5～1寸刺入し、頭痛、めまい、目赤腫痛、歯痛、風邪による頭痛を主治する。

　太陽穴下層の三叉神経分枝は敏感で、刺鍼すれば、すぐに頭痛が止まる。しかし強刺激すると、患者の心臓がドキドキしたり、呼吸が荒くなったり、ソワソワして落ち着かなくなったりする。この事例は、統合失調症だから虚性の興奮である。深刺して通電し、刺激が身体の許容能力を超えたため肢体が強く痙攣し、そのうえ慢性の病のため、骨が脆くて筋がフニャフニャになり、攣縮した筋力によって骨折したのである。この事例より、刺鍼通電では、刺激の強度は徐々に上げるべきで、突然強くしてはならないことが判る。

3. 刺鍼の電気刺激が不適切だったため、腕関節が不完全脱臼した事例

　患者、女性、65歳。右側肢体の片麻痺で、2カ月入院している。証として右側半身不随があり、右の肩と上腕に怠くて腫れぼったい痛みがあって、軟弱で無力、口眼歪斜、舌がこわばって言葉が出にくい。舌質は暗紅で、舌辺には出血斑があり、沈渋脈。中風偏癱（脳卒中による片麻痺）と診断し、益気と活血通絡を治療原則とし、刺鍼を併用して治療する。2カ月治療して、病状は明らかに好転した。1988年12月8日にも刺鍼治療した。右側の肩髃、外関、合谷などを取り、運鍼したあとG-6805型鍼灸治療儀（パルス）に繋いで電気刺激を加えた。ある実習生が操作したが、出力調整ツマミを0でなく2.5Vにしていた。スイッチを入れた途端、患者の前腕の筋肉が突然痙攣して引きつるとともに、右関節が痺れて腫れぼったく、ひどい痛みがあった。すぐにスイッチを切って鍼を抜き、患者の右関節を観察したところ、腫脹して痛み、動かせなかった。X線写真により、右側の尺骨橈骨の遠端が背側に向かって1.5cm突き出し、右手関節が不完全脱臼の徴候を示している。そののち整復、固定、薬物湿布などの処置をして、1週間後に治癒した。

———— 李文峰『広西中医薬』1994; (1) :45

　電気鍼の適応症は、すべて毫鍼治療に効果がある病証なので、なんでも適用できる。しかし治療の前に、必ずパルス器の出力電流が正常かどうか、出力調整ツマミが０になっているかをチェックした後、出力コードを各鍼柄に繋ぎ、スイッチを入れて必要な波形とパルス間隔を選び、出力を徐々に必要とする電流量まで調整し、患者に耐えられるだけの怠くて腫れぼったい感じを起こさせ、筋肉をリズミカルに収縮させる。

　報告によると、この実習生はマニュアル通りに操作せず、電気鍼の刺激量が強すぎて、突然に強い出力電流を流したため、関節が不完全脱臼したが、こうした事例は珍しい。

4．内関を取って、急に声が出なくなった事例　Ⅰ

　患者、女性、46歳。右側の胸痛が５年続いているため、来診して治療したが、検査では何も異常がなかった。印象：肋間神経痛と思われる。患者を仰臥位にして右内関へ刺鍼し、比較的強い捻転刺激を５分間続けると、患者は急に目を見開いて口を開け、非常に緊張した顔付きになり、喋れなくなって涙を流し、もがき始めたので、すぐに抜鍼した。そのあとから患者は右上肢が挙げられなくなった。そのまま静かに寝かせ、コップ半分ほど水を飲ませると、４時間後に喋れるようになったが、大きな声では話せない。翌日は声が出るようになったが、かすれ声である。結局３日して治った。

———— 王樹藩ら『新医学』1980; (11) :587

　暴瘖の病機は、邪気が肺を犯し、気道が遮られて胸膈が塞がれたことである。阻滞すれば気逆となり、金実では鳴らない。この例は、心包経の絡脈を刺傷し、それが心宮に影響したものである。舌は心の苗である。『霊枢・憂恚無言』には「舌者、声音之機也」とある。内関穴の操作法が不適切で、捻転が強すぎたため声が出なくなった。

5．内関を取って、急に声が出なくなった事例　Ⅱ

　患者、女性、36歳。シャックリとなって３日目。刺鍼治療し、足三里などを

第８章　333

取って少し好転した。翌日は足三里と中脘を取ったが反応がなく、右側の内関へ刺鍼したとき捻転手法が強過ぎ、患者は激しく咳き込んで止まらなくなり、声は犬が吠えるようにかすれて、頻呼吸となり胸苦しくなったので、すぐに抜鍼した。聴診：心と肺に異常はない。咽頭部に軽い充血があり、声が出ない。3日目の午前になって、正常に声が出るようになった。

――――― 王樹藩ら『新医学』1980;（11）:587

　『内経・刺禁論』に「刺舌下、中脈太過。血出不止、為瘖（舌下を刺し、脈にひどく当てれば、出血が止まらずに言葉が出なくなる）」「刺足少陰脈、重虚出血、為舌難以言（足少陰脈を刺し、虚を重ねて出血させると、舌が動きにくく喋れなくなる）」とある。この2例は、手厥陰心包経の絡穴を取って、手法が強すぎたため急に声が出なくなった。『霊枢・邪客』は「包絡者、心主之脈也（心包絡は、心を主治する脈である）」、また「代心受邪（心に変わって邪を受ける）」という。つまり2例の暴瘖事故には、理論的根拠がある。

6．人中を取って、狂ったように笑うようになった事例

　患者、女性、42歳。日頃から身体が頑健だったが、仕事中にギックリ腰となり、無理して田んぼから歩いて戻った。物を拾うような状態で、平身低頭したまま直立できなくなり、姿勢を少しでも変えると耐え難く腰が痛む。すぐに人中へ刺鍼し、0.2寸ほど刺入して、平補平瀉の捻転を15分続けると、患者は正座できるようになったが笑い出した。手法を止めて、患者に腰を動かすように命じたが動かず、笑いだけが続いている。再び強い捻転手法を約15秒続けると、ますます笑いが大きくなり、目に涙を浮かべて鼻水を流し、全身を震わせて、じっと座っていられなくなった。すぐに抜鍼したが笑いは変わらず、二人で救護したが落ち着かせることができず、言葉たくみに慰めて、その辛さを尋ねても首を振るばかりで答えない。ケタケタと高笑いした30分後に、ようやく低い声の微笑に変わった。徐々に落ち着いて平静になったが、それまで1時間ぐらいかかった。何がおかしかったか尋ねたが、「ただ笑いたかっただけ。心の中で止まらないと判っていた」と答えた。また30分休憩し、白湯を飲むと腰が自由に動くようになり、自分でベッドから降りて帰っていった。

郝習武『北京中医学院学報』1986; (6) :29

　人中は、水溝や鬼宮、鬼市、鬼客庁とも呼ばれる。督脈の穴位で、手足の陽明と督脈の交会穴である。
　穴位は鼻先の下で、人中溝の中央、鼻孔に近い陥中にある。局部解剖：鼻梁骨の下で、人中溝の上1/3。口輪筋中で、上唇動脈があり、それぞれ三叉神経の第2枝、および顔面神経の頬骨枝が分布する。
　鍼法と主治：坐位か仰臥位にし、鼻中隔の直下で、人中溝の上段約1/3にあり、鼻縁の近くを取穴する。鍼を0.2〜0.3寸刺入する。癲癇発作、中風口噤（脳卒中で口が開かない）、口眼歪斜、面腫口動状如虫行（顔が腫れて、虫が這うように口が動く）、消渇飲水無度（糖尿病で喉が際限なく渇く）、脊強腰痛（背骨がこわばって腰が痛む）、小児の驚風（ひきつけ）を治療し、一切の人事不省の救急穴である。
　人中穴へ刺鍼して、中風不語（脳卒中で喋れなくなる）、中悪（ショックや失神）、中気（脳卒中のようなもの）、尸厥（突然に仮死状態となるもの）など、さまざまな原因で突然人事不省となる病気を治療する。臨床では刺鍼して提挿捻転の手法を使う。刺鍼しただけで、提挿もしていないのに覚醒する患者もあるが、ほとんどは提挿捻転をしているうちに、大きな溜め息をついて覚醒する。これは非常に優れた回陽（陽気を引き止めて巡らせる）救急の効果があることを示している。この穴位は非常に敏感であるため、高武の『鍼灸聚英』では「回陽九鍼」の1つに加えられている。李世珍の『常用腧穴臨床発揮』には「本穴を取って刺鍼し……もし鼻水をすすったり、眉をしかめたり、泣いたり、喚いたり、クシャミしたり、手で鼻を擦ろうとしたり、鍼を抜こうとする動作をすれば、それが蘇生する兆しである」と記載されている。筆者は臨床で、しばしば人中穴を使うが、いままでかつて発狂して笑い出す患者など診たことがない。郝氏が報告した例は、特殊な反応ではあるが、臨床の参考として記載する。

7. 妊娠期に合谷などを取って、流産した事例

　患者、女性、23歳、農民。インフルエンザのため、某診療所で治療した。合谷、風池、大椎に刺鍼して、すぐに症状が軽くなったが、当日の午後に下腹が重い感

じがあり、腟から出血するとともに妊娠 2 カ月の胎児を流産した。

　分析：この患者は、以前に 1 男を出産しており、流産歴や早産歴はない。刺鍼する前にも、外傷や重い肉体労働、服薬などの誘因がないことから、事故は合谷穴に流産を促す作用があることを軽視したために発生したものである。

——— 蒋作賢『陝西中医学院学報』1988;（1）:26

　妊婦には「薬物禁忌」だけでなく「刺鍼禁忌」もある。古今の鍼灸文献には「妊娠 3 カ月以内の者は、臍から下が禁鍼である。3 カ月以上の者は、臍から上も禁鍼である」と記載されている。特に妊婦は、石門、合谷、三陰交および腰部の孔穴を禁刺としているが、これらの穴位には流産を誘発する作用があるからである。

8. 腎兪や三陰交を取って、過多月経を引き起こした 3 つの事例

　例 1．患者、女性、24 歳。月経 4 日目に、腰痛のため来診した。今回の月経は、前回の月経から 20 日しか離れていない。そこで両側の腎兪（0.6 寸刺入）と大腸兪（0.8 寸刺入）を取り、強刺激手法を用いたが、それは抑制作用によって鎮静止痛するためである。25 分置鍼して 10 分の温灸を加えた。患者は心地好く感じ、抜鍼したあとも何ら特殊な反応がなかった。そして患者が帰りのトロリーバスに乗ろうとしたとき（治療室から約 60 m 離れている）、下腹に痛みを覚えたが、ひどくはなかった。のちには、それが発作的な痙攣痛となり、続いて激痛となって歩くこともできなくなった。無理して帰宅したが、そのときは動けなかった。下腹部には膨満感があり、激しい痙攣痛があって、腹部は緊張して硬くなり、吐きそうになる。両足を曲げたり、ベッドでうつ伏せになると痛みが少し和らぐが、そのまま痛みが夜まで続いた。この時に月経量が突然増え、腹痛がして、黒紫色の血塊が出た。血が流れると痛みが少し和らぎ、腰を伸ばせるようになった。

　例 2．患者、女性、既婚。腰膝痛が 2 年以上続いている。月経中に腰痛がひどくて来診した。2 回目の再診のときは、すっかり月経が終わっていた。委中、腎兪、大腸兪（刺激時に反応が大きい）を取る。帰宅したあと、また子宮から流血していることが判った。色は鮮紅色で、量が今までなかったほど多い。2 日目も流血して、やっと止まった。

　例 3．患者、女性、28 歳、既婚。両足で歩くことが大変で（痛みはない）、

重くて力がなくなって2年になる。刺鍼治療：1クール目は14日で、2週間ほど刺鍼を休む。2回目の治療で、両側の陽陵泉と三陰交へ0.8寸ずつ刺鍼する。捻鍼法で刺入して、いずれも痺れるような腫れぼったさを足関節に到達させる（特に三陰交の感覚は大きい）。約15分ぐらいすると、急に患者の下腹部に痙攣痛を感じたが、特に両側の卵管付近がひどい。治療を続けられない状態となって抜鍼した。抜鍼後も患者は異常な苦痛を浮かべ、精神が緊張し、額から少し冷や汗をかき、指先は少し冷たくなった。身体を前後に曲げたり、側臥位になれず、腰をまっすぐ伸ばせない。ベッドに這いつくばると痛みが少し和らぎ、下肢を腹部に向けて湾曲させると気持ちがいい。患者は腹部の検査を拒絶したが、下腹は硬くなって盛り上がり、絞られるような痙攣痛があると患者は言う。トイレに行くと、暗赤色で小さな血塊の混じった多量の血液が膣から流出した。その後は痛みが徐々に和らいで、助けがなくても治療室へ帰ってこれた。痛みは緩解し、20分後には歩けるようになった。腰も正常に回復し、少し休むと全く痛みがなくなった。

———楊楣良『上海中医薬雑誌』1958;（9）:28

歴代の鍼灸文献および各臨床家の経験からすると、腎兪と三陰交の両穴は泌尿、生殖器系に対して作用が大きい。月経中の影響は、さらに大きくなるので、生理痛や無月経症、生理不順などに、両穴は優れた効果を示す。「三陰交に刺鍼して流産させる効果は、打てば響くが如し」という人もある。また『鍼灸大成』に「宋の太子が庭に出ると、妊婦がいた。それを診断して『女』という。徐文伯は『一男一女』という。太子は、どちらを妊娠しているか、すぐに見たくなった。文伯が、三陰交を瀉して、合谷を補うと、胎児は鍼に応えて降りた。果たして文伯の診断のとおりだった」と書いている。この故事は、封建時代の統治者が、いかに人民に残虐な行為をしていたかだけでなく、三陰交穴が生殖器官に対して強い作用を持つことも示している。楊氏は、月経中に腎兪あるいは三陰交などへ刺鍼し、強烈な腹痛と大出血を招いた3例を報告しているが、古人の記載が正しかったことの検証にもなっている。

楊氏が報告した3例は、腎兪、三陰交、陽陵泉などの穴位には、疏通経絡（経絡を流通させる）、暢行気血（気血をスムーズに流す）、調理衝任（衝脈と任脈を

調える）などの作用があることを示している。もし刺鍼したあとで、患者の痛みがひどくなったり、大汗がダラダラ出たり、心臓がドキドキして喘いだり、ひどいときは立てなかったりするが、一般にしばらくすると何事もなかったように治る。それを『尚書・説命上』は「若薬弗瞑眩、厥疾弗瘳（もし薬で瞑眩がなければ、疾病は治らない）」と言う。もちろん臨床では「瞑眩」がなければ治らないなどと言うことはないが、刺鍼によって起きた「副反応」を「誤治」と断定できない。もし反応が激しくなければ、自然に回復するまで待つ。術者は臨床に当たって、病状をしっかり把握して治療を決めなければならない。たとえば気滞血瘀の患者で、一般の治療をしても効果がはっきりしないとき、月経期に腎兪か三陰交を試してみると、思い通りの効果が得られたりする。

9. 三陰交などを取って、生理不順を起こした事例

　患者、女性、44歳。主訴：頭昏（頭がふらつく）、乏力（疲れやすい）、心悸、全身の関節の痛怠さを伴っている。術者は、百会および両側神門と三陰交を取り、捻転して気が得られたら10分ほど置鍼した。再診の証も前と同じだったが「刺鍼した当日の夜、下腹部が腫れぼったくなって不正出血した。それは正常な月経の時と似ていたが、量が少なくて色がうすかった」と述べた。以前にも月経が終わってかなりあとなのにかかわらず、刺鍼した当日の夜は、こうした出血が必ずあって、刺鍼を止めるとすぐ治り、月経周期が長くなると本人がいう。

　次には、上述した穴位処方から三陰交を外し、公孫を加えた。提挿法して、気は得られなかったが10分置鍼した。そして刺鍼したあと、やはり同じ症状が現れた。

――――蔡国弘『北京中医学院学報』1985;（5）:31

　この事例では頭昏、乏力、心悸、月経量が少なくて色が淡いなどの症状が記載されている。恐らく身体が虚弱なため、気血不足の症状が現れているのであろう。三陰交などを取り、まだ補法をすればよいが、瀉法すれば必然的に思い通りに事が運ばなくなり、出血する結果となってしまった。

2、臨床経験

1. 鍼灸と漢方薬を併用して、15例の脊椎空洞症を治療する

　足三里、陽陵泉、天枢、太谿、三陰交、そして背部兪穴および阿是穴を取り、辨証に基づいて当帰補血湯、八珍湯、補中益気湯、神効黄耆湯、大黄䗪虫丸などの漢方薬を服用させる。そして病変部分の脊椎分節、四肢および麻痺した部分を、梅花鍼で重から中刺激する。毫鍼は提挿、開闔補瀉、あるいは平補平瀉を中心に、処方穴を毎日順番に取って治療する。

　15例を治療した。2例は皮膚感覚が完全に正常に回復し、10例は著効、3例は好転した。9例の深部感覚の減退した患者は、治療後に4例がほぼ回復した。10例は皮膚の乾燥を伴っていたが、治療により1例がほぼ回復、5例が軽減した。15例は痛みを伴っていたが、治療により3例が消失、8例が軽減した。11例は脱力感を伴い、治療により6例が好転した。そのほかの随伴症状も、治療によって、ある程度緩解した。

　本章には、急性脊髄炎を治療するため陽陵泉穴へ刺鍼し、皮下出血を起こした事例がある。その事例を本篇の報告と参照されたい。脊髄空洞症は、慢性進行性の脊髄疾患で、主な臨床症状は受損した脊髄分節の解離性感覚障害であり、最初は一側の痛覚や温覚が減退したり消失し、続いて運動障害と栄養障害による萎縮などが現れる。この病気は、現在も効果的な治療法がなく、難病の1つである。中医治療で改善し、いくつかの症状を緩解することができる。上述した15例の患者のうち、ほとんどの患者がある程度軽減したが、さらなる観察治療が必要であり、特に長期効果を確保することが課題である。

2. 統合失調症の電気鍼治療

　統合失調症の電気鍼は、臨床で広くおこなわれている。それは発作期であれ、緩解期であれ、確かな効果がある。この方法を用いて治療した患者1937例の統計では、62.8%～95.9%の有効率があった。原則として近隣取穴と循経取穴を組み合わせて処方する。一般に常用される処方は、百会、定神、承霊、印堂、迎香、素髎などを主穴とし、内関、合谷、少商、足三里、太衝、照海、湧泉などを

配穴する。毎回1～2対の穴位を取り、120回/分のパルス間隔で、刺激の強さは状況によって大、中、小から選ぶ。治療するときは一般に小さな電流から始めて徐々に大きくするか、いきなり強い電撃で刺激する。治療中は電流刺激により、頭部の筋肉が痙攣したり、息が詰まったり、顔が青紫色になったり、癲癇発作が起きたりなど、さまざまな反応が現れるので、常に観察しながら直ちに処置する。毎日2～3回治療し、6週間を1クールとして、各クール間は2週間ほど開けてから次のクールを始める。

本病は、中医では「癲狂」になる。中医では気血が失調したり、痰火が上擾（頭面部を掻き乱す）することと関係があると考えている。本病の鍼灸治療は、歴代の医学書にも多く記載されている。50年代の初め、朱璉氏が本病を鍼灸で治癒させた症例を掲載し、それが医療従事者の関心を集めて研究され、本病の鍼灸治療に関して、この30年で、ざっと計算しても約二百編以上の症例報告がされている。60年代には、伝統的な電気ショック療法の代わりに電気鍼灸が使われ始め、それが本病の治療に際立った効果があったことから、現代の精神病治療ではルーチンな療法の一つになった。

3. 人中などへ刺鍼して、1000例のギックリ腰を治療する

患者1000例のうちわけは、男性913例、女性87例である。最年少15歳、最高齢72歳。いずれの患者も腰部の一側または両側に強直したような痛みがあり、腰を前後に曲げたり捻ったりの動作が制限され、局部の筋肉が緊張し、はっきりした圧痛があり、咳や深呼吸をすると激しく痛む。ひどい患者は少し動いただけで呻きまくる。

腰脊正中の捻挫を治療するには、指で上唇を摘み、人中穴の傍ら1cmを取り、2寸の毫鍼で対側へ突き抜ける程度に透刺したら、患者が涙を浮かべる程度で5～10秒ほど強刺激しながら、患者には何かに捕まって立ち上がるようにさせ、術者は患者の後ろに立って腰と腹部を抱え、グルグル回転させる運動を主にして、支えながら腰部を動かさせる。

腰部の軟組織を損傷した患者の治療は、それが左側ならば左睛明穴、右側ならば右睛明穴、両側ならば両側の睛明穴を取る。指で眼球を圧迫し、0.5～1寸刺

入する。抜鍼したら鍼孔を押さえて出血させないようにするが、前と同じようにして腰部を運動させる。

痛みの状態によっては、さらに大腸兪、委中、腰部の阿是穴なども加える。

本法による治癒率は77.2％、著効率19.9％、無効率2.9％で、総有効率は97.1％だった。

本法は、簡単で速効性があり、ほとんどの患者は1回で治癒する。この方法は筆者も常用し、上下にうずくまる動作を20回以上やらせると、さらに効果がある。腰椎の椎間板がズレていたら、まず手技によって整復し、そのあと本法を施せば満足できる効果がある。

4. 合谷、風池、大椎へ刺鍼した臨床治験

例1. 高熱

患者、男性、28歳。発熱して1日目。頭痛、悪寒するが汗が出ない、全身の関節が痛だるい、鼻詰まり、喉の痛みなどを伴う。心臓と肺は正常、体温39度、扁桃腺が赤く腫れ、舌苔は黄、舌質は赤、浮数脈。合谷、風池、大椎、太陽、曲池に刺鍼する。大椎には置鍼しないが、そのほかは1時間ほど置鍼し、15分ごとに捻転する。抜鍼すると体温は37.8度になった。翌日も刺鍼すると諸症状が消え、体温も36.8度となった。

例2. インフルエンザ124例の治療

124例の患者は、男性70例、女性54例。年齢は最年少15歳、最高齢61歳。発病1～3日が99例、3日以上が25例である。主穴：合谷、風池、大椎。配穴：頭痛には太陽と印堂、鼻詰まりと鼻水には迎香、咳嗽には天突、列缺、豊隆、発熱には曲池を加える。すべて中刺激の瀉法で、毎回2～3穴を取り、1～3分刺激を続け、置鍼しない。毎日1～2回治療する。その結果は、治癒98例、著効11例、好転13例、無効2例で、総有効率は98.4％だった。

この3穴で流感による発熱373例を治療した報告では、刺鍼して24時間後に熱が下がったのが198例で53.1％、48時間後に熱が下がったのが108例で29％、72時間後に熱が下がったのが16例で4.3％、体温を計ってないものが

51例で13.6％を占めた。24時間後に再調査すると、いずれも自覚症状が消え、普通に職場復帰していた。

　この3穴を組み合わせると、インフルエンザや発熱の主穴となり、確実な治療効果があるため、感染および原因不明の発熱に使用される。

5．生理痛2例の鍼灸治療
　例1．38歳、既婚。いつも月経期や月経2日前になると、下腹部に発作性のひきつるような激しい痛みが始まり、全身の疲労感、頭痛、めまい、腰痛などを伴う。そして月経が終わると正常に戻る状態が7年以上続いている。さまざまな治療をしても効果がなかったので、刺鍼治療に改めた。取穴：腎兪、三陰交、関元、合谷。刺鍼したあと、すぐに痛みが止まり、そのあとも2回ほど治療した。1年の追跡調査では、再発はない。

　例2．25歳、既婚。月経期は下腹部に激しい腫れぼったい痛みがあり、足腰が痛だるく、頭がクラクラしてめまいがし、全身に不快感があるが、生理が終わると正常に戻る状態が1年以上続いている。婦人科で検査しても異常がなく、いつも月経期に鎮痛剤や鎮静剤を飲んでいるが、あまり効果がない。そこで鍼灸治療に変更した。選穴：腎兪、三陰交、足三里、気海、関元。刺鍼すると痛みが止まった。その後2回刺鍼し、2カ月後に妊娠した。いまだに再発はない。

　生理痛には、気滞、血瘀、虚寒、虚熱の4種類があり、精神的要因および寒さに遭ったり冷えたりなどが関係する。実痛は気血の凝滞によるものが多く、虚痛は気血不足が多い。生理痛の多くは、婦人科で検査しても器質性疾患のないことが多く、鎮痙や鎮痛の薬物を使っても十分な効果がなく、ほとんどが再発し、最後には漢方薬にでも頼ることが多い。本病に対する鍼灸治療は、速効性があって効果的であることが、古くから実証されている。器質的疾患により生理痛があっても効果のあるケースがあり、標本兼治の優れた方法である。

6. 強迫行為6例の鍼灸治療

　6例の患者のうちわけは、男性5名、女性1名だが、症状は各人で異なる。1例は鍵をしたあと少し歩くと、また引き返してドアを引っ張ってみる毎日である。1例は毎晩、眠る前に、カマド内の灰を棒で1回かき回さなければならない。1例は毎日何度となく頸部を揉む。1例は毎日、突発的に深呼吸を1回しながら、手足を力を込めて曲げる。1例は毎日、何回も顔を洗う。1例は毎日、眠る前に靴の位置を直さなくてはならない。少しでも歪んでいると、起き上がって置き直す。6例の患者は、いずれも脳波検査が正常で、強迫神経症と診断されている。鍼灸治療：百会、神門、三陰交、合谷、神庭、曲池から毎回3～4穴を取り、気が得られたら補法をおこなって抜鍼し、置鍼しない。隔日に1回治療して、10回を1クールとする。3～5クール治療し、そのうち2例は、ほぼ症状がなくなり、1例は著効、1例は好転、2例は無効だった。1年の追跡調査では、安定した状態だった。

　強迫行為は、神経機能の乱れによって起こる精神行動の異常であり、一般には実質性疾患はない。現代医学では、神経栄養剤、鎮静剤、プラセボ薬などで治療するしかなく、あまり効果が期待できなかった。この6例は鍼灸治療し、まずまずの効果だった。さらに耳鍼や漢方薬を併用すれば、さらに効果が望める。

3、まとめ

1. 講評

　刺鍼が思いがけぬ病変を引き起こすことは、臨床につきものである。刺鍼による皮下出血など、刺鍼と直接関係する事例もあるが、骨折したり、急に声が出なくなったり、狂ったように笑い出す、流産、月経異常など関係がうすいように思われる事例もあり、その刺鍼部位も近隣取穴でない事が多い。その原因は、発病した臓器の経脈や経絡を傷付けたことにより、その連絡のため間接的に影響したものと思われる。ここで紹介した事例の大部分は、後に紹介する状況と同じである。

2. 救急治療の方法

対症療法。臨床の思いがけぬ病変は、しばしば想像だにしなかった器官を傷害する。そのため臨床では、それに応じて機敏な処置をする。

3. 予防措置

治療前に、病状や体質などを総合的に分析し、思いがけぬ状況の発生をできるだけ考慮する。例えば、ある妊婦の合谷穴へ刺鍼したために流産した事例があるが、このような鍼灸治療が向かない患者には刺鍼せず、使ってはならない穴位を使わない。(劉海波、王麗)

第3節 刺鍼後の知覚障害

1、誤刺の事例

1. 刺鍼により左下半側の肢体が痛覚喪失した事例

　患者、男性、32歳。10年近くも頭皮がこわばり、両眼が熱く、記憶力が減退し、不眠や多夢（夢ばかり見る状態）が続いている。半年前に4～5回ほど鍼灸し、治療してから左半側の頭部は症状が消えた。しかし左手の中指と薬指、小指が疲労し、左下肢の膝関節から下が疲労して力がなくなり、近頃では右半側の頭痛がある。初診では神経系に、はっきりした異常が見つからなかった。印象：神経衰弱、神経性頭痛。

　右側頭部の敏感点を選んで刺鍼し、0.6～0.7寸ほど刺入した。刺入したとき、急に鍼感が左大腿部に現れ、それが足先にまで伝わって痺れ、震えて引きつり、左側頭部に汗が出た。30分ほど運鍼し、刺鍼したあと頭部の痛みが消え、頭や目がスッキリした。だが2日後になっても左大腿部の痺れが消えなかった。元の敏感点に刺鍼したが同じ反応が起こり、約半月しても、左下肢に痺れた不快感があった。左側第8肋間の下から足趾まで、肢体の痛覚が欠落し、触覚はあって自由に動く。痛覚喪失部分の境界は非常にはっきりしており、前後の正中線によって分かれ、陰茎の痛覚も2つに分かれている。痛覚がなくなった部分は、刺鍼による出血があれども、全く痛みを感じない。神経系の検査でも異常がない。左の下肢と足は痛覚が消え、温覚が減退し、触覚はあり、自己感覚もあるが、排尿が少し困難である。1カ月後に左半身の痛覚消失と痺れの部分が徐々に縮小し、大腿もシャキッとした。その過程は、最初に痛覚消失した辺縁部が痒くなり、そのあとで痛覚が現れた。腹部および下肢前面の痛覚は回復が遅く、2カ月後にも

再検査した。そのときは痛覚が回復したものの対側に劣り、患側下肢に灼熱感があるとともに冷熱感の異常があるが、正常に歩けて筋萎縮もない。本人はヒヨスを飲むと感覚が減退するという。1年後の再検査では、左下肢の痛覚は回復したが、足背面の感覚は、まだ低下している。1年8カ月後の再検査では、患側の痛覚は正常に回復し、健側と同じになったが、まだ冷熱感だけが低下している。

———沙洛『山西医薬雑誌』1978;(6) 31〜32

この事例のメカニズムは、さらなる研究が待たれる。

2. 内関の穴位注射により、両手の手袋麻痺が起きた事例

患者、男性、22歳。発作性のカラ咳のため、両側の内関と天突へ0.25％ノボカインを1.5mLずつ注入した。すると途端に穴位から末端が痺れ、疲労したような痛みがあった。30分後に、それは焼けるような持続性の痛みとなり、皮膚は氷のように冷たく、指が伸ばせなくなった。夜間は痛みがひどくて眠れない。翌日の再診では、両手の皮膚の色は正常で、変形も浮腫もない。左前腕内側で手関節横紋の上8.5cm、橈側手根屈筋と長掌筋の間に鍼痕があり、右側前腕内側で手関節横紋の上8cm、橈側手根屈筋側にも鍼痕がある。病変部に発生した異常は、鍼痕から指先に向けて手袋状に分布し、手袋麻痺した部分は温度が低く、温覚、触覚、痛覚が消失しており、両側の橈骨動脈の拍動が弱い。手首や指の自動運動ができないが、他動運動はできる。手首は屈しも伸ばしもしない中間位で、各指の関節は屈曲位、親指は内転しない。上腕二頭筋、上腕三頭筋、腕橈骨筋反射はある。臨床検査：白血球12100/mm^3、好中球76％、リンパ球18％、好酸球6％。

治療：内関付近の腧穴へ3回ほど鍼灸すると、患肢の温度が少し高くなり、痛覚が右前腕で下に向かって3cm、左前腕が下に向かって2cm移動した。13回の電気鍼治療をおこなうと、電流の増加に伴って指が動くようになったが、いつも鍼治療の30分後には元のように機能がなくなった。今度は低周波を使い、ノボカインの静脈ブロック、暗示療法などの治療をおこなって、23日後に右手の機能は回復した。左手には、はっきりした変化がなかったが、こうした治療を28回続けていたら、左手の機能もほぼ回復した。3カ月の追跡調査では異常なし。

——— 管遵恵『江蘇中医』1966;(1) 20

内関穴は刺入方向の誤り、そして強過ぎる手法などで正中神経を損傷すると、五指の屈伸ができなくなったり、猿手になったり、知覚が鈍くなったり麻痺するなど、手の機能障害が発生する。こうした症状に対しては、その付近の穴位を取り、知覚の回復を促す。

3. 内関穴へ穴位注射して、右手が痺れて腫れた事例

患者、女性、68 歳。老人性白内障と慢性気管支炎である。両側の内関と天突へ、毎回 0.1g、隔日に 1 回、ストレプトマイシンを穴位注射した。5 回目の注射のとき、針を右側内関へ刺鍼したところ、強烈な電撃感が中指と薬指に伝わり、薬物注入時には腫れぼったい痛みがあり、それが徐々に強くなって、中指と薬指に触れなくなった。夜間はひどく疼き、痛み止めも効果がない。理学療法科の立ち会い診察し、鍼灸治療をした。

検査：右手の皮膚の色は正常で、浮腫はない。右手の中指と薬指は半屈曲位で、触ったり伸ばしたりすると刺痛があり、それが前腕内側まで及ぶ。両側の内関穴には針痕が密集している。中手指節関節は随意運動ができ、右手の中指と薬指は、他の指より腫れぼったい感覚がある。臨床検査：白血球 10700/mm^3、好中球 58%、リンパ球 39%、好中球 3%。

9 回治療すると、患者は自由に動かせるようになり、触っても痛みがなくなったが、たまに痺れ感や不快感がある。3 カ月後の追跡調査でも、右手薬指の痺れ感は残っていた。

——— 管遵恵『江蘇中医』1966;(11) 20

内関穴は、手掌の後ろで、手首の上 2 寸の筋間にある。解剖から判るように「橈骨と尺骨の間。長掌筋腱と橈側手根屈筋腱の間にあって、深部には正中神経があり、前腕掌側の骨間動脈などがある。一般に 0.5 寸刺入する。この事例は、老人性白内障と慢性気管支炎のために内関穴などへストレプトマイシンを注射しているが、薬物と疾患は適合しているのだろうか？　針を右側内関へ刺入したとき、患者に強い電撃感があったので、針先が神経に達している。だから術者は、すぐに針を後退させないと正中神経を傷付け、手の機能障害が起きることは目に見え

第 8 章　347

ている。「もし不良反応が現れたのなら、その近隣の穴位へ刺鍼して 15 ～ 30 分ほど提挿捻転し、すぐに抜鍼すれば不快感が消える」と管氏は述べているが、この例では何回も治療しなければ効果が現れなかったので、一概には言えないことが判る。

4. 背部の穴位を取り、胸痛を起こした 2 事例

例 1. 患者、男性、29 歳。久しいこと肩甲部が痛くて、某医院で右側背部肩甲骨内縁に刺鍼してもらい、捻鍼しているときに電撃様の刺痛があった。すぐに抜鍼したが、10 分後に痛みが右気管から右側胸部へ広がり、呼吸困難と頻繁な咳が始まって、胸を張って速歩きできなくなった。3 日後も症状がよくならなかった。検査：背部に炎症も圧痛もない。患者の示す刺鍼部位は、背部 1 行線の肺兪と膈兪の間である。刺鍼が深すぎたために起きた胸痛と診断した。足三里と内関へ 2 回刺鍼すると症状がほぼ消えた。

例 2. 患者、男性、51 歳。主訴は、両側の肩甲部と背部の痛みである。その 3 日前に、某所で刺鍼治療を受けた。そこで右側背部へ刺入したとき、ひどい刺痛があった。抜鍼したあとも右側の胸痛が残り、咳が出て呼吸が粗くなり、深呼吸できなくなった。歩くときは胸痛がひどくなり、左手で胸を押さえると少し痛みが和らぐ。夜も仰向けで眠れない状態が 3 日も続いている。検査：右背部の督兪穴（第 6 第 7 胸椎間の外側 1.5 寸）に鍼痕が残っているが、局部に炎症や圧痛はなく、他に異常はない。督兪に深く刺入しすぎて起きた胸脇痛と診断した。足三里と内関へ刺鍼し、中刺激の手法を用いて 20 分置鍼した。2 回の治療のあと胸痛が消えた。

――――孟宝成『上海中医薬雑誌』1959:55

この 2 例は、背部の膀胱経穴、すなわち背兪穴であるが、いずれも刺入が深すぎて耐え難い胸痛を起こしている。神経根を刺激したからなのだろうか？　症状は、気胸と一致している。

5. 天枢などを取って、腹部の仙痛を起こした 3 事例

例 1. 患者、男性、43 歳。腹部の膨満感と胃痛のため、天枢、中脘、足三里

へ刺鍼して、いずれも強刺激した。その4時間後に、腹部の激痛が始まり、顔面蒼白となって口唇が青紫になり、戦慄や呻吟する。

検査：腹部全体に圧痛がある。さまざまな治療によって戦慄は止まったが、腹部は激しく痛むのでモルヒネを注射した。3時間観察したが、症状は好転しなかった。体温は37.9度、その他の検査や臨床検査は、ほとんど正常。刺入が深すぎるうえ手法が強すぎて、アウエルバッハ神経叢と腹部神経節を激しく興奮させたため、痙攣したものと考えられる。アトロピン2mLを筋肉注射すると、15分後に腹痛が徐々に軽減し、3日後に正常に回復した。

例2. 患者、男性、33歳。慢性胃炎で、腹部の膨満感（腹脹）、腹痛がある。天枢、上腕、中脘、足三里へ刺鍼して中刺激した。抜鍼後も患者に特別な反応はなかったが、約3時間ぐらいで腹痛が激しくなり、顔面蒼白となって冷や汗をダラダラかき、呼吸が浅くなって、口唇が青紫になり、腹部には圧痛がある。鎮静剤や鎮痙剤を使って痛みがなくなった。

例3. 患者、男性、58歳。胃痛が長時間続き、腹の中にシコリがあって、栄養不良がある。中脘、通里、天枢、足三里に刺鍼すると、約2時間後に腹痛がひどくなり、四肢が引きつって危篤状態となった。鎮静鎮痙の薬物を注射して良くなった。

——程紹恩『天津医薬雑誌』1965;（4）:323

以上の3例は、いずれも長期にわたって胃病を患い、全員が天枢などの穴位を取って腹部の仙痛を起こしている。中国医学には「痛則不通」と「通則不痛」の教えがある。この3例の腹部仙痛では、術者の補瀉手法が適切であったかを考える必要がある。たとえば虚証に瀉法をすれば虚を重ねることになり、実証に補法すれば実を実にする。このように逆の治療をすれば、本来ならば痛みが止まるものであっても、逆に激痛を引き起こす。3例が、いずれもアトロピンなどの鎮痙薬物で緩解したところを見ると、これは胃腸の平滑筋が痙攣して起きた痛みと思われる。

6. 合谷を刺激して、大面積の痛覚麻痺を引き起こした事例

患者、女性、45歳。2年前に精神病となり、治療して治癒した。最近では、

毎日パルスで合谷を刺激して、感伝を発生させて、その条件反射を観察している。毎回15秒ずつ、3分ごとに8〜10回刺激すると、感伝は頭部まで到達する。4日目にも、こうした項目を観察したが、7日目に刺激を強めたとき、感伝記録装置（自作）に感伝が記録されなかった。検査すると、上肢外側、頭部、上胸部、背部および下肢の前外側で、痛覚、触覚、冷覚、温覚が完全に消失し、何カ所かの刺鍼による皮下出血も痛みを感じなかった。そして元来あったはずの十二経脈の感伝も、感覚がなくなっていた。頭昏（頭がふらつく）、傾眠、視力がぼやける、口乾、疲労感がある。四十数時間後になって徐々に回復し始めたが、その様子は周辺から感伝の中心へ向かって順次回復し、それと同時に前述した症状も消えた。5カ月後の再検査でも、これまでと同じ刺激条件だった。2回目の刺激では、感伝線上の痛覚閾値が2倍となり、5回目の上肢感伝線上における痛覚消失部分（帯状）は幅7〜11cmに達していた。全部で11回刺激したが、その結果は、5カ月前の観察と大体一致する範囲が痛覚消失していた。痛覚は22〜30時間後になって、徐々に正常に回復した。それ以降も9カ月と15カ月後に、それぞれ2回ずつ観察し、以前と同じ効果が出現した。大面積で痛覚が消失したときの脳波を調べると、もともとはβ波が占めていたが、α波が主となり、振幅も高くなり、棘波が多く現れていた。

――― 江西中医学院経絡感伝研究組『中医雑誌』1980；(4) 54

　刺鍼が肢体の大面積の痛覚を消失させたという事例は、あまり報告がない。特に本例のように、何回も繰り返し刺激して、いつも同じような反応が現れる患者は、さらに珍しい。その再現性、持続時間の長さ、痛覚消失の進行と脳波の明確な変化を伴う、痛覚消失部分に明確な境界があって左右対称性、同名経（足陽明胃経）との関連性、痛覚消失部位が知覚神経の支配分節と一致していないなどが認められる。こうした現象を発生させるメカニズムは何か？　さらなる研究が待たれる。本事例の報告より、患者に刺鍼した後、はっきりした異常反応――痛、触、冷、熱など知覚変化、だるい、痺れる、腫れぼったい、痛みなどの強烈な反応などに、特殊な法則性や再現性があるかないか、その反応と経絡および神経伝達と関係があるかないかなどに、術者は臨床で注意しなければならない。それが経絡現象の研究などに一定の参考価値がある。

2、臨床経験

1. 頭鍼を使った脳卒中および後遺症の治療

「中風および後遺症の頭鍼療法」に関する十編以上の報告を集計したところ、全部で1218例あった。そのうち脳血栓形成とその後遺症は935例、ほぼ治癒したもの280例で29.9％、好転595例で63.6％、無効60例で6.5％を占め、総有効率は93.5％である。脳溢血の後遺症は248例、ほぼ治癒したもの44例で17.7％、好転180例で72.6％、無効24例で9.7％を占め、総有効率は90.3％である。脳塞栓とその後遺症は35例、ほぼ治癒したもの5例、好転26例、無効4例で、総有効率は88.6％である。

選穴は、運動区、感覚区、足運感区、言語区、運用区が主で、5～6cmの毫鍼を沿皮刺で4～5cm平刺し、3～5分ほど捻転したら置鍼する。毎日1回治療して10回を1クールとし、各クール間は10日開ける。一般に平均3～4クールほど治療する。

中風および中風後遺症は、もっとも多い老人性疾患であり、片麻痺や失語などの症状がある。頭鍼は、大脳皮質の感応区を刺激することによって、損傷した脳細胞を活性化させ、症状を回復させたり軽減させる。1960年代に始まった頭鍼療法の研究が一世を風靡し、現在では脳血管障害に対する最も有効な治療法の1つとして、ほぼ認められている。そして臨床では、体鍼や電気鍼、リハビリや漢方薬と併用し、さらに治療効果がアップしている。

2. 内関穴へ鍼灸や穴位注射して、シャックリや嘔吐、洞頻脈を治療したカルテ

例1. シャックリ

患者、男性、65歳。シャックリが止まらず、食事してもすぐに吐き出す状態となって5日。身体には異常がない。鍼灸治療で、内関と中脘の2穴を選び、強刺激したあと15分置鍼する。抜鍼するとシャックリが止まっており、再発することはなかった。

例 2. 嘔吐

患者、女性、25 歳。胃痛がして嘔吐し、嘔吐物は消化されておらず、悪心はない状態が半年以上も続いている。バリウム検査をしてみたが、胃には器質的な病変がなく、神経性嘔吐と診断され、いろいろと治療したが治らない。そこで鍼灸治療をした。内関、中脘、足三里などの穴を加減し、透天涼の手法を用いたあと 15 分置鍼する。8 回の治療により治癒し、再発はない。

例 3. 洞性頻脈 50 例を穴位注射で治療する

50 例の患者は、いずれも 5％ブドウ糖注射液 4mL にジアゼパム注射液 2mg を加え、それぞれ両側の内関へ毎日 1 回注入する。5 回を 1 クールとする。症状が消えてから半年後も再発しないもの 33 例で 66％、発作回数が大幅に減って発作時間が短くなるか症状がほぼ消失したが半年後に再発したもの 6 例で 12％、わずかながら改善したもの 7 例で 14％、無効 4 例で 8％だった。

内関は臨床の常用穴で、手厥陰心包経である。寧心安神、鎮静鎮痛、理気和胃の作用がある。臨床ではさまざまな疾患を主治するが、特に色々な原因によって起きたシャックリや嘔吐では、必ず使われる穴位である。近年では、心筋梗塞の救急治療、狭心症発作の緩解、不整脈の改善などに対し、優れた治療効果があると報告されている。

3. 天突穴へ刺鍼して、梅核気を治す

患者、男性、37 歳、幹部。1992 年 5 月 18 日初診。主訴：憂鬱な気分が続き、だんだんと喉の中に異物がある感じがしてきた。それを呑み込むことも吐き出すこともできない状態が半年以上続いている。以前に他の病院にて、薬物と漢方薬で治療したが効果がなかった。検査：患者は顔面蒼白で、身体は虚胖（太っているがブヨブヨしている）。白膩苔で、沈細脈。診断は、梅核気である。そこで天突を取って、1.5 寸の毫鍼で 0.2 〜 0.3 寸ほど直刺し、それを胸骨柄後縁に沿わせて、ゆっくりと下に 0.5 寸刺入する。20 分置鍼して、5 分ごとに平補平瀉で運鍼する。3 回の治療で治癒し、1 年後の再調査でも再発はない。

天突穴は、胸郭の上口に位置する。身体の上部は「天」であり、穴位の深部には気管と呼吸する気道がある。人の呼吸は、天に通じており、上から下へと降りる。しかし痰があったりすると突然動じる。突然に天が動じるから「天突」である。この穴位には、通利気道（呼吸道を通じさせる）、宣肺降気（肺気を身体の奥へと降ろして行き渡らせる）、止咳平喘（咳を止めて喘ぎを鎮める）などの作用がある。また本穴は任脈と陰維脈の交会穴でもあり、肺気が清粛しなくて発生した咳喘、胸中の気逆、気道不利による咽喉の腫痛、梅核気などを治療できる。

4. 天突穴へ刺鍼して、妊娠嘔吐を治療する

　患者、女性、24歳、労働者。1996年6月6日初診。患者は最初の妊娠である。月経が止まって40日以上経たとき、悪心嘔吐が始まり、食べるとすぐに吐き出し、黄色な胃液を嘔吐するが、ときには生糸のようなものが混じる。某病院で輸液したり漢方薬などで治療したが、やはり嘔吐が止まらないので我々の病院へ外来で来た。患者は精神的に疲れ、痩せこけた顔付きで、顔色は黄色くくすんでいる。舌質は淡いピンク、薄白苔、細脈。診断：妊娠嘔吐。そこで天突穴を取り、1.5寸の毫鍼で0.2〜0.3寸ほど直刺し、そのあと下に向けて0.5寸刺入する。足三里はマニュアル通り操作する。いずれも30分置鍼する。1回の鍼治療で、患者の嘔吐はかなり減り、3回の治療で嘔吐が止まり、少しだが食事できるようになった。治療効果を強化するため、さらに2回ほど治療して治癒した。

　天突穴に刺鍼するときは、まず直刺で浅刺する。それが深ければ気管を刺傷し、また直刺時の鍼感は穴位周辺だけにしかない。筆者は、この穴位へ刺鍼するとき、まず0.2〜0.3寸ほど直刺し、そのあと下に向けて、ゆっくりと捻転しながら斜刺で刺入する。すると局部に怠くて腫れぼったい感覚が発生する。こうした鍼感があれば臨床効果を得られる。天突穴には行気降逆（上逆した気を下に引き降ろす）効能があり、逆気上行する症状に対して優れた効果を発揮することが多い。

5. 天枢などの穴位へ刺鍼して、192例の急性細菌性赤痢を治療する

　192例の患者のうち、何人かの脱水症患者には1〜2回の支持療法をおこな

ったが、そのほかの患者には鍼灸のみを使った。天枢、中脘、足三里を取り、高熱には曲池と合谷を加える。鍼感があれば強刺激し、30〜60分置鍼する。毎日1回治療し、熱が下がらないものには曲池と合谷に1回刺鍼する。そして消化のよいものや半流動食を主とした食事にする。本群の患者の便が正常に回復するまで平均3.3日、純膿血便は平均3.2日で回復、粘液膿血便が平均2.8日で回復、細菌培養が陰性になるまで平均2.7日、平均入院日数が8日だった。100例の患者を追跡調査したところ、再発はなかった。

　細菌性赤痢は、赤痢菌に感染して起きる急性腸管伝染病である。一般に軽度、中等度、重度、中毒型の4つに分けられる。重度と中毒型は、進行が速くて全身の中毒症状が激しく、呼吸不全や循環不全を起こして死亡する患者もある。そのため刺鍼療法では、常に病状の進行状況を観察し、必要があれば他の治療法も併用しなければならない。本群の症例は、全員が入院治療しているため系統的な観察ができた。そのうち182例は細菌培養をして陽性が65例だったが、文中では陽性率の低さを、便の標本と関係があると考えている。だが総じて見れば、やはり鍼灸治療の効果は、かなり満足できる。とりわけ無医村地区の山奥に適していると思われる。

3、まとめ

1.講評
　刺鍼したあとの知覚異常には、本節の誤刺事例のように、痛覚消失、知覚消失、痺れと腫れ、胸部の疼痛などさまざまなものがある。これらの大部分は神経を傷付けたものである。神経が損傷されると、修復能力が悪いために回復するまで時間がかかる。だから鍼灸師となるには、絶対に全身の神経の分布状態を理解していなければならず、刺鍼するときもできるだけ神経を避けなくてはならない。

2. 救急治療の方法
(1) 激しい痺れや痛みが続いていたら、すぐに抜鍼し、しばらく観察したのち

神経反射の検査をおこなう。
(2) ビタミン B_1 やビタミン B_{12} など、神経栄養剤を使用する。
(3) 舒筋活絡や補養気血を主する漢方薬を使用する。
(4) 鍼灸を併用して回復させるが、慎重に刺鍼する。

3. 予防措置

(1) できるだけ神経に当てないようにする。特に神経幹や神経節は避ける。
(2) 軽くて柔らかい手法を使い、常に患者の表情を観察する。激痛や電撃感があったり、急に感覚がなくなったときは、大きな神経を傷付けている。
(3) 患者をできるだけ楽な姿勢にし、患者が姿勢を変えたときに鍼が神経を損傷しないようにする。(鄧培徳)

第4節 折鍼（付記：折鍼を取る）

1、誤刺の事例

1. 肩髃を取って、不意に上肢を動かしたため起きた折鍼例

　肩髃を取って、直接関節腔内に刺入すると、上肢を動かしたとき弯鍼しやすく、折鍼することもあるので、患者に注意を与える。先人は「もう鍼が入っているので、揺らすと鍼を傷付ける恐れがある」と注意しているが、それは弯鍼と折鍼を起こさないためである。

　以前、著者の祖父が、肩関節のリウマチ患者に刺鍼治療した。スチールワイヤーで25号の毫鍼を自作し、肘を机の上に置いて腕を挙げさせ、肩髃へ2寸の深さに直刺した。鍼感が強すぎることに加えて、患者が鍼を恐がったため、上肢を不意に大きく動かし、鍼を切断した（折れた鍼は体内に1寸残っている）。

　　　　　　　　　──李世珍『常用腧穴臨床発揮』人民衛生出版社、1985：113

　折鍼の原因は非常に多いが、ほぼ次のいくつかにまとめられる。
(1) 鍼の品質が悪くて強度に欠ける場合。特にワイヤーを使った自家製の鍼、あるいは縫針を使って鍼灸鍼に使うなどは折れやすい。
(2) 鍼体にキズがあったり、何度も繰り返し使ったり、鍼体が曲がったものを何度も修復していると、キズの部分から簡単に折れる。
(3) 鍼の選択ミス。例えば頭部なら0.5～1寸の鍼でよいが、環跳では2寸以上の鍼が必要である。鍼の選択を間違うと、鍼根部は切断しやすいため、鍼体全部が体内に入ったり、患者が体位を変えたり、強烈な捻転などで折鍼する。
(4) 術者の説明が十分でないとき。例えば刺鍼治療しても患者に「身体を動かしてはいけない。自分で鍼に触ったり、抜いたり、鍼を動かしたりすると事故

につながる」と伝えてないとき。
(5) 刺激が強すぎる。筋肉の厚い穴位では、激しく提插や捻転して筋肉が強く収縮したり、電気鍼で電流が強すぎて筋肉が強直すると切鍼する。
(6) 関節付近での刺鍼。例えば『霊枢・本輸』に「刺上関者、呿不能欠。刺下関者、欠不能呿。刺犢鼻者、屈不能伸。刺両関者、伸不能屈（上関を刺すときは呿の姿勢で取り、欠では取らない。下関を刺すときは欠の姿勢で取り、呿では取らない。犢鼻を刺すときは膝を屈して取り、伸ばさない。陽関と膝関を刺すときは膝を伸ばして取り、屈しない）」とある。呿は口を開くこと、欠は口を閉じることと解釈されている。関節部分での折鍼は、主に患者が体制を変えたため発生する。

李宇治の報告した事例は、肩髃をとって強く捻転したため、患者が不意に上肢を動かして折鍼している。もし刺鍼する前に、この部位ではゆっくりと刺入し、柔らかく刺激すると説明していれば事故が起きなかったはずである。折鍼したあともパニックにならず、切れた部分が体外に出ていれば、毛抜きで挟んで取り出せる。肉に入ってしまっていたら外科手術をしなければならない。折鍼を避けるには、鍼の質や鍼体のキズを検査し、穴位に合わせて鍼を選び、責任ある態度で下準備をしていれば、折鍼を完全に防ぐことができる。

2. 肩髃を取って暈鍼し、折鍼した事例

著者の母方の叔父が、ある肩痛患者に刺鍼治療した。自作した24号のスチール鍼を、患者に腕を挙げさせて、肩髃へ2寸の深さに直接刺入した。すると患者は暈鍼して倒れ、鍼が折れて体内に1.2寸ほど残った。折鍼したあと、いかなる処置もしなかったが、肩が動かせなくなり、肩にだけ痛みや怠さがある。按圧したり上肢を動かすと局部に刺痛があり、ときおり激痛がある。半年後には、長雨の日だけ肩が少し痛み、上肢を挙上したり、外転したり内転など、激しく動かしたとき、肩関節が突然、痛だるくなったり激痛が起きるが、すぐに消える。ほかには異常がない。

——————— 李世珍『常用腧穴臨床発揮』人民衛生出版社　1985：113

暈鍼によって折鍼したというのは、実に意外である。その直接の原因は、やは

り上肢を不意に動かしたことなので、前の事例と似ている。

3. 環跳を取って、折鍼した事例

著者のひいお爺さんの一学徒は、24号のスチール鍼を自作し、それで腰臀部が痛む患者を鍼治療した。環跳穴へ3寸ぐらい刺入すると、鍼感が強すぎるのと患者が鍼を恐がったため、側臥位から腹臥位になり、急に下肢を伸直して鍼が折れた（折れた端は約1寸あまり）。折鍼したあと何も処置しなかったが、腿を動かせなくなり、そのあと局部が腫れて疼き、痛だるい。そして圧迫すると局部に刺痛があり、腿を上げて歩くと局部の刺痛や腫れぼったい痛みがひどくなる。半年後には、いつも長雨の日に局部が少し痛み、激しく動かしたとき局部に突然、怠い痛みや激痛が起きるが、すぐになくなる。ほかには異常がない。

―――李世珍『常用腧穴臨床発揮』人民衛生出版社　1985：677

髀枢（大転子）は筋肉が豊満で、深く刺入しなければならないが、下肢を動かすと彎鍼しやすく、折鍼することさえあるので、患者に注意を与えねばならない。先人は「已刺鍼、不可揺、恐傷鍼（刺鍼したら、揺らすな。鍼を傷めるかもしれない）」と諌めているが、それは彎鍼や折鍼を起こさないためである。

この事例も、やはり肢体を動かしたため起きた折鍼である。だから刺鍼しているときや置鍼中には、患者に動いてはいけないことを警告しておかねばならない。

4. 環跳などを取って、折鍼した事例

患者、男性、48歳。4〜5年の腰腿痛があり、この半月でひどくなったため我々の病院で診察した。左腿が痛み、痛みが腰腿部の大腿外側から下に向けて放散し、痛みがひどくて運動制限がある。脊椎の側彎はなく、左ラセーグ試験30度（陽性）、坐骨神経刺激反応（陽性）、左アキレス腱反射が弱い。左坐骨神経痛と診断した。環跳、陽陵泉、絶骨を取穴する。最初に環跳、後で陽陵泉に刺鍼するという処方だったが、術者は最初に陽陵泉、後で環跳に刺鍼した。環跳へ刺鍼したとき、鍼感が強かったため下肢が突然跳動し、筋肉が強く収縮して、陽陵泉穴の鍼が根部の腐食した部分から切断し、その末端が体内に吸い込まれてしまった。すぐに外科手術を頼んだが取り出せなかった。X線で透視すると、残った鍼が下腿

の脛骨と腓骨間を遊走している。入院させて観察治療する。入院したあと、患者は歩いても、はっきりした痛みを感じなかった。半月後に歩いている途中、鍼尖が皮膚外に露出し、抜き出して治癒した。

———————王秀英『山東中医雑誌』1983;（6）:20

この事例では、肢体を激しく動かしただけでなく、鍼体も錆びていた。これからも術者は施術する前に、鍼を検査しなければならないと判る。

5. 内膝眼を取って折鍼した事例

1927年、著者のひいお爺さんの一学徒が、ある膝関節の痺証患者に刺鍼治療したとき、患者を丸い肘掛け椅子に腰掛けさせて、自作した24号の毫鍼を内膝眼へ1.8寸の深さに刺入した。そのとき患者が暈鍼して昏倒し、床に跪いて伏せたため鍼が折れた（折れた端は1寸あまり）。そのときは膝関節が痛くて動かせず、磁石を使ったが吸い出せなかった。1カ月後には、局部がだる痛く、腫れぼったい痛みがあり、ときおり刺痛があるが、曲げられるようになって短い距離なら歩けるが、膝を伸ばすと激痛がある。半年後も膝の腫れぼったい痛みや痛だるさはあったが、歩いても少しの痛みと不快感があるのみとなった。1年後は、ほとんど正常に歩け、ときたま膝を強く伸ばすと激痛が起きるが、すぐに治まる。そのほかに異常はない。

———————李世珍『常用腧穴臨床発揮』人民衛生出版社　1985:963

鍼が体内で折鍼すると危険であるが、四肢ならば問題はいくらか小さい。しかし事故には違いない。もし短い鍼が血管に入れば、付近の筋肉の収縮によって移動し、血管を刺傷して出血したり、神経幹を刺傷して局部の機能障害を起こすかもしれない。特に体幹部の折鍼では、例えば胸部や背部、肩部の折鍼では肺を刺傷する可能性があり、腹腔内の折鍼では脾臓や肝臓などを刺傷する可能性があることを考慮しなければならない。

重要な部位の折鍼でなければ偶然に突き出すことがあり、きわめて特殊な折鍼では刺鍼部位に留まって動かず、局部の機能に影響を与えない場合もある。しかし、そうしたものは少数にすぎない。折鍼が新たな危害をもたらさないためには、透視したうえで手術しなければならず、しばらく異常が無いからといって放って

おいてよいわけがない。

6. 内外膝眼を取って弯鍼した事例

　1947年、ある膝関節炎患者を著者が治療した。背もたれがない高い丸椅子に患者を座らせ、26号ステンレスの毫鍼を左側の内外膝眼へ各2寸の深さに刺入した。患者は高齢で、体力も弱っているうえ、高い丸椅子に座ったため息を切らしていた。そして暈鍼により高い丸椅子から転げ落ち、床に跪いてうつ伏したため、二本の鍼は直角に曲がった。この例では、まず暈鍼を処置し、患者の意識が回復してから元の姿勢に戻し、ゆっくりと抜鍼した。

―――李世珍『常用腧穴臨床発揮』人民衛生出版社　1985：963

　椅子に座らせて刺鍼治療をしてもよい。しかし暈鍼および長時間座ったための疲労、腰掛けて寝込んだなどにより落ち、怪我をしたり折鍼しないよう、背もたれのある椅子を使って防いだほうがよい。この例は、暈鍼によって落ちたのだが、幸いにも鍼が折れなかったので折鍼事故は免れた。

7. 足三里を取って折鍼した事例

　患者、男性、学生。患者は2年間の多発性関節炎により、刺鍼治療を受けた。足三里を取穴して、天候が寒かったため衣服の上から刺鍼し、瀉法をしたが捻鍼が強過ぎて、怠くて腫れぼったい鍼感が激しすぎたため、患者が緊張して筋肉を収縮させ、鍼柄と鍼体の境界部で切断し、折れた鍼体は筋肉の収縮により体内へ吸い込まれた。すぐに服を脱がせたが見つからず、患者は歩いて家に帰った。翌日の再診で、X線写真により右下腿の上1/3の軟組織に約3cmの鍼があることが判り、鍼尖部は脛骨に達し、切断面は皮膚から約1.5cmの距離にある。もともとの鍼孔より2cm上である。そこで腰椎麻酔とX線撮影下にて、3本の鍼を刺して位置を定めて手術した。鍼を取り出すと、経過は順調で、創傷は第1期癒合。1週間入院して退院した。

―――成志芳ら『江蘇中医』1963;（10）:24

　この事例では、折鍼した原因が2つある。1つは患者がひどく緊張しており、筋肉が激しく収縮したこと。2つめに鍼の質が悪かったことである。術者が事前

によく説明し、患者の不安を取り除いていれば緊張することはなく、刺鍼する前に鍼をきちんと調べておけば、こうした事故は起きなかった。

2、臨床経験

1. 肩髃から極泉へ透刺して、肩関節周囲炎 40 例を治療する

　肩髃穴は垂直に 0.6 〜 1 寸の深さに刺入する。まず軽刺激し、鍼感があれば、しばらく留め、さらに重刺激で極泉方向へ 3 〜 4 寸刺入し、「焼山火」手法で絶えず捻鍼しながら鍼感を指先に伝える。患者によっては上肢が発熱し、汗をかくような感じがある。1 回に 1 〜 2 分運鍼し、置鍼しなくてよいが、抜鍼したあと刺鍼部位へ火罐（吸玉）して 10 分後に取り去る。いくつかの圧痛点を配穴してもよい。本法により 38 例の症状が消え、2 例が改善した。刺鍼回数は最少が 1 回、最多が 8 回で治癒した。

　肩関節周囲炎は、肩関節の閉鎖性炎症である。これは一種の退行性、増殖性の肩内組織の変性であり、ほとんどは 50 歳以上の老人に起こるため、中医では「五十肩」とも呼ぶ。鍼灸治療は、肩関節周囲炎に対するもっとも効果的な方法の 1 つで、広く臨床にも応用され、これに関する報告も多い。しかし大部分の報告は、取穴面でも共通しており、主穴は一般に肩髃、曲池、養老、肩貞、条口から承山への透刺であり、肩髎、臂臑、合谷、後谿、列缺、外関、尺沢、圧痛点などを配穴し、ほかには関節腔へのブロック注射なども常用されている。本編の報告では、1 穴のみを取って極泉へ透刺し、手法にも工夫を凝らし、治療効果も十分満足できるものだったので、参考として収録した。

2. 環跳の刺鍼を主に、1 例の痿証を治癒する

　患者、女児、7 歳。半年前に発熱し、そのあとから右下肢が麻痺した。歩きにくく、徐々に筋肉が萎縮している。小児麻痺と診断された。鍼灸治療では、1 回目は健側の環跳、風市、陽陵泉、絶骨、丘墟へ刺鍼して 10 〜 15 分置鍼した。それ以降は患側へ毎日 1 回刺鍼した。5 回の治療で動くようになり、23 回で治癒した。

1年の追跡調査では、すべて正常だった。

　小児麻痺はポリオワクチンが普及したため、ほとんど現在では見られなくなった。しかし資料に基づくと、小児麻痺の治療は決して満足できるものではない。ここでは23回の治療で治癒しているが、こうした例は少ない。この例では小児麻痺の児童が幼く、罹病期間が短かったことが幸いした。術者は健側から刺鍼し、のちに患側へ刺鍼しているが、それは右病を左で取る意味だけでなく、患者に鍼感を与え、その大脳に鍼感を意識させ、毎回の患側刺鍼時に鍼感をイメージさせることで、より刺鍼の効果を発揮させている。

3. 膝眼と足三里へ刺鍼して、1例の痺証が治癒する
　患者、男性、40歳。両膝関節が腫れて怠く痛み、それが悪化し続けて1カ月になる。現在では動きが制限され、歩行も困難で、夜も眠れず、ひどいときは立とうとしない。この数日は腰関節や腕関節もシクシク痛む。これは痺証であり、鍼灸治療をする。内外膝眼と足三里を主穴とし、梁丘、陽陵泉、陽池、合谷、腎兪、気海兪などを配穴し、平補平瀉したあと施灸する。1回の治療で痛みは軽減し、2回目には著効があり、すでに歩けるようになった。全部で20回刺鍼すると、すべての症状が消えて自由に動けるようになった。

　この患者は、典型的な膝関節炎の活動期であり、それが鍼灸治療だけで、このような速効性があったという例は少ない。鍼灸治療する痺証のほとんどは軽症であったり、長いこと治療しても効果がなかった患者である。急性活動期をすぐに制御できなければ、心臓や腎臓など他の臓器を損傷する。したがって現代医学では、ステロイド系や非ステロイド系の抗炎症薬やホルモン剤を使って、ただちに進行を抑える。この症例は、鍼灸治療だけで治癒しており、研究の価値がある。

3、まとめ

1. 講評

　本節で収録した7例の折鍼事例は、肩髃が2例、環跳が2例、膝眼が2例、足三里が1例と、ほとんどが関節付近に刺入している。それより関節は活動部位であり、結合組織が豊富なため、刺入した鍼体の伸縮性や可動性が抑えられ、関節に挟まれて動けなくすることもあるので、関節が少しでも動くと折鍼が起きやすい。また鍼の品質も大きく影響している。よい鍼は一般に弾力性に富み、たとえ鋭角に折れ曲がっても切れることはない。

2. 救急治療の方法

(1) 患者の体位を固定し、折鍼した部位を動かさないようにする。もし折れた端が皮膚から出ていれば、毛抜きを使って抜鍼する。
(2) もし折れた端が皮膚から出ていなくても、右手で皮膚を引っ張り、左手で周囲の皮膚を圧すると出てくることが多い。
(3) 必要があれば外科に頼んで取り出してもらう。

3. 予防措置

(1) 刺鍼する前に鍼体を検査し、キズや錆があれば使わない。特に鍼体の根部は念入りに調べる。
(2) 関節部位に刺鍼するときは、関節面や靭帯内に刺入しないようにする。そして、もし抵抗感や刺入困難など硬い組織に当たったら、刺入方向を変える。
(3) 刺鍼したあとは、患者が動かないようにする。特に関節部分は、絶対に屈伸させてはならない。（劉海波）

付記：折鍼した鍼を取り出す方法

1. 腹部で折鍼した鍼を、肛門から取り出した症例

　患者、女性、30歳。生理不順と帯下が8年続いている。以前は鍼灸治療を受

けていたが、それ以降は患者が自分で刺鍼するようになって1年になる。ある
とき自分で右上腹部へ刺鍼したとき、不注意で鍼が折れてしまい、取り出せなく
なった。翌日は右下腹部が痛くなり、某病院へ救急で行った。腹部をＸ線検査す
ると、レントゲン写真で、右側骨盤に長さ5〜6cmの光を透さない金属異物が
発見された。検査したところ、臍の右側に縦列で4つの鍼孔があり、各鍼痕が
約1cmの範囲で青くなっていた。腹部には圧痛や反跳圧痛がなく、腸鳴があって、
移動濁音界もない。入院してからの2回のＸ線写真では、いずれも左側骨盤に
異物が発見され、3回目のＸ線写真でも異物の位置に変化がなかった。腰椎麻酔
下で診査開腹したが、術中に折れた鍼が見つからず、腹腔内臓器にも異常がなか
った。左側下部の腸管を全て手術野に暴露し、手術室で腹部Ｘ線写真を撮っても、
やはり異物は左側骨盤にある。ついには指を肛門に入れ、6cmの鍼体を取り出
した。術後の経過は良好だった。

―――――天津市河北区金鋼橋医院外科『天津医薬』1977; (11) :556

　この症例は、患者自らが自分の腹部へ刺鍼することの危険性を喚起しているだ
けでなく、折れた鍼は体内を遊走し、方向が定まらないことを教えている。

2. 推按法で折鍼した鍼を取り出した2例

　例1．34歳。半月前に顔面筋が痙攣し、そこへ刺鍼したところ折鍼して取り
出せない。Ｘ線写真では右眼窩下孔の下に一つ、長さ3cmで少し横向きの直線
がある。側位の写真では、この映像が1cmに満たず、上顎骨の前にある。患者
が手術に同意しないため、毎日そこを左鼻翼の傍らに沿って外向きに2度、数
十回ずつ指でマッサージするように言った。そして5日目の朝、頬外側の皮膚
に鍼尖が突き出しているのを発見し、毛抜きで抜いた。

　例2．女性、29歳。歯周炎のため右手背の「牙痛点」へ刺鍼した。30秒ほ
ど強く捻鍼すると痛みが止まったので、鍼を右手背の皮膚から外約1cmで切断
し、鍼体の皮膚から2cmの部分をモスキート止血鉗子で挟み、直角に曲げたあ
とバンソウコウで固定して埋蔵療法した。翌朝にバンソウコウが剥がれ落ちてい
るのを発見したが、鍼は出ていなかった。Ｘ線写真では、第3第4中手骨の間に、
直角に曲がった鍼の影が見えた。特に処置をせず、患者の左手親指の先で、右手

背の刺鍼部を常に手掌面へ向けて按圧しろと指示した。2日後に患者は、切れた鍼が手掌面にある2本の横紋の間から露出しているのを発見した。来診して手掌を消毒し、左手人差指先端で背面の刺入部位を、力を込めて按圧するとともに、モスキート止血鉗子の先を開いて手掌面から手背に向けても按圧し、鍼尖が1mm現れたときに手掌面に向けて挟み、順調に抜いた。

———————辜祖謙『上海鍼灸雑誌』1982;(2):30

　刺鍼治療は、顔面筋の痙攣と歯痛に効果的である。しかし鍼体の錆や腐食を検査し、強く捻転したり筋肉が痙攣したりすることによる切断を防止しなければならない。

　按圧により取り出した2例は成功した。しかし切れた鍼体の下に大きな血管や神経、あるいは重要な臓器があるか否かを考慮する。残った鍼を按圧して前進させるにせよ後退させるにせよ、安全が第一である。埋鍼の問題についても、「鍼柄と一緒に曲げていれば、筋肉の収縮による皮膚内の埋没が避けられただろう」と、辜氏は指摘している。

付記：古典からの抜粋

　『素問・刺禁論』に「無刺大酔、令人気乱。無刺大怒、令人気逆。無刺大労人、無刺新飽人、無刺大飢人、無刺大渇人、無刺大驚人（酔った人に刺鍼してはならない。すれば気を乱す。怒っている人に刺鍼してはならない。すれば気逆して失神させる。疲労した人に刺鍼してはならない。満腹の人に刺鍼してはならない。空腹の人に刺鍼してはならない。喉が渇いた人に刺鍼してはならない。驚いた人に刺鍼してはならない）」とあり、『霊枢・終始』にも「凡刺之禁。新内勿刺、新刺勿内。已酔勿刺、已刺勿酔。新怒勿刺、已刺勿怒。新労勿刺、已刺勿労。已飽勿刺、已刺勿飽。已飢勿刺、已刺勿飢。已渇勿刺、已刺勿渇。大驚大恐、必定其気、乃刺之。乗車来者、臥而休之、如食頃、乃刺之。出行来者、坐而休之、如行十里頃、乃刺之（刺鍼してはいけない禁忌。セックスしたばかりの人に刺鍼するな。刺鍼したばかりならセックスするな。酔っぱらいに刺すな、刺したら呑むな。怒っている人に刺すな、刺した者は怒るな。仕事を終えたばかりの人に刺すな、刺した人は仕事をするな。満腹の人に刺すな、刺したら満腹になるまで食べるな。空腹

の人に刺すな、刺したあと空腹になるな。喉が渇いている人に刺すな、刺したら喉を渇かすな。驚いたり、恐がっている人は、必ず気持ちが落ち着いてから刺せ。車で来た人は30分ほど横にさせてから刺せ。歩いてきた人は1時間半ほど腰掛けさせてから刺せ)」と、似たようなことが書かれている。こうして気持ちが落ち着き、血気が定まったのち刺鍼すれば事故が起きない。

『霊枢・九鍼十二原』に「無実無虚。損不足、而益有余。是為甚病、病益甚（実を実としたり、虚を虚としたりできない。不足を損い、有余に益すれば、それは病を甚だしくする行為であり、病を益々ひどくする)」とある。消耗しているものを瀉し、有り余るものを補えば、必然的に病状が重くなる。

『霊枢・逆順』に「無刺熇熇之熱、無刺漉漉之汗、無刺渾渾之脈。無刺病与脈、相逆者（激しい高熱には刺すな。ダラダラと汗をかいていれば刺すな。ドクドクした脈には刺すな。症状と脈が一致しない患者には刺すな)」と言っている。もし高熱を発し、患者がもがいて落ち着かなければ、病状が安定してから刺鍼する。汗をタラタラかいて虚脱しそうな人には、それが緩解してから刺す。脈が乱れて「魚翔」や「蝦遊」「雀啄」「屋漏」の脈が現れていたら、それは危険な患者なので刺してはならない。

付録

1、本書で刺鍼事故を起こした穴位の要旨

　本書には150編、257例の刺鍼事故報告を収録した。そのうち刺鍼による損傷がひどく、刺傷により障害が残ったり死亡したものは148例（総症例数の57.6％）、損傷の軽いものは109例（42.4％）だった。ほとんどの事例は、治療によって危険を脱し、健康になったが、苦痛な後遺症を残した事例もあり、35例の患者は救急治療したが死亡したり、何もせずに死亡している。刺鍼事故を起こした施術者は、医師、看護婦、巡回医師、祈祷師の巫、道士などだが、彼等の大多数は医療技術が悪かったり医術を知らないため、経絡腧穴と関係なく、でたらめな刺鍼をしている。ここで挙げられた61穴を整理したものが次である。

5～11回使われた9穴：11回／例に風池（死亡2例）。10回／例に肺兪（死亡3例）。8回／例に瘂門（死亡2例）、肩井、合谷。6回／例に風府（死亡2例）、天枢。5回／例に内関、足三里。

4回／例は風門1穴。

3回／例に鳩尾(死亡2例)、膏肓兪(死亡2例)、天突(死亡1例)、安眠(死亡1例)、睛明、環跳。

2回は15穴ある。上脘（死亡2例）、大椎（死亡1例）、定喘（死亡1例）、気戸（死亡1例）、神蔵、心兪、膈兪、肩髃、肩貞、承泣、球後、中脘、期門、日月、三陰交。

1回は30穴ある。風岩（死亡）、肩峰（死亡）、梁門（死亡）、庫房（死亡）、翳明、神封、兪府、輒筋、大包、夾脊、関衝、人中、太陽、腎兪、小海、四縫、次髎、章門、神門、曲沢、秩辺、神闕、関元、不容、列缺、承山、新扶突、陽陵泉、

内膝眼、外膝眼。

　以上の穴位を統計して分析したところ、刺鍼事故の程度は、刺鍼した穴位と一定の関係がある。たとえば神経系の中枢部分には、風府、瘂門、大椎、風池、風岩、安眠、翳明などがあり、いずれも危険度が高く、28 例のうち 20 例が半身不随となり、8 例が死亡している。循環器系に対して危険度が高いのは心臓部分と脾臓部分で、鳩尾や梁門などがあり、8 例のうち 3 例が手術し、5 例が死亡している。呼吸系に対して危険度が高いのは肺部で、胸部の神蔵、兪府、輒筋、大包、庫房などがあり、10 例中 10 例が気胸を起こし、そのうち 1 例は死亡している。背部は肺兪、風門、夾脊、心兪、定喘、膏肓兪、膈兪、膈関などがあり、26 例中 26 例が気胸を起こし（そのうち 2 例は血胸、1 例は水気胸）、8 例が死亡、頚肩部は天突、肩井、肩貞、肩峰、気戸、新扶突など 45 例中 45 例が気胸を起こし（そのうち 3 例は血胸、1 例は水気胸）、4 例が死亡。消化器系で危険度が高いのは肝臓部分と脾臓部分で、肝臓を損傷する穴位には鳩尾、上脘、右梁門などがあり、4 例中 1 例は手術して治癒したが、3 例は死亡した。胆嚢部分の穴位には期門、日月、右梁門などがあり、4 例とも手術して治癒した。胃腸を傷付ける穴位には中脘などがあり、3 例は全員が手術して治癒した。腸部分には下脘、神闕、天枢、関元などがあり、15 例の全員が手術して助かった。泌尿と生殖器系の危険地区は腎臓と子宮卵巣部分であり、腰背部の 3 例は腎臓を損傷し、2 例は保存療法して 1 例は手術した。子宮と卵巣の 2 例は、1 例が手術して助かり、1 例は死亡した。

　以上で、中枢神経、心臓、脾臓、肝臓、胆嚢、胃、腸、肺、腎臓、子宮、卵巣を含む危険区域は 148 例、35 穴あり、これらはいずれも重要な部分を損傷した。

a. くも膜下出血による半身不随 20 例。

b. 手術 28 例。

c. 気胸 68 例。

d. 保存療法で助かった 2 例。

e. 死亡 30 例。

　また血管、皮膚、視聴覚器官、異常な事故も 109 例あり、視聴覚器官の 15 例の事故は睛明、球後、承泣、耳介など局部の穴に限られているが、他の 94 例の事故は人中、輒筋、大包、章門、膈関、不容、次髎、小海、四縫、列缺、曲沢、

承山、陽陵泉、足三里、内膝眼、外膝眼など26穴に分散し、ほとんど全身くまなくである。この109例の事故に5例の死亡例が含まれているといえど、その死亡原因を分析してみると特殊である。そのうち2例は「血瘻（動脈瘤）」に突き刺し、出血多量で死亡している。2例は刺鍼により脳溢血を誘発させ、治療のかいなく死亡しており、別の1例は慢性疾患で極度に衰弱していたため死亡した。109例の事故では、危険区域から取穴したものではないと考えられる。こうした教訓は、刺鍼治療の施術者に解剖や生理、病理の知識を要求し、臓腑経絡学説と鍼の使い方、施術、消毒などの方法に精通せよと教えている。また刺鍼療法は一般的に安全で効果的と考えられているものの、身体には刺鍼に対する危険区域が存在するため、慎重に刺入して深すぎないようにし、おだやかな手法を使って、できるだけ事故を起こさないようにする。

2、暈鍼、滞鍼、折鍼

　刺鍼療法には、ほかにも思わぬ不良反応や間違いがある。ほとんどは身体に大きな損傷がなく、事故とは呼べないような暈鍼、滞鍼、折鍼などだが、あまり身体を障害しないからといっていい加減にしたり、何も処置しないのはいけない。すべての事柄には常と変があり、二面性に転化して変わってくる可能性がある。暈鍼、滞鍼、折鍼は鍼の不良反応だが、処置が悪かったりして事故につながる場合もある。そのため術者は臨床で、常に責任のある仕事をしなければならない。

1. 暈鍼

　暈鍼は刺鍼療法に伴う思いがけない問題であるが、古書では、いずれも危険な事故にはつながらないと記載されている。例えば『霊枢・経脈』に「凡刺寒熱者、皆多血絡。必間日、而一取之。血尽乃止、乃調其虚実。其小而短者、少気。甚者、瀉之則悶、悶甚則仆、不得言。悶則、急坐之也（寒熱に刺鍼するときは、血絡を刺すことが多い。必ず隔日に1回は刺す。血が出尽くして止まれば、そこで虚実を調える。魚際の絡脈が短小ならば、気虚である。それがひどい者を瀉せば悶絶し、悶絶がひどければ失神して喋れない。悶絶したら、すぐに座らせる）」と

ある。ここには、ひどい虚なら瀉法は使えない。そんなことをすれば虚をひどくし、めまいが起きて倒れ、人事不省となる。もし暈鍼が起きたら患者を支えて座らせて観察していれば、しばらくして徐々に意識が戻ってくる。これは教典に記載された暈鍼例である。『鍼灸大成』の禁鍼穴歌には「外にある雲門と鳩尾、缺盆、主客に深刺すると暈する（外有雲門併鳩尾、缺盆主客深暈生）」とある。これは雲門、鳩尾、缺盆、客主人などに深刺すれば暈鍼しやすいことを述べている。

　暈鍼反応は、臨床でもさまざまな報告があり、性別や年齢による区別は難しいが、次のような要因が関係している。
(1) 患者の体質
　刺鍼に対して特に敏感な人があり、鍼を見ただけでめまいがする。以前見たある患者は、局部を消毒しただけで失神して蒼白になり、汗をダラダラかいた。また自分が長患いだから刺鍼に耐えられないと考え、恐怖感を抱く患者では、暈鍼を防止するよう注意しなければならない。自律神経失調患者や、疲労した患者では暈鍼が起きやすい。空腹のときは食事するまで、しばらく刺鍼しないほうがよい。
(2) 姿勢の要因
　暈鍼が起きやすい患者は、臥位か坐位のように身体を支える場所があったほうがよい。立った姿勢や、身体を支えるものがなければ、こうした患者は不安になり、暈鍼を恐がる心理によって、よけいに暈鍼が起きやすい。しかし長く横たわった姿勢では、軽い手法や刺鍼本数を少なくする。長く横になった姿勢で重刺すると、抜鍼して起き上がったとき、しばしば貧血を起こして悪心嘔吐する。これは姿勢を変えたために、脳貧血が起きたからである。
(3) 術者の操作が乱暴な場合
　術者は刺鍼する前に、刺鍼の方法、それをする意味、注意事項などを説明しなければならない。患者に対して横柄な態度をとったり、勝手気ままな話をしない。それでは患者が恐怖心を抱くし、そのうえ刺鍼が乱暴だったりすると、1つは患者が痛みを恐れ、2つに取穴がいいかげんじゃないかと考え、子供ならば泣き出し、大人では逃げようとし、患者との協力関係が成り立たず、暈鍼のすることが多い。
(4) 術者の手法が強すぎる

刺鍼して量鍼もしていないのに、運鍼中や抜鍼したあとで患者が失神することがある。そのほとんどは運鍼の手法が強過ぎたり、鍼孔から出血したことにより、患者が刺鍼に間違いがあったのではと思うからである。また刺鍼したときは何もないが、電気鍼を通電すると同時に患者が蒼白となり、汗をダラダラかくこともある。だから手法の強さは、人により、痛みにより、臨機応変にする。

2．滞鍼（渋り鍼）

滞鍼も刺鍼療法では珍しくない。『霊枢・邪気臓腑病形』には「刺此者、必中気穴、無中肉節……中筋、則筋緩、邪気不出、与其真相搏、乱而不去、反還内著（刺鍼では、必ず気穴に当て、肉節に当てることなし……筋に当てれば筋が緩み、邪気は出ず、邪気は真気と争って、真気を乱して去らず、かえって体内に着いてしまう）」とある。つまり正邪が体内で攻撃しあえば、鍼が渋って抜けにくいことを言っている。滞鍼とは、鍼を筋肉内へ刺入したあと、筋群が鍼を締めつけたため捻鍼しようにも動かず、押し込もうにも押し込めず、抜こうにも抜けないので滞鍼と呼ぶ。その原因には、次のようなものがある。

(1) 患者の精神的緊張

患者に自律神経失調症があれば、刺鍼を恐れて筋肉が緊張し、鍼を挟み込んで動かなくする。こうした滞鍼ならば慌てる必要がなく、そうなった理由を説明し、何かの手段を講じて患者の気を逸らし、しばらく待っていれば自然に筋肉が揺るんで抜鍼できる。または滞鍼した付近に刺鍼し、筋肉を緩めれば抜鍼できる。

(2) 姿勢の問題

刺鍼療法では刺鍼する前、坐位になるか臥位になるか、立位になるか決める。そして刺鍼したあとは動かさない。坐位や立位で刺鍼し、途中で臥位に変えたりすると、筋肉が伸ばされたり収縮して滞鍼するので、一度抜いてから刺し直す。もし体位を変えて滞鍼したら、前の体位にゆっくりと戻し、捻転して抜鍼する。

(3) 関節に刺入

関節周囲の穴位もある。もし取穴が悪くて、鍼が関節の間隙に入り、そのまま体位を動かせば、鍼体が湾曲し、捻転や提挿しようとしても動かなくなる。体位が変わっていれば元の体位に戻すが、鍼が深くはまり込んで動かねば、滞鍼した

付近にもう1本刺入するか、上下に動かしていれば抜鍼できる。『医贋』にも『東斉野語』として記載されている。それは次のようなものである。張マネージャは鍼術に優れており、弟子までいた。弟子は勉強しないのに、とても自信をもっていた。ある日、趙信の妾が病気になり、張の高弟に治療を頼んだ。診断したあと、「すでに危険な状態だが、ただ1穴だけ救える穴がある」という。そして手外側の茎状突起の上二寸に刺鍼した。しばらくして病気がよくなり、抜鍼しようとしたが、鍼は骨肉の間に滞っている。慌てて「穴には当たったが鍼が出ない。これは私の先生でないと抜鍼できない」という。そこで張マネージャを呼んできた。張は「穴は良いが、まだ私の抜鍼方法を覚えてない」と思った。そこで別の手首に交刺した。この鍼が入ると、手外側茎状突起の鍼が徐々に抜け始めたと、滞鍼を治療した例がある。これは、代わりの鍼を打って抜鍼する方法の1つである。

3. 折鍼

　刺鍼療法における折鍼は多くないが、その結果は暈鍼や滞鍼と比較して重大だ。折れた鍼が肉内にあれば一般的には大した問題にはならないが、患者の気持ちとしては耐え難く、裁判に訴えたり、問題がおきないことを保証する証文を書かせたり、ひどいやつは折鍼させた術者を昼夜にわたり落ち着かなくさせたり、人々に医療事故はひどい影響があると思わせたりする。『医贋』も『新安・文献誌』の「当時、馬荀仲という人があり、少し鍼灸をかじっているが、当時は鍼術に精通していた程約（あざなは孟博）と同じぐらい有名だとデタラメを言い、自画自賛していた。ある日、大守の家人が病気になり、馬氏に治療を依頼した。馬氏は診断したあと、鍼をすれば、すぐに治ると言った。そこで患者の左脇下へ刺鍼治療したが、刺入している途中で急に鍼が折れてしまった。馬氏は慌てて背中を挟んだが、折れた鍼を取り出すことはできなかった。こうした状況に陥ったら、本当のことを言うしかない。自らの技術の低さを認め、どうしようもなくなって言った。『この鍼を出すには程孟博でないとダメだ』と言った。程孟博は、左脇に鍼があるのを見ると、右脇下に1鍼打つ。しばらくすると左脇から折れた鍼が圧迫されて自然に出てきた。人々は賞賛し、それ以来、馬氏は自分を鍼の名手だとは言わなくなった」という故事を引用している。本書でも、いくつかの折鍼例を引用したが、

いずれもさまざまな方法で折れた鍼を取り出している。また折れた鍼が体内に半年から1年以上も残留していても、特別な反応がおきなかった。あるいは長雨の日に折れた場所が痛む患者もいる。そうしてみると折れた鍼は取り出すことに越したことはないが、どうしても取り出せなくても、長い間には体内で徐々に適応するものもあり、折れた鍼が身体に吸収されてX線でも見えなくなったりする。

3、古代における刺鍼事故例

本書の資料を集める過程で捜し出した刺鍼事故の事例は、まったくダイヤモンドを捜すように少なかった。つまり古人は、臨床における成功経験だけに注目し、失敗の教訓では具体例を採用しなかったことを示している。医者には漢方薬を用いるときの「十八反」と「十九畏」があるように、刺鍼療法にも「禁鍼穴歌」がある。そのため偶然に見つけた幾つかの刺鍼事故例を挙げることしか出来ない。

1. 督郵徐毅が病気になった。華佗は省へ行くと、徐毅は華佗に「きのう、医者の曹吏の劉祖に胃管へ鍼をさせた。すると咳が出て、落ち着いて眠れなくなった」といった。華佗は「刺したのは胃管でなく、肝に入ったのだ。食事すると和らぐ。5日で救えなくなる」と言った。華佗の言ったとおりであった。

―――― 宋・張杲『医説』

ここで言う「胃管」とは、胃上口の噴門か下口の幽門である。華佗が「刺したのは胃管でなく、肝に入ったのだ」と言っていることから「上脘」へ刺鍼し、鍼尖が右に逸れて肝臓を刺傷したと思われる。『素問・咳論』に「肝咳之状、咳則両脇下痛、甚則不可以転（肝咳の症状は、咳すると両脇下が痛み、ひどければ身体をひねれない）」とある。張志聰は「肝脈は腰脇に分布し、上は肺に注ぐ。だから咳したとき脇下が痛む」と解説し、「5日で救えなくなる」の「5日」は「約数」であり、数日のうちに必ず死ぬという意味である。その根拠は『素問・刺禁論』に「刺中肝、五日死」とあるからだ。

2. 頭風（慢性頭痛）で、頭がクラクラして嘔吐し、数日は食事もできない。私

が風府穴へ刺鍼し、左耳に向けて3寸刺入した。去来を感じて13呼留めると、病人は頭内が痺れて熱くなったように感じてきたので、吸気に従って抜鍼し、附子半夏湯を服用させると再発しなくなった。華佗が曹操の頭風に刺鍼したときも、やはりこの穴を取ると、すぐに治った。しかし、この穴へ刺鍼すると、人はすぐに昏倒する。正しい方法は、左耳横へ向けて刺鍼することで、そうすれば大筋を傷付けないので失神しない。「この方法は奇妙である。熟練した鍼家と協議しなければ効果がない」と注釈がある。

——— 宋・竇材『扁鵲心書』

　これは風府穴を取るとき、どう刺入すれば患者が昏倒しないかに注意している。述べていることは刺鍼事故ではない。彼は「この穴へ刺鍼すると、人はすぐに昏倒する」と断定しているが、それは彼自身の直接あるいは間接的な経験から生まれた教訓であることに違いない。『席弘賦』は「従来風府、最難尋。須用功夫、度浅深（昔から風府は最も刺鍼が難しい。よく勉強して浅深を知る）」といい、『聖済総録』も「風府鍼、只可一寸以下。過度令人唖（風府の鍼は、1寸以内の刺入とする。深すぎれば人を唖にする）」という。竇材の「この穴へ刺鍼すると、人はすぐに昏倒する」は、『席弘賦』や『聖済総録』よりも、刺鍼事故の実際と一致する。

3. 元代の世祖は元7年（1270年）、益都府（現在の山東省寿光県境内）で、医人の劉執中が、息子元帥の嫁の胃腸を鍼で刺して死なせてしまった。本人が犯したことなので、107叩きの刑にし、さらに一両の銀を追徴して埋葬の費用とした。

——— 『元典章・礼部』

　刺鍼して胃腸を損傷させ、腸や胃を穿孔して腹膜炎が起きれば、すぐに治療しないと死亡する。当時の医療技術や救急治療の限界から、誤刺により病状を悪化させると、誤りに誤りを重ねることとなり、死亡するしかなかっただろう。医者に対する処罰から見て、技術上の事故のようである。

4. 清の嘉慶十七年（1812年）、安徽で刺鍼事故により死亡した事例。……病気

を治そうと功を焦り、患者の手足に刺鍼し、さらに眼角に姜汁を点入して殺した。やぶ医者が殺傷した法律により、絞首刑にして罪を償った。

——— 清『政典類纂・刑律』

この例は、患者の手足に刺鍼し、姜汁を点眼したことで患者が死亡したものを「庸医殺傷人律」として処理しているが、変である。医者の取穴が不適切で、刺入が深過ぎ、手法も強すぎて病状が進行、悪化したのは技術のまずさであるが、早く治そうとして思ったとおりにゆかなかっただけで、やぶ医者が人を殺したわけではない。

当然、術者は臨床で十分に注意しなければならず、いかなる医療ミスによる事故も避けなくてはならない。

5. 聞くところによると、陳漢題の息子の嫁は関寒楚の孫娘であるが、病気になって越に行き、陳某の治療を受けた。鍼を入れると血が流れて止まらず、しばらくして病死した。益見仲聖の言葉は、嘘ではない。

——— 清・魏之琇『続名医類案』雄按

刺鍼して大きな血管を損傷し、それが大きな動脈であれば、血が流れて止まらず、患者を死に至らしめるという教訓は、今も昔も記載されている。たとえば『素問・刺禁論』に「刺臂太陰脈。出血多立死（腕の太陰脈を刺し、出血が多いと直ちに死ぬ）」とあり、『素問・四時刺逆従論』は「刺跗上、中大脈。血出不止死（足背を刺して大脈に当て、血が出て止まらないと死ぬ）」という。つまり二千年以上前の医学家は、大きな動脈血管を刺傷し、流血が止まらなければ死亡事故になると警告していた。

4、『鍼灸大成』の禁鍼穴歌

脳戸顖会及神庭、玉枕絡却到承霊：脳戸、顖会および神庭。玉枕、絡却いたる承霊。
顱息角孫承泣穴、神道霊台膻中明：顱息、角孫、承泣穴。神道、霊台、膻中あきらか。
水分神闕会陰上、横骨気衝鍼莫行：水分、神闕、会陰上。横骨、気衝、鍼行くなかれ。
箕門承筋手五里、三陽絡穴到青霊：箕門、承筋、手五里。三陽絡穴いたる青霊。

付録 375

孕婦不宜鍼合谷、三陰交内亦通論：妊婦に合谷の鍼は悪く、三陰交も同じ理屈。
石門鍼灸応須忌、女子終身孕不成：石門は鍼灸を避けないと、女子が一生妊娠できず。
外有雲門并鳩尾、缺盆主客深暈生：ほか雲門と鳩尾、缺盆と客主人に深刺し暈鍼する。
肩井深時亦暈倒、急補三里人還平：肩井の深刺も昏倒し、すぐ足三里を補して蘇生す。
刺中五臟胆皆死、衝陽血出投幽冥：五臟と胆を刺せば死、衝陽の血出れば冥土行き。
海泉顴髎乳頭上、脊間中随僂行：海泉、顴髎、乳中、背椎間に当てセムシとなる。
手魚腹陥陰股内、膝髕筋会及腎経：魚際と大腿内側、膝蓋骨と陽陵泉および腎経。
腋股之下各三寸、目眶関節皆通評：腋と股の下各三寸、眼窩、関節みな同じ評価。

　以上の禁鍼諸穴は、長期におよぶ臨床経験から得た古人の教訓であり、何度も検証されたまとめである。現在の目で見れば、肩井や合谷などは臨床の常用穴であり、けっして禁鍼穴ではない。肩井についていえば、刺鍼したあと昏倒する理由として2つ考えられる。1つは暈鍼、2つめに鍼を肺に深刺して気胸を起こしたものだから、刺鍼するときは用心しなければならない。妊婦の合谷に刺鍼しても、必ず流産するとは限らない。古書には、風府や瘂門が禁鍼穴であり、刺鍼を慎むか禁鍼とされてきたが、近年では風府へ深刺して統合失調症を治療し、特殊な効果が得られたという報告がある。つまり刺入の可否は術者の臨床経験と関係しており、刺法をマスターしているものだけが刺鍼できる。人がやっているから自分もやるでは、事故の発生も起こり得る。

5、『内経』の刺傷に関する論述の摘要

1．原則に違反した

(1) 誤刺して病状が危険になった

黄帝曰：夫子之言鍼甚駿、以配天地、上数天文、下度地紀、内別五臟、外次六腑、経脈二十八会、尽有周紀。能殺生人、不能起死者、子能反之乎？

岐伯曰：能殺生人、不能起死者也。黄帝曰：余聞之則為不仁、然願聞其道、弗行於人。
岐伯曰：是明道也。其必然也。其如刀剣之可以殺人、如飲酒使人酔也。雖勿診、猶可知矣。
黄帝曰：願卒聞之。岐伯曰：人之所受気者、穀也。穀之所注者、胃也。胃者、水穀気血之海也。海之所行雲気者、天下也。胃之所出気血者、経隧也。経隧者、五臓六腑之大絡也。迎而奪之、而已矣。
黄帝曰：上下有数乎？
岐伯曰：迎之五里、中道而止、五至而已、五往而臓之気尽矣。故五五二十五而竭其輸矣。此所、謂奪其天気者也。非能絶其命、而傾其寿者也。
黄帝曰：願卒聞之。岐伯曰：闔門而刺之者、死於家中。入門而刺之者、死於堂上。
黄帝曰：善乎方。明哉道。請著之玉版、以為重宝、伝之後世、以為刺禁、令民勿敢犯也。
　　　　　　　　　　　　　　　　　　　　　　　　　　　　『霊枢・玉版』

黄帝「先生は鍼の作用がすごく、天地を組み合わせ、上は天文、下は地の法則に従い、内では五臓に分け、外は六腑につながり、28脈が規則正しく循環していると言われます。しかし鍼は殺すことができるが、死人を生き返らせることはできない。先生はどう考えますか？」
岐伯「殺すことはできるが、死人を生き返らせることはできない」
黄帝「私はそれを聞いて仁ではないと思います。それならば、その道理を聞き、それを行わないようにする」
岐伯「これは簡単な理屈であり、それは必然である。それは刀剣で人を殺せるが如し、飲酒が人を酔わす如くである。診断していなくとも判る」
黄帝「もっと教えてください」
岐伯「人が受け取る精気は、穀物の気である。穀物が注がれるのは胃である。胃は水穀気血の海である。海があれば雲が沸くが、それと同じように水と穀の海から気血が転化する。胃から気血が出る所が経隧である。経隧とは、五臓六腑の血管である。それを迎えて奪えば終わる」
黄帝「その経脈は、上半身と下半身で法則性があるのですか？」
岐伯「五里穴を迎えれば中途で五臓の気が止まり、それが五回で終り、それを五

付録　377

遍で臓の気が尽きる。だから 5×5＝25 回で、その輸送は竭きる。この所は、その天気を奪うものという。命がなくならなくとも、寿命を減らす」

黄帝「もっと教えてください」

岐伯「門を窺って刺鍼すれば、家に帰ってから死ぬ。門に入って刺鍼すれば、治療所で死ぬ」

黄帝「方法はよく、道理もはっきりした。それを玉の板に書いてください。宝として後世に伝え、刺鍼の禁として、そのことを民が犯さないようにします」

故曰：病有在毫毛腠理者、有在皮膚者、有在肌肉者、有在脈者、有在筋者、有在骨者、有在髄者。是故刺毫毛腠理，無傷皮、皮傷，則内動肺、肺動，則秋病温瘧、泝泝然寒栗。刺皮，無傷肉、肉傷，則内動脾、脾動，則七十二日、四季之月、病腹脹，煩不嗜食。刺肉，無傷脈、脈傷，則内動心、心動，則夏，病心痛。刺脈，無傷筋、筋傷，則内動肝、肝動，則春，病熱而筋弛。刺筋，無傷骨、骨傷，則内動腎、腎動，則冬，病脹腰痛。刺骨，無傷髄、髄傷，則銷鑠、胻酸、体懈、迹然不去矣。

『素問・刺要論』

だから、病がうぶ毛にある患者、病が皮膚にある患者、病が皮下脂肪にある患者、病が動脈にある患者、病が筋肉にある患者、病が骨にある患者、病が髄にある患者がいる。そこで、うぶ毛を刺すものは皮膚を傷付けない。皮膚が傷付けば体内で肺が動じ、肺が動じれば秋に温瘧（マラリア様疾患）となり、ゾクゾクとして震える。皮膚を刺すものは脂肪層を傷付けない。脂肪層が傷付けば体内で脾が動じ、脾が動じれば四季のうち 72 日間は腹に膨満感があり、不快で食欲がなくなる。脂肪層を刺すものは動脈を傷付けない。動脈が傷付けば体内で心が動じ、心が動じれば夏に心臓痛となる。動脈を刺すものは筋肉を傷付けない。筋肉が傷付けば体内で肝が動じ、肝が動じれば春に発熱して弛緩性麻痺となる。筋肉を刺すものは骨を傷付けない。骨が傷付けば体内で腎が動じ、腎が動じれば冬に腰が腫れぼったく痛む。骨を刺すものは脊髄を傷付けない。脊髄が傷付けば痩せ細り、脛が怠くなって体が怠くなり、歩かなくなる。

疾浅鍼深、内傷良肉、皮膚為癰。病深鍼浅、病気不泄、支為大膿。病小鍼大、気泄大甚、疾必為害。病大鍼小、気不泄瀉、亦復為敗。　　　　　　　　『霊枢・官鍼』
　病巣が浅層にあるのに深部へ刺入すると、内部の良肉を傷付けて皮膚が蜂巣炎になる。病巣が深層にあるのに浅部しか刺入しないと、病邪は排出されず、痞となって膿となる。軽い病なのに大きい鍼を使うと、気が排出されすぎて病気がひどくなる。重い病に小さい鍼では邪気が瀉されず、また復活して敗れる。

「鍼太深、則邪気反沈」者、言浅浮之病。不欲深刺也。深則邪気従之入、故曰「反沈」也。「皮肉筋脈、各有処」者、言経絡各有所主也。　　　　　　　　『霊枢・小鍼解』
　「鍼が深すぎて、邪気が逆に奥に入る」とは、浅部にある病を言っている。深く刺鍼できない。深ければ、邪気は鍼と一緒に深部へ入るので「逆に奥へ入る」という。「皮肉筋脈、それぞれにある」とは、経絡が主治するものを言う。

奪陰者死、奪陽者狂、鍼害畢矣。　　　　　　　　　　　　　『霊枢・九鍼十二原』
　陰臓の気を奪えば死ぬ、陽腑の気を奪えば狂う。これらはすべて鍼の害である。

　古代の医者は「人は天と相応する」と考えていた。こうした観点だから刺鍼治療も、自然の法則に当てはまらなければならない。臨床では、まず臓腑との関係、経絡循行、気血の昇降出入のメカニズムを明らかにし、腧穴の正確な位置を熟知し、いかに刺鍼深度と迎随の手法を把握するか、病気の深さや手法の強さなどを調べなければならない。術者の技術レベルが低ければ学理を知らず、盲目的に刺鍼するので、『内経』の述べる「疾浅鍼深、内傷良肉、皮膚為癰。病深鍼浅、病気不泄、支為大膿」を起こしてしまう。つまり病巣が表面にあれば裏を治療してはならず、病が上にあるのに下を治療できず、虚した病に瀉法はできず、実の病に補法はできない。未熟な技術で、刺鍼の法則を把握していなければ、臨床で理論や法則に反することをおこない、気の向くままに治療して病状や理論に逆らい、軽い病気を重くして、重病を死に至らす。それを『内経』は「能殺生人、不能起死者也」と述べているが、それからも刺鍼の理にかなっていることの重要性が判る。術者としての本分は「治病救人（病気を治して人を救う）」である。もし患

者のことを考えて真剣に責任ある態度ができなければ、「庸医」となって人を殺すのは必定である。以上に述べた経文の警告を詳しく調べ、刺鍼の理と法を守り、勝手気ままに軽率なことをしてはならない。

(2) 禁、奪、過、逆の誤刺

黄帝問於岐伯曰：余聞刺有五禁。何謂五禁？

岐伯曰：禁其不可刺也。

黄帝曰：余聞刺有五奪。

岐伯曰：無泄、其不可奪者也。

黄帝曰：余聞刺有五過。

岐伯曰：補泄無過其度。

黄帝曰：余聞刺有五逆。

岐伯曰：病与脈、相逆、命曰五逆。……

黄帝曰：何謂五逆？

岐伯曰：熱病脈静、汗已出、脈盛躁、是一逆也。病泄、脈洪大、是二逆也。著痺不移、䐃肉破、身熱、脈偏絶、是三逆也。淫而奪形、身熱、色夭然白、及下後血衃、血衃篤重、是四逆也。寒熱奪形、脈堅搏、是五逆也。

黄帝曰：何謂五禁？　願聞、其不可刺之時。

岐伯曰：甲乙日、自乗、無刺頭、無発蒙於耳内。丙丁日、自乗、無振埃於肩喉廉泉。戊己日、自乗四季、無刺腹、去爪瀉水。庚辛日、自乗、無関節於股膝。壬癸日、自乗、無刺足脛。是謂五禁。

黄帝曰：何謂五奪？

岐伯曰：形肉已奪、是一奪也。大奪血之後、是二奪也。大汗出之後、是三奪也。大泄之後、是四奪也。新産及大血之後、是五奪也。此皆不可泄。

『霊枢・五禁』

黄帝「刺鍼には五禁があると聞きました。五禁とは何です？」

岐伯「五禁とは、刺鍼できないことです」

黄帝「刺鍼には五奪があると聞きました」

岐伯「出すものがなければ、奪ってはならないことです」

黄帝「刺鍼には五過があると聞きました」
岐伯「補瀉では、度の過ぎた補瀉をしないということです」
黄帝「刺鍼には五逆があると聞きました」
岐伯「病状と脈が一致しないものを五逆と言います」
……黄帝「どんなことが五逆ですか？」
岐伯「熱病なのに脈が静かで、汗が出ているのに脈が盛んでもがけば逆症の一です。下痢なのに脈が洪大ならば逆症の二です。身体が痛くて筋肉がなくなり、身体が熱く、脈が絶えようとしていれば逆症の三です。邪に犯されて身体が痩せ、発熱し、色が白くて、下血がひどければ逆症の四です。寒熱で痩せ衰え、脈が堅く打っていれば逆症の五です。
黄帝「五禁とは何です？　その刺してはいけない時を教えてください」
岐伯「甲乙の日は、それが乗るので頭を刺せない。ぼんやりして耳内を刺してはいけない。丙丁の日は、それが乗るので、肩や喉の廉泉で震わせてはならない。戊己の日は、それが四季の脾に乗るので、腹を刺すことなく、爪の傍らから水を瀉してはならない。庚辛の日は、それが乗るので、関節や股膝を刺してはならない。壬癸の日は、それが乗るので、足と脛を刺してはならない。これが五禁である」
黄帝「五奪とは何ですか？」
岐伯「身体が極度に痩せていれば一奪である。大出血の後が二奪である。大汗をかいたあとが三奪である。ひどい下痢の後が四奪である。出産直後や大量出血の後が五奪である。これらには瀉法をしてはならない」

　臨床では、まず患者の体質や病状の虚実、脈象の順逆を見分けて、証候を判断し、刺鍼治療をするかどうかを決定する。五禁、五奪、五過、五逆は、頭痛ならば頭に刺し、足が痛ければ足に刺すというような症状だけに頼った刺鍼ではならず、実証に補法できず虚証に瀉法できないことを語っている。これらはいずれも刺鍼で最も避けねばならない原則を犯している。中医臨床では「因地、因時、因人（地域に基づき、季節に基づき、患者に基づいて）」による辨証論治をせよとしているが、これは臨機応変に対応し、融通が利かず四角四面に当て嵌めてはな

らないことを強調している。

(3) 時期に適さない誤刺
春夏秋冬、各有所刺、法有所在。春刺夏分、脈乱気微、入淫骨髄、病不能愈、令人不嗜食、又且少気。春刺秋分、筋攣、逆気環為咳嗽、病不愈、令人時驚、又且哭。春刺冬分、邪気著蔵、令人脹、病不愈、又且欲言語。夏刺春分、病不愈、令人解堕。夏刺秋分、病不愈、令人心中欲無言、惕惕如人将捕之。夏刺冬分、病不愈、令人少気、時欲怒。秋刺春分、病不已、令人惕然、欲有所為、起而忘之。秋刺夏分、病不已、令人益嗜臥、又且善夢。秋刺冬分、病不已、令人洒洒時寒。冬刺春分、病不已、令人欲臥不能眠、眠而有見。冬刺夏分、病不愈、気上、発為諸痺。冬刺秋分、病不已、令人欲渇。　　　　　　　　　『素問・診要経終論』

　春夏秋冬、各季節の刺し方がある。春に夏の部位を刺せば、脈が乱れて気が少なくなり、邪が骨髄に浸透し、病が治らぬばかりか食欲もなくなって少気になる。春に秋の部位を刺せば、筋肉が痙攣し、逆気して咳となり、病が治らぬばかりか、驚いたり泣いたりするようになる。春に冬の部位を刺せば、邪気が臓に付着して腹が脹り、病が治らぬばかりかおしゃべりになる。夏に春の部位を刺せば、病が治らぬばかりか怠くする。夏に秋の部位を刺せば、病が治らぬばかりか無言にし、誰かが捕まえに来るが如くビクビクする。夏に冬の部位を刺せば、病が治らぬばかりか少気にし、常に怒るようにする。秋に春の部位を刺せば、心配して何をしようとしていたか忘れてしまう。秋に夏の部位を刺せば、病が治らぬばかりか、ますます横になりたがるようにし、よく夢を見るようになる。秋に冬の部位を刺せば、病が治らぬばかりか、ゾクゾクと寒気がする。冬に春の部位を刺せば、病が治らぬばかりか、横になりたがるが眠れず、眠れば異様なものを見るようになる。冬に夏の部位を刺せば、病が治らぬばかりか、人の気が上がり、いろいろな痛みとなる。冬に秋の部位を刺せば、病が治らぬばかりか、喉が渇くようになる。

　刺鍼の理と法に基づけば、春夏秋冬で、それぞれ刺すべき病証と刺してはいけない病証がある。これは古代の医家が、陰陽五行説と臓腑経絡の対応関係を基に、結論付けた経験談である。文中にある「春刺秋分」と「夏刺春分」の本当の意味

は、季節を五行の臓と対応させ、病が肝にあるのに肝経ではなく肺経を刺鍼したり、病が心にあるのに心でなく肝を治療することであるが、それは当然にして「各有所刺、法有所在」の治療原則に反することになる。そうすれば必然的に「靴の上から痒いところを掻く」ことになり、病気が尾を引いて軽いものが重くなったり、逆に病を助けて進行や悪化させ、医療事故を起こしたりする。

2 要害を刺す

(1) 内臓器官を誤って傷付ける

黄帝問曰：願聞禁数。岐伯対曰：臓有要害、不可不察……従之有福、逆之有咎。刺中心、一日死、其動為噫。刺中肝、五日死、其動為語。刺中腎、六日死、其動為嚏。刺中肺、三日死、其動為咳。刺中脾、十日死、其動為呑。刺中胆、一日半死、其動為嘔。刺跗上中大脈、血出不止死。刺頭中脳戸、入脳立死。　　　　　　　　　　　　　　『素問・刺禁論』

黄帝「刺鍼を禁じる所を教えてください」

岐伯「臓には急所があるので、それを知らぬわけにはゆかぬ……それに従えば福となり、犯せば災厄をもたらす。心臓を刺せば一日で死に、その症状はシャックリである。肝臓を刺せば五日で死に、その症状は喋ることである。腎臓を刺せば六日で死に、その症状はクシャミである。肺を刺せば三日で死に、その症状は咳である。脾臓を刺せば十日で死に、その症状は嚥下である。胆嚢を刺せば一日半で死に、その症状は嘔吐である。足背を刺して大脈に当たり、血が止まらねば死ぬ。頭を刺して脳戸に当て、脳に入ればすぐに死ぬ」

凡刺胸腹者、必避五臓。中心者環死。中脾者五日死。中腎者七日死。中肺者五日死。中鬲者、皆為傷中、其病雖愈、不過一歳必死。刺避五臓者、知逆従也。所謂従者、鬲与脾腎之処、不知者反之。　　　　　　　　　　　　『素問・診要経終論』

　胸や腹を刺すときは、必ず五臓を避ける。心臓に当てれば一日で死ぬ。脾臓に当てれば五日で死ぬ。腎臓に当てれば七日で死ぬ。肺に当てれば五日で死ぬ。横隔膜に当てれば、当たったところを傷付けるので、病が治っても一年以内に必ず死ぬ。五臓を避けて刺すことは、逆らうことと従うことを知ることである。従う

付録　383

と横隔膜や脾臓、腎臓（内臓すべて）の部位である。それを知らなければ禁を犯す。

刺五臓、中心、一日死、其動為噫。中肝、五日死、其動為語。中肺、三日死、其動為咳。中腎、六日死、其動為嚔欠。中脾、十日死、其動為吞。刺傷五臓、必死。其動、則依其臓之所、変候知其死也。　　　　　　　　『素問・四時刺逆従論』
　五臓を刺し、心臓を刺せば一日で死に、その症状はシャックリである。肝臓を刺せば五日で死に、その症状は喋ることである。肺を刺せば三日で死に、その症状は咳である。腎臓を刺せば六日で死に、その症状はクシャミとアクビである。脾臓を刺せば十日で死に、その症状は嚥下である。五臓を刺傷すれば必ず死ぬ。その症状は、その臓によって違い、症状によって死が判る。

刺缺盆中、内陥、気泄、令人喘、咳逆。……刺膺中、陥中肺、為咳逆、仰息。……刺陰股下三寸、内陥、令人遺溺。刺腋下肋間、内陥、令人咳。刺少腹、中膀胱、溺出、令人少腹満。　　　　　　　　　　　　　　　　　『素問・刺禁論』
　缺盆を刺して、深刺すれば、肺気が漏れて、人に喘いだり、咳をさせる。……前胸部に刺して肺に当てれば、咳が出て、上を仰いで息をする。……大腿内側から下三寸を刺し、深刺すれば人を遺尿にさせる。腋下の肋間を刺し、深刺すれば人に咳をさせる。下腹を刺し、膀胱に当てれば尿が腹腔に出て、人の下腹を脹ったようにさせる。

諸病、以次相伝、如是者、皆有死期、不可刺。間一蔵止、及至三四臓者、乃可刺也　　　　　　　　　　　　　　　　　　　　　　『素問・標本病伝論』
　諸病は、このように伝変する。もしその通りに進行すれば、いずれは死ぬので刺してはいけない。間に一臓あって進行が止まったり、三〜四臓に至っていれば刺鍼できる。

五臓之気、已絶於内、而用鍼者、反実其外、是謂重竭、重竭必死、其死也静。治之者、輒反其気、取腋与膺。五臓之気、已絶於外、而用外者、反実其内、是謂逆厥、逆厥則必死、其死也躁。治之者、反取四末。刺之、害中而不去、則精泄。害

中而去、則致気。精泄、則病益甚、而恇。致気、則生為癰瘍。『霊枢・九鍼十二原』
　五臓の気が体内で絶えているのに鍼で外を実にする。これでは、さらに竭るようにしたので「重竭」と呼ぶ。「重竭」は二重に虚したものであり、必ず死ぬが、その死は静かである。それを治す人は、その気と逆に腋と前胸部を取る。五臓の気が外で絶えているのに鍼で内を実とする。それでは四肢が冷たくなり、それを「逆厥」と呼ぶ。「逆厥」も必ず死に、その死ではもがく。これを治す人は、それとは逆に四肢を取る。刺鍼して急所に当て、抜かなければ精が漏れる。急所に当てて抜けば邪気が至る。精が漏れれば病がひどくなって衰弱する。邪気が至ればデキモノとなる。

　内臓は身体の急所だから、刺鍼して損傷すると、いかなる部位でもひどい結果となる。それで「刺中心、一日死」とか「刺中肝、五日死」という。「刺缺盆……令人喘、咳逆」「刺少腹、中膀胱、溺出、令人少腹満」などのように臓器へ刺鍼しても、すべてが死ぬわけではない。体腔内へ入る腧穴を取り、内臓器官に刺さっても、一般的に浅刺で軽い提挿や捻転ならば損傷は軽く、たいした害もないが、深刺すれば危険なので臨床においては慎重にならざるをえない。

(2) 皮膚、血管、腱、関節を誤って傷付ける
凡刺之害、中而不去、則精泄。不中而去、則致気。精泄、則病甚、而恇。致気、則生為癰疽也。　　　　　　　　　　　　　　　『霊枢・寒熱病』
　刺鍼の害は、刺鍼して急所に当て、抜かなければ精が漏れる。急所に当てずに抜けば邪気が至る。精が漏れれば病がひどくなって衰弱する。邪気が至ればデキモノとなる。

夫気之在脈也。邪気在上、濁気在中、清気在下。故鍼陥脈、則邪気出、鍼中脈、則濁気出、鍼太深、則邪気反沈、病益。故曰：皮肉筋脈、各有所処、病各有所宜、各不同形、各以任其所宜。　　　　　　　　　『霊枢・九鍼十二原』
　邪気が脈にあるとき。邪気は上層にあり、濁気は中層にあり、清気は下層にある。だから鍼が脈に当たれば邪気が出、鍼が脈に入れば濁気が出るが、鍼が深す

ぎると邪気が逆に沈み、病気がひどくなる。そのため皮肉筋脈など、それぞれ部位の違いがあり、病によって適した鍼があり、それぞれの鍼の形が違うので、それぞれに適応した鍼を選ぶ。

黄帝曰：刺之有道乎？
岐伯答曰：刺此者、必中気穴、無中肉節。中気穴、則鍼染於巷、中肉節、即皮膚痛。補泄反、則病益篤。中筋、則筋緩、邪気不出、与其真相搏、乱而不去、反還内著。用鍼不審、以順為逆也。　　　　　　　　『霊枢・邪気蔵府病形』
黄帝「刺鍼には法則があるのですか？」
岐伯「刺すときは気穴に当て、肉や関節に当てるのではない。気穴に当たると、鍼が空き地で遊ぶようだが、肉や関節に当てても皮膚が痛いだけである。補瀉を間違えば病がひどくなる。筋肉に当てても筋肉が緩むだけで邪気は出ず、邪気が真気と争い、身体が乱れて去らず、逆に体内へ邪を押し込む。鍼をデタラメに使うものは、治る病を悪化させる」

黄帝曰：鍼入而肉著者、何也？
岐伯曰：熱気因於鍼、則鍼熱、熱則肉著於鍼、故堅焉。　　　『霊枢・血絡論』
黄帝「刺鍼すると、肉が鍼に巻き付きますが、これはどうしてですか？」
岐伯「鍼が熱気と出合うと、鍼が発熱する。熱くなると肉が鍼にくっつくので堅くなる」

陰尺動脈在五里、五臓之禁也。　　　　　　　　　　　　　　『霊枢・本輸』
上肢内側の尺動脈は五里にある。そこは五臓の禁である。

刺足下布絡、中脈、血不出、為腫。刺郄、中為大脈、令人仆脱色。刺気街、中脈、血不出、為腫、鼠仆。刺脊間、中髄、為傴。刺乳上、中乳房、為腫、根蝕。……刺手魚腹、内陥、為腫。　　　　　　　　　　　　　　　　　　『素問・刺禁論』
　足下に分布する脈を刺し、血が出なければ腫れる。委中を刺し、大脈に当てれば顔面蒼白となる。気衝を刺し、脈に当てて血が出なければ、腫れてネズミが伏

せたようになる。脊椎間を刺し、脊髄に当てれば前かがみになる。乳の上を刺し、乳房に当てれば、腫れて蜂巣炎になる。手の魚際を刺し、深く刺入すると腫れる。

刺陰股、中大脈、血出、不止死。……刺膝髕出液、為跛。刺臂太陰脈、出血多、立死。……刺肘中、内陥、気帰之、為不屈伸。……刺腨腸、内陥、為腫。……刺関節中、液出、不得屈伸。　　　　　　　　　　　　　　　　　　　　　『素問・刺禁論』

大腿内側を刺し、大脈に当て、血が出て止まらねば死ぬ。……膝蓋骨の下を刺し、液が出ると跛行する。手の太陰脈を刺し、出血が多ければ、すぐに死ぬ。……肘を刺し、深く刺入して、そこへ気が集まれば、屈伸できない。……ふくらはぎを刺し、深く刺入すれば内出血する。……関節を刺し、中から液が出れば屈伸できない。

治療では深度を掌握し、病巣に当たったら止める。それで経文には「刺毫毛腠理、無傷皮」「刺皮、無傷肉」と言い、「皮脈筋肉、各有所処、病各有所宜」と言って、善し悪しを分け、悪くない部分を討つことのないようにする。「血不出、為腫」「為腫、鼠仆」「為腫、根蝕」「刺脊間、中髄、為傴」「刺膝髕出液、為跛」「刺関節中、液出、不得屈伸」とある。特に上肢や大腿の大脈は「出血不止、死」とか「出血多、立死」などとある。これを本文の事故例分析と照合すると、経文の内容は、確かに古人の経験をまとめたものと判る。術者は臨床に当たって先駆者の忠告を聞き、同じ轍を踏まないようにする。

(3) 五官の清竅を誤刺する

刺面、中溜脈、不幸為盲。……刺舌下、中脈太過、血出不止、為瘖。……刺客主人、内陥、中脈、為内漏為聾。……刺足少陰脈、重虚出血、為舌難以言。……刺匡上陥骨、中脈、為漏為盲。　　　　　　　　　　　　　　　　　　　　　『素問・刺禁論』

顔を刺して溜脈に当たると失明する。……舌下を刺して脈に当て、手法が強すぎて出血が止まらねば喋れなくなる。……客主人を刺して、深く刺入し、脈に当てて内で漏れると耳が聞こえなくなる。……足少陰脈を刺し、出血させて虚証を虚にすると、舌が回らなくなる。……眼窩の骨の凹みを刺し、脈に当て、それを

漏らすと失明する。

「五官の清竅」とは、耳、目、口、鼻など頭面部の器官である。これらの器官は、目で見え、耳で聞こえ、鼻で嗅ぎ、口で発音できるだけでなく、いずれも非常に鋭敏なので「清竅」と呼んでいる。これらの器官が正常であって健康人であり、障害が軽ければ後遺症、重ければ一生の身体障害となる。そのため経文は「刺匡上陥骨、中脈、為漏為盲」「刺面、中溜脈、不幸為盲」「刺舌為瘖」「為舌難以言」「中脈、為漏為盲」などと語っている。これより「五官の清竅」を誤刺することが、いかに重大な結果を引き起こすか判る。

3 誤診による害
(1) 誤って禁忌症に刺す
頭痛不可取於腧者、有所撃堕、悪血在於内。若肉傷、痛未已、可則刺。不可遠取也。頭痛不可刺者、大痺為悪、日作者、可令少愈、不可已。　　　　　　　　『霊枢・厥病』
　頭痛で遠隔取穴できないのは、ぶつけたり落ちたため内出血している場合である。肉が傷付いているだけで痛みがあれば刺鍼できる。遠隔取穴ではいけない。頭痛で刺鍼できないのは、重症の頭痛で、毎日痛むものである。少しは良くなるが、根治できない。

心痛不可刺者、中有盛聚、不可取於腧。　　　　　　　　　　　　　　『霊枢・厥病』
　心痛で刺鍼できないのは、内で実邪が盛んなものである。それには腧穴を取れない。

有病腎風者、面胕庬然壅、害於言……虚不当刺、不当刺而刺、後五日、其気必至。
　　　　　　　　　　　　　　　　　　　　　　　　　　　　　　『素問・評熱病論』
　腎風病で、顔面の浮腫となり、目の下が盛り上がって喋れない……虚証ならば刺すべきでない。刺すべきでないのに刺せば、五日後に病気が必ず至る。

凡刺寒熱者、皆多血絡、必間日、而一取之、血尽而止、乃調其虚実。其小而短者、

少気。甚者、瀉之則悶、悶甚則仆、不得言、悶則急坐之也。　　　　『霊枢・経脈』

　寒熱に刺鍼するときは、ほとんど血絡を取る。そして隔日に一回取り、血を出し尽くせば止め、虚実を調える。それが小さくて短ければ気虚であり、気虚がひどければ瀉法をすると悶絶し、悶絶がひどければ倒れて口もきけない。悶絶したら急いで座らせる。

熱病七八日、脈不躁、躁不散数、後三日中有汗。三日不汗、四日死。未曾汗者、勿腠刺之。　　　　　　　　　　　　　　　　　　　　　　　　『霊枢・熱病』

　熱病となって七～八日目。脈が激しくないか、激しくても散脈や数脈はない。そうした状態ならば、そのあと三日中に汗をかく。三日しても汗をかかなければ四日目に死ぬ。だから汗をかかないものに刺してはならない。

熱病不可刺者、有九。一曰、汗不出、大顴発赤、噦者死。二曰、泄而腹満、甚者死。三曰、目不明、熱不已者死。四曰、老人嬰児、熱而腹満者死。五曰、汗不出、嘔下血者死。六曰、舌本爛、熱不已者死。七曰、咳而衄、汗不出、出不至足者死。八曰、髄熱者死。九曰、熱而痙者死。腰折、瘛瘲、歯噤齘也。凡此九者、不可刺也。

『霊枢・熱病』

　熱病で刺してはならない状況に九種類ある。
1. 汗が出ず、頬が赤くてシャックリしていれば死ぬ。
2. 下痢しているのに腹が膨れ、それがひどければ死ぬ。
3. 目が見えなくなり、熱が下がらねば死ぬ。
4. 老人や乳児で、発熱して腹が脹れば死ぬ。
5. 汗が出ず、嘔吐と下血するものは死ぬ。
6. 舌根がただれ、熱が退かねば死ぬ。
7. 咳して血が出、汗が出なかったり、出ても足まで汗が達しなければ死ぬ。
8. 骨髄まで熱ければ死ぬ。
9. 熱病で痙攣すれば死ぬ。腰が曲がり、痙攣し、歯を噛み締めてガチガチさせる。

　この九種には刺してはならない。

どんな治療法にしろ適応症と禁忌症がある。刺鍼治療も例外ではなく、その禁忌症は非常に多い。また適応症であっても特殊な状況下では絶対に刺鍼できない場合もある。古人は「外傷により頭部の悪血が内攻していれば刺鍼できず、心痛でも刺鍼できないものがある。腎病で顔が腫れ、体も虚していれば刺鍼できない。急に寒気がしたり暑がったり、あるいは何日も発熱が続き、もがき、発熱だけで汗をかかなければ刺鍼してはならない」などと考えている。発熱する病の多くは原因が複雑で、発熱によっては刺鍼しても効果がなかったりする。それで経文は「熱病不可刺有九」と言っているが、これは知っておくべき常識である。刺してはならぬ患者に無理やり刺せば、病気を重くしたり死を早めたりする。

(2) 虚証を虚とし、実証を実とする誤刺

『刺法』曰：無損不足、益有余、以成其疹。所謂無損不足者、身羸痩、無用鑱石也。無益其有余者、腹中有形、而泄之、泄之則精出、而病独擅中、故曰疹成也。
　　　　　　　　　　　　　　　　　　　　　　　　　　　『素問・奇病論』

『刺法』は、不足しているものを損い、有余っているものに益すれば疹となるのでするなという。不足を損なうなとは、羸痩のものに鍼を使うなということだ。そして有余るものに益するなとは、腹の中に胎児がいるのに瀉法すれば、瀉法によって精が出てしまい、病気だけが占拠してしまうので疹となるといっている。

無実実無虚虚、損不足、而益有余、是謂甚病、病益甚。取五脈者死、取三脈者恇、奪陰者死、奪陽者狂、鍼害畢矣。　　　　　　　　『霊枢・九鍼十二原』
　実を実にせず、虚を虚とさせない。不足を損ない、有余に益すれば、病を重するといい、病がますます重くなる。これを五臓の脈でおこなえば死に、三脈でおこなえば衰弱する。陰臓を奪えば死に、陽気を奪えば狂う。これが鍼の害である。

故曰、刺不知逆順、真邪相搏。満而補之、則陰陽四溢、腸胃充郭、肝肺内䐜、陰陽相錯。虚而瀉之、則経脈空虚、血気竭枯、腸胃㒤辟、皮膚薄著、毛腠夭膲、予之死期。　　　　　　　　　　　　　　　　　　　　　　　　　『霊枢・根結』

390　刺鍼事故

だから順逆を知らずに刺せば、真と邪が凝り固まるという。満ちているのに補えば、陰陽気血が満ち溢れ、胃腸が広がって、肝臓や肺が体内で膨れ、陰陽が錯乱する。虚しているのに瀉せば、経脈が空虚になり、血気は枯れ尽きて、胃腸は消化できずに下痢し、皮膚が薄く身体に付着し、毛や皮膚のツヤがなくなり、死期が予想できる。

取五脈者死、言病在中、気不足、但用鍼尽大泄其諸陰之脈也。　『霊枢・小鍼解』
　五脈を取るものは死ぬとは、病が体内にあって気が不足しているのに、鍼で諸陰の脈を瀉し尽くすことである。

取三陽之脈者、唯言尽瀉三陽之気、令病人恇然不復也。奪陰者死、言取尺之五里五往者也。奪陽者狂、正言也。　　　　　　　　　　　　　『霊枢・小鍼解』
　三陽の脈を取るものは衰弱するとは、三陽の気を瀉し尽くし、患者を衰弱させて回復できなくすることである。陰を奪えば死ぬとは、手の尺部の五里を五回も瀉法することである。陽を奪えば狂うとは、正気のことを言っている。

　伝統医学は、虚なら補い、実なら瀉すと言っているが、それは臨床で守るべき鉄則であり、経文は「補不足、瀉有余」と言っている。患者が弱々しく痩せ、気血が衰弱している虚証では、不足しているのに瀉法をしてはならない。また患者が筋肉隆々で、実邪を感受した発病初期なのに、補益の法を使って有余に益してはならない。それで経文は「無虚虚、無実実、損不足、而益有余」と言い、また「満而補之」と「虚而瀉之」が悪い結果を引き起こすと指摘している。

(3) 感情の乱れを犯す
黄帝曰：候之奈何？
伯高曰：『兵法』曰、無迎逢逢之気、無撃堂堂之陣。『刺法』曰、無刺熇熇之熱、無刺漉漉之汗、無刺渾渾之脈、無刺病与脈相逆者。　　　　　　　『霊枢・逆順』
黄帝「刺して悪い場合は、どう診察するのですか？」
伯高「『兵法』には、敵の士気が高いとき迎撃してはならず、堂々とした敵陣に

攻撃してはならないとある。『刺法』にも、熱の勢いが盛んなときに刺してはならず、洗うように汗が出ているときに刺してはならず、混乱した脈のときに刺してはならず、病と脈が符合しないものに刺してはならない。

凡刺之禁、新内勿刺、新刺勿内。已酔勿刺、已刺勿酔。新怒勿刺、已刺勿怒。新労勿刺、已刺勿労。已飽勿刺、已刺勿飽。已飢勿刺、已刺勿飢。已渇勿刺、已刺勿渇。大驚大恐、必定其気、乃刺之。乗車来者、臥而休之、如食頃乃刺之。出行来者、坐而休之、如行十里頃乃刺之。　　　　　　　　　　『霊枢・終始』

　刺鍼の禁は、セックスした後に刺すな、刺した後セックスするな。酔ったら刺すな、刺したら呑むな。怒っているものに刺すな、刺したら怒るな。労働した直後に刺すな、刺したら労働するな。満腹に刺すな、刺したら満腹になるな。空腹には刺すな、刺したら空腹になるな。喉が渇いたものに刺すな、刺したら喉を渇かすな。驚いたり恐がっているものには、気持ちが落ち着いてから刺せ。車で来たものは、横になって休ませ、30分ぐらいしてから刺せ。歩いて来たものは座らせて休ませ、2時間半ぐらいしたところで刺せ。

凡此十二禁者、其脈乱気散、逆其営衛、経気不次、因而刺之、則陽病入於陰、陰病出為陽、則邪気復生。粗工不察、是謂伐身、形体淫濼、乃消脳髄、津液不化、脱其五味、是謂失気也　　　　　　　　　　　　　　　　　『霊枢・終始』

　この十二の禁を犯せば、その脈が乱れて気は散り、営衛が逆乱して経気が順序通りでなくなる。刺したことにより、陽病は陰へ入り、陰病は陽へ出て、邪気が復活する。こうしたことをヤブ医者は考えもしないが、これを身体を損なうという。身体が痛怠く、脳髄は消耗し、津液は代謝されず、五味から化生した神気は失われる。これを失気と呼ぶ。

無刺大酔、令人気乱。無刺大怒、令人気逆。無刺大労人、無刺新飽人、無刺大飢人、無刺大渇人、無刺大驚人。　　　　　　　　　　　『素問・刺禁論』

　酔った人に刺すと、人の気を乱す。怒った人に刺すと、人を気逆させる。疲労した人に刺してはならない、満腹の人に刺してはならない、空腹の人に刺しては

ならない、喉が渇いている人に刺してはならない、驚いている人に刺してはならない。

　古人は「薬は、兵の如く使う」と言う。この原則が、刺鍼治療に当てはまる時もある。患者の病状が激しいときは、刺鍼しても効果がないだけでなく、その病状を悪化させる。これは兵家が、士気盛んな敵を迎えず、陣容の整った敵を攻撃せず、相手の隙を突いて戦闘を仕掛ける理屈と同じである。季節、地域、身体の状態、初発なのか慢性なのかを詳しく調べ、さらに空腹や満腹、疲労や怒り、驚きや喜びや悲しみや悩みなどの状況を含めて刺鍼してよいか決定する。それをしないと誤刺し、本来の感情を乱し、気血が散逸して衰弱し、正気が支えられずに失敗する。

6、歴史上における刺鍼治療の興亡と刺鍼事故の関係

　中国鍼灸医学の歴史は、決して平坦な道ではなかった。それは中国の歴史と同じように天地を驚かせ、鬼神を泣かせる悲壮な歴史だった。刺鍼治療が盛んになると、必ず廃れてしまう。その原因は、すざまじい刺鍼治療の効果にあり、それに驚嘆して引きつけられた無数の優、良、庸、劣の医者が施術するようになる。その結果、刺鍼事故が頻繁に起こるようになり、批判と糾弾の嵐により凋落してゆく。だが刺鍼療法には悠久の歴史があり、数多くの信者がいて、その効果は比類がなく、他の治療法に替えがたいので、すぐに谷底から這い出して、再び輝き出す。このようなことが刺鍼治療では繰り返され、何度も浮き沈みしながら、中国医学の歴史において隆盛と衰退を繰り返している。その歴史を振り返ったのは、鍼を業としている各位に、刺鍼が危険なものだということを再認識していただき、事故を起こさないように時間を惜しんで解剖を勉強し、安全な刺入方向や刺入方法をマスターして、人びとに鍼治療は安全で効果的な治療法であることを再認識してもらい、鍼灸治療を発展させるためである。人びとに「鍼は死や後遺症を残す危険な治療」と思われて、廃れることのないようにしたい。

1 刺鍼事故に対する認識

　人びとは疾病を知るようになってから医薬活動を始めたが、それには必然的に医療ミスが伴う。古代の人は洞窟に住み、厳寒や酷暑にさらされるだけでなく、毒蛇や猛獣にも襲われたので、病気やケガはしょっちゅうだった。痛みに苦んで何度も寝返りをうち、痛みに耐えていたとき、偶然にも鋭利な石や尖ったトゲが刺さり、皮膚が破れて出血したり、化膿したオデキを突き刺して膿が流れたりすると、思いがけぬことに病気が突然好転した。これを「医療」の可能性として受け継いだりしたが、そうでない場合、つまり病で苦しんでいるとき、同じように皮膚やオデキが傷付き、その結果痛みが増したり生命の危険にまで及んだため、それが教訓として口伝えとなった。このように失敗、成功、再失敗、再成功を繰り返し、長期にわたり反復検証され、有効な鍼灸医学ができあがった。古代人は後世に深遠な刺鍼理論と豊富な臨床経験を後世に残したものの、どういうわけか失敗の具体例が非常に少ない。失敗と教訓を無視してきたことは、まぎれもない中国医学の大きな欠陥である。数え切れないほどの資料があり、おびただしいほどの蔵書を備えていても、失敗した教訓が書かれた例はきわめて少ないが、理屈に合わない診断治療、操作の失敗、誤った取穴、深過ぎる刺入、強過ぎる手法などで肢体を損傷したり臓器を突き刺し、身体障害が残ったり、死んだりといった内容は珍しくはない。歴史文献の記載と考古学者の発見に基づけば、旧石器時代の我々の先祖は、石刀、石弓、石鑿、石鍼などの工具を使っていた。当時の石鍼は「砭」と呼ばれ、『説文解字』に「砭とは、石で病を治すこと」と書かれており、『史記・扁鵲倉公列伝』には、中庶子に対して扁鵲が「臣が聞くところでは、古代に兪跗という医者がおり、治療には煎じ薬、薬酒、鑱石……」と言った、と記載されている。その鑱石が砭である。そこに倉公—淳于意が、カルテの中で、病に誤って鍼灸の法を使ったことを「法が鑱灸では不当だった」と語られている。特に『内経』『難経』、『甲乙経』、『千金方』などの書物では、専用の編を設けて刺鍼禁忌の問題を検討している。『霊枢・五禁』の出だしは「禁、不可刺也」である。つまり古代人は身体に刺鍼できない場所のあることを知っており、誤刺したものを「犯禁」と呼んで、医療事故とした。『素問・刺禁論』に「臓有要害、不可不察」「刺中心、一日死」「刺頭中脳戸、入脳、立死」などとある。こうした記載は、刺

鍼事故を起こさないための参考的価値がある。

2 刺鍼治療には何度も盛衰の歴史がある

　刺鍼治療は、歴史の中で何回か隆盛を極め、また凋落している。鍼灸が衰退する原因はいくつもあるが、なかでも重要なのが刺鍼事故の発生と関係している。たとえば古代の医療行為の中では、砭石療法が優位を占めていた。伝説の神農が百草を味わい、しばらくは鍼薬併用の時代が続き、俞跗、和緩、扁鵲、倉公などは薬物も使うが刺鍼もした。『内経』は「毒薬治其内、鍼石治其外（毒薬で内を治し、鍼で外を治す）」という原則を繰り返し強調している。しかし秦漢時代から以降は、再び薬が鍼よりも重視される傾向となり、『傷寒論』と『金匱要略』には全部で370種の処方があって二百味以上の薬物が使われているが、鍼は数十条に過ぎず、例えば「傷寒……さらに発汗し、さらに焼き鍼を加えると、大汗をかいて亡陽となる。少陽病、すでに吐き、下し、発汗し、温鍼し、譫言があれば、柴胡の証でなく壊病である。陽明病……温鍼を加えれば、熱が心神を掻き乱す」など、逆に温鍼の誤用による害を強調している。魏晋時代になると、腧穴の数が増えてゆき、腧穴の位置や刺入深度が不明瞭で、統一性もなくなり、医療事故が避けがたいものとなった。例えば『素問』の気府と気穴の両編に、一穴一名で計313穴（一部の双穴を含めると365穴）あるが、書物の記載は簡単なうえ曖昧で判りにくい。この弊害を晋皇甫謐は考えて、『素問』と『鍼経（霊枢）』、そして『明堂孔穴鍼灸治要』の三書を帰納、整理、考訂して『鍼灸甲乙経』を著した。彼は腧穴を649穴（単穴49、双穴300）と確定した。穴位分布は、頭、顔、胸、背の穴位が線に分けられて並び、四肢の穴位は三陰三陽の十二経絡の循行に基づいて並んでいる。唐代の孫思邈が書いた『千金要方』と『千金翼方』両書の腧穴数は、ほぼ『鍼灸甲乙経』と同じである。少し後の時代の王燾は『外台秘要』にて、すべての腧穴分布を手足の三陰三陽の十二経循行に従って並べ直し、腧穴の数も『鍼灸甲乙経』より8穴増やしている。以上の医学家が穴位を整理し、まとめ、誤りを訂正し、欠陥を補い、腧穴の数や位置、配列順序、刺入深度を明確に規定したので、それを術者が守りさえすれば刺鍼事故は減少するはずである。しかし事実は、そんな生易しいものではなかった。それというのも当時は、すべて木簡

や白絹に著作物を書いていたので、政府当局もしくは富豪や大商人に助けられねば、医者個人が本を書き写すことは不可能であった。そうした理由で一般の医者は、特に僻地の医者にとっては、昔からの技術を覚えることが主となり、新しい技術を知ることもなく、自己流のやり方で治療するしかなかった。師匠から習った知識がすべてで、口と耳で覚えるしかなかったため、技術水準が向上する余地はなかった。そのうえ晋唐の時代には「阿是穴」が流行し、ますます鍼技術が混乱した。阿是穴の法は、経絡や経穴と関係なく、術者が患者の身体を触って「以痛為腧（痛む部分に刺す）」というものである。孫思邈は「阿是の法がある。人に痛みがあれば、その上を揉み、そこへ刺す。穴位かどうかは関係ない。簡単で早い」と述べている。下手な術者は「阿是」でしか治療しない。なぜなら阿是の法は師匠が要らず、経絡や腧穴を覚える必要もなくて、臨床で触って反応があれば、そこへ刺すだけである。人体解剖の知識も持たず、ところ構わず刺鍼すれば、事故が起きて当然である。

　まさにそうした理由で、晋唐時代の鍼法は混乱していた。次々と事故が起きたので、薬で病気を治したほうが安全で効果的と考え、鍼灸治療を軽蔑する医者まで現れる始末だった。孫思邈は、そうした誤りを正すため、「鍼だけで施灸しなかったり、灸だけで刺鍼しなければ、いずれも悪い医者である。鍼灸だけで投薬しなかったり、投薬だけで鍼灸しなければ、最も悪い医者である。しかし残念なことに、世間では鍼を知るものは少ない」、また「内経には、湯液が内を治し、鍼灸が外を攻めるので、病気は逃げようがない。鍼灸の効果は、湯液に匹敵すると判る、と書かれている」と述べ、鍼薬はどちらも重要だと唱え始めた。また孫氏は鍼灸の効果を肯定するだけでなく、皮脈肉筋骨を誤って傷付けると「これは五乱であり、鍼が原因で起きた。さらに間違いを犯せば、死ぬ可能性もある。だから鍼は生きた人を殺せるが、死んだ人を生き返らせることはできないという。また愚か者が漫りに鍼をすれば必ず死人が出、生きた人を起きれなくするという」などのように鍼術を誤ると人を傷付け命を奪うとも言っている。彼の言う「愚か者が漫りに鍼をすれば必ず死人が出」とは、がさつな人のことで、いい加減に刺鍼して死亡事故が起きた例は、当時続々とあった。そうした理由で刺鍼治療は危険だと考える医者もあり、かれらは灸はしても鍼をするなと主張した。晋代は

葛洪『備急肘後方』に記載された鍼灸処方109条を統計した人があるが、そのうち灸治療が99条もあったという。また王燾は、その著書『外台秘要』で「鍼は生きた人を殺せるが、死人を生き返らせることはできない」というくだりを何度も引用し、「鍼、湯、散といえども火灸には及ばない」と言って、鍼治療を非難した。その本には灸治療だけ書かれており、鍼術の記載はない。王氏は薬と灸を重んじ、鍼を排斥した代表者である。しかし権威者がどんなに非難、排斥しても、刺鍼治療がなくなることはなく、多くの患者が信じており、数少ない医者によっておこなわれていた。しかし、その間の刺鍼事故も、術者と患者の双方に不幸をもたらしたはずである。また悪い輩が刺鍼治療の名をかたり、ひそかに人を殺したり悪いことに使い、治療なのか殺人なのか判らなくして告訴を免れようとした。被害者が訴えても殺人者は否定し、民間の調停もラチがあかず、代官所に訴えても証拠がなく、刺鍼事故なのか医療ミスなのか、長いこと争っても結論が出ない。こうした問題には法律で対処するしかない。唐宋時代の『医事政令』には「医者が人に薬および鍼灸し、誤りが本来の処方に及ばず殺人したものは懲役二年半。処方が及ばずに殺人したのだから殺傷論による」とある。これが中国で刺鍼事故処理の条文が作られた記載である。これは当時には刺鍼事故が数多くあり、懲罰だけで逮捕されなかったため、戒めとして作られたことを物語っている。

　後の唐五代から宋朝の初期までは戦乱が続き、一般人の災難が重なって、行く場所もなく、貧困に病気が加わった。医学も片隅に追いやられたので、簡便で経済的な鍼灸治療が広まった。しかし当時の鍼灸文献に描かれた経絡や腧穴の図は正確でなく、名前も特殊で、一穴に複数の名称があったり、違う穴なのに同名だったりし、そこから何通りもの解釈が生まれ、諸説まちまちであり、真偽が判りにくく、よりどころがなくなってしまった。折しも宋代は天聖初年、太医局翰林医官、殿中省尚薬奉御に任ぜられた王惟一は『銅人腧穴鍼灸図経』の序に「聖人が死んでから久しく経た。その学は判りにくい。経が決まっていて図が描かれていても、粉墨は混ざりあいやすく、豚と猪の多くは偽物である。丸いモグサで肝を壊し、鍼で胃気を失う。庶民は被害にあっても賠償がなく、ヤブ医者は誤りを受け継いでも何も考えない」と書いている。彼はさまざまな感慨のなかで、政府の命を受けて鍼灸書を編集した。1026年に編集された『銅人腧穴鍼灸図経』を

医官院が刊行し、それを四壁の石碑に刻んで、各地方に配布した。それから3年後（1929年）に、再び彼は2体の鍼灸銅人模型像を鋳造した。ブロンズ像の銅人は、現在の人体模型のように臓腑を取り出すことができ、体表には鍼灸穴位が刻まれて、金色の文字で穴名が書かれている。これを鍼灸講義の教材とし、また医者試験の道具とした。その時から鍼灸学術には、統一された守るべき基準ができ、それによって鍼灸学術の発展が促され、刺鍼事故が減少したり発生しなくなり、きわめて効果があった。

　金元時代には医学界が百家争鳴の状態になり、一部の医家が次々と自分の学術見解を述べた。宋代の理学の影響で、五運六気によって季節と発病を推測しようという学説が中医学術に現れた。鍼灸療法にも子午流注や霊亀八法など、時間取穴の内容ができた。学術が発達し、学派が別れ、医学の問題も多くなっていった。なかでも目立つのは元代医学十三科のうち「祝由」と「咒禁」、そして鍼灸学説の「避忌太乙」と「人神所在」などの異端が湧き起こり、学術上の混乱を招いたことである。取穴では『灸膏肓腧穴法』に「量同身寸法」「正坐伸臂法」「揣椎骨定穴高下法」「勾股按穴取平法」「参験求穴法」「石用之取穴別法」などの記載がある。このように多くの意見があると、学術に詳しい経験豊富な人でないと臨床でわけが分からなくなり、凡庸な技術で適当に学ぼうとする者では刺鍼事故も避けがたい。『元典章』には、医者の劉執中が患者に鍼をして死亡させた事例が記載してある。

　明代医学の十三科にも「祝由」科があり、鍼灸学術は発達したが、宋元時代に存在した風説も減るどころか増えていった。「秘穴」やら「万病には膏肓の一鍼」など多種多様な説が流行った。そこで隆慶年間に聖済殿太医であった楊継洲は、当時の鍼灸学術の堕落を目の当たりにし、鍼灸文献を整理して収録した。祖先伝来の『鍼灸玄機秘要』を基礎にして、二十数種の鍼灸著作を集め、個人的な臨床経験とカルテと一緒にして、理論と臨床経験の備わった、非常に学術的価値の高い『鍼灸大成』を完成した。その書では腧穴の位置を考証してあり、刺鍼の補瀉手法も明確で、主治する疾病も検証され、明代の重要な鍼灸書となり、鍼灸事業の振興と刺鍼事故の防止に大きく貢献したが、それでも明代の刺鍼事故が減少することはなく、ヤブ医者が人を殺したり、医者の手を借りた殺人などが常に発生

した。『大明律集解附例』には「平凡な普通の医者が人の治療をする。薬や刺鍼のミスをする。本方によらず、そのために殺したら、官府は責任を持って別の医者に原因を究明させ、……穴道に刺し、それが錯誤によるもので故意に人を害する気持ちがなければ、過失殺人論により、闘殴殺律に準じて坐罪とする。……鍼薬に詳しく、本方があることを知った上で違反し、治療と称して財物を取った者、企みによって不正な財を得たら、窃盗論に準じて死刑は免れる。もしそれによって人を殺し、病人に恨みがあるとき、そのため反症の鍼や薬で殺人したものは、謀殺の気持ちがあるのに間違いない。だから座らせて斬る」とある。これは法律の手段により医療事故を処理した措置の一つである。

清代の鍼灸学術は、次第に低迷する。清の始めには 11 の科があり、まだ鍼灸は 1 門として残っていたが、後には合併されて 9 科となった。『大清会典事例』の記載では、鍼灸科は長いこと閉鎖されていた。特に道光 2 年（1822 年）になると「鍼刺と火灸は、君の奉ずるところにあらず」とされ、「太医生の鍼灸一科は、永遠に停止とする」との令が出た。光緒年間の医学教育は、大方脈科、小方脈科、外科、眼科、口歯科の五科のみとなった。1908 年、両江総督が発布した医者の試験には、鍼灸の問題は含まれてなかった。それにより当時は、中央から地方に至るまで、医学科目から鍼灸療法が消えた。

20 世紀に西洋医学が中国に伝播して発達すると、中医界の広い関心を集めた。しかし外国かぶれの連中は鍼灸治療を馬鹿にし、また封建思想に片寄った人は鍼灸操作時に裸となるので「体面」を失うと考え、儒医の流れは時代に合わないとし、薬物治療を重んじて鍼灸を軽んじたため、やはり鍼灸学術は蔑視され、排斥された。特に国民党の時代には、中医をなくす政策が推進され、なかでも鍼灸治療は消滅させるべき重点対象となった。1949 年に新中国ができるまでは、僻地に幾人かの鍼師を残すのみであったが、そのほとんどは文字が書けず、医学知識のない人たちだった。しかも彼らの多くは「家伝の秘験」だとか「神授の絶技」などとデタラメを吹聴し、口先だけでメチャクチャな鍼をしたので、当時では刺鍼事故が珍しいことではなかった。

訳者あとがき

　この本を楽しんでいただけたでしょうか？
　鍼灸師になり、10年も事故を起こさなければ、鍼は安全なものだと思いこんで、酒を飲んで刺鍼したり、置鍼中に患者さんから離れてコーヒーを飲みに行ったり、深く刺したくなったりするものなのです。だいたい運転でも、慣れた頃に事故を起こすのが通常ですが、鍼も同じです。
　ちょっとぐらい飲んでも事故が起きなかったからと、かなり酩酊して鍼をすれば、手元が狂って肺を刺傷します。置鍼中に患者さんから遠く離れれば、患者さんが自分で鍼を動かしたりして、場合によっては肺を刺傷します。深く刺したら効果があったからといって、いくらでも刺せば肺を刺傷します。刺してはならない場所に刺したら、肺を刺傷します。日本の鍼は細いので、撚鍼でもしないかぎり、まず脳や脊髄、動脈を突き破って刺さることはありません。しかし肺だけは刺傷します。常識的に考えれば、鍼のような細いものが肺へ入っても、そんな穴は直ちに塞がり、何の障害も起こらないはずです。では何故に気胸が起きるのでしょうか？　肺が呼吸とともに上下しているからです。だから鍼で突いたつもりでも、実際には細い針金で肺を切断しているのです。
　でも細い鍼ならば弾力性があるので、肺とともに鍼が上下して、肺など切れないはず。やっぱり気胸は鍼のせいじゃないと思われるでしょう。鍼は上下しても、鍼を刺した胸壁は上下しません。だから壁から出ている釘に引っかかり、上下に引っ張っているようなものなのです。刺しただけなら小さな穴で済むので、じきに塞がって気胸など起きませんが、刺したまま呼吸してしまうと上下に動いて切れるのです。大穴が開いては、穴も塞がりません。もしチョット肺に刺さっただけで気胸が起きるとしたら、危なくて背部や肩部へなど刺鍼できません。だから、

すばやく背中へ刺鍼できない人は、背骨に鍼が当たるまで、患者さんには呼吸を止めていて貰いましょう。そうすれば肺が動かないので、たとえ肺に間違って刺さったとしても、小さな穴しか開きませんので、気胸を起こさなくて済みます。患者さんが呼吸する前に、刺入して抜ける自信のある人は、普通に刺鍼してもいいですよ。

　背骨へ当てるとき、一本だけ深く入っている鍼ならば、他のと同じ長さになるほど引き上げます。

　何年か前に、神戸の同級生と会ったとき、「×さんの膏肓へ刺鍼した」と打ち明けてくれました。××さんも同級生です。「気胸が起こったでしょう？」と言ったら、「それでしばらく入院したでぇ」との答えでした。某校の卒業生は、大学の卒業生を含めて、気胸をやるのです。背骨に当てておけば、恐らく防げたでしょうに。

　膏肓など、最も肉の薄い部分です。肋骨の厚さは9〜12㎜ですから、それ以上刺入すれば肺に当たります。それに筋肉もないので、筋肉を弛めたり、神経を刺激する鍼を膏肓へ入れても効果がないのです。肩甲骨内側のラインは非常に薄く、灸やマッサージをする場所であって、毫鍼を刺入する部位ではないのです。それを彼は知らなかったので、同級生を病院送りにしてしまった。

　肺に刺せるのは、一瞬だけです。背兪穴へ刺したければ、背骨に当てれば肺を刺傷することはありませんが、背兪穴に刺すときは手早く刺入します。もし背骨に当たらなければ、肺に刺さっているということですから、呼吸で肺が動かないうちに引き上げてしまいます。それから少し角度を変えて、背骨に当てれば大丈夫なのです。背骨に当ててしまえば、動こうが何しようが、肺へ刺さる心配などありません。背骨に当たらない背兪穴など、危険だから最初から刺さないことにします。

　肩井などは、直刺したり、前を向ければ危険です。肺は放物線カーブを描いているので、上腕骨頭へ当てれば肺に刺さりません。あるいは後へ向けて刺入することです。

　脇とかは、円皮鍼を使って、センチ単位の毫鍼は使わないようにします。

　首とかは、脊髄や延髄のある中心部分を鍼が通過しないようにします。たとえ

訳者あとがき　401

ば瘂門は、どちらかの耳へ向けて刺入するよう『資生経』に書かれています。また中心部以外では、後から平行光線が当たるように刺入すれば、絶対に鍼が中心部を通ることもなく、すべての筋肉を万遍なく貫くことができます。

　鎖骨の上にも肺尖があるので、注意しなければなりませんが、仰向けにしてしばらく見ていると、首の根元で膨らんだり凹んだりをくり返している部分があるので、そこに肺尖があると判ります。

　日本の鍼で、事故を起こさないためには、まず背部では背骨をめがけて迅速に刺入し、スコッと肋間から肺に入った場合、間髪入れずに抜く。ゆっくり刺入していて、肺に刺入している途中で呼吸されてしまえば、抜く前に肺が切れてしまいます。

　それと動脈や脊髄、脳のある部分では、絶対に撚鍼や雀啄をしない。

　眼窩内刺鍼では、抵抗があったら撚鍼などせず、単刺で入らなければ諦める。

　まあ、だいたいこんなところが、私が弟子に教えている鍼治療教育です。

　すると弟子Ａ「もし、そこをやらねば治らなくて、そこが危険な部位だったらどうしましょう」と聞く。「そこには円皮鍼をしましょう」が答えです。

　鍼をしたら死んでしまったなどという噂が広まったら、鍼が脳出血を立ちどころに消してしまおうが、立てない人をたちまちのうちに歩けるようにできようが、そんな死ぬような鍼治療など、受けたくないとなってしまうからです。それよりも病気のままでいたほうが恐くないのです。

　日本の鍼は細いので、肺にさえ注意していれば、事故など起きようがないと思います。しかし万が一、背骨にめがけて刺入しているつもりで、まだ背骨に達していないのに患者さんに呼吸され、肺を損傷してしまったらどうしましょう。当然にして、すぐに病院へ連れて行き、脱気して貰わなければなりません。しかし、その前に本当に気胸が起きているかどうか確かめなくてはなりません。簡単に確かめられる方法は聴診器です。聴診器を当てて、声を出して貰ったり、呼吸音や心臓の音を聞けば、だいたい気胸が起きているかどうか判ります。

　軽い気胸ならば、安静に横になっていれば治まります。ひどい気胸ならば病院送りです。鍼灸師ならばレントゲンもないので、聴診器一本が診断の頼みの綱です。

　聴診器は血圧を測ったりする目的で使う人が多いのですが、鍼灸師は血圧など

測りません。ちょっと脈を診るだけで、血圧がどれぐらいか、動脈硬化起こしているかどうか判るからです。聴診器で気胸かどうか調べたりもできますが、主に膝の軟骨がひび割れているとか、肩の関節がおかしいとか、胃の位置を調べたりとかにも使います。

　背部での刺入がゆっくりしているため、背骨を捜している途中で肺に刺さっており、そのとき患者さんに呼吸されたとかで事故が起きるのならば、動作がのろいために事故が起きたものではありますが、まあ同情できる面もあります。しかし鍼灸師として未熟です。

　またパルス通電にも危険が潜んでいます。一つは心臓を回路が通ることで、心臓の収縮に影響を与える。原則として体幹にはパルスしない方がいいし、またパルスを使って筋肉が収縮したり、鍼が切れる危険性もあるので、よほどの時でなければ使わない方がいい。

　ここには刺入する深さを守るべきだと書かれています。しかし『内経』には、太った人と痩せた人では、刺入する深さを変えると書いてあります。痩せた人は、起立筋がほとんどなかったりします。そうした人は１cm刺入しても、肺に刺さります。しかし一律に浅く鍼を刺していたのでは、病巣へ鍼尖が達する人と、達しない人が出てきます。

　本当に重要なのは、刺入する深さではないでしょう。自分の刺している鍼の先には、一体何があるのかが重要なのでしょう。たとえば手や足なら、たとえ突き抜けたって問題など起きません。筋肉にだけ刺して、臓器には絶対に刺さらないような刺入角度にすれば大丈夫なのです。たとえば瘂門へ三寸鍼を刺入したとしても、耳に向けて刺入していれば、鍼尖は完骨から抜けて行き、脳や延髄には刺さりません。また背中に三寸鍼を入れたとしても、背骨に当たって止まっていれば、絶対に肺を刺傷することはありません。方向さえ考えて、骨で止まるような部分をめがけて刺入すれば、それ以上入ることはありません。たとえ鍼が切れたとしても、そのまま取り出すことが可能です。次には、激しい操作をせずに、軟らかく刺入してゆくこと。肺以外は、たいがい丈夫な膜に包まれていたりするので、撚鍼したり、つついたりしない限り、突き破ることはありません。それと患者の動向に注意することです。腰へ刺鍼して置鍼し、抜きに行ったら、患者さん

は鍼が刺さったままベッドで正座していたことがありました。驚いて、その姿勢で無理矢理抜いたのですが、あとで考えれば、体勢を元に戻してから抜くべきだったと後悔しました。ほんの2メートルほどしか離れていないカーテンのなかで起きたことでした。その場に居合わせて、患者さんが体勢を変えたことに気づかなかった私が馬鹿でした。だから置鍼中は、絶対に患者さんのそばを離れてはなりません。何が起きるか判らないのです。

　私が鍼灸学校へ行っていた85年頃は、「気胸を起こしたことのない鍼灸師は、一人前でない」などと言われていました。ちょうど「人を殺したことのない医者は、一人前ではない」という言い方に近いものがありました。

　柳谷素霊の話しでも、弟子が気胸を起こして殺している例が多々あります。柳谷素霊は、かなりの深鍼だったので、効果も良い代わりに危険性も高く、見よう見まねで鍼をした弟子は、ボンボン殺していったのでしょう。

　頚に鍼を刺して、気管に当たれば、気管が出血して塞がり、呼吸ができなくなります。また頚動脈に刺して傷つければ、そこから血栓が発達して、それが切れれば脳梗塞となります。さらに頭鍼や頭皮鍼して深すぎれば、頭皮の血管に血栓が出来て、脳の血管に詰まるとも言われています。

　腎臓や肝臓が切れたらくっつきにくいし、腸に大穴が開いたら腹膜炎になる。

　こうしたことから昔は、手足を外、体幹や頭を内として、外の手足を取って治療するようになったのでしょう。ギックリ腰になったとき、承筋や承山を通る坐骨神経は、体幹では大腰筋を通っていますから、承筋や承山に鍼を刺して刺激を腰に届かせれば、大腰筋も緩む可能性があります。また寝違いになったとき、手に行く神経は、頚の6〜7から出ていますので、手を強く刺激すれば、斜角筋や胸鎖乳突筋が緩む可能性があります。さらに頚から迷走神経が、心臓や胃へ走っていますので、手の経穴を取って頚の筋肉を緩めれば、迷走神経を通じて心臓や胃などにも影響を与えられます。

　何も気にせずに体幹に刺せるのは、円皮鍼ぐらいなものです。背筋などは、円皮鍼を貼っておけば緩むでしょう。腰なら仕方ありませんが、胸郭で守られた部分は、自信のない人が毫鍼を刺す場所ではありません。「胸郭には絶対に毫鍼を刺さない」ぐらいでいいのです。

日本の鍼は優秀なので、通電でもしないかぎり、まず切れることはありません。折れ曲がるだけです。しかし1980年代の中国鍼は、オートクレーブで消毒し、試験管に入れて数年保存していると、華佗ブランドと言えども錆びてポキポキ折れました。日本の鍼は十年保管していても錆びないのに、やはり中国のステンレスはダメだと思いました。錆びているかどうかは、鍼を使う前に、少し曲げてみれば判ります。錆びた鍼は弾力がなく、錆びたところでポキリと折れます。ただ日本の鍼も信用ならず、某社と某社の鍼は、カシメが止まってなくて、切皮するとき、術者の指を切皮してしまいました。注意しましょう。現在の中国鍼は、ステンレスの質もよいので、こんなことは起こらないと思いますが。

　また若い痩せ形の男性は、うつ伏せにすると暈鍼することが多く、腰へ2～3本刺入しただけで気分が悪くなった人もありました。運鍼操作しない日本の鍼で、暈鍼することも珍しいです。女性は貧血の人が多いので、ベッドから急に起きあがるとクラクラします。しばらく寝せておく余裕が欲しいです。

　東京で開業して、ある競輪選手から全長17.5㎝の芒鍼を戴きました。鍼体が12.5㎝です。「私、某鍼灸院で買わせて貰いましたけど、使わないから先生にあげます」と言われました。千葉の先生から買ったそうです。「これを、どこに使っているのですか？」と聞いたところ、大坐骨孔から入れるそうです。すると下腹部全体にズシーンとした感覚が響くのだそうです。0.3㎜ぐらいの太さの鍼です。これでは梨状筋を貫いて、完全に腸へ突き刺さっています。仙骨神経叢や腸骨動脈にも当たる可能性があります。そもそも五寸の蟒鍼など、脳卒中患者の萎縮した手足に使うもので、尻に入れるなど聞いたことがありません。やっぱり東京だけのことはある。島根と違うわ、と恐ろしくなりました。

　うちの患者さんでも、梨状筋へ三寸鍼を入れたとき、「当たっていない。もっと奥まで、もっと奥まで」と要求した患者さんはあります。尻の外側から三寸を入れているので、十分に梨状筋に達しているはずです。結局は「梨状筋の奥には、筋肉などありません。それは別のところが悪いのでしょう」と言って、その下を捜してみると、どうやら双子筋が萎縮していました。それで双子筋を緩めたら、やはり症状が消えたのです。

　これを貰った12.5㎝の鍼を使い、「もっと奥まで、もっと奥まで」の声に従

って刺入していたとすれば、骨盤内の腸に刺さったことでしょう。それで「刺激が足りない」といわれてパルスでもかけていれば、腸や動脈を損傷して事件になるでしょう。

　まあ人には各々の方法があるでしょうが、「もっと奥まで突っ込んでぇ〜」という声を受け入れ、自分が何に鍼尖を当てているのか判らないようでは、ちょっと問題でしょう。中国医学では「病には病位がある」と言います。病巣が深いのに、浅く刺しても治らない。また病巣が浅いのに、深く刺しても治らない。そのため九鍼のなかに長鍼も大鍼もあり、毫鍼もあるのです。

　『内経』を勉強した私のような師匠に教わった弟子は、必ずや刺鍼事故を起こすに違いないと考えて、この本を訳しました。事故を起こすと、必ず後悔します。そして、どうしたら事故を起こさなくて効果を挙げられるか研究します。だから弟子たちが事故を起こさないことを願って、この本を翻訳しました。できることなら弟子さんたちが中国語を覚え、自分で残り六冊の刺鍼事故本を読んでくれることを願っています。恐らく二番煎じを訳したところで、売れないでしょうから。でも、この本が驚くほど売れたら考えるでしょう。

　短くて細い鍼しか使わない聡明な読者には、まったく縁のない刺鍼事故です。だけど太くて長い鍼を使う、また注射針で麻酔薬を注入しようとする、あるいは直接灸の代わりに蛋白質を身体へ埋め込む、あるいは捻転雀啄などといって強刺激するなど、無知で大胆な鍼灸師達が繰り広げる、起こるべくして起きた大チョンボの数々は、とても面白かったのではありませんか？

　最後に最終校正をしてもらった医学翻訳者の能海淳子さん、10年前ぐらいから、この種の本を出版したかったのですが、その場を与えていただいた高橋社長に感謝します。

淺野　周

<編者> 劉　玉書　　元中国中医学会編集学会顧問　元内モンゴル中医学会常任理事

編書
『ブルセラ症の治療』『性病の中医治療経験のまとめ』『古今奇病の特効治療を公開』『内モンゴル医学史簡略』など19冊の専門書を出し、『飲膳正要』『脹玉衡』『傷寒論本義』の校正、百編近い論文を発表。

略歴
1980年　『ユーカリ葉の応用ならびに羚羊角と同じ効果を持つ薬物を伐す』モンゴル自治区科学技術成果賞受賞
1996年　『内モンゴル医学史簡略』モンゴル科学技術情報成果三等賞受賞
1997年　中国期刊編集銀牛賞受賞

<訳者> 淺野　周　　中国医学翻訳家　鍼灸師（北京堂鍼灸）

翻訳書
『全訳経絡学』『全訳中医基礎理論』『全訳鍼灸治療学』（たにぐち書店）『鍼灸学釈難』（源草社）『急病の鍼灸治療』『難病の鍼灸治療』『刺血療法（共著）』（緑書房）『完訳 鍼灸大成』（三和書籍）

略歴
1985年　学生時代に三寸三番を使った大腰筋刺鍼を開発
1987年　明治東洋医学院鍼灸科卒
1990年　北京中医学院針推系進修生修了
1990年　北京堂を開業
1998年　北京堂ホームページを開設。治療法を公開

三寸鍼を使った大腰筋刺鍼で知られている。
胃下垂を治せる針灸師として有名。

刺鍼事故 — 処置と予防 —

2006年5月1日　初版発行

編者　　劉　玉書
訳者　　淺野　周
　　　　©2006 S.Asano
発行者　高橋　考
発　行　三和書籍

〒112-0013　東京都文京区音羽2-2-2
電話 03-5395-4630　FAX 03-5395-4632
郵便振替 00180-3-38459
http://www.sanwa-co.com/
sanwa@sanwa-co.com
印刷/製本　モリモト印刷株式会社

乱丁、落丁本はお取替えいたします。定価はカバーに表示しています。
本書の一部または全部を無断で複写、複製転載することを禁じます。
ISBN4-916037-96-0　C3047　Printed in Japan

三和書籍の好評図書

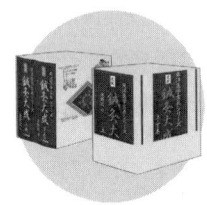

●東洋医学古典
楊継洲 著　淺野周 訳

完訳 鍼灸大成

▶四六判上製 1434頁　定価 15,000円(税込み)

明代末期に完成した鍼灸書の集大成で、空前絶後の大ベストセラー。英語、ドイツ語、フランス語などにも訳され世界的に影響を与えている。

推薦：水嶋丈雄

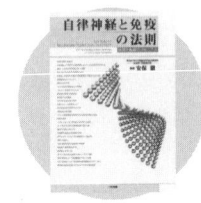

●体調と免疫のメカニズム
新潟大学教授　安保徹 著

自律神経と免疫の法則

▶B5判並製 250頁　定価 6825円(税込み)

病気は自分自身の免疫力で治す。あのベストセラー本『免疫革命』の著者が渾身の力を込めて書き込んだ免疫の法則30がいま明らかにされる。

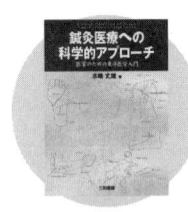

●医家のための東洋医学入門
水嶋クリニック院長　水嶋丈雄 著

鍼灸医療への科学的アプローチ

▶B5判上製 120頁　定価 3990円(税込み)

鍼灸治療の科学的な治療根拠を自律神経にもとめ、鍼灸の基礎的な理論や著者の豊富な臨床経験にもとづいた実際の治療方法を詳述した意欲作である。

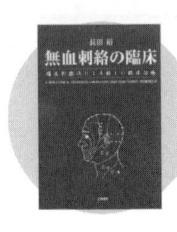

●痛圧刺激法による新しい臨床治療
長田医院院長　長田裕 著

無血刺絡の臨床

▶B5判上製 308頁　定価 11550円(税込み)

薬は使わない。鍼も刺さない。刺抜きセッシをもちいて皮膚を刺激するだけ。デルマトームと経絡経穴を結び付けた革新的な治療法を説明。

推薦：安保徹・福田稔

●医家のための東洋医学入門
水嶋クリニック院長　水嶋丈雄 著

現代医学における漢方製剤の使い方

▶B5判上製 150頁　定価 3990円(税込み)

2006年6月刊行予定